国家卫生健康委员会"十三五"规划教材

全国高等中医药院校研究生教材

供中西医结合等专业用

中西医结合肿瘤临床研究

U0207994

主 编　许　玲　徐　巍

副主编　林丽珠　贾英杰　王笑民　田雪飞

编　委（以姓氏笔画为序）

王笑民（首都医科大学附属北京中医医院）

石　颖（云南中医药大学）

田雪飞（湖南中医药大学）

许　玲（上海中医药大学附属岳阳中西医结合医院）

孙建立（上海中医药大学附属龙华医院）

杜文章（贵州中医药大学）

李　杰（中国中医科学院广安门医院）

李仁廷（陕西中医药大学）

李丽敏（南方科技大学医院）

李泉旺（北京中医药大学东方医院）

张　铭（上海交通大学附属胸科医院）

林丽珠（广州中医药大学第一附属医院）

信　涛（哈尔滨医科大学附属第二医院）

施　俊（上海中医药大学附属岳阳中西医结合医院）

贾英杰（天津中医药大学第一附属医院）

徐　巍（哈尔滨医科大学附属第一医院）

彭　军（福建中医药大学）

蒋益兰（湖南省中医药研究院附属医院）

人民卫生出版社

·北 京·

版权所有，侵权必究！

图书在版编目（CIP）数据

中西医结合肿瘤临床研究 / 许玲，徐巍主编 .—北京：人民卫生出版社，2021.11

ISBN 978-7-117-31447-3

Ⅰ. ①中… Ⅱ. ①许… ②徐… Ⅲ. ①肿瘤 – 中西医结合疗法 – 中医学院 – 教材 Ⅳ. ①R730.59

中国版本图书馆 CIP 数据核字（2021）第 063569 号

| 人卫智网 | www.ipmph.com | 医学教育、学术、考试、健康，购书智慧智能综合服务平台 |
| 人卫官网 | www.pmph.com | 人卫官方资讯发布平台 |

中西医结合肿瘤临床研究

Zhongxiyi Jiehe Zhongliu Linchuang Yanjiu

主　　编：许　玲　徐　巍
出版发行：人民卫生出版社（中继线 010-59780011）
地　　址：北京市朝阳区潘家园南里 19 号
邮　　编：100021
E - mail：pmph @ pmph.com
购书热线：010-59787592　010-59787584　010-65264830
印　　刷：中农印务有限公司
经　　销：新华书店
开　　本：787 × 1092　1/16　印张：16.5
字　　数：402 千字
版　　次：2021 年 11 月第 1 版
印　　次：2021 年 11 月第 1 次印刷
标准书号：ISBN 978-7-117-31447-3
定　　价：58.00 元

打击盗版举报电话：010-59787491　E-mail：WQ @ pmph.com
质量问题联系电话：010-59787234　E-mail：zhiliang @ pmph.com

出版说明

为了更好地贯彻落实《国家中长期教育改革和发展规划纲要(2010—2020年)》和《医药卫生中长期人才发展规划(2011—2020年)》,进一步适应新时期中医药研究生教育和教学的需要,推动中医药研究生教育事业的发展,经人民卫生出版社研究决定,在总结汲取首版教材成功经验的基础上,开展全国高等中医药院校研究生教材(第二轮)的编写工作。

全套教材围绕教育部的培养目标,国家卫生健康委员会、国家中医药管理局的行业要求与用人需求,整体设计,科学规划,合理优化构建教材编写体系,加快教材内容改革,注重各学科之间的衔接,形成科学的教材课程体系。本套教材将以加强中医药类研究生临床能力(临床思维、临床技能)和科研能力(科研思维、科研方法)的培养、突出传承,坚持创新,着眼学生进一步获取知识、挖掘知识、提出问题、分析问题、解决问题能力的培养,正确引导研究生形成严谨的科研思维方式和严肃认真的求学态度为宗旨,同时强调实用性(临床实践、临床科研中用得上)和思想性(启发学生批判性思维、创新性思维),从内容、结构、形式等各个环节精益求精,力求使整套教材成为中医药研究生教育的精品教材。

本轮教材共规划、确定了基础、经典、临床、中药学、中西医结合5大系列55种。教材主编、副主编和编委的遴选按照公开、公平、公正的原则,在全国40余所高等院校1 200余位专家和学者申报的基础上,1 000余位申报者经全国高等中医药院校研究生教育国家卫生健康委员会"十三五"规划教材建设指导委员会批准,聘任为主编、主审、副主编和编委。

本套教材主要特色是:

1.坚持创新,彰显特色 教材编写思路、框架设计、内容取舍等与本科教材有明显区别,具有前瞻性、启发性。强调知识的交叉性与综合性,教材框架设计注意引进创新的理念和教改成果,彰显特色,提高研究生学习的主动性。

2.重难热疑,四点突出 教材编写紧跟时代发展,反映最新学术、临床进展,围绕本学科的重点、难点、热点、疑点,构建教材核心内容,引导研究生深入开展关于"四点"的理论探讨和实践研究。

3.培养能力,授人以渔 研究生的培养要体现思维方式的训练,教材编写力求有利于培养研究生获取新知识的能力、分析问题和解决问题的能力,更注重培养研究生的思维方法。注重理论联系实际,加强案例分析、现代研究进展,使研究生学以致用。

4.注重传承,不离根本 本套研究生教材是培养中医药类研究生的重要工具,使浸含在中医中的传统文化得到大力弘扬,在讲述现代医学知识的同时,中医的辨证论治特色也在教材中得以充分反映。学生通过本套教材的学习,将进一步坚定信念,成为我国伟大的中医药事业的接班人。

5.认真规划,详略得当　编写团队在开展工作之前,进行了认真的顶层设计,确定教材编写内容,严格界定本科与研究生的知识差异,教材编写既不沿袭本科教材的框架,也不是本科教材内容的扩充。编写团队认真总结、详细讨论了现阶段研究生必备的学科知识,并使其在教材中得以凸显。

6.纸质数字,相得益彰　本轮教材的编写同时鼓励各学科配备相应的数字教材,此为中医出版界引领风气之先的重要举措,图文并茂、人机互动,提高研究生学以致用的效率和学习的积极性。利用网络等开放课程及时补充或更新知识,保持研究生教材内容的先进性、弥补教材易滞后的局限性。

7.面向实际,拓宽效用　本套教材在编写过程中应充分考虑硕士层次知识结构及实际需要,并适当兼顾初级博士层次研究生教学需要,在学术过渡、引导等方面予以考量。本套教材还与住院医师规范化培训要求相对接,在规培教学方面起到实际的引领作用。同时,本套教材亦可作为专科医生、在职医疗人员重要的参考用书,促进其学术精进。

本轮教材的修订编写,教育部、国家卫生健康委员会、国家中医药管理局有关领导和相关专家给予了大力支持和指导,得到了全国40余所院校和医院、科研机构领导、专家和教师的积极支持和参与,在此,对有关单位和个人致以衷心的感谢!希望各院校在教学使用中以及在探索课程体系、课程标准和教材建设与改革的进程中,及时提出宝贵意见或建议,以便不断修订和完善,为下一轮教材修订工作奠定坚实的基础。

人民卫生出版社有限公司

2019 年 1 月

前　言

恶性肿瘤是严重影响人类健康的疾病之一。据统计,2020 年全球有 1 929 万新发肿瘤病例,996 万人死于肿瘤,3 260 万人在明确肿瘤诊断 5 年内带瘤生存。我国 2020 年新发肿瘤病例达到 457 万,每 10 万人中就有 139.9 人患不同种类的恶性肿瘤,300 万人因肿瘤死亡,死亡率达到 82.6/10 万人,504.5 万人 5 年内带瘤生存。由此可见,恶性肿瘤是一个严峻的健康问题。

随着现代科学技术的发展,在肿瘤治疗领域中,各种新的药物和新的治疗手段层出不穷,已经发展到包括手术、化疗、放疗、生物免疫治疗、靶向治疗等多学科综合治疗的阶段。特别是近些年来,药物基因组学在肿瘤药物作用机制等方面的研究获得了突破性进展,肿瘤的治疗已进入了个体化治疗、精准化治疗的时代。

中医药广泛地应用于各种恶性肿瘤的治疗,其辨证论治的特点也正是个体化治疗的具体表现。中医对肿瘤的认识和治疗具有悠久的历史,早在 3 500 年前的殷商甲骨文中就有"瘤"字出现,后经过历代医家从理论和临床不断充实和完善,取得了巨大的进步。20 世纪后半叶,随着对肿瘤认识的不断深入和中西医结合学科的长足发展,促进了我国中医学观念的更新,也推动了中西医结合肿瘤临床治疗的发展,尤其是近 50 年来,逐步开展了众多高水平的循证医学研究,摸索出中医药与手术、放疗、化疗、免疫治疗、靶向治疗等相结合的治疗规律、途径与方法,提高和明确了中西医结合的临床疗效,有效延长了恶性肿瘤患者的生存时间,提高了患者的生活质量,充分体现了中医药的优势和特色。

为更好地贯彻落实《国家中长期教育改革和发展规划纲要(2010—2020 年)》和《医药卫生中长期人才发展规划(2011—2020 年)》,适应新时期中医药研究生教育和教学需要,推动中医药研究生教育事业的发展,人民卫生出版社规划出版了本教材。本教材对恶性肿瘤(包括优势病种)的中西医治疗现状与临床进展进行了详细的介绍和深入的探讨,希望通过本教材的撰写帮助临床医师和研究生提高中西医结合肿瘤诊疗水平,形成良好的临床思维,启发临床科研思路,从而使中西医结合治疗肿瘤更加科学化、规范化、合理化,使更多患者受益。

本教材邀请了国内中西医结合肿瘤领域的专家参与编写,适用于全国高等中医药院校中西医结合等专业研究生使用,也可作为中医基础或肿瘤专业学生的辅助教材,同时也可供中医、中西医结合肿瘤临床医师参考。

　　限于时间和水平,本教材错漏失误之处在所难免,恳请前辈、中西医同道及广大读者给予批评指正。本教材编写出版过程中,得到人民卫生出版社各级领导及专家的关心与支持,在此表示衷心的感谢。

编　者

2020 年 3 月

目　录

第一章　中西医结合肿瘤学概要

第一节　肿瘤的西医认识

一、肿瘤的流行病学

随着人类平均寿命的延长、生活行为及生活方式的改变,恶性肿瘤已成为威胁人类健康的重要疾病。根据世界卫生组织下属的国际癌症研究机构(International Agency for Research on Cancer,IARC)的数据,2020年全球新发的恶性肿瘤病例约为1 929万,死亡约996万。随着全球人口增长和老龄化,到2040年,全球每年新发的恶性肿瘤病例将高达2 840万。恶性肿瘤是当前医学领域的一大科学难题。

现在普遍认为,绝大多数肿瘤是环境因素与遗传因素共同作用的结果。探索病因、采取积极的预防措施,能够显著降低肿瘤发病率、改善人类健康。肿瘤流行病学在恶性肿瘤的病因和防治方面有重要的意义。研究不同地区、不同人群的肿瘤分布情况,为探讨肿瘤的病因及发病机制奠定了基础,为高危个体的筛选及预防提供了依据。

本节将对肿瘤流行病学的概念、流行现状及预防等进行阐述。

(一)肿瘤流行病学的概念

肿瘤流行病学(cancer epidemiology)是研究人群中肿瘤的发生、发展和分布规律及其影响因素,阐明肿瘤的流行规律、拟订肿瘤的防治对策、检验肿瘤防治对策效果的一门学科。其主要研究内容可归为以下几方面:

1. 肿瘤流行的分布规律　即描述肿瘤在人群中的发生水平、分布特征和动态变化,也就是描述肿瘤在空间、时间和人群之间的分布规律。例如,国际癌症研究机构会定期对全球恶性肿瘤的发病及死亡情况进行调查,描绘各地区、人群间的恶性肿瘤的相关数据,为肿瘤的病因研究提供线索,为防治策略提供依据。

2. 肿瘤流行的影响因素　肿瘤发生的原因复杂,通常为多种因素共同作用的结果。肿瘤流行病学着重于确定与肿瘤发生相关的危险因素。例如1775年英国医师Pott报道了清扫烟囱的工人阴囊癌的发病率显著高于一般人群,首次发现职业暴露与肿瘤发生相关,这在肿瘤流行病学史上具有里程碑的意义。

3. 肿瘤防治措施及效果评价　制定有效的肿瘤预防策略和控制措施,并评价预防干预的效果,能确实地降低恶性肿瘤的发病率及死亡率。例如,在发现吸烟会增加肺癌的发病风险后,针对吸烟的危害,各国提出了多种控烟措施,包括禁烟广告、禁止公共场合吸烟等;在部分西方国家,随着吸烟率的下降,肺癌的发病率也有一定的下降趋势。

肿瘤流行病学是逐步深入地探索肿瘤的防控方法。第一步是描述现象,提出病因假说,为深入研究提供理论基础。第二步是探究原因,借助不同的分析统计方法和设计研究,验证假说,发现肿瘤流行的危险因素,为防止干预提供依据。第三步是拟订措施,通过实验性流行病学方法,证实预防措施的有效性。一般来说,这三个步骤是循序渐进的,在实际工作中可以根据各地区各人群之间不同的卫生需求,有重点地开展某一部分的工作。

(二)恶性肿瘤的流行现状

根据国际癌症研究机构(IARC)公布的全球最新癌症发病数据,2020年全球新增1 929万例癌症患者,中国新增457万例,占23.7%;全球996万人因癌症死亡,中国为300万例,占30.1%;全球3 260万人带瘤生存,中国为504.5万人,占15.5%。

世界不同国家与地区恶性肿瘤的发病率明显不同,总发病率以澳大利亚、新西兰、西欧、北美最高。发达国家男性肺癌、前列腺癌、结直肠癌位居前列,女性则以乳腺癌高居榜首,而发展中国家以肺癌、消化道肿瘤为高发癌肿。随着经济的快速发展、人们生活水平的不断提高,发展中国家的高发癌谱正逐渐向发达国家过渡。

2020年全球发病率最高的前3种恶性肿瘤依次为乳腺癌(11.7%)、肺癌(11.4%)、结直肠癌(10%)。最常见的癌症死因包括肺癌(18%)、结直肠癌(9.4%)和肝癌(8.3%)。

我国在过去的30余年里,恶性肿瘤的发病率与死亡率呈明显上升的趋势。根据世界卫生组织2020年的统计数据,我国男性患者中以肺癌、胃癌、结直肠癌、肝癌、食管癌为高发肿瘤,女性以乳腺癌、肺癌、结直肠癌、甲状腺癌、胃癌为常见肿瘤。在消化道肿瘤居高不下的同时,肺癌、乳腺癌等呈显著上升趋势,使我国的癌症防治工作面临巨大的挑战。

总而言之,恶性肿瘤的流行趋势不容乐观。根据IARC的研究数据,由于全球人口增长和老年化,据估计,至2040年全球每年新发癌症患者将达2 840万例,发展中国家的癌症负担将持续增加。全球应共同努力,以预防为主,力争在恶性肿瘤发生的第一时间加以控制,达到降低肿瘤发病率和死亡率、改善人类健康的目的。

(三)恶性肿瘤的危险因素

恶性肿瘤是一类多病因、多效应、多阶段和多基因致病的疾病。了解和研究恶性肿瘤的发病危险因素,可以减少或消除危险因素对人类的作用,预防恶性肿瘤的发生。恶性肿瘤的主要危险因素包括个人不良行为生活方式、环境因素和遗传因素。

1. 个人不良行为生活方式

(1)吸烟饮酒:吸烟是恶性肿瘤最主要的发病危险因素,也是研究得最早、最多且最被肯定的一个危险因素。国内外研究一直认为,吸烟是人类口腔、咽、喉、肺、食管、膀胱、胰腺、肝、肾等部位恶性肿瘤的主要危险因素。吸烟危害程度与吸烟早、持续时间长、吸烟量大有着明显的剂量效应关系。我国是烟草大国,吸烟成为我国肿瘤发病最主要的致病因素。控制吸烟成为降低肿瘤危害最主要的预防干预措施。

饮酒与口腔、咽、喉、大肠的肿瘤发生有明显的剂量效应关系。长期饮酒可导致肝硬化继而可能与肝癌有联系。另外,饮酒也会增加乳腺癌的患病风险。

(2)不良饮食习惯:天然食物或食品添加剂中存在致癌物,如亚硝胺有强致癌作用,并不一定要长期慢性作用,而只需一次足够的"冲击量"即可诱发恶性肿瘤。亚硝胺前身(亚硝酸盐和二级胺)以稳定形式广泛存在于自然界中,特别在植物中亚硝酸盐很易由硝酸盐形成。过多使用硝酸盐肥料与土壤中缺钼都易造成植物中硝酸盐的积累。储存的蔬菜、水果中易存在高浓度的亚硝酸盐。

摄入富含饱和脂肪酸食物而缺少新鲜蔬菜水果的饮食可引发乳腺癌、肠癌、胰腺癌,增加子宫内膜癌、膀胱癌、卵巢癌等恶性肿瘤的患病风险。烟熏、腌制食品含多种致癌物,例如苯并(a)芘,能促进胃癌、食管癌的发生。长期食用霉变粮油食品的人群发生肝癌、食管癌的危险增加。水果、蔬菜所含的 β- 胡萝卜素、纤维素、维生素 C 对多种恶性肿瘤有抑制和预防作用。

(3) 肥胖与缺乏运动:现代人倾向于长期静坐,体力活动减少,肥胖或体重超重的人群显著增加,研究发现肥胖会增加大肠癌、乳腺癌的发病风险。

2. 环境因素

(1) 环境化学物:世界卫生组织指出人类恶性肿瘤的 90% 与环境因素有关,其中最主要的是与环境中化学因素有关。美国《化学文摘》登记的化学品已达 50 多万种,进入人类环境的有 96 000 多种,每年新增加的化学物还有近千种,目前已证实可对动物致癌的有上百种,通过流行病学调查证实对人类有致癌作用的有数十种。

城市空气污染物苯并(a)芘与肺癌的密切关系。按一般浓度水平 30~40ng/m³ 推算,约有 10% 肺癌病例可由大气污染(包括与吸烟有联合作用)所引起。

(2) 电离辐射:电离辐射诱发人类癌症问题自 16 世纪以来一直受到人们关注。如 1925—1943 年美国放射科医生的白血病死亡率较一般医生高 10 倍以上。广岛和长崎原子弹爆炸后的幸存者中,白血病发病率明显增高,1950—1954 年达到高峰,而且距爆炸中心越近,接受辐射剂量越大者,白血病发病率越高。

电离辐射可引起人类多种癌症,如急性和慢性粒细胞白血病、其他类型急性白血病、多发性骨髓瘤、恶性淋巴瘤、骨肉瘤、皮肤癌、肺癌、甲状腺癌、乳腺癌、胃癌、胰腺癌、肝癌、喉癌、脑癌、神经母细胞瘤及鼻窦癌等。

3. 社会心理因素　独特的感情生活史可导致癌症的发生。美国学者劳伦斯·莱什研究了 500 多名癌症患者的生活史,发现 76% 的患者具有同一类型的独特生活史。我国学者研究也发现家庭的不幸事件、工作学习紧张过度、人际关系不协调等这些独特的生活史大多影响或决定了患者以后的精神状态并可导致癌症的发生。生活中的巨大精神刺激引起的恶劣情绪往往是癌细胞的"激活剂"。

个体的性格特征与恶性肿瘤有一定关系。据研究发现具有 C 型性格特征者患恶性肿瘤者较多。C 型性格特征表现为性格内向、怪僻,时而小心翼翼,时而情绪冲动,多愁善感,要求的目标忽高忽低。长期处于孤独、矛盾、失望、压抑状态,是促进恶性肿瘤生长的重要因素。

4. 职业因素　在工作环境中长期接触致癌因素后患某种特定肿瘤,称为职业性肿瘤。引起职业性肿瘤的致癌因素称为职业致癌因素。我国曾于 1987 年颁布了《职业病范围和职业病患者处理办法的规定》,其中规定了 8 种职业性肿瘤,分别是:石棉所致肺癌、间皮瘤,联苯胺所致膀胱癌,苯所致白血病,氯甲醚所致肺癌,砷所致肺癌、皮肤癌,氯乙烯所致肝血管肉瘤,焦炉工肺癌,铬酸盐制造工肺癌。

5. 生物遗传因素

(1) 生物因素:生物因素包括细菌、真菌、病毒、寄生虫感染。

大量流行病学证据表明,幽门螺杆菌感染与胃腺癌的发生密切相关,1994 年 WHO 将其定为人类 I 类致癌物。幽门螺杆菌感染诱发的炎症过程中伴随着内源性 NO^-、O_2^- 等游离基的产生,可诱发 DNA 损伤和细胞恶性转化;此外,感染还能改变机体内局部环境,从而影响致癌物的合成、活化等代谢过程,起到辅助致癌的作用。

越来越多的证据表明某些病毒确实与人类某些恶性肿瘤相关,如 EB 病毒感染与鼻咽癌、乙型肝炎病毒感染与肝癌、人乳头瘤病毒感染与宫颈癌,这些极大地丰富了人们对病毒与恶性肿瘤关系的认识。

早在 1900 年,人们观察到埃及膀胱癌的发生与当地血吸虫病的流行并存。在非洲大陆,疟疾的流行常伴随伯基特(Burkitt)淋巴瘤的高发,现在认为很可能是疟原虫感染过程中伴有 EB 病毒感染所致。

(2) 遗传因素:部分肿瘤具有家族遗传性,而大多数肿瘤是散发性的。某些人更易患某种恶性肿瘤,说明此类人群对某些致癌因素具有遗传易感性。近年来,国内外学者对具有低外显度的肿瘤易感基因进行了大量研究,发现一些易感基因多态与常见的一些散发性肿瘤的发病风险密切相关,如 *BRCA1* 和 *BRCA2* 基因与乳腺癌、卵巢癌的关系。

(四)恶性肿瘤的预防

恶性肿瘤是严重危害人类健康的主要疾病之一。大量的科学研究及有效的肿瘤防治工作表明,1/3 的恶性肿瘤是可以预防,1/3 的恶性肿瘤在早期可治愈,而合理的姑息治疗可使剩余 1/3 恶性肿瘤患者的生存质量得到改善。开展积极的预警、早诊及干预研究,能够降低恶性肿瘤的肿瘤发病率、提高治愈率。

1. 一级预防 一级预防为病因预防,即针对恶性肿瘤的病因、致病因素、发病危险因素采取预防措施。通过公共卫生宣传和健康教育,提高人群对肿瘤的认识,采取健康的生活方式和卫生习惯,消除肿瘤发病危险因素的作用,防患于未然。

肿瘤发病趋势的变化与人类生活方式,如饮食、吸烟、饮酒、睡眠缺乏、久坐等不良因素相关。尤其在发展中国家,由于城市化进程的加快,与饮食习惯密切相关的恶性肿瘤发病率明显上升。因此,可以通过降低这些危险因素的暴露达到减少肿瘤发生的目的。

结肠癌、乳腺癌等恶性肿瘤的发病与高脂饮食相关,食管癌与营养不均衡、缺乏蛋白质及某些营养素相关,而过高的盐摄入可能诱发胃癌。因此,注意饮食平衡,减少脂肪、胆固醇的摄入,多吃富含维生素和纤维素的食物,不吃霉变、烧焦、过咸及过热食物对预防此类疾病有重要的作用。

对已明确因果关系的病毒感染与恶性肿瘤,可以通过疫苗接种预防相关肿瘤的发生,如乙型肝炎疫苗接种预防原发性肝癌、人乳头瘤病毒疫苗接种预防宫颈癌,癌变率高的丙型肝炎由于抗体药物的出现治愈率大幅度提高,已取得较好的效果。

此外,加强对致癌物的检测、控制,防止环境污染,对预防恶性肿瘤的发生也有着至关重要的作用。

2. 二级预防 二级预防是指肿瘤的早期发现、早期诊断和早期治疗。

筛查是二级预防的有效措施。通过筛查在自然人群中发现无自觉症状的早期恶性肿瘤患者和高危人群,进行干预以阻断疾病进程。例如宫颈癌的筛查因方法成熟、有良好的性价比,得到了广泛地开展,使宫颈癌的发病率和死亡率显著下降。另外,通过乳腺普查,如乳腺彩超和钼靶检查,早期乳腺癌的检出率明显增加,患者的生存率及生存质量均得到了显著提高。

人群筛查要求所用的检查方法简单、有效、经济、易被受检者接受。目前常见的有低剂量螺旋 CT 扫描、HPV 感染的检测及宫颈脱落细胞涂片检查筛查宫颈癌,乳腺自检及钼靶检查筛查乳腺癌,肛门指诊、结肠镜筛查结直肠癌等。

3. 三级预防 三级预防是指通过临床治疗、康复和姑息治疗以减轻患者痛苦、提高生存质量和延长生命的措施。

由于对肿瘤复杂的生物学特性缺乏足够的认识,治疗方案的选择仍有一定的盲目性,甚至存在治疗过度的可能。随着现代医疗水平的不断提高、对肿瘤发病机制研究的不断深入、精准医疗理念的提出,积极倡导多学科协作及个体化治疗,对患者进行生理、心理、营养和康复指导,提高患者生存质量;对晚期患者开展姑息、止痛疗法,注意临终关怀。

(五)肿瘤流行病学的发展是趋势

恶性肿瘤的流行趋势不容乐观。根据世界卫生组织的数据,20 世纪下半叶以来,世界恶性肿瘤发病率以年均 3%~5% 的速度递增。这和我们当前饮食结构以及生活习惯的改变密切相关,如吸烟、酗酒人口比例的增加,高脂肪、高蛋白食物的摄入增多,体力活动的减少,空气污染加重等。这些都是肿瘤发生的促进因素。

近些年来,人们逐渐认识到即使花费大量人力、物力使肿瘤的诊疗水平不断提高,仍不能有效阻止肿瘤发病率的逐年上升。越来越多的国家认识到恶性肿瘤对国家造成了巨大的财政负担。尽快降低肿瘤发病率和死亡率,已成为全球亟待解决的重大公共卫生问题。

肿瘤的防治成了当前很重大的一个社会需求问题。许多国家都将重点从治疗转向预防,并取得了喜人的成绩。我国的恶性肿瘤预防还处于起步阶段,面临巨大挑战,当前的目标是尽快遏制肿瘤发病率、死亡率上升的势头,提高早诊率及治愈率。这需要全社会的共同努力,以预防为主,力争在肿瘤发生的第一时间点加以控制,最终达到降低肿瘤发病率和死亡率,改善人类健康的目的。

在 20 世纪,肿瘤流行病学对恶性肿瘤病因的认识、预防及控制做出了巨大的贡献,而肿瘤流行病学自身也得到了快速地发展。21 世纪,面临经济全球化、人口老龄化等社会问题,恶性肿瘤的研究将应对更大的机遇与挑战,肿瘤流行病学也将发挥越来越重要的作用。

随着人类平均寿命的延长、老年人口比例的日益增高,恶性肿瘤已成为严重威胁人类健康的多发病和常见病。随着人们对肿瘤病因的不断认识,把重点从治疗转向预防已成为全球肿瘤研究人员的共识。21 世纪肿瘤的预防无疑将成为肿瘤研究的焦点,肿瘤流行病学将在肿瘤预防中具有不可替代的作用。

二、肿瘤的发病机制与恶性生物学行为

近 30 年来,肿瘤流行病学与分子生物学、免疫学、病毒学、病理学、毒理学和生物统计学等学科相互依托、相互联系,在肿瘤病因与发病机制研究方面取得了快速发展。恶性肿瘤是致癌因素作用于有遗传先决条件的个体而产生,其复杂性体现在它是一个多因素、多基因和多途径的过程,不仅是致癌因素交互作用过程的复杂,对致癌因素反应的个体差异同样复杂。癌变过程的中心生物学事件是癌基因的激活和抑癌基因的失活,引起这些改变的除DNA 序列变化外,目前认为发育遗传学改变也起重要的作用,致癌物在体内代谢具有多型性(遗传因素决定或诱导增强),它与外环境和内生性化学致癌物相互作用促发了恶性肿瘤的发生发展。

理化因素与肿瘤

早在 20 世纪 80 年代,流行病学已经在恶性肿瘤危险因素研究方面取得了重要的成就,建立了烟草、乙醇、工作场所化学物质、电离辐射、紫外线辐射、外源性激素、某些药物、营养过剩和微量元素缺乏等与恶性肿瘤发病的联系。目前,肿瘤病因按传统学科划分,大致归纳为化学、物理、生物三类。在机制上,三类因素相互作用。研究表明不良居住环境和生活方式的长期暴露是人类癌症发生的主要决定因素;而宿主患癌风险决定于机体对致癌物质的代谢能力、DNA 修复能力和对肿瘤促进剂的反应等。

1. 化学致癌因素 化学致癌物与 DNA 结合是化学致癌的关键。

(1) 化学致癌物:化学致癌是指化学物质引起正常细胞发生恶性转化并发展成肿瘤的过程,具有这种作用的化学物质称为化学致癌物。可分为直接致癌物、间接致癌物和促癌物三大类。

直接致癌物(direct carcinogen)是指这类化学物质进入机体后能与体内细胞直接作用,不需代谢就能诱导正常细胞癌变的化学致癌物。这类化学致癌物的致癌力较强,致癌作用快速,但为数很少。

间接致癌物(indirect carcinogen)是指其化学物质进入人体后,需经体内微粒体多功能氧化酶活化,变成化学性质活泼的形式,才具有致癌作用的化学致癌物,约 95% 以上的化学致癌物属于此类。

促癌物(promoting cancer agent)又称肿瘤促进剂,单独作用于机体内无致癌作用,但能促进其他致癌物诱发肿瘤形成。

此外,根据化学致癌物与人类肿瘤的关系,又可将化学致癌物分为肯定致癌物、可能致癌物及潜在致癌物。

(2) 化学致癌的多步骤过程:目前研究将癌发生(carcinogenesis)分为 4 个步骤:肿瘤启动(tumor initiation)、肿瘤促进(tumor promotion)、恶化转化(malignant conversion)、肿瘤进展(tumor progression)。

1) 肿瘤启动:化学致癌物与 DNA 相互作用导致基因改变的过程,称为肿瘤启动。发生了肿瘤启动的细胞就具有向恶性肿瘤细胞转变的风险。肿瘤启动一般从不可逆的基因损伤开始。致癌物 -DNA 加和物的形成是肿瘤发生的必要条件和细胞恶性转化的启动事件。

2) 肿瘤促进:主要指启动细胞的选择性克隆扩增进程,这种选择性的克隆生长优势又形成了前肿瘤细胞团集点。肿瘤促进剂常常无需代谢激活就能发挥其生物学活性,其一方面可以增加组织对致癌物的敏感性,另一方面是促进扩增启动细胞的数量,缩短肿瘤形成的潜伏期。

3) 恶性转化:恶性转化是一种前肿瘤细胞转变为表达恶性表型细胞的过程。假如在细胞恶性转化发生前停止给予肿瘤促进剂,那么这种前恶性或者良性损害可能消退。启动细胞数量的增多以及肿瘤促进剂导致的细胞分裂加快,使这些细胞恶性转化的风险增加。

4) 肿瘤进展:肿瘤进展包括恶性表型的表达和恶性细胞获得更多侵袭特征的过程,转移还涉及了肿瘤细胞分泌蛋白酶的能力。

在多步骤演进过程中,突变的累加起决定作用。

化学致癌作用有明显的致癌对象种属、品系、家族、个体差异,以及器官与细胞特异性,其主要原因是由于代谢活化和受体的不同,而且还受遗传因素及环境因素的决定或影响。

2. 物理致癌因素 环境中存在常见的物理性致癌因素,最主要的是电磁辐射、紫外线和石棉。电磁波的致癌可能性研究也逐渐增多。生活中有可能接触到的辐射,可分为紫外线、电离辐射、射频辐射、微波辐射和低频非电离辐射。普通人群所接触的电离辐射主要是放射科检查和进行核医学的诊断和治疗,人类对于电离辐射最敏感的器官是骨髓、甲状腺和乳腺。对弱电磁场和低频率电磁波诱发肿瘤尚无有力证据。

(1) 电离辐射:电离辐射是指具有足以驱除靶原子或者靶分子中一个或多个轨道电子的能量辐射,可以分为电磁辐射和粒子辐射,其中粒子辐射包括质子、中子、α粒子和电子等。电离辐射所致肿瘤的发生非常复杂,其特殊性在于诱发肿瘤的分子机制可能有区别。一般认为,辐射造成细胞核 DNA 分子的严重损伤,使某些受照体细胞中特定的基因或染色体发生突变,其中涉及原癌基因的激活和抑癌基因的失活或突变,双链断裂容易引起细胞内 DNA 错配损伤修复反应,细胞增殖失控以及信号转导通路的改变等因素的综合作用。影响电离辐射致癌的因素包括两方面:宿主因素和放射物理因素。前者包括人种、性别、遗传易感性和器官敏感性;后者包括总放射剂量、剂量方式等。

电离辐射导致的恶性肿瘤有白血病、皮肤癌、甲状腺癌、乳腺癌、骨肿瘤、多发性骨髓瘤、淋巴瘤等。电离辐射致癌的典型例子是在原子弹爆炸后日本长崎和广岛的幸存者中,白血病和所有实体瘤的发病率均高于非爆炸地区的居民。

(2) 紫外线:紫外线是一个完全明确的致癌因子。它既能引发突变,又有促发作用。紫外线致癌表现为多作用位点、多阶段的复杂过程。紫外线可直接或经过生成活性氧间接作用于 DNA、蛋白质、细胞膜这些生物大分子,其中 DNA 的改变与致癌最密切。紫外线致癌的机制与 DNA 中形成嘧啶二聚体导致的 DNA 损伤有关。流行病学研究表明,长时间暴露于紫外线辐射下可以引发皮肤癌,主要是皮肤的基底细胞癌和鳞状细胞癌。

(3) 电磁波诱发肿瘤:对弱电磁场和低频率电磁波诱发肿瘤至今尚存争论。

3. 生物致癌因素 生物性致癌因素可包括病毒、细菌、寄生虫等,其中病毒的作用比较肯定。凡能引起人或动物罹患肿瘤或是体外能使细胞恶性转化的病毒均称为致癌病毒(oncogenic virus)。由病毒感染引起的肿瘤占整体肿瘤发生率的 20% 左右。人类常见致癌病毒包括 EB 病毒、乙型肝炎病毒、丙型肝炎病毒、人乳头瘤病毒等。致癌病毒引起人类癌症的机制一般具有长期潜伏和隐蔽的特点,通常与宿主处于和平共处状态,对宿主无害。只在偶然情况下,在宿主体内、外因素作用下才激活病毒的致肿瘤性。

致癌病毒可分为 RNA 致癌病毒和 DNA 致癌病毒两大类。病毒具有感染性,而不具有杀伤宿主细胞的能力。致癌病毒具有生命体的一些基本特征,其致瘤作用特点为:①致癌病毒是具有生命的微生物,含有 DNA 或 RNA,可进行复制和遗传产生子代病毒继续发挥致癌作用;②致癌病毒对动物和人类具有感染性,有些病毒对某些细胞具有特殊的亲和作用,引起疾病并诱发肿瘤;③致癌病毒的核酸(DNA)可以整合到宿主 DNA 链上,通过不同的机制而使细胞发生癌变;④有些致癌病毒基因组中含有特殊的序列,即病毒癌基因可编码转化蛋白,导致细胞发生恶变。

致癌病毒感染细胞后,其遗传物质整合到细胞染色体上,引起细胞恶性转化,并最终形成肿瘤。单个病毒颗粒感染易感细胞就足以引起细胞转化,病毒转化蛋白改变细胞增殖需要的分子机制数量有限。

微生物在肿瘤的发生发展中作用重大,通过抗感染、开发抗微生物的药物能起到抗肿瘤的作用。目前广泛应用的是疫苗、抗病毒药物等。

4. 遗传与肿瘤　随着肿瘤遗传学研究方法的进展,对肿瘤遗传病因的认识更加明确。肿瘤是由于基因组发生遗传改变而引起的疾病。几乎所有的肿瘤都是由遗传改变和表观遗传学异常共同引起并促进的。越来越多的证据表明许多肿瘤的患病倾向可以从父母传给子女,恶性表型则从细胞传递到细胞。恶性肿瘤的种族分布差异、肿瘤的家族聚集现象及肿瘤的遗传倾向等,均提示遗传病因在肿瘤的发生中起重要作用。*BRCA1*、*BRCA2* 与家族性乳腺癌;*Rb* 抑癌基因与家族性视网膜母细胞瘤等等。家族成员患某种肿瘤的危险性明显高于一般人群,遗传性肿瘤综合征遗传的并非肿瘤本身,而是对该肿瘤的易感性,常以常染色体显性遗传的方式传递给子代,并常常具有不完全外显的特点。

遗传在肿瘤的发病中具有重要作用,但携带同样遗传信息的个体只有部分发病,提示在肿瘤的发生机制中,环境因素的暴露同样具有重要作用。肿瘤是机体内因(遗传)和外因(环境)交互作用的结果。某些基因的功能突变需要在特定的环境下表达。在遗传易感性与环境交互作用中是否会导致肿瘤的发生,目前多从以下几个方面入手研究:基因多态和 SNP(单核苷酸多态);高危易感基因和低危易感基因;代谢酶基因多态性;DNA 修复基因多态性。

5. 基因与基因组

(1) 与肿瘤发生有关的基因:人类从分子水平认识肿瘤是从癌基因和抑癌基因的发现、研究开始的。参与细胞和组织正常发育及保持的基因,在特定的环境下,参与到癌症的启动和进展中。它们是癌基因、抑癌基因和 DNA 修复基因。这些基因的突变增加癌症的发生率,突变来源于生殖传递或者外源性体细胞损伤。癌基因属于正常的调节基因,不具有致癌能力,只有当其表达或结构发生改变时才会变成癌基因。在肿瘤发生中,癌基因 DNA 序列的碱基突变可导致表达产物在质和量上发生变化:基因调节区的改变可使基因产物发生量变;编码区的突变则可产生质变。抑癌基因是一类具有潜在抑癌作用的基因,当它失活后,可使癌基因充分发挥作用而导致肿瘤的发生和发展。它编码的蛋白主要参与细胞的周期调控、凋亡、分化、信号转导、基因组稳定性的监控、DNA 错误修复和细胞间的黏附等广泛功能。与癌基因不同,抑癌基因突变是隐性的,即只有当两个等位基因都突变失活时才能够阻遏蛋白的功能。肿瘤的形成通常是多阶段、多步骤的过程,需要多种癌基因或抑癌基因协同作用。细胞基因组不稳定性导致肿瘤产生并获得遗传改变,但这并不意味着肿瘤基因组中所有的遗传改变都与肿瘤的发生、发展有关。事实上,很多体细胞突变对肿瘤的形成没有作用。

癌症发生与发展主要涉及 3 类基因,即癌基因、抑癌基因和 DNA 修复基因。癌基因的产物转导正调节信号,促进细胞生长与增殖,阻止细胞发生终末分化。抑癌基因的产物起负调节作用,抑制细胞增殖,促进细胞分化、成熟和衰老,最后细胞死亡。DNA 修复基因的种类较多,其基因产物起着修复 DNA 损伤及修复 DNA 复制过程中发生的碱基错配,对包括癌基因、抑癌基因等所有基因均有作用,能维持遗传的稳定性。癌基因的活化,抑癌基因和 DNA 修复基因的失活,均能使正常细胞增殖过程失调,导致癌变。

(2) 肿瘤基因组的基本特征:肿瘤细胞的一个主要特征是基因组不稳定性。基因组不稳定性可以发生在不同水平,如单核苷酸、基因、染色体高级结构,甚至整条染色体。基因组不稳定性表现为各种类型的异常改变,如碱基突变、微卫星不稳定性、端粒异常、染色体畸变和表观遗传效应。另外,在某些和病毒密切相关的肿瘤中,肿瘤基因组中还可能整合有外源的DNA,如 EB 病毒、乙型肝炎病毒(HBV)等的 DNA 序列。

1）碱基突变：碱基突变是指DNA序列发生的碱基替换，一般包括少量碱基的插入或缺失，又称为点突变。按突变对基因功能的影响，碱基突变可以划分为错义突变、无义突变、移码突变、剪接位点突变和基因调控序列突变等。

2）染色体畸变：染色体的畸变包括染色体不平衡和染色体重排两大类。染色体不平衡包括单条、多条染色体的增减和染色体片段的扩增、缺失。染色体重排是指染色体发生断裂，并以异常的组合方式重新连接，其畸变类型有倒位、易位等。不同的肿瘤细胞有不同的染色体异常，同一种肿瘤细胞的染色体异常也往往各异。肿瘤细胞一般都是非整倍体，染色体数目变动幅度很大，为高度不平衡的核型。染色体结构上的改变同样是多种多样的。遗传因素、环境因素和化疗药物的治疗可以导致染色体异常。但对大部分肿瘤相关的染色体异常，还没有发现确定性的影响因素。

3）端粒异常：端粒是位于真核细胞线性染色体末端的一种特殊结构。在正常人体细胞中，端粒随着细胞的分裂和年龄增长逐渐变短。端粒酶的活化是细胞恶性化的必需条件，由于端粒酶的激活，使肿瘤细胞端粒的长度维持动态平衡，细胞得以无限增殖，导致肿瘤发生。这是目前已知的最广谱的肿瘤标志之一。

4）微卫星不稳定性：微卫星是基因组中由1~6个核苷酸组成的简单串联排列的DNA重复序列，是一类高度多态性的遗传标记。人类基因组中包含数万个微卫星位点，微卫星序列可定位于基因的启动子、基因编码区、内含子及其与外显子交界区。但位于基因组非编码区较多，在人群中呈现高度多态性。微卫星不稳定性是基因组不稳定性的重要分子标志之一。微卫星不稳定性表现在同一微卫星位点在不同个体之间或同一个体的正常组织和异常组织之间，微卫星位点的重复单位数目不同，在不同个体间相差很大。微卫星DNA是人类基因组的一类短串联重复序列，广泛存在于基因组中；在DNA复制过程中容易发生滑动，导致模板链或新生链产生一个小型环状结构，当错配修复功能正常时很容易被修复。如果错配修复功能缺陷，这种"DNA环状结构"将随复制的进行而存在下去。这种由错配修复基因突变导致的核苷酸水平的遗传不稳定性，称为微卫星不稳定性（MSI），可导致点突变或小片段插入/缺失频率的增加，微卫星不稳定的肿瘤细胞抗原性会提高，高度微卫星不稳定（MSI-H）的人群目前已经成为免疫治疗获益人群的预测指标。

5）表观遗传学效应：表观遗传学效应是在基因组序列不变的情况下，可以决定基因表达与否，并可稳定遗传下去的调控密码。几乎所有的肿瘤都是由遗传改变和表观遗传学异常共同引起并促进的。表观遗传学异常包括DNA甲基化、基因组印记、组蛋白修饰等异常，这些变化相互关联，密不可分。DNA甲基化生物学意义在于基因表达的时空调控和保护基因组稳定性。抑癌基因的高甲基化和癌基因的低甲基化是驱动肿瘤恶性转化的关键步骤。

（3）肿瘤基因组学的研究方法：肿瘤研究方法学的长足进步奠定了对肿瘤认识的科学基础。激光捕获显微切割；高通量DNA测序；基因表达谱芯片技术；高密度单核苷酸多态芯片技术；DNA甲基化检测技术；染色质免疫共沉淀技术；比较基因组杂交技术；组织芯片技术等方法与技术广泛应用于肿瘤基础与临床研究中，并在研究中显示了极大的优越性，在分子机制层面起到了至关重要的作用。

6. 细胞增殖与死亡　细胞增殖是机体生长、发育、繁殖和遗传的基础，细胞通过细胞周期以分裂的方式进行增殖。细胞死亡是多细胞生物体发育和维持自稳态的重要生理过程和调节方式。

(1) 肿瘤的生长方式:膨胀性生长、外生性生长、浸润性生长。良性肿瘤多呈膨胀性生长,生长缓慢,不侵袭周围组织;外生性生长是良性、恶性肿瘤常出现的生长方式;浸润性生长是恶性肿瘤主要的生长方式。

(2) 肿瘤的生长速度:不同肿瘤生长速度差异较大,影响因素包括肿瘤的倍增时间、生长分数、肿瘤细胞生成和死亡比例等。良性肿瘤生长慢,恶性肿瘤生长快。

肿瘤的倍增时间:从一个细胞分裂繁殖成两个子代细胞所需的时间。

生长分数:肿瘤细胞群体中处于增殖状态(S+G2 期)的细胞比例数。

(3) 细胞死亡:是多细胞生物体发育和维持自稳态的重要生理过程和调节方式。细胞死亡受阻,打破增殖与死亡的平衡,细胞数量不断增加,表现出生长优势,形成肿瘤。

1) 细胞死亡的分类:依据形态学标准分类,分为凋亡、坏死、自噬及有丝分裂灾难等。根据功能分类,分为程序性细胞死亡和非程序性细胞死亡。程序性细胞死亡,包括如凋亡、自噬、促炎性细胞死亡等,其共同点是细胞主动的死亡过程,能够被细胞信号转导的抑制剂所阻断;非程序性细胞死亡即坏死,一般是细胞被动的、无规则发生的死亡过程,不能被细胞信号转导的抑制剂所阻断。

2) 细胞凋亡:凋亡是细胞内在的程序性自杀机制,在机体生长发育和受到外来刺激时能清除多余、衰老及受损的细胞来保证体内环境平衡、维持人体正常生理活动。细胞凋亡对维持机体遗传稳定性至关重要。凋亡过程主要涉及两个进化保守的蛋白家族——caspase家族和 Bcl2 家族。

在恶性肿瘤中,50% 以上的肿瘤细胞在凋亡机制上有缺陷。当调控凋亡基因的表达或作用发生改变时就会改变平衡,进而诱发肿瘤形成。凋亡的异常可以通过促进细胞增殖、干扰细胞分化、促进血管生成以及增加细胞的运动性和侵袭性,促进肿瘤的发生和发展。凋亡的缺陷还能促进肿瘤对免疫系统的耐受。恶性肿瘤相关的凋亡缺陷还会增加细胞对放化疗的耐受性,导致肿瘤细胞难以被杀死。

3) 自噬性细胞死亡:自噬是一种进化保守的代谢途径,使真核细胞能够降解并回收细胞组分进行再利用。自噬在肿瘤发生过程中的主要作用体现在:自噬通过调节细胞内氧化物浓度、改善体内蛋白代谢紊乱状态、保持内环境稳定,从而抑制肿瘤的形成;自噬功能降低则会增加氧化应激,增加致瘤性突变的积累。自噬活性与抑制肿瘤细胞增殖有关。

在肿瘤进展的不同阶段,自噬导致的结果截然相反,自噬对于肿瘤细胞存在双向效应。在肿瘤发生早期,自噬可抑制癌前细胞的持续生长,此时自噬发挥的是肿瘤抑制作用。当肿瘤细胞持续分裂增殖,肿瘤外周细胞因靠近微血管仍持续增殖,而位于实体肿瘤内部血供不良的癌细胞利用自噬机制对抗营养缺乏和缺氧,此时自噬发挥的是促进肿瘤细胞生长存活的作用。

4) 促炎性细胞死亡:促炎性细胞死亡是近年来才发现的一种受控的细胞死亡形式。促炎性细胞死亡可以看作一种细胞"自杀程序",是宿主用于抵抗病原体防御系统的一部分。

5) 有丝分裂灾难:有丝分裂灾难是有丝分裂调定点有缺陷的细胞发生异常有丝分裂时所发生的细胞死亡。有丝分裂被看作一种抑制肿瘤发生的机制。

新近还发现其他细胞死亡方式。

(4) 肿瘤细胞增殖的调控

1) 生长因子及其受体的作用:细胞生长因子是指体内外对细胞的生长和增殖具有刺激

作用的一类多肽、蛋白质或糖蛋白。生长因子通过与细胞膜专一的受体结合,激活细胞内一系列信号通路,引发受体蛋白酪氨酸磷酸化,激活细胞内一系列信号通路,最终将生长因子信号传递到细胞核内,引起一系列促进细胞增殖、分化和运动的生物学效应。生长因子及其特异性受体与许多癌基因编码的蛋白相关,癌基因发生突变,导致相关生长因子分泌水平或信息传递增加,促进细胞增殖和生长。

2) 细胞周期的影响:细胞周期可概括为 4 个时期,G1、S、G2 和 M 及两个检查点(又称关卡)。G1 期细胞合成大量基因产物,包括核苷酸生物合成的各种酶以及 DNA 聚合酶等,为DNA 复制做准备,准备就绪后才能通过 G1/S 检查点,进入 S 期复制 DNA。在 G2 期做好各种有丝分裂的准备,包括微管蛋白的合成和聚合等,才能通过 G2/M 检查点,进入 M 期,从一个亲代细胞分裂为两个子细胞。一个完整的细胞周期要求有序的从一个时相单向转至下一个时相。细胞周期在相关癌基因及抑癌基因的控制下,调控细胞的生长、分裂和死亡。肿瘤细胞最基本的特征就是细胞周期调控机制的破坏,导致细胞的失控性生长。细胞周期受到以细胞周期蛋白和细胞周期蛋白依赖性激酶(CDKs)为核心的蛋白质复合物的调控。正常的细胞中存在对细胞周期的监测,即细胞周期检测点机制,通过这种方式可以保证细胞复制的正确性、基因组的完整性和稳定性。细胞本身基因组完整性的改变是肿瘤发生的物质基础,细胞周期监控机制是细胞基因组完整性和稳定性的重要保障。监控机制的破坏是所有恶性肿瘤发生的根本。

3) 细胞信号转导蛋白的影响:细胞信号转导:细胞通过细胞膜上或胞内受体感受信息分子的刺激,经细胞内信号转导系统转换,引发细胞内一系列级联反应,从而影响细胞生物学功能的过程。相关的分子包括细胞外信号分子(配体)、受体、细胞内信号转导分子。细胞接收信号时,是通过受体将信号导入细胞内,受体通常是细胞膜上或细胞内能识别外源化学信号并与之结合的蛋白质分子,个别糖脂也具有受体作用。能够与受体特异性结合的分子称为配体。细胞内存在多种信号转导分子,这些分子相互识别、相互作用,有序地转换和传递信号。细胞信号转导过程障碍或异常,会导致细胞生长、增殖、分化、代谢、凋亡等一系列生物学行为异常,引起肿瘤。

信号转导通路:特定的细胞释放的信息物质经扩散或血液循环到达靶细胞,与靶细胞上的受体特异性结合,受体对信号进行转换,开启细胞内信使系统,最后,靶细胞产生生物学效应。细胞信号转导异常主要表现在两个方面,一是信号不能正常传递,二是信号通路异常,处于持续激活或高度激活的状态,从而导致细胞功能异常。引起细胞信号转导异常的原因也多种多样,基因突变、细菌毒素、自身抗体和应激等均可导致细胞信号转导异常。

信号转导通路功能多样,有与细胞生长相关的,有与细胞凋亡相关的,有与癌浸润转移相关的,有与肿瘤耐药相关的。信号转导存在通路的多样性,不同的信号可以激活同一条转导通路,同一信号往往能激活多条转导通路,大多数恶性肿瘤多受控于多种因子、多条信号通路形成的网络,但特定的信号转导通路在恶性肿瘤的发生、发展中起关键作用。

4) 端粒酶活性增加的影响:端粒酶活性增高是大多数肿瘤细胞具有的特性,能使缩短的端粒得以恢复,肿瘤细胞无限增殖。

5) 肿瘤干细胞的影响:肿瘤干细胞是异常的干细胞,通过对称分裂和不对称分裂进行扩增和分化,并表达干细胞类似标志物。肿瘤干细胞具有自我更新、无限增殖和重构肿瘤等恶性生物学潜能。肿瘤细胞团是异质性群体,肿瘤干细胞、肿瘤祖细胞,最终分化为终末端的肿瘤细胞。一般情况下肿瘤干细胞处于 G_0 期,成休眠状态,对放化疗不敏感,具有自我储备功能,只要肿瘤干细胞存在,肿瘤复发转移是必然。

6)肿瘤血管生成的影响:肿瘤血管生成是保障肿瘤生存的重要条件,新生血管既可以为肿瘤提供营养成分和氧气,又可以分泌生长因子刺激邻近肿瘤的生长,同时肿瘤血管也为肿瘤转移提供了循环支持。

7)肿瘤异常代谢的影响:肿瘤细胞主要通过糖酵解方式获取能量,它的代谢异常包括糖代谢异常、脂肪代谢异常、蛋白质、酶和核酸代谢异常,为肿瘤的增殖提供了物质基础。

深入认识肿瘤细胞增殖与死亡的机制,将对肿瘤治疗产生深刻影响。

7. 肿瘤的侵袭与转移　肿瘤侵袭与转移是恶性肿瘤的基本特征和重要标志,也是临床大多数肿瘤治疗失败的主要原因。大多数肿瘤在其发生、发展过程中,逐步表现出其侵袭潜能,侵袭表型的获得是恶性肿瘤进展的早期征象。所谓肿瘤侵袭(浸润)是指肿瘤细胞通过各种方式破坏周围正常组织结构,脱离原发肿瘤并异常地分布于周围组织及其间隙的过程。它是恶性肿瘤发生远处转移的前提步骤。并非所有肿瘤都具有侵袭转移能力,一旦肿瘤发展成侵袭性,即可通过各种渠道播散。转移的形成是肿瘤发展重要的转折点。肿瘤转移是指恶性肿瘤细胞脱离原发肿瘤,通过各种方式,到达远处组织和器官后得以继续增殖生长,形成与原发肿瘤相同性质的继发肿瘤的过程。转移的分布在很大程度上取决于肿瘤的病理类型、原位癌的解剖位置及局部微环境特性。无论是区域性侵袭或远处转移,都难以达到根治。

(1)肿瘤转移与侵袭的基本过程

1)早期原发癌在原发部位的增殖和扩展。

2)肿瘤血管生成:①肿瘤转移依赖于血管生成;②血管生成促进肿瘤侵袭;③血管生成机制控制着转移的途径。

3)局部组织、血管、淋巴管浸润阶段。

4)进入脉管系统形成微小癌栓。

5)肿瘤逸出循环系统至特定的继发组织或器官。

6)肿瘤在继发部位形成克隆性生长阶段。

7)逃避宿主监控阶段。

(2)肿瘤转移的途径:目前已知的途径主要有淋巴转移、血行转移和种植性转移。

(3)影响侵袭转移的因素

1)基因调控是肿瘤转移的基础:肿瘤转移是一个肿瘤细胞与宿主、肿瘤细胞与间质之间相互关系的多步骤、多因素参与的过程,并受宿主、肿瘤微环境等因素的影响,但其中最根本的是肿瘤细胞本身的生物学特性。肿瘤细胞生物学特性是转移的前提,与之相关的基因调变是其基础。转移是一组促进与抑制基因参与调节的复杂过程,它们或被激活或被抑制,相互协同或拮抗,对肿瘤转移整个过程进行调控,涉及肿瘤细胞的遗传密码、表面结构、抗原性、侵袭力和分泌代谢功能等。

2)肿瘤 - 宿主微环境改变肿瘤增殖和侵袭行为:肿瘤 - 宿主微环境主要由基质细胞及其分泌的细胞因子组成,基质细胞包括肿瘤相关的成纤维细胞、巨噬细胞、血管内皮细胞、T和 B 淋巴细胞、NK 细胞等。肿瘤微环境中各组分的交互作用通过细胞因子、黏附分子、组织溶解酶、运动相关因子、激素、神经递质等共同调节发挥作用。对肿瘤的生长、转移和侵袭有重要的调控作用。肿瘤的发生和转移过程都出现在肿瘤 - 宿主微环境中。微环境提供了肿瘤生存、增殖的土壤，并可以改变肿瘤细胞的增殖和侵袭行为。肿瘤被视为一个微生态环境，其中各种代谢物质、激素、细胞因子等按梯度排列，形成对肿瘤细胞的环境选择压力。这种压力促使具有异质性和基因不稳定性的肿瘤细胞产生侵袭和转移的发生。

3）转移易感性：解剖结构因素、器官趋向因素、免疫调节因素决定了肿瘤侵袭和转移的器官选择性。

8. 免疫与肿瘤　肿瘤发生、发展和转移是一个涉及多种免疫细胞、非特异性免疫和特异性免疫同时参与的复杂的免疫生物学过程。免疫是对机体识别"自我"与"非我（异己）"，产生免疫应答，清除"异己"抗原或者诱导耐受，维持自身内环境稳定的功能概括。在免疫系统和肿瘤的相互作用中，免疫系统具有双重作用，既发挥抗肿瘤的保护性功能，又对肿瘤细胞实施免疫选择压力，促使肿瘤细胞免疫重塑，弱免疫原性细胞得以进一步生长，导致肿瘤的发生。

（1）肿瘤抗原：肿瘤细胞最突出的免疫特点是出现新的肿瘤抗原。根据肿瘤抗原特异性可将肿瘤抗原分为肿瘤特异性抗原和肿瘤相关抗原。

1）肿瘤特异性抗原 TSA：TSA 是指只存在于某种肿瘤细胞表面而不存在于正常细胞的新抗原，主要诱导特异性 T 细胞免疫，并能被所诱导产生的细胞毒 T 淋巴细胞所识别。物理或化学因素诱生的肿瘤抗原、病毒诱导的肿瘤抗原及自发性肿瘤抗原多属于 TSA。

2）肿瘤相关抗原 TAA：TAA 是指正常细胞和肿瘤细胞都有表达，但在细胞恶性转化后其含量显著增高的抗原。TAA 更多表现为量的变化而无严格的肿瘤特异性。TAA 难以刺激机体产生细胞免疫应答，但可被 B 细胞识别并产生相应的抗体，是目前药物研发的重要靶点。TAA 在肿瘤的临床实践中不但可用于肿瘤早期诊断，而且对疗效评估、复发转移及预后判断都有一定的指导意义。目前所发现的肿瘤抗原多为 TAA。例如癌胚抗原、甲胎蛋白、CA12-5、CA19-9 等。

（2）机体抗肿瘤的免疫效应机制：肿瘤是一种全身性疾病，机体抗肿瘤的免疫清除能力主要取决于肿瘤的抗原性、宿主的免疫功能和机体的其他相关因素。宿主免疫功能低下或受抑制时肿瘤发生率增高，肿瘤一旦在机体内发生发展，机体的免疫系统可通过多种效应途径行使抗肿瘤免疫功能，以消除肿瘤细胞或控制肿瘤生长。抗肿瘤免疫按照人体免疫的发生规律和时间顺序依次分为抗肿瘤固有免疫和抗肿瘤适应性免疫。这些免疫效应机制相互影响，相互调节，共同杀伤肿瘤细胞。目前认为机体抗肿瘤的免疫功能主要由细胞免疫主导，体液免疫通常仅在某些情况下起协同作用。对于大多数免疫原性强的肿瘤，适应性免疫应答是重要的，而对于免疫原性弱的肿瘤，固有免疫应答可能具有更重要的意义。

1）抗肿瘤的固有免疫：固有免疫是生物体长期进化过程中发展出来的先天具有、具有广泛特异性抗原识别、在感染和肿瘤早期发挥功能的免疫应答，包括固有免疫屏障、固有免疫细胞和固有免疫分子三大组成部分。固有免疫细胞有多种，包括巨噬细胞、自然杀伤细胞（NK 细胞）、NKT 细胞、γδT 细胞、树突状细胞（DC）、中性粒细胞等。固有免疫在肿瘤发生的最早期和最初部位予以及时反应；固有免疫细胞对抗原予以呈递，提供抗原特异性 T 细胞第一和第二信号，是激活适应性免疫的重要前提；固有免疫细胞被激活后所分泌的多种细胞因子和趋化因子，有效地调节适应性免疫的方向和特征。固有免疫构成了生物体抵御肿瘤重要的第一道防线。

①NK细胞的抗肿瘤免疫效应：NK细胞(natural killer cell)是固有免疫淋巴细胞，主要分布于外周血、脾脏和肝脏，是抗感染和抗肿瘤免疫的第一道防线。NK细胞的识别和杀伤主要通过两大类受体：能够激发NK细胞杀伤作用的活化受体和能够抑制NK细胞杀伤作用的抑制受体。正常情况下NK细胞的抑制性受体主要识别靶细胞表达的MHC-Ⅰ类分子，产生抑制信号，从而避免NK细胞对"自己"的攻击；肿瘤细胞因为MHC-Ⅰ类分子表达减弱或丢失，无法传递抑制信号，从而导致NK细胞活化并诱发杀伤作用，因此NK细胞可杀伤肿瘤细胞，而对机体正常自身细胞无细胞毒作用。NK细胞主要通过三种方式发挥杀瘤效应：直接杀瘤效应；通过表达膜TNF家族分子的杀瘤效应；借助抗体依赖的细胞介导的细胞毒作用(ADCC)效应发挥特异性抗肿瘤作用。

②巨噬细胞的抗肿瘤免疫效应：巨噬细胞(Mφ)分布在组织器官中，是机体重要的固有免疫细胞，同时又是抗原提呈细胞。巨噬细胞在肿瘤免疫中具有两面性，一方面巨噬细胞被激活后具有肿瘤杀伤效应，另一方面，巨噬细胞在不同的微环境中可发生性质不同的活化，成为具有不同分子特征和不同功能的免疫抑制性巨噬细胞，促进肿瘤的发生。Mφ的杀瘤效应表现在以下四个方面：直接杀瘤效应；加工呈递肿瘤抗原；借助ADCC效应发挥特异性抗肿瘤作用；分泌细胞毒性因子发挥杀瘤效应。

③γδT细胞的抗肿瘤免疫效应：γδT细胞作为不同于常规αβT细胞的T细胞亚群，占外周血淋巴细胞的1%~10%，主要分布于皮肤、小肠、肺及生殖器官等黏膜及皮下组织，具有肿瘤杀伤作用。活化的γδT细胞对包括NK细胞敏感和NK细胞抵抗的肿瘤细胞在内的多种肿瘤细胞系均具有杀伤溶解作用。其杀伤机制与NK细胞和CTL细胞相似，即通过穿孔素/颗粒酶途径和Fas/FasL途径非特异性杀伤肿瘤细胞。

④NKT细胞的抗肿瘤免疫效应：活化的NKT细胞对多种肿瘤细胞系和自体肿瘤组织均有明显的细胞毒活性。活化的NKT细胞的抗瘤效应主要通过分泌的IFN-γ，增强NK细胞和CTL细胞活性，促进树突状细胞成熟，发挥抗瘤效应。活化的NKT细胞也可通过穿孔素和颗粒酶途径和Fas/FasL途径直接杀伤肿瘤细胞。

⑤中性粒细胞的抗肿瘤的免疫效应：未经活化的中性粒细胞抗肿瘤作用很低，活化的中性粒细胞可通过细胞内的酸性pH环境、溶菌酶和防御素及释放活性氧、细胞因子(如TNF和IL-1等)发挥非特异性的抗瘤效应。中性粒细胞表面表达的Fc受体，可通过特异性抗体介导ADCC效应杀伤肿瘤细胞。

⑥树突状细胞的抗肿瘤免疫效应：成熟的树突状细胞是功能最强的抗原提呈细胞，在肿瘤发生时最先迁移到肿瘤部位，识别肿瘤抗原诱导特异性抗肿瘤免疫应答。

2)抗肿瘤适应性免疫：肿瘤抗原激活免疫系统诱导的适应性免疫应答是清除肿瘤的主要和决定性力量。适应性免疫主要有抗体介导的体液免疫和T细胞介导的细胞免疫两条重要途径组成。

①T淋巴细胞：T淋巴细胞是适应性细胞免疫的主要细胞，其TCR由α和β链组成，抗原识别为MHC分子限制性，可特异性识别由抗原呈递细胞(APC)加工并由其表面MHC分子呈递的抗原肽。T细胞识别抗原后，细胞发生活化，导致细胞分裂增殖，分化成为效应T细胞，可通过分泌细胞因子和行使细胞毒作用来发挥效应。根据其功能和表型分为两种类型：CD8$^+$T细胞和CD4$^+$T细胞。在控制具有免疫原性肿瘤细胞的生长中，T细胞介导的免疫应答起重要作用。肿瘤抗原致敏的T细胞只能特异地识别带有相应抗原的肿瘤细胞并发

挥抗瘤效应。

CD8[+] CTL 的抗肿瘤免疫效应:CD8[+] CTL 抗肿瘤作用机制主要通过释放效应分子如穿孔素、粒酶和释放淋巴毒素、TNF 等致使肿瘤细胞裂解和凋亡;通过 CTL 表面 FasL 分子结合肿瘤细胞表面 Fas 分子,启动肿瘤细胞的死亡信号转导途径加以杀伤。肿瘤浸润淋巴细胞(TIL)中主要的效应细胞是 CTL,可特异性杀伤肿瘤细胞。CD8[+] T 细胞分泌 IFN-γ 抑制肿瘤组织内血管的形成。提高及激活 CTL 是目前免疫治疗的主要方向。2010 年以来,免疫治疗肿瘤取得巨大进步,发现了如何激活机体免疫识别及免疫杀伤作用,目前针对 CTL-4、PD-1、PDL-1 等免疫检查靶点药物在黑色素瘤、肺癌、食管癌、肝癌等多瘤种取得了良好的治疗效果。

CD4[+] T 细胞抗肿瘤免疫效应:CD4[+] T 细胞主要通过膜表面分子和所分泌的细胞因子对免疫应答起辅助和调节作用,故称为 T 辅助细胞(Th)。活化的 CD4[+] T 细胞主要通过下列几方面发挥效应作用:分泌的细胞因子如 IL-2、IFN-γ 等,可辅助 CD8[+] CTL 细胞、NK 细胞、Mφ和 DC 的活化,增强效应细胞的抗肿瘤作用;释放 IFN-γ、TNF 等细胞因子作用于肿瘤细胞促进 MHC I 类分子表达,提高靶细胞对 CTL 的敏感性;TNF 具有直接破坏肿瘤细胞的功能;促进 B 细胞增殖、分化和产生抗肿瘤的特异性抗体,通过体液免疫途径杀伤肿瘤;少数 CD4[+] T 细胞可识别某些肿瘤细胞 MHC I 类分子呈递的抗原肽,直接杀伤肿瘤细胞。

②B 淋巴细胞:B 淋巴细胞是介导体液免疫应答的主要免疫细胞,体液免疫应答在肿瘤免疫中具有双重作用,可通过抗瘤抗体发挥抗肿瘤作用,但有些肿瘤特异性抗体也具有封闭抗体的作用,它能与肿瘤细胞表面的肿瘤抗原结合而影响特异性 T 细胞对肿瘤细胞的识别与攻击,有利于肿瘤细胞的继续生长。抗体主要通过五种方式发挥抗瘤效应:激活补体依赖的细胞毒作用;发挥 ADCC 效应;抗体的调理作用;抗体的封闭作用;抗体干扰肿瘤细胞黏附作用。

机体通过抗肿瘤体液免疫和细胞免疫机制相互协作共同杀死肿瘤细胞。

(3) 肿瘤的免疫逃逸机制:尽管机体内具有一系列的免疫监视机制,但仍难以阻止肿瘤的发生发展。肿瘤免疫逃逸是指恶性肿瘤逃脱机体的免疫监视,使肿瘤免受宿主免疫系统攻击而继续生长的现象。在肿瘤免疫逃逸中包括两个部分:肿瘤本身的改变和肿瘤微环境的改变。生长活跃的肿瘤细胞一般同时存在多种局部免疫抑制机制。肿瘤免疫逃逸大致有以下几个方面:

1) 肿瘤细胞免疫原性减弱或丧失。

2) 抗原调变。

3) 肿瘤细胞表面"抗原覆盖"或被封闭。

4) 肿瘤抗原诱导免疫耐受。

5) 肿瘤细胞抗凋亡和诱导免疫细胞凋亡:①Fas/FasL 途径;②PD-1/PD-L1 途径。

6) 肿瘤细胞诱导免疫抑制作用:①肿瘤细胞分泌免疫抑制分子。②肿瘤诱导抑制性免疫细胞的产生:调节性 T 细胞(regulatory T cell T);髓源抑制性细胞(myeloid-derived suppressor cell,MDSC);肿瘤相关巨噬细胞(tumor associated macrophage,TAM);肿瘤相关树突状细胞(tumor associated DC,TADC)。③肿瘤抑制免疫效应细胞的功能:肿瘤细胞产生一系列免疫抑制因子抑制 NK 细胞、T 细胞信号传导缺陷、肿瘤浸润淋巴细胞(TIL)等的活性,促使肿瘤细胞免疫逃逸。

肿瘤及其微环境促使正向免疫应答细胞转化为抑制性免疫应答细胞,导致肿瘤免疫逃逸,纠正和改变肿瘤微环境,增加肿瘤抗原的表达使所谓的"冷肿瘤"变为"热肿瘤"是临床免疫治疗的热点。

随着对肿瘤免疫的和免疫逃逸机制认识的深入,肿瘤及其微环境在肿瘤免疫调控中的作用使人们意识到如何掌控"阴阳平衡"及建立起有效、可行的免疫功能监控体系是发挥正向免疫的关键。古语云:"万物由一而生,阴阳而成……阴阳互搏,阳中有阴,阴中有阳,阴阳互易。阴阳变幻,即为因,亦为果……知阴阳,顺阳而避阴,能。顺阴,亦益,更是至能也。"因此,抗肿瘤治疗若可以采用阻断、剔除、诱导分化等策略抑制免疫抑制性细胞亚群及抑制性分子的功能,抗肿瘤治疗的突破也将指日可待。

三、肿瘤诊断

肿瘤的诊断是肿瘤诊治过程中最重要的环节,需要多学科的合作。临床医师通过病史、体格检查和各种诊断技术,对全部资料进行综合分析,才能给出确定诊断,目前病理学诊断被公认为是肿瘤诊断的"金标准"。肿瘤病理学(tumor pathology)是外科病理学的一个重要分支,通常分为细胞病理学和组织病理学两大部分。为了规范肿瘤病理学诊断标准,便于国际交流,促进临床、病理和流行病资料比较,世界卫生组织 WHO 以常规组织病理学为基础的组织学分型,引入了免疫组织化学、细胞和分子遗传学以及临床特点对肿瘤进行分类,以便于统一肿瘤诊断和命名的标准。

(一)肿瘤的诊断依据

肿瘤的确切诊断是治疗的前提,而且还反映了肿瘤资料的可靠程度。目前肿瘤诊断依据分为以下 6 级:

1. 临床诊断　临床诊断仅根据临床病史和体格检查所获得的临床症状和体征等资料,结合肿瘤基础知识和临床实践经验,在排除其他非肿瘤性疾病后所做出的诊断。临床诊断依据通常只能用于回顾性死因调查,一般不能作为治疗依据。

2. 专一性检查诊断　专一性检查诊断指在临床符合肿瘤的基础上,结合具有一定特异性检查的各种阳性结果而做出诊断。包括实验室和生化检查、影像学(放射线、超声、放射性核素等)检查等。例如,肝癌的甲胎蛋白(α-fetoprotein,αFP 或 AFP)、肺脏的 CT 或 X 线检查见到肿块影等。

3. 手术诊断　外科手术或各种内镜检查时,通过肉眼观察赘生物的特性而做出的诊断,但未经病理学取材证实。

4. 细胞病理学(cytopathology)诊断　依据痰液、胸腹水,脑脊液中脱落细胞学或穿刺细胞学以及外周血涂片检查而做出肿瘤或白血病的诊断。

5. 组织病理学(histopathology)诊断　肿瘤经空芯针穿刺、钳取、切取或切除后,制成病理切片进行组织学检查而做出的诊断。

6. 分子生物物理学诊断　肿瘤本质是基因病,目前检测技术和手段的进步和治疗及药物的发展,要求在原有的组织病理基础上进一步识别分子分型,不同分子分型所用的药物及预后也有很大的差别,多基因检测甚至全基因组检测目前已经成为临床和科研的常态化要求。

上述 6 级诊断依据的可靠性依次递增,故组织病理学诊断为最理想的诊断依据,分子病理学则作为具体诊治的有效补充。在手术和内镜检查时,如疑为肿瘤,均应取活组织检查,特殊情况下至少应做细胞学涂片检查。恶性肿瘤治疗前,除极少数情况下,均应有明确的组织病理学诊断,否则无论临床上如何怀疑患者为恶性肿瘤,都不能完全确立诊断和实施毁损性治疗。有些肿瘤如肺癌可以通过痰涂片找到癌细胞而确诊,白血病可以通过骨髓穿刺活检和外周血涂片检查做出诊断和分型。对于院外已确诊的肿瘤患者,尚需复查全部病理切片和/或涂片,以保证肿瘤病史资料的完整性,纠正可能产生的诊断失误。

(二)肿瘤的命名和常用诊断术语释义

1. 肿瘤　机体在各种致病因子作用下,引起细胞遗传学物质改变(包括原癌基因突变、扩增和/或抑癌基因丢失、失活等),导致基因表达异常、细胞异常增殖而形成的新生物。肿瘤细胞失去正常调节功能,具有自主或相对自主生长能力,当致病因子消失后仍能继续生长。

2. 良性肿瘤　无浸润和转移能力的肿瘤。肿瘤通常有包膜或边界清楚,呈膨胀性生长,生长速度缓慢,瘤细胞分化程度高,对机体危害小。

3. 恶性肿瘤　具有浸润和转移能力的肿瘤。肿瘤通常无包膜,边界不清,向周围组织浸润性生长,生长迅速,瘤细胞分化不成熟,有不同程度异型性,对机体危害大,常可因复发、转移而导致死亡。依据瘤细胞异型性、浸润和转移能力的大小,又可将恶性肿瘤分为低度、中度和高度恶性肿瘤。

4. 交界性肿瘤　组织形态和生物学行为介于良性和恶性之间的肿瘤,也可称为中间性肿瘤,在肿瘤临床实践中,良、恶性难以区分的肿瘤并不少见,这类肿瘤的诊断标准往往不易明确地界定。因此,在作交界性肿瘤诊断时,常需附以描述和说明。交界性肿瘤还可分为局部侵袭性和偶有转移性两类。前者常局部复发,伴有浸润性和局部破坏性生长,但无转移性潜能;后者除常有局部复发外,还偶可发生远处转移,转移的概率 <2%。

5. 癌　上皮性恶性肿瘤。包括鳞状细胞癌、尿路上皮癌、腺癌、囊腺癌以及基底细胞癌等。

需注意的是,癌症泛指一切恶性肿瘤,有时被用作癌的同义词;当恶性肿瘤广泛播散,称作癌病。在病理学诊断术语中,不使用"癌症"和"癌病"这些名称。

6. 肉瘤　间叶组织来源的恶性肿瘤,通常包括纤维组织、脂肪、平滑肌、横纹肌、脉管、间皮、滑膜、骨和软骨等间叶组织的恶性肿瘤。

7. 间叶瘤　由除纤维组织以外的两种或两种以上间叶成分(脂肪、平滑肌、横纹肌、骨和软骨等)所形成的肿瘤。依据间叶成分的良、恶性,可分为良性间叶瘤和恶性间叶瘤。在诊断间叶瘤时,应注明各种不同类型的间叶成分。

8. 癌肉瘤　由癌和肉瘤两种不同成分密切混合所形成的肿瘤。

9. 化生　一种终末分化的细胞转变成另一种成熟的细胞称为化生。现已知化生的细胞实际上来自正常细胞中的储备细胞,并非是终末分化的正常细胞。在化生过程中,化生细胞可异常增生,进展成恶性肿瘤。例如,宫颈鳞状细胞癌常由颈管柱状上皮化生为鳞状上皮,在此基础上发生异常增生,最终进展为恶性肿瘤。

10. 分化　从胚胎到发育成熟过程中,原始的幼稚细胞能向各种方向演化为成熟的细胞、组织和器官,这一过程称为分化。肿瘤可以看成是细胞异常分化的结果,不同肿瘤中瘤细胞分化的水平不同。良性肿瘤细胞分化成熟,而恶性肿瘤细胞分化不成熟。

11. 间变   恶性肿瘤细胞失去分化称为间变,相当于未分化。间变性肿瘤通常用来指瘤细胞异型性非常显著的未分化肿瘤。

12. 癌前病变   癌前病变是恶性肿瘤发生前的一个特殊阶段。所有恶性肿瘤都有癌前病变,但并非所有癌前病变都会发展成恶性肿瘤。当致癌因素去除,可以恢复到正常状态。

13. 原位癌   又称为上皮内癌或浸润前癌,是指细胞学上具有所有恶性特点,但尚未突破上皮基膜的肿瘤。

14. 上皮内瘤形成、上皮内瘤变   上皮性恶性肿瘤浸润前的肿瘤性改变,包括细胞学和结构两方面的异常。上皮内瘤变与异型增生的含义非常近似,有时可互用,但前者更强调肿瘤形成的过程,而后者则更强调形态学的改变。上皮内瘤变涵盖的范围也比异型增生广,还包括原位癌。过去,上皮内瘤变与异型增生一样,分为Ⅰ、Ⅱ、Ⅲ级,现趋向分为低级别和高级别两级。低级别上皮内瘤变的细胞学和结构异常较轻,仅累及上皮质的一半;高级别上皮内瘤变的细胞学和结构异常均非常显著,累及上皮质大部分或全部。最新 WHO 分类将重度异型增生和原位癌都归入高级别上皮内瘤变,并建议避免使用原位癌或原位腺癌。

(三)肿瘤的常用组织病理学诊断方法

1. 标本的获取

(1)针芯穿刺活检:又称针切活检或钻取活检(drill biopsy)。用带针芯的粗针穿入病变部位,抽取所获得的组织比细针穿刺的大,制成的病理组织切片有较完整的组织结构,可供组织病理学诊断,如乳腺肿瘤的针芯穿刺活检。

(2)咬取活检:用活检钳通过内镜或其他器械,咬取或钳取病变组织做组织病理学诊断,如鼻咽部、胃和宫颈等处的活组织检查。

(3)切开活检:切取小块病变组织,如可能,包括邻近正常表现的组织供组织病理学诊断。此法常用于病变太大,手术无法完全切除或手术切除可能引起功能障碍或毁容时,为进一步治疗提供确切的依据。

(4)切除活检:将整个病变全部切除后供组织病理学诊断。此法本身能达到对良性肿瘤或某些体积较大的早期恶性肿瘤(如乳腺癌、甲状腺癌)的外科治疗目的。切除活检可仅为肿块本身或包括肿块边缘正常组织和区域淋巴结的各种类型广泛切除术和根治术标本。

2. 大体标本的处理   针芯穿刺、咬取和切开活检小标本的处理较简单,切除活检标本,尤其恶性肿瘤根治标本需按各类标本的要求做出恰当的处理。在大体标本处理前,病理医师必须了解临床病史、实验室检查和影像学检查等结果,以确定如何取材,是否需要做特殊研究。外科医师应对标本做适当标记,以提供病变解剖方向、切缘等信息,并记载于病理申请单上。

活检标本送达病理科时,通常已固定在 4% 甲醛(10% 福尔马林)或其他固定液中,此时已不宜再做一些特殊研究(如细菌培养、某些免疫组织化学染色、理想的电镜检查和遗传学检测),病理医师应在术前会诊,确定是否需留取新鲜组织供特殊研究,避免标本处理不当而再次活检。小块组织活检的目的常用于确定病变的良、恶性,如为恶性肿瘤,则可等待根治性切除标本后再做其他检查。

大体标本,尤其根治性标本应详细描述肿瘤的外形、大小、切面、颜色、质地、病变距切缘最近的距离,所有淋巴结都应分组,并注明部位。恶性肿瘤标本的表面应涂布专用墨水,以便于在光镜下正确判断肿瘤是否累及切缘。所有病变及可疑处、切缘和淋巴结均应取材镜检。有条件的机构经常在制作病理切片前进行标本照片。

3. 制片的类型

(1) 常规石蜡切片:是病理学中最常用的制片方法。各种病理标本固定后,经取材、脱水、浸蜡、包埋、切片、染色和封片后光镜下观察。

(2) 冷冻切片:冷冻切片接近于常规石蜡切片,出片速度快,从组织冷冻、切片到观察,仅需15分钟左右即可做出病理诊断。冷冻切片指征:由于冷冻切片耗费人力,有一定的局限性和无法确诊率,事后仍需用常规石蜡切片对照方能做出最后诊断,故冷冻切片主要用于手术中病理会诊,必须严格掌握应用的指征。

1) 需要确定病变性质,如肿瘤或非肿瘤,若为肿瘤,需确定为良性、恶性或交界性,以决定手术方案。

2) 了解恶性肿瘤的播散情况,包括肿瘤是否侵犯邻近组织、有无区域淋巴结转移。

3) 确定手术切缘情况,有无肿瘤浸润,以判断手术范围是否合适。

4) 帮助识别手术中某些意想不到的发现以及确定可疑的微小组织,如甲状旁腺、输卵管、输精管或交感神经节等。

5) 取新鲜组织供特殊研究的需要,如组织化学和免疫组织化学检测、电镜取材、微生物培养、细胞或分子遗传学分析以及肿瘤药物敏感试验等。

(四) 肿瘤的常用细胞病理学诊断方法

正确采集肿瘤细胞是细胞病理学诊断的先决条件,也是提高确诊率的关键。采集样本要尽可能从病变处直接取样方能代表主要病变。采集方法应安全、简便,患者不适感小,且要防止引起严重并发症或促使肿瘤播散。

1. 脱落细胞学检查　对体表、体腔或与体表相通的管腔内肿瘤,利用肿瘤细胞易于脱落的特点,取其自然脱落或分泌排出物,或用特殊器具吸取、刮取、刷取表面细胞进行涂片检查,亦可在冲洗后取冲洗液或抽取胸、腹水离心沉淀物进行涂片检查。

适用于脱落细胞学检查的标本有痰液、尿液、乳头排液、阴道液涂片;宫颈刮片、鼻咽涂片、食管拉网涂片、各种内镜刷片;抽取胸腔积液、腹水、心包积液和脑脊液离心涂片;支气管冲洗液沉淀涂片。

2. 穿刺细胞学检查　用直径<1mm的细针刺入实体瘤内吸取细胞进行涂片检查。对浅表肿瘤可用手固定肿块后直接穿刺,对深部肿瘤则需在B超、X线或CT引导下进行穿刺。

3. 涂片制作　取材后应立即涂片,操作应轻巧,避免损伤细胞,涂片须厚薄均匀。涂片后应在干燥前立即置于95%乙醇或乙醇乙醚(各半)混合液固定15分钟,以保持良好的细胞形态,避免自溶。常用的染色方法有苏木精伊红(HE)法、巴氏(Papanicoloau)法,吉姆萨(Giemsa)法和瑞氏(Wright)法等。

传统的涂片用手推,近年来应用一项在取材、涂片和固定等多个环节上均有革新的细胞学技术——液基细胞学(liquid based cytology)。此项技术最早用于宫颈细胞学检查,现已广泛应用于非妇科细胞学标本。该技术利用细胞保存液,将各类标本及时固定,并转化为液态标本,然后采用密度梯度离心或滤膜过滤等不同的核心技术,去除标本中可能掩盖有诊断意义细胞的物质,如红细胞、炎症细胞、黏液或坏死碎屑等,进而利用自动机械装置涂片,使细胞均匀薄层分布于直径 1~2cm 的较小区域内进行阅片。该技术可获得背景清晰的高质量涂片,可大大减少阅片时间,提高阳性诊断率。此外,细胞保存液延长了标本保存期,便于标本转运,并可重复制片,还能保护细胞中的 RNA、DNA 和蛋白质免受降解,有利于分子生物学和遗传学等技术的开展。除此之外,薄层涂片技术使计算机自动细胞图像分析筛选成为可能。

(五)肿瘤病理学诊断的特殊技术

1. 特殊染色和组织化学技术　目前实验室常用的特殊染色和组织化学技术主要有以下几种:PAS 染色(过碘酸希夫染色)、网状纤维染色、三色染色、淀粉样物染色、亲银和嗜银细胞染色、中性脂肪染色、色素染色、黏液染色等。

2. 电子显微镜技术　电子显微镜(电镜)是病理形态诊断和研究中的一个重要工具。电镜分辨率高,最大分辨率可达 0.2nm,能清楚显示细胞的微细结构(亚细胞结构),是肿瘤病理诊断和鉴别诊断的辅助检查手段之一,也可用于肿瘤的病因和发病机制的研究。电镜有数种类型,包括透射电镜、扫描电镜、超高压电镜和分析电镜等。本项仅叙述肿瘤病理诊断中最常用的透射电镜。

(1) 区别分化差的鳞癌和腺癌:鳞癌有发育良好的细胞间桥粒和胞质中张力微丝;腺癌有微绒毛,连接复合体,胞质内黏液颗粒或酶原颗粒。

(2) 区别分化差的癌和肉瘤:癌有细胞连接和基膜;肉瘤通常无细胞连接,也无基膜,但可有外板。

(3) 区别腺癌和恶性间皮瘤:腺癌的微绒毛少,短而钝,中间微丝和糖原颗粒少,含黏液颗粒或酶原颗粒;恶性间皮瘤的微绒毛多、细长,中间微丝和糖原颗粒较丰富,不含黏液颗粒和酶原颗粒。

(4) 无色素性黑色素瘤:胞质内存在不同成熟阶段的前黑色素小体和黑色素小体。

(5) 神经内分泌肿瘤:胞质内含有神经分泌颗粒,依据颗粒的大小、形状、电子致密度和空晕的有无和宽度等特征还可进一步区分不同类型的神经内分泌肿瘤。

(6) 小圆细胞恶性肿瘤:小圆细胞癌的细胞器发育差,偶见桥粒、张力微丝和原始细胞连接,有时在胞质内含神经分泌颗粒;胚胎性横纹肌肉瘤有肌动蛋白和肌球蛋白微丝以及 Z 带物质;Ewing 肉瘤的细胞器很少,但有丰富的糖原颗粒;成神经细胞瘤的胞质内含微管和致密核心颗粒,胞膜有许多细长的树突状突起。

(7) 确定某些软组织肿瘤的起源或分化:平滑肌肉瘤有伴致密体的肌微丝,质膜下微饮空泡和外板;血管肉瘤的胞质内可找见特征性 Weibel-Palade 小体;腺泡状软组织肉瘤有类晶体和大量线粒体;透明细胞肉瘤有黑色素小体。

(8) 其他:Langerhans 组织细胞增生症中能见到呈杆状的 Birbeck 颗粒;精原细胞瘤的胞核中可见显著的核仁丝。

3. 免疫组织化学技术

(1) 概述:免疫组织化学(immunohistochemistry,IHC)技术是用已知抗体或抗原在组织切片上检测组织和细胞中相应未知抗原或抗体的一种特殊组织化学技术。IHC 方法特异性强,敏感性高,将形态、功能和物质代谢密切结合一起,已成为现代诊断病理学上最重要的、必不可少的常规技术。

当前 IHC 所用的抗体多达上千种,可分为多克隆抗体和单克隆抗体两大类。多克隆抗体的优点是制备方便,敏感性高,可用于石蜡切片,部分多克隆抗体有较好抗原特异性,缺点是非特异性交叉反应较多,抗血清效价不太稳定。单克隆抗体的优点是抗原特异性强,质量和效价稳定,可根据需要随时批量生产,非特异性交叉反应少,缺点是敏感性较低,有些单克隆抗体只能在冷冻切片上染色。最近研制的兔源性单克隆抗体的敏感性增高,且大多数常用的抗体都能在石蜡切片上标记。

IHC 检测方法很多,目前应用得最多的方法是过氧化物酶 - 抗过氧化物酶复合物法(PAP 法)和抗生物素蛋白 - 生物素 - 过氧化物酶复合物法(ABC 法),其他可选择的方法有抗生物素蛋白 - 生物素 - 碱性磷酸酶法(B-SA 法),碱性磷酸酶 - 抗碱性磷酸酶桥联酶染色法(APAAP 法)和多聚体标记二步法(如 EnVision 法)等。

(2)应用

1)分化差恶性肿瘤的诊断和鉴别诊断:应用角蛋白、波形蛋白、白细胞共同抗原和 S-100 蛋白可大致将癌、肉瘤、恶性淋巴瘤和恶性黑色素瘤区分开来。

2)确定转移性恶性肿瘤的原发部位:如淋巴结转移性癌表达 TGB 和 TTF-1 提示肿瘤来自甲状腺,骨转移性癌表达 PSA 和 PAP 提示肿瘤来自前列腺。

3)恶性淋巴瘤和白血病的诊断和分型:如瘤细胞表达 CD20 和 CD79a,提示为 B 细胞淋巴瘤,进一步标记如 Cyclin D1 阳性则提示为套细胞淋巴瘤。又如瘤细胞表达 CD3 和 CD45RO,提示为 T 细胞淋巴瘤,如还表达 CD30 和 ALK 则提示为间变性大细胞淋巴瘤。典型霍奇金淋巴瘤表达 CD15 和 CD30。

4)激素及其相关蛋白检测:用以诊断和分类(神经)内分泌肿瘤或确定非内分泌系统肿瘤异常激素分泌功能。

5)确定由两种或多种成分组成肿瘤内的各种成分:如 Triton 瘤("蝾螈"瘤)由施万细胞和横纹肌细胞两种成分组成,可分别用 S100 蛋白和结蛋白予以证实。

6)研究组织起源不明肿瘤:如软组织颗粒细胞瘤曾被认为起自肌母细胞,免疫组织化学显示瘤细胞表达 S-100 蛋白,结合电镜显示神经膜细胞(施万细胞)分化证据,现已知为周围神经的良性肿瘤。

7)研究某些病原体与肿瘤发生的关系:如某些类型人乳头瘤病毒(HPV16,HPV18)与宫颈癌发生关系密切;EB 病毒与鼻咽癌、Burkitt 淋巴瘤、霍奇金淋巴瘤和 NK/T 细胞淋巴瘤发生关系密切。

8)研究和寻找癌前病变的标志物:如凝集素 PNA、SJA 和 UEA-1 在结直肠腺瘤、腺瘤癌变和腺癌中呈逐渐递增的改变。

9)确定肿瘤良恶性或估计恶性肿瘤生物学行为:如用免疫球蛋白轻链 κ 和 λ 来鉴别反应性滤泡增生(κ+/λ+)还是滤泡性淋巴瘤(κ+/λ- 或 κ-/λ+)。应用细胞增生活性标志物(如 Ki-67)或癌基因蛋白产物(c-erbB-2,p53)可估计恶性肿瘤生物学行为,提供肿瘤的预后指标。

10)为临床提供治疗方案的选择:乳腺癌 ER 和 / 或 PR 阳性患者应用内分泌治疗(如他莫昔芬、来曲唑)可获得长期缓解,存活期延长。多药耐药基因蛋白产物 p170 表达则提示该肿瘤对化疗药物有耐药性。最近,肿瘤药物靶向治疗要求检测相应靶点,用于提供治疗的选择。例如,B 细胞淋巴瘤表达 CD20,可应用利妥昔单抗治疗;胃肠道间质瘤表达 CD117,可应用伊马替尼治疗;乳腺癌强表达 c-erbB-2,则可应用曲妥珠单抗治疗。

4. 流式细胞术

(1) 概述:流式细胞术(flow cytometry)是一种应用流式细胞仪(flow cytometer,FCM)进行细胞定量分析和细胞分类研究的新技术。FCM 又称为荧光激活细胞分选仪(fluorescent activated cell sorter,FACS)。

FCM 能以高达 5 000~10 000 个 /s 的速度分类细胞,精确性和灵敏性高,纯度达 90%~99%,且可同时测定 6~8 个参数。由于 FCM 只能检测单个分散细胞,故必须使用细胞悬液。对实体瘤则必须先将组织剪碎,加蛋白酶消化使之分散为单个细胞后才能检测,最好使用新鲜未固定组织制备细胞悬液。

(2) 应用

1) 肿瘤细胞增殖周期分析、染色体倍体测定、S 期比率和染色体核型分析等,有助于估计肿瘤的生物学行为。

2) 单克隆抗体间接荧光染色法鉴定不易区分的正常和克隆性原始幼稚的血细胞,进行白血病和恶性淋巴瘤的分型诊断。

3) 肿瘤相关基因(如 p53)定量分析,为预后判断提供依据。

4) 多药耐药基因(mdr1)产物的定量,为化疗药物的选择提供依据。

5. 图像分析技术

(1) 概述:病理学和组织学研究主要依据形态学观察和描述,为解决在显微镜下客观地测量组织特征,图像分析仪(image analyzer,IAA)已用于病理学的诊断和研究。IAA 是应用数学方法将观察到的组织和细胞二维平面图像推导出三维立体定量资料,包括组织和细胞内各组分的体积、表面积、长度、平均厚度、大小、分布和数目等,称为图像分析技术,又称为形态计量术(morphometry)。近年来应用光学、电子学和计算机研制成的自动图像分析仪,能更精确计量和分析各种图像的参数。

(2) 应用

1) 观察和测量肿瘤细胞的面积、周长、最大长径和横径、核的形态、核浆比例、实质细胞和血管的多少等参数,为进一步研究肿瘤浸润和转移等生物学行为提供精确的定量数据。

2) Feulgen 染色法将细胞核内 DNA 染成紫红色后,可用图像分析技术精确测量肿瘤细胞中 DNA 含量和做染色体的倍体分析。

3) Von Kossa 染色未脱钙骨组织,被用于诊断代谢性骨病(如骨软化症、骨质疏松症),并能精确定量骨和骨样组织的含量,以估计疾病的严重程度。ATP 酶和 NADH 染色肌肉,测定 I 型和 II 型肌纤维的各种形状因子和比例,用于肌病的诊断和研究。此外,还可用于测定小肠绒毛的面积来估计吸收功能;测定内分泌细胞的形状因子以判断内分泌功能等。

6. 细胞遗传学和分子生物学技术　细胞遗传学和分子生物学技术主要包括染色体分析、荧光原位杂交、基因座特异性原位杂交、比较基因组杂交、Southern 印迹杂交、聚合酶链反应。DNA 测序(DNA sequencing)技术、微阵列(microarray)技术又称为生物芯片(biochip)技术等。

(六)肿瘤标志物分子诊断

肿瘤是机体在各种致癌因素作用下,局部组织的某一个细胞在基因水平上失去对其生长的正常调控,形成异常增生或分化的细胞群。早期发现的肿瘤,体积小,较少转移,如适时进行手术治疗等就能彻底清除病灶,可有效地控制肿瘤发展,收到事半功倍的效果。据世界卫生组织(WHO)估计,早期肿瘤的治愈率可达83%,因此积极开展肿瘤的早期发现、诊断和早期治疗的研究,对于癌症的预防和控制是非常重要的。目前图像诊断(包括CT和磁共振诊断)、化学诊断(包括癌反应、血清学和免疫学指标诊断)以及细胞学和组织学诊断是肿瘤诊断的三大支柱,后两者均以肿瘤标志物作为观察的指标。肿瘤标志物对于临床上诊断肿瘤、检测肿瘤的复发和转移、判断肿瘤治疗效果和预后以及群体随访观察等均有较大的实用价值。肿瘤标志物的研究,还为早期发现肿瘤和从理论上系统探讨肿瘤的发生、发展机制以及肿瘤的治疗和预后监测开辟了新前景。

1. 肿瘤标志物概论

(1) 肿瘤标志物的基本概念:肿瘤标志物是1978年Herberman在美国国立癌症研究院(NCI)召开的人类免疫及肿瘤免疫诊断会上提出的,次年在英国第七届肿瘤发生生物学和医学会议上被确认。随着生物技术的发展和肿瘤发病机制研究的深入,特别是近年来用蛋白质组学技术筛选和检测肿瘤标志物,发现了许多新的标志物。人们对于肿瘤标志物概念的认识也越趋向完整和深入。

1) 肿瘤标志物:肿瘤标志物(tumor markers)是指伴随肿瘤出现,在量上通常是增加的抗原、酶、受体、激素或代谢产物形式的蛋白质、癌基因和抑癌基因及其相关产物等成分。这些成分是由肿瘤细胞产生和分泌,或是被释放的肿瘤细胞结构的一部分,它不仅仅存在于肿瘤细胞内,而且还经常释放至血清或其他体液中,能在一定程度上反映体内肿瘤的存在。

从细胞水平分析,肿瘤标志物存在于细胞的细胞膜表面、胞浆或胞核中,所以细胞内、外各种成分均能作为肿瘤标志物,尤其是细胞膜上各种成分:包括膜上抗原、受体、酶与同工酶、糖蛋白、黏附因子、胞浆内所分泌的癌胚抗原(carcinoembryonic antigen,CEA)、肿瘤相关抗原(tumor associated antigen,TAA)、酶及转运蛋白和细胞核内有关的基因等。这些物质可分泌到循环血液和其他体液或组织中,通过免疫学、分子生物学及蛋白质组学等技术和方法测定其表达的水平或含量,从而应用于临床,作为肿瘤的辅助诊断、监测肿瘤治疗的疗效以及判断预后的检测指标。另外,随着分子生物学和癌基因组的进展,染色体水平上的变化,包括转录组学和microRNA等物质是否能作为肿瘤标志物,目前正在进行深入的研究,相信DNA水平和RNA水平的研究会更加丰富肿瘤标志物的理论和应用。

2) 理想的肿瘤标志物:理想的肿瘤标志物应符合以下几个条件:①敏感性高;②特异性强;③肿瘤标志物和肿瘤转移、恶性程度有关,能协助肿瘤分期和预后判断;④肿瘤标志物浓度和肿瘤大小有关,标志物半衰期短,有效治疗后很快下降,较快反映治疗后的疗效及体内肿瘤发展和变化的实际情况;⑤存在于体液中的肿瘤标志物特别是血液中,易于检测。遗憾的是,至今发现的一百余种肿瘤标志物,很少能满足上述要求。

当前临床所应用的肿瘤标志物在肿瘤鉴别的特异性(specificity,即健康人及良性疾病患者表达应为阴性)及灵敏度(sensitivity,即肿瘤患者表达均应为阳性)方面,还没有任何一个能达到很理想的程度。目前除甲胎蛋白(AFP)和前列腺特异性抗原(PSA)外,在临床上还没有发现有器官特异性较强的肿瘤标志物。

美国临床肿瘤学会(ASCO)发表的肿瘤标志物应用指南,特别强调测定血液中的肿瘤标志物。绝大部分体液中的肿瘤标志物既存在于肿瘤患者中,也存在于正常人和非肿瘤患者中,只是在肿瘤患者中的浓度高于非肿瘤患者。大多数肿瘤标志物在某一组织类型的多个肿瘤中呈阳性,但阳性率不一。学术界往往把阳性率较高的一种肿瘤或一类肿瘤看成这一标志的主要应用对象。

(2) 胎盘和胎儿性肿瘤相关物质:当胎儿成长后,一些物质消失,而在成人组织细胞癌变时,这类胚胎性物质又再次产生或表达。此类物质可分为 3 类:①癌胚性物质,如癌胚抗原(CEA)、甲胎蛋白(AFP)、碱性胎儿蛋白(basic fetoprotein,BFP)和组织多肽抗原(tissue polypeptide antigen,TPA);②癌胎盘性物质,如妊娠蛋白(pregnancy protein,SP);③激素(如人绒毛膜促性腺激素 HCG)和酶及同工酶。

(3) 病毒性肿瘤相关物质:凡能引起人或动物肿瘤生成或细胞恶性转化的病毒,统称为致癌病毒。与肿瘤有关的病毒有 HTL-1 病毒(成人 T 细胞白血病)、EB 病毒(Burkitt 淋巴瘤)、HPV 病毒(宫颈癌与皮肤癌)、乙型和丙型肝炎病毒(肝癌)和人巨细胞病毒等。

(4) 癌基因、抑癌基因及其产物:癌是基因性疾病,相关基因的突变和调控异常可促使细胞癌变。在癌变中首先是各种致癌因素诱发癌基因激活和抑癌基因失活及其产物表达异常,而这些变化是肿瘤发生和发展的重要标志。前四类是肿瘤基因表型标志物,而癌基因、抑癌基因以及肿瘤相关基因的改变是肿瘤的基因型标志物,这里仍归到肿瘤标志物。

2. 肿瘤标志物的生物学意义　细胞遗传特征分析表明,所有体细胞均由基因相同的亲本细胞继代衍生而来。细胞癌变,癌的特征也可由亲代癌细胞传给子代癌细胞,一个癌细胞就可繁衍为一个恶性肿瘤组织块,而这些变化的生物学基础就是肿瘤相关基因的异常改变。这些基因的改变是决定细胞增殖、生长、分化的关键因素。无论是致癌剂引起的体细胞基因突变和 / 或遗传因素导致生殖细胞突变,或是正常基因丢失以及正常细胞分化过程中基因调控异常,均可使基因发生突变或表达调控紊乱,出现异常表型,影响细胞形态和生物活性,导致癌变发生。

在细胞癌变过程中,癌细胞主要表现为无限制增殖,分化不良,浸润周围组织和向邻近组织转移、扩散,这些均是致癌因素引起靶细胞基因表达和生长调控异常的结果,结果导致蛋白质合成紊乱,产生异常的酶和同工酶、胚胎性抗原的产生等。这些物质均可作为临床辅助诊断、判断疗效、观察复发、鉴别诊断的基础。但目前由于缺少非常特异性的肿瘤标志物,以此进行肿瘤的早期诊断尚有困难,很难反映出癌前病变。上述两类标志物在肿瘤诊断和预后判断中的特异性、灵敏度和可行性是不同的,如联合应用则可较全面地评价肿瘤发生、发展情况和提高诊断效率。

临床上,对于肿瘤标志物的应用应该根据不同情况、不同目的选择或联合使用之,同时结合其他检查综合分析判断。WHO 对肿瘤疗效评价标准中对肿瘤标志物作如下规范描述:"肿瘤标志物不能单独用来进行诊断。然而,如开始时肿瘤标志物高于正常水平的上限,当所有的肿瘤病灶完全消失,临床评价为完全缓解时它们必须恢复到正常水平"。这一规定表明了肿瘤标志物的临床意义及肯定了其临床应用的价值。

相信随着肿瘤标志物研究方法的完善,结合基因组学和分子流行病学的成果,将会有更加敏感、特异且重复性好的肿瘤分子标志物出现,从而为肿瘤预警和早期诊断、个体化治疗提供新的途径和策略。

(七) 肿瘤影像诊断学

医学影像学是指通过某种方法形成人体组织、器官的影像,根据这些影像了解组织和器官的解剖与生理状态以及病理变化,从而做出诊断。时至今日,医学影像学已成为一门包括计算机体层成像(CT)、磁共振成像(MRI)、核医学、超声医学和介入放射学的涉及诊断和治疗等多方面内容的学科。医学影像学在肿瘤的早期发现、诊断和治疗中起着非常重要的作用。本章将概述医学影像学的基础知识及新进展,并重点介绍肿瘤的影像诊断。

1. 计算机体层成像

(1) 计算机体层成像原理:计算机体层成像(computed tomography,CT)是用 X 线束对人体检查部位一定厚度的层面进行扫描,由探测器接收该层面上各个不同方向的人体组织对 X 线的衰减值,经模 / 数转换输入计算机,通过计算机处理后得到扫描层面的组织衰减系数的数字矩阵,再将矩阵内的数值通过数 / 模转换,用黑白不同的灰阶等级在荧光屏上显示出来,即构成 CT 图像。

(2) CT 检查技术

1) 平扫:平扫(plain scan)指不用对比剂增强或造影的扫描。扫描方位多采用横断层面,检查颅脑以及头面部病变有时可加用冠状层面扫描。

2) 增强扫描:增强扫描(contrast scan)指血管内注射对比剂后再行扫描的方法。目的是提高病变组织同正常组织的密度差以显示平扫上未被显示或显示不清的病变,通过病变有无强化及强化类型,有助于病变的定性。根据注射对比剂后扫描方法的不同,可分为常规增强扫描、动态增强扫描、延迟增强扫描、双期或多期增强扫描等方式。

3) 造影检查:造影检查(contrast examination)是指对某一器官或结构进行造影再行扫描的方法,它能更好地显示结构和发现病变。分为血管造影 CT 和非血管造影 CT 两种。常用的如动脉门静脉造影 CT 和脊髓造影 CT 等。

(3) CT 诊断肿瘤的价值:CT 在肿瘤的诊断中占有极其重要的地位。主要应用在肿瘤的诊断、分期、判断预后、治疗后随访以及协助肿瘤放疗计划的制订。在肿瘤的诊断方面,由于 CT 对组织的密度分辨率高,且为横断扫描,可以直接观察到实质脏器内部的肿瘤,组织密度差异较小时还可进行增强检查,从而提高了肿瘤的发现率和确诊率。在肿瘤的分期方面,主要根据肿瘤大小、范围、侵犯周围组织及动、静脉血管的情况,以及淋巴结和其他转移情况来确定。通过上述情况的分析可帮助判断预后和制订治疗方案。治疗前后多次检查可帮助了解治疗效果。但由于人体各部位肿瘤的本身形态、密度和周围组织结构不同,CT 对它们的应用价值和限制亦各不相同。

2. 磁共振成像

(1) 磁共振成像原理:磁共振成像(magnetic resonance imaging,MRI)是通过对静磁场中的人体施加某种特定频率的射频脉冲,使人体组织中的氢质子受到激发而发生磁共振现象,当终止射频脉冲后,质子在弛豫过程中感应出磁共振信号,经过对磁共振信号的接收、空间编码和图像重建等处理过程,即产生磁共振图像。人体内氢核丰富,而且用它进行磁共振成像的效果最好,因此目前 MRI 常规用氢核来成像。

自旋回波(SE)脉冲序列是临床最常用的脉冲序列之一。在 SE 序列中,选用短重复时间(TR,通常小于 500ms)、短回波时间(TE,通常小于 30ms)所获图像的影像对比主要由 T1 信号对比决定,此种图像称为 T1 加权像(T1WI)。选用长重复时间(TR,通常大于 1 500ms)、长回波时间(TE,通常大于 50ms)所获图像的影像对比主要由 T2 信号对比决定,此种图像称为 T2 加权像(T2WI)。选用长 TR、短 TE 所获图像的影像对比,既不由 T1 也不由 T2 信号决定,而主要由组织间质子密度差别所决定,此种图像称为质子密度加权像(proton density weighted image,PDWI)。

（2）MRI 图像特点

1）多参数图像：MRI 是多参数成像，其成像参数主要包括 T1、T2 和质子密度加权像等，可分别获得同一解剖部位或层面的 T1WI、T2WI 和 PDWI 等多种图像，而包括 CT 在内的 X 线成像，只有密度一个参数，仅能获得密度对比一种图像。

2）多方位成像：MRI 可获得人体轴位、冠状位、矢状位及任意倾斜层面的图像，有利于解剖结构和病变的三维显示和定位。

3）体内流动的液体中的质子与周围处于相对静止状态的质子相比，在 MRI 上表现出不同的信号特征，称为流动效应。血管内快速流动的血液，在磁共振成像过程中呈现为无信号黑影，这一现象称为流空现象。血液的流空现象使血管腔不使用对比剂即可显影。流动血液的信号还与流动方向、流动速度以及层流和湍流有关。在某些状态下还可表现为明显的高信号。

4）质子弛豫增强效应与对比增强，一些顺磁性和超顺磁性物质使局部产生磁场，可缩短周围质子弛豫时间，此效应称为质子弛豫增强效应，是 MRI 行对比剂增强检查的基础。

（3）MRI 诊断的优势和局限性

1）优势：MRI 检查无 X 线电离辐射，对人体安全无创；图像对脑、脊柱、肝脏、胰腺等实质脏器分辨率极佳，解剖结构和病变形态显示清楚；可以多方位、多参数成像，便于显示体内解剖结构和病变的空间位置和相互关系；除可显示形态变化外，还能进行功能成像和生化代谢分析。

2）局限性：有心脏起搏器或体内有铁磁性物质的患者、需监护设备的危重患者，不能进行检查；对钙化的显示远不如 CT，对质子密度低的结构如肺脏显示不佳；常规扫描时间较长，对胸腹检查受限；此外，设备昂贵，普及有一定困难。

3. 超声　超声检查（ultrasound examination）是根据声像图特征对疾病做出诊断。超声波为一种机械波，具有反射、散射、衰减及多普勒效应等物理特性，通过各种类型的超声诊断仪，将超声发射到人体内，在传播过程中遇到不同组织或器官的分界面时，将发生反射或散射形成回声，这些携带信息的回声信号经过接收、放大和处理后，以不同形式将图像显示于荧光屏上，即为声像图，观察分析声像图并结合临床表现可对疾病做出诊断。

超声检查无放射性损伤，属无创性检查技术；能取得多种方位的断面图像，并能根据声像图特点对病灶进行定位和测量；实时动态显示，可观察器官的功能状态和血流动力学情况，能及时得到检查结果，并可反复多次重复观察；设备轻便、易操作。介入性超声的应用介入性超声包括内镜超声、术中超声和超声引导下进行经皮穿刺、引流等介入治疗。高能聚焦超声还可用来治疗肿瘤等病变。

4. 核医学　放射性核素显像技术是临床核医学中的主要组成部分，包括心、脑、肺、肝、脾、甲状腺、肾上腺、甲状旁腺、胰腺、骨、睾丸和肿瘤显像等。发射计算机断层显像（emission computed tomography，ECT）主要包括两种，即单光子发射计算机断层显像（single photon emission computed tomography，SPECT）和正电子发射体层成像（positron emission tomography，PET），可局部和全身显像。放射性核素显像与 X 线、CT、MRI 和超声检查等同属影像医学技术，在临床诊断和研究中具有重要作用。

（1）SPECT

1）显像原理：放射性药物引入体内后，与脏器或组织相互作用，参与体内的代谢过程，被脏器或组织吸收、分布、浓聚和排泄。放射性核素在自发衰变过程中能够发射出射线，射线能够被照相机等显像仪器定量检测到并形成图像，从而获得核素或核素标记物在脏器和组织中的分布代谢规律，达到诊断疾病的目的。

脏器或组织摄取显像剂的机制很多，主要包括合成代谢、细胞吞噬、循环通道、选择性浓聚、选择性排泄、通透弥散、细胞拦截、化学吸附、特异性结合等。

2）放射性核素显像的特点：①反映脏器代谢和功能状态：放射性核素显像是以脏器内、外放射性差别以及脏器内部局部放射性差别为基础的，而脏器和病变内放射性的高低直接与显像剂的聚集量有关，聚集量的多少又取决于血流量、细胞功能、细胞数量、代谢率和排泄引流等因素。因此，放射性显像不仅能够显示脏器和病变的位置、形态和大小，更重要的是同时提供有关血流、功能、代谢和受体等方面的信息。血流、功能和代谢异常通常是疾病的早期变化，可以出现在形态结构发生改变以前，故放射性核素显像常有助于疾病的早期诊断，并广泛用于脏器代谢和功能状态以及疾病在分子水平的本质研究。②动态显像：放射性核素显像具有多种动态显像方式，使脏器和病变的血流和功能情况得以动态而定量地显示，与静态显像相配合能对疾病的诊断更加准确。③较高的特异性：一些放射性核素显像因脏器或病变能够特异性地聚集某种显像剂而显影，因此影像具有较高的特异性，可特异地显示诸如各种神经受体、不同组织类型的肿瘤及其转移灶、炎症、异位的正常组织（如甲状腺、胃黏膜等）和移植的组织器官等影像。而这些组织单靠形态学检查常常难以确定，甚至不可能显示。④空间分辨率较差：与主要显示形态结构变化的 X 线、CT、MRI 和超声检查相比，能够显示功能代谢信息和具有较高的特异性是放射性核素显像的突出优点。但是，放射性核素显像的空间分辨率较差、影像不够清晰，影响对细微结构的显示和病变的精确定位。目前，已开发出 PET-CT 等设备和图像融合等技术，能够同时显示解剖结构和功能代谢信息，对疾病的诊断更加全面准确。

（2）PET

1）PET 的成像原理：PET 技术的基础是正负电子"湮没"所发出的成对光子的符合检测。从 ^{11}C、^{13}N、^{15}O、^{18}F 等核素中发射出来的带正电荷的电子，很快与周围广泛分布的带负电荷的电子碰撞，发生"湮没"，并将能量转化为两个方向相反的 511keV 的光子。两个光子被 PET 仪相对的两个探头同时检测到，称为"符合事件"，表明两个探头连线上存在着被正电子核素标记的药物。"符合事件"的多少由药物在局部的密集程度决定。这样，PET 就能够对体内放射性标记药物的分布进行准确定位和定量，再经过计算机重建，即可获得三维的人体 PET 图像。

通过 ^{11}C、^{13}N、^{15}O、^{18}F 将等核素标记在人体所需营养物质（如葡萄糖、氨基酸、水、氧等）或药物上，PET 可以从体外无创、定量、动态地观察这些物质进入人体后的生理、生化变化，从分子水平洞察代谢物或药物在正常人或患者体内的分布和活动。因此，PET 图像反映的是用发射正电子的核素标记的药物在体内的生理和生化分布，以及随时间的变化。通过使用不同的药物，可以测量组织的葡萄糖代谢活性、蛋白质合成速率以及受体的密度和分布等。因此，PET 也被称为"活体生化显像"。

2）优势：PET 的主要优势在于能够在体外无创地"看到"活体内的生理的和病理的生化

过程,这对于研究生命现象的本质和各种疾病发生、发展的机制具有重要作用。在临床上,特别适用于在没有形态学改变之前,早期诊断疾病、发现亚临床病变以及早期、准确地评价治疗效果等。PET 药物是人体内源性代谢物或类似物,可以用碳、氮和氧等人体组成元素标记,符合生理。能够准确地反映生物体(包括人体)的生化改变,并能对生化过程进行准确的定量分析。PET 采用光子准直和符合探测技术使空间定位、探测灵敏度大大提高,图像清晰、诊断准确率高。此外,PET 可以一次获得三维的全身图像,可发现其他检查所不能发现的问题。作为一种无创、安全的显像技术,一次全身 PET 检查的照射剂量远小于一个部位的常规 CT 检查。

3) PET 的临床应用:PET 在临床上的应用,得到了快速的发展。PET-CT 是将 PET 和 CT 整合在一台仪器上,组成一个完整的显像系统,患者在检查时经过快速的全身扫描,可以同时获得 CT 解剖图像和 PET 功能代谢图像,两种图像优势互补。PET-MRI 是将 PET 的分子成像功能与 MRI 卓越的软组织对比功能结合起来的一种新技术,它的灵敏度高、准确性好,对许多疾病具有早期发现、早期诊断的价值,且一定程度上能减少患者除成像药物外所接受的放射剂量,同时,MRI 的软组织分辨率也远远高于 CT,可以更好地提供解剖学精细信息。目前 PET 主要应用于心肌梗死、肿瘤诊断、神经系统疾病诊断、受体功能成像以及脑功能定位等方面,其中在肿瘤中的应用是目前临床中的主要部分。

第二节　肿瘤的中医认识

一、中医肿瘤理论体系的形成与发展

(一)中医肿瘤学孕育阶段

恶性肿瘤是严重威胁人类健康的常见病和多发病,古代文献并没有肿瘤的病名记载,但是中医对肿瘤的认识可谓历史悠久,古人对肿瘤的认识最早始于 3 500 多年前的殷周时代,在甲骨文上已记载"瘤"的病名,这是现今发现的中医记载肿瘤的最早文献。先秦时期的《周礼》记载了治疗肿瘤类疾病的专科医生——"疡医",《周礼·天官》曰:"疡医掌肿疡、溃疡、金疡、折疡之祝药劀杀之齐。"疡医主治的"肿疡"不但包含中医外科常见的疮疡类疾病,也包含目前临床上的肿瘤疾病,在治疗上主张内外结合,内治主张"以五毒攻之,以五气养之,以五药疗之,以五味节之",外治则采用"祝药……杀之齐"。"祝"意为用药外敷,"杀"是用药腐蚀恶肉。"祝""杀"都为现代治疗肿瘤的常用方法,说明了公元前 11 世纪古人对肿瘤的治疗方法已有了一定的认识。

我国现存的最早医学专著春秋战国时期的《黄帝内经》中记载了"昔瘤""肠覃""石瘕""癥瘕""癖结""膈中""下膈"等病症的描述,与西医学中的某些肿瘤的症状相类似,对于肿瘤疾病的症状、病因、病机和治疗都有较为系统的认识,奠定了中医肿瘤学形成与发展的基础。如《灵枢·四时气》:"食饮不下,膈塞不通",其症状与食管、贲门癌所致梗阻相似;《灵枢·水胀》:"石瘕生于胞中……状如怀子,月事不以时下,皆生于女子",石瘕的症状与子宫肿瘤相类似;"肠覃者……如怀子之状……按之则坚",与腹腔内的某些肿瘤相似。在肿瘤的病因病机方面,认为肿瘤形成与正气虚弱、外邪侵袭、七情内伤均有关系,如:"虚邪之中人也,留而不去,传舍于肠胃之外,募原之间,留着于脉,息而成积"。《灵枢·九针》云:"四时八风之客于经络之中,为瘤病者也。"认为外邪侵袭,可导致肿瘤的发生。《素问·异法方宜论》云:"美其食……其病皆为痈疡。"指出饮食不节能致体表痈疡,痈疡并不完全指肿瘤,可包括西医学中的有体表溃疡的肿瘤。《灵枢·百病始生》云:"内伤于忧怒,则气上逆,气上逆则六输不通,温气不行,凝血蕴里而不散,津液涩渗,著而不去,而积皆成也。"明确指出情志不畅,则易患肿瘤,这与现代临床认识肿瘤的病因相符。在肿瘤的治疗方面,《素问·至真要大论》中所说:"坚者削之,客者除之……结者散之,留者攻之……薄之劫之,开之发之,适事为故。""客者除之""留者攻之"就是指肿瘤一类的疾病必须用攻下逐瘀的方法排出体外,《灵枢·水胀》云:"石瘕何如? 岐伯曰:石瘕生于胞中,寒气客于子门,子门闭塞,气不得通,恶血当泻不泻,衃以留止,日以益大,状如怀子,月事不以时下,皆生于女子,可导而下之。"石瘕,相当于的宫颈癌,像宫颈癌这类的恶性疾病可用排出肿瘤的方法来治疗。《黄帝内经》中所提出的"坚者削之""结者散之""留者攻之"等治疗原则对当今防治肿瘤疾病仍有重要的指导意义。

此后,历代医家在《黄帝内经》的理论和原则指导下,不断发展和创新,秦越人所著《难经》对积聚病的病位、病性和具体症状均有记述,指出积和聚的鉴别与预后,《难经·五十五难》:"积者,阴气也;聚者,阳气也。故阴沉而伏,阳浮而动。气之所积,名曰积;气之所聚,名曰聚。故积者,五脏所生;聚者,六腑所成也。积者,阴气也,其始发有常处,其痛不离其部,上下有所终始,左右有所穷处;聚者,阳气也,其始发无根本,上下无所留止,其痛无常处谓之聚。故以是别知积聚也。"同时,根据五脏部位的不同分五积,对"五脏之积"做了大致的区别和描述,《难经·五十六难》曰:"肝之积名曰肥气,在左胁下,如覆杯,有头足。久不愈,令人发咳逆,疟,连岁不已。……心之积,名曰伏梁,起脐上,大如臂,上至心下。久不愈,令人病烦心。……脾之积,名曰痞气,在胃脘,覆大如盘。久不愈,令人四肢不收,发黄疸,饮食不为肌肤。……肺之积,名曰息贲,在右胁下,覆大如杯。久不已,令人洒淅寒热,喘咳,发肺壅。……肾之积,名曰奔豚,发于少腹,上至心下,若豚状,或上或下无时。久不已,令人喘逆,骨痿,少气。"

汉·张仲景《金匮要略·五脏风寒积聚病脉证并治》记载:"积者,脏病也,终不移;聚者,腑病也,发作有时,辗转痛移,为可治……"提示了肿瘤的病机不同,预后不同,治法不同。对胃反、妇人癥瘕等病因病机、治疗法则、处方用药有较为详细的阐述,还较明确地指出了某些肿瘤的鉴别与预后,书中的方剂如鳖甲煎丸、大黄䗪虫丸、桃仁承气汤、下瘀血汤、桂枝茯苓丸等至今为临床治疗肿瘤所用。

汉代著名医家华佗在《中藏经》中指出:"夫痈疽疮肿之所作也,皆五脏六腑蓄毒不流则生矣,非独因荣卫壅塞而发者也。"认为肿瘤的起因由脏腑"蓄毒"而生。华佗治疗噎膈反胃方中有丹砂腐蚀药物,对体表、黏膜肿瘤的外治方法有明确的治疗效果。秦汉时期已有外科治疗方法,也用于治疗肿瘤疾病,如《后汉书·华佗传》就有关于外科手术割治胃肠肿瘤类疾病最早记载,开创了人类手术治疗内脏肿瘤的先河。

总之,秦汉时期中医对肿瘤的认识为后世肿瘤学说的形成与发展奠定了良好的基础。

（二）中医肿瘤学的发展阶段

魏晋至隋唐时期,中医对某些肿瘤如甲状腺肿瘤、乳腺肿瘤及其他内脏肿瘤的病因病机及诊断有了进一步的认识,治疗方法上也呈现多样化,这一时期对中医肿瘤的认识理论逐渐趋于成熟。

晋·皇甫谧所著《针灸甲乙经》是一部针灸专著,书中载有大量的使用针灸方法治疗肿瘤疾病如噎膈、反胃等内容;晋·葛洪《肘后备急方》是一部当时医生的急诊手册,书中对肿瘤的发生、发展、恶化过程有全面的认识,认为"凡癥坚之起,多以渐生,如有卒觉,便牢大自难治也。腹中症有结积,便害饮食,转羸瘦。"书中使用海藻治疗瘿病,一直为今人所沿用于治疗甲状腺肿瘤。

隋代巢元方《诸病源候论》记载了有关肿瘤病因证候共 169 条,分门别类详细记载多种肿瘤疾病病因、病机与症状,如"癥瘕""积聚""食噎""反胃""瘿瘤"等病证,表明当时对肿瘤的认识理论已十分成熟,书中还记载运用肠吻合术、网膜血管结扎法治疗肿瘤疾病,这在肿瘤治疗学上有着重要的历史意义。

唐代孙思邈《备急千金要方》开始按发病性质和部位对"瘤"进行分类,出现了"瘿瘤""骨瘤""脂瘤""石瘤""肉瘤""脓瘤"和"血瘤"等分类。和《备急千金要方》同时代的《外台秘要》中记载了诸多治疗肿瘤的方药,使用大量虫类药物如蜈蚣、全蝎、僵蚕等,为后世使用虫类药物治疗肿瘤提供了借鉴,特别是用羊甲状腺治疗瘿瘤的病例,开创了内分泌治疗肿瘤的方法,对后世有很好的借鉴作用。

从这一阶段的医药文献资料可以看出,到了隋唐时期,中医对不同肿瘤的病因病机与治疗方法认识理论已十分全面而成熟,为后世中医肿瘤学的进一步发展起到了推动作用。

宋金元时期,百家争鸣,医学理论日益丰富,中医防治肿瘤的理论也不断充实,对肿瘤的认识也更加全面,促进了肿瘤学术的进步和发展。宋·东轩居士《卫济宝书》中第一次提及"癌"字并论述"癌"的证治,把"癌"列为痈疽"五发"之一,提到用麝香膏外贴治疗"癌发"。《仁斋直指附遗方论》对癌的症状、病性描述更为详细,"癌者,上下高深,岩穴之状,颗颗类垂,毒根深藏",指出癌症肿块的特点"毒根深藏",为后世苦寒解毒法治疗癌症提供了理论依据,还提出了癌有"穿孔透里"和易于浸润、转移的性质。由宋政府主持编撰的《圣济总录》论述了体内气血的流结或某些不正常物质的滞留,可能产生肿瘤疾病,并载有类似肝肿瘤的肝着、肝壅、肝胀等病的证治。《严氏济生方》记载有割治手术与药物结合治疗肿瘤的病例。窦汉卿《疮疡经验全书》对乳岩进行了细致的观察,描述其早期可治、晚期难治的特点。

金元时期,金元四大家的学术思想对肿瘤的中医治疗有很大的影响,刘完素主张火热致病,力倡寒凉用药以治疗火热病,对后世用清热解毒、清热泻火等法治疗肿瘤具有一定的指导意义,如用凉膈散治疗噎膈。张从正《儒门事亲》一书,力主祛除邪气而用攻法,但其在治疗噎膈、反胃等肿瘤类疾病时也非常重视辨证论治,同时认为"积之始成也,或因暴怒喜悲思恐之气",明确指出精神因素与肿瘤的发病密切相关,李杲提出"内伤脾胃,百病由生"的论点,并创立补中益气汤、通幽汤等,对于癌瘤患者有滋补强壮、扶正固本的作用。提出"养正积自消",被后世医家推崇,中医治疗肿瘤以扶正为主,不但可以控制肿瘤,而且可以提高肿瘤患者的生活质量,延长生存期,目前已成为中医治疗恶性肿瘤的主要治则之一。朱丹溪倡"相火论",对反胃、噎膈等肿瘤类疾病的治疗,主张以"润养津血,降火散结"为主,并创立大补阴丸、琼玉膏等方。在《丹溪心法》中对乳岩、噎膈、积聚痞块的形成、演变、预后和治疗等进行了较为细致的描述。提出"凡人身上中下有块者多是痰","痰之为物,随气升降无处不到",对后世肿瘤从痰论治提供了思路和方法。

明代温补派代表张景岳《类经》和《景岳全书》较为全面地总结了前人关于肿瘤类疾病的病因病机,对积聚的辨证认识又深入了一步,将治疗积聚的药物归纳为攻、消、补、散四大类,提出了对噎膈、反胃等病的不同治法,还提出及早治疗轻浅病证以防止噎膈等肿瘤类疾病的发生。

陈实功《外科正宗》对乳腺癌症状有细致描述,书中提及"坚硬、木痛、近乳头垒垒遍生疮瘩"等特征,并认为治疗肿疡、肿瘤类疾病要内外并重,尤以调理脾胃为要。王肯堂对肿瘤类疾病也有较深入的认识,在《证治准绳》中记载了乳腺癌、噎膈等病因病机及预后。李时珍的《本草纲目》中记载了丰富的抗肿瘤药物如贝母、黄药子、海带、夏枯草、半夏、南星、三棱、莪术等百余种。《外科启玄·血瘤赘》记载采用割除法、药线结扎法治疗外突明显而根部细小的肿瘤、蒂状纤维瘤。《外科证治全生集》详细记载了内服、外敷药物以治疗乳腺癌、恶核、石疽等。

清代已开始强调肿瘤预防、早期发现、及时治疗的重要性,吴谦主撰的《医宗金鉴》提出,如能早期发现,施治得法,癌疾也是可以治愈而"带疾而终天"的,这与现在临床上"带瘤生存"的观念是一致的。吴氏还认识到肿瘤生长的部位多与脏腑、经络有关,如认为"乳岩"属于肝脾病变,崩漏、带下等属于肿瘤类病者多属冲、任二脉病变,口腔肿瘤多属于心脾两经的病变,喉部肿瘤是由肺经郁热,更兼多语损气而成。明清时期的医药文献中,还有关于类似阴茎癌、舌癌等的记载,清代高秉钧在其《疡科心得集》中描述了"肾岩翻花"发病过程,并将"舌菌""失荣""乳岩""肾岩翻花"列为四大绝症,说明已充分认识到恶性肿瘤预后不良,应引起高度重视。

明清时期,中医肿瘤学术的繁荣主要表现在理论研究不断深入,进一步认识到肿瘤疾病的发展与预后,提出了肿瘤应当及早治疗,对肿瘤的治疗方法也更加丰富,特别是了解到更多的药物对肿瘤有治疗作用,对临床的指导意义重大。

(三)中医肿瘤学科的形成和提高阶段

清末以后,西方医学大量传入,对肿瘤的认识开始了中西医的汇通时期,随着西医学的渗透,中医对肿瘤的认识也有了显著进步和提高。清末王清任《医林改错》中提出:"肚腹结块,必有形之血",创立的"逐瘀汤"系列对后世活血化瘀法治疗肿瘤提供了有力的理论依据。王维德《外科证治全生集》中用阳和汤、犀黄丸、千金托里散内服,蟾蜍外贴,确立了许多有效治癌方。唐容川是中西医汇通学派的早期代表,在其所著的《血证论》《中西汇通医书五种》书中所论"痞滞"证类似胃癌、肝癌、胰腺癌等,他认为痞满、积聚、癥瘕等肿瘤类疾病与气血瘀滞脏腑经络有关,提倡活血化瘀治法。张锡纯著《医学衷中参西录》在"治膈食方"中提出用参赭培元汤治疗膈证,阐释了食管癌与胃底贲门癌的病因病机与治则,强调补中逐瘀法则,为扶正固本法治疗癌肿提供了理论依据。

近半个世纪以来,中医肿瘤领域不断吸收和利用现代科学技术从实验和临床角度对肿瘤进行了广泛而深入的研究,注重西医辨病,强调中医辨证,主张辨病与辨证相结合、扶正与祛邪相结合、局部与整体相结合,中医学对肿瘤的认识越来越和西医学接轨,不断开拓中医治疗肿瘤的新方法,在肿瘤多学科综合治疗中发挥越来越重要的作用,主要成就体现在以下几个方面:

1. 挖掘和整理肿瘤病因病机特点、深入研究抗肿瘤治法。在文献与理论研究的基础上,对肿瘤的病因病机进行了归纳和总结,将中医的病因主要分为内因、外因和体质因素三个方面,病机主要有正气虚弱、气滞、血瘀、痰湿内聚、热毒内蕴等几方面,虽然不同的医家学术观点各有侧重,不尽相同,但是对于肿瘤的基本病机的认识不外"正虚""邪毒""痰凝""血瘀""气滞",且正虚为肿瘤成因之本,邪实为肿瘤之标,肿瘤疾患多虚实夹杂。根据肿瘤的病因病机,中医治疗肿瘤的基本治法为扶正与祛邪两大类,祛邪又可分为活血化瘀、清解毒热、化痰散结治法等。其中对扶正固本、活血化瘀、清热解毒等治法的现代研究最为广泛和深入,在肿瘤中的治疗作用得到学术界的普遍认可。

2. 强调中医辨病,提高了中医诊治肿瘤的水平。在中医肿瘤学发展过程中,中医文献对于肿瘤的命名并没有统一的命名原则及标准,有的以临床症状和体征特点命名,有的病因病机命名,因此常常会出现同一种肿瘤由于有不同的临床表现,名称各异,或者一种肿瘤病名有可能包含数种西医学概念上的肿瘤等诸多问题。将中医辨病概念引入现代中医肿瘤治疗中,强调肿瘤的病名、诊断、分期等与西医学的一致性,临床疗效评价标准在保留中医的基础上,吸收西医学的客观评价标准,使中医对肿瘤的诊断和治疗与西医学接轨,促进中西医的汇通和交流,提高了中医诊治肿瘤的水平,促进肿瘤学科发展和中医肿瘤研究学术的进步。

3. 筛选抗癌中药,开发抗肿瘤新药。我国现代肿瘤的内科治疗始于20世纪50年代。我国已对3 000余种中药和近300个复方进行抑瘤筛选,实验证实有效的中药有200余种,包括长春碱类(长春碱、长春新碱、长春酰胺、长春瑞滨等)、喜树碱类(喜树碱、羟喜树碱)、榄香烯、由薏苡仁中提取的康莱特、猪苓多糖、黄芪多糖和人参皂苷等,其中部分抗肿瘤活性高的归属于抗肿瘤植物药类等,应用于临床。有些从中药中寻找有效抗肿瘤药物的思路和经验颇有学习和借鉴的价值,如从植物三尖杉中提取的三尖杉酯碱和高三尖杉碱对急性非淋巴细胞白血病有突出疗效。中药当归龙荟丸治疗慢性粒细胞白血病的经验中发现青黛为其主要有效药物,从青黛中分离出靛玉红为其有效成分,之后又进行了半合成,疗效进一步提高。从中医验方中发现了砒霜的主要成分亚砷酸(即三氧化二砷)对急性早幼粒细胞白血病的疗效,并对其机理的深入研究,是我国临床肿瘤学家的创举,堪称中国过去一个世纪最重要的一项来自中药的药物发现。中药复方的研究开发也取得一些成绩,如艾迪注射液、复方苦参注射液、平消片、金复康口服液、鹤蟾片、益肺清化颗粒、肝复乐胶囊等,临床应用广泛,具有自主知识产权。中医治疗肿瘤的药物按治疗作用可分为两大类:一是抗癌中草药(细胞毒作用类药物)对癌细胞有直接杀灭作用,并经过了临床验证的抗癌中药有:青黛(靛玉红)、喜树(喜树碱)、砒霜(三氧化二砷)、三尖杉、斑蝥(斑蝥素)等;二是具有免疫增强作用,生物反应调节剂样作用药物,通过调节机体的阴阳气血平衡,改善机体的生理病理状态,而达到抑制肿瘤的目的。如有抑瘤作用的猪苓、茯苓、香菇等的多糖类成分;黄芪、人参、女贞子、淫羊藿等药物。国家药品监督管理局研究已批准80余种抗肿瘤和辅助治疗肿瘤的中药制剂,包括注射剂、口服液、冲剂、片剂、胶囊剂等,目前临床常用中药抗肿瘤制剂优势在增强患者的抵抗力和生存质量,减轻放化疗的毒副作用上,在肿瘤中医治疗发挥越来越重要的作用,成为我国治疗肿瘤的特色之一。

4. 开展临床研究,提高临床疗效。中医药治疗肿瘤的研究,从病案分析、临床观察,到多中心大样本随机对照研究,中医药治疗肿瘤的临床疗效和科研水平不断提高。以肺癌为例,上海中医药大学附属龙华医院肿瘤科刘嘉湘教授从"六五""七五"开始承担国家重大科技攻关课题,对中医药治疗肺癌的临床疗效进行系统观察,采用随机对照前瞻性研究方法,观察中医辨证治疗晚期原发性肺腺癌304例患者,治疗后1年、3年、5年生存率分别为60.94%、31.86%和24.22%,中位生存期417天(13.9月),优于化疗组、并有改善临床症状、体重增加,提高生存质量,提高晚期肺癌免疫功能作用。针对临床肺癌患者中以阴虚和气阴两虚证为多的特点,研制的金复康口服液Ⅱ期临床试验结果显示金复康口服液对肺癌具有一定缓解作用,并有改善症状,提高免疫功能和生存质量的作用,金复康口服液与化疗并用有明显的增效减毒功效。1999 年获国家药品监督管理局批准为国家中药新药。中国中医科学院广安门医院等采用多中心、大样本、随机、双盲的研究方法,观察参一胶囊辅助长春瑞滨＋顺铂(NP 方案)治疗晚期非小细胞肺癌的疗效和患者的耐受性,结果治疗组近期有效率为 33.3%(17/51),对照组为 14.5%(8/55)(P=0.011);治疗组平均生存期为 15.3 月,对照组为 9.7 月;治疗组中位生存期为 10.0 月,对照组为 8.0 月,差异均有统计学意义(P=0.008 8),中医药疗法首次列入 2006 年 NCCN 指南之《非小细胞肺癌临床实践指南(中国版)》。

中医药结合放疗、化疗治疗肿瘤的文献报道很多,在放疗或化疗的同时根据临床辨证论治配用中药,不仅可以增加抗癌效应,还能减轻放疗、化疗对机体的毒副作用,但是循证医学证据水平有待进一步提高。总之,中医药治疗肿瘤能够改善症状,提高生存质量,延长生存期,提高患者的免疫功能,控制肿瘤,减轻放、化疗毒副反应,提高疗效,对于术后患者应用中药可防止或减少复发、转移,延长生存时间。

此外,中医的特色疗法,如针灸、穴位敷贴、中药灌肠、中药外敷等多种方法治疗肿瘤的文献也越来越多,在肿瘤中医综合治疗中发挥积极的作用。

综上所述,经过几千年的孕育和发展,中医肿瘤理论体系不断系统和完善,临床疗效不断提高、学术水平不断升提,在国内产生很大的影响,中医肿瘤学科不断发展壮大,逐渐形成一门独立的学科,成为中国肿瘤治疗的特色和优势。

二、肿瘤的命名和临床特点

(一)肿瘤的中医命名与分类

中医文献中关于肿瘤命名与分类的内容记载甚多,对于肿瘤的命名并没有统一的命名原则及标准,多以肿瘤所出现的症状、体征为依据,因为同一种肿瘤在疾病的不同阶段可以有多种不同的临床表现,所以,西医学的一种肿瘤疾病有可能散见于多种中医的疾病中,而中医的一种肿瘤又有可能代表数种西医学概念上的肿瘤。比如中医的"噎膈""关格""反胃"都可以认为是西医学的食管癌;中医的"癥瘕"可以包括卵巢癌、子宫癌以及其他的腹盆腔可以触及的恶性肿瘤。因此,近代中医肿瘤学十分强调肿瘤的诊断应以西医学的细胞病理学诊断为依据,肿瘤的病名应当与西医学的相互对应,肿瘤诊断、分期以及疗效评价等与西医学的一致性,这对中医肿瘤的临床和科研有很大的促进作用,对中医肿瘤学科的发展起到了积极的推动作用。对于中医肿瘤命名和分类方法的学习和了解对挖掘和研究中医肿瘤文献具有重要的意义。

1. 中医对肿瘤命名和分类方法　中医对肿瘤命名和分类方法很多,有根据病变的部位分类:骨疽、石疽;根据脏腑分类:积者,脏病也;聚者,腑病也;根据病理性质分类:积者,阴气也;聚者,阳气也;以肿瘤病灶形状命名和分类:乳岩(乳石疽、石奶)属乳腺癌;舌菌(舌疳、舌岩)属舌癌;茧唇属唇癌;失荣(失营、脱营、恶核)属恶性淋巴瘤等;脏毒(翻花痔疮、锁肛痔)属直肠癌;瘿瘤属甲状腺肿瘤包括良性和恶性;翻花疮(反花疮、石疽)属皮肤癌;肾岩翻花(翻花下疳、外肾岩)属阴茎癌;以病因和症状命名和分类,如噎膈属食管癌或贲门癌;反胃属胃癌、幽门癌;伏梁:属肝、胆、胰肿瘤;积聚或癥瘕:都属良性或恶性腹腔肿瘤;痰核属淋巴瘤或淋巴结肿瘤;骨疽属骨肿瘤等。

2. 常见肿瘤中西医病名对照   西医的肺癌属中医的"肺积""息贲";胃癌属中医的"反胃";肝癌属中医的"肝积";肠癌属中医的"肠覃""锁肛痔";乳腺癌属中医的"乳岩";食管癌属中医的"噎膈";恶性淋巴瘤属中医的"石疽""痰核"或"恶核"。

中医的噎膈(食噎、膈证)相当西医的食管癌、贲门癌;反胃(胃反、翻胃)相当于胃窦癌(包括胃及胃幽门恶变);肺积(息贲)与肺癌相似;乳岩(乳石痈)即指乳腺癌;脾积(痞气)包括肝癌及肝脾肿大;肝积(肥气、癖黄、肝着)相当于肝肿瘤;肠覃相当于卵巢囊肿及盆腔肿物;五色带下包括宫颈癌及盆腔恶性肿瘤;癥积属腹腔内恶性肿物(包括肠、肝、胆、胰、盆腔及腹膜后之肿物);失荣(石疽、恶核)相当于恶性淋巴瘤、颈淋巴结转移癌。

综上所述,肿瘤的诊断目前以西医学的细胞病理学诊断为准,中医诊断可以直接采用西医的病名,也可以用中医传统的病名,如肺癌称"肺积""息贲"等,但是中医根据患者的病因、症状和临床特征诊断肿瘤时必须结合西医学的诊断。

(二)肿瘤的临床特点

肿瘤是多种恶性肿瘤的总称,以局部肿块,逐渐增大,表面高低不平,质地坚硬为基本特征,肿块可发生于五脏六腑,也可以见于体表,初期可无任何症状,随着肿瘤的发展可以出现相应的不同的症状,或有疼痛,或发热,晚期常伴见纳差,乏力,日渐消瘦等全身虚弱的症状。全身绝大多数部位均可发生肿瘤。

肿瘤起病隐匿,以邪毒深重,最易耗损正气,毒根深藏,最易侵袭走窜为特点,晚期正不胜邪变证丛生,危及生命。其致病特点如下:

1. 起病隐匿   肿瘤初期不易被发现,在出现临床症状时,大多已是中晚期。目前肿瘤的诊断主要依据西医学的细胞病理学诊断,可能发现很多早期的肿瘤,而古人由于条件的限制,往往观察到的大多是晚期肿瘤,体内的肿块已经明显增大或者已经有远处转移。由此可见,肿瘤初生之时,多深伏于脏腑经络,隐匿难查,及至病情显露,已成膏肓之疾。这也是肿瘤不易治疗的一个重要原因。

2. 毒根深藏   肿瘤是一种内生的邪毒,根深蒂固,胶着难清,单纯局部肿块的切除一般不能达到根治,容易局部复发和远处转移。

3. 耗损正气   肿瘤的形成主要是由于正气亏损,肿瘤内生,影响脏腑经络的生理功能,耗损正气以自养。随着肿瘤的进展,正气日渐亏虚。一般来说,肿瘤初期伤气,继则耗及阴血,最终耗损阳气,呈现出气血阴阳俱虚的现象。肿瘤晚期,癌毒肆虐,常有显著的气血阴阳不足,脏腑虚损证候,若不积极治疗则精气耗竭,阴阳离决而死亡。可见肿瘤最易耗损正气,也是肿瘤的又一个基本的特性。

4. 广泛侵袭   肿瘤生于局部,最易向周围浸淫,随着病情的进展,正不束邪,癌毒便可走窜经络,侵袭他脏,形成转移癌。西医学研究证明,恶性肿瘤可以局部浸润复发,也可通过血道、淋巴道转移他脏。如肠癌和胃癌等,癌毒常侵袭至肝;肺癌和乳腺癌等,癌毒常蚀骨和淫脑。癌毒的广泛侵袭,可造成多脏腑功能受损,加重患者的病情,甚至危及生命。

三、中医肿瘤病因病机

中医学重视整体观,认为恶性肿瘤的发生、发展,主要是由于正气虚损、阴阳失衡,脏腑功能失调,以致邪毒乘虚而入,蕴聚于经络、脏腑,使机体阴阳失调,气血功能障碍,导致气滞、血瘀、痰凝、毒聚,相互胶结,日久形成肿瘤。癌瘤的生长又会进一步耗损正气,正不遏邪则又助长了癌瘤的发展。肿瘤是一种全身性疾病的局部表现,全身属虚,局部属实。肿瘤的治疗以扶正祛邪,调整阴阳平衡为原则。

(一)肿瘤的病因

中医对病因的认识是在整体观指导下,采用"审证求因"的方法加以认识和分类的。肿瘤作为一类疾病,其致病因素十分复杂,概括起来主要有以下几个方面:

1. 邪毒外侵　风、寒、暑、湿、燥、火六淫邪气是主要的外感病邪,与癌瘤的发生密切相关,在古代文献中尤为重视。如《灵枢·九针论》说:"四时八风之客于经络之中,为瘤者病也。"指出外邪"八风"停留于经络之中,使瘀血、痰饮、浊气积于体表而成瘤病。在《灵枢·刺节真邪》记载:"虚邪之入于身也深,寒与热相搏,久留而内著……邪气居其间而不反,发为筋溜……为肠溜……为昔瘤……为骨疽……为肉疽。"说明虚邪、寒热等可以导致瘤的发生。隋代巢元方在《诸病源候论·恶核候》中指出:"恶核者,是风热毒气,与血气相搏结成核,生颈边。又遇风寒所折,遂不消不溃。"六淫邪气侵袭人体,客于经络,扰及气血,使阴阳失衡,脏腑失调,气血受阻,日久成积,积久而成为肿瘤。《诸病源候论》云:"积聚者,阴阳不和,脏腑虚弱,受于风寒,搏于脏腑之气所为也。"《医宗必读·积聚》也说:"积之成也,正气不足,而后邪气踞之",明确指出外邪侵袭人体主要是由于正气亏损所致。

此外,外邪侵袭致癌,与季节气候、居处环境均有关系,主要从口鼻或肌肤途径入侵机体,可单独或合并其他因素共同致病。西医学所谓的生物、化学和物理等致癌因素包括病毒、烟毒和射线等,这些外来致癌物质不外乎属古人六淫邪气或疫疠之气的范畴。

2. 七情内伤　七情是指喜、怒、忧、思、悲、恐、惊七种情志的异常变化,早在《黄帝内经》时期就认识到精神因素与癌症发生发展的关系,如《素问·通评虚实论》对噎膈的发病曰:"膈塞闭绝,上下不通,则暴忧之病也。"明代王肯堂在《医学津梁》更加明确指出:"由忧郁不开,思虑太过,忿怒不伸,惊恐变故,以致气血并结于上焦,而噎膈之症成矣。"七情内伤,导致人体气机升降失常,气血阴阳失调,脏腑功能紊乱,日积月累而成肿瘤。后世医家十分重视情志致癌,如《医宗金鉴·外科心法要诀》云:"乳岩由肝脾两伤,气郁凝结而成。"《格致余论》指出:"……忧怒抑郁,朝夕积累。脾气消阻,肝气横逆,遂成隐核……又名乳岩。"对失荣的论述指出:"忧思恚怒,气郁血逆与火凝结而成。"《外科证治全生集》中归纳乳岩的病因为"阴寒结痰,此因哀哭忧愁,患难惊恐所致"。《疡科心得集》曰:"舌疳者……因心绪烦扰则生火,思虑伤脾则气郁,郁甚而成斯疾,其证最恶。"可见情志不畅,肝气不舒,脉络受阻,血行不畅,渐致血瘀、痰凝、湿聚,相互交结,成为肿瘤发生和发展的关键。现代研究也证明突然强烈的精神创伤或者长期持久的精神刺激如精神紧张、焦虑抑郁、失望和悲伤等,与肿瘤的发生、发展及转归、预后等存在着密切的因果关系,其原因主要在于长期不良情绪常常可导致内分泌功能失调,降低机体免疫功能有关。古人强调情志因素,特别是忧思郁怒在乳岩发病中的作用与西医学对乳腺癌的病因认识不谋而合。

3. 饮食失宜　饮食是人类维持生存和健康的必要条件,但是饮食失宜也是导致疾病的重要原因,《黄帝内经》云:"饮食自倍,肠胃乃伤。"饮食失宜包括饮食不节,饮食不洁和饮食偏嗜等不同方面,《灵枢·百病始生》云:"卒然多食饮则肠满……则并合凝聚不得散,而积成矣。"说明饮食失节则损伤脾胃而成积。《金匮要略》:"秽饭、馁鱼、臭肉,食之皆伤人……六畜自死,皆疫死,则有毒,不可食之。"明确指出不洁饮食,包括腐败霉变、腌制熏烤之品等,邪毒从口而入,损伤肠胃可致病,也可能是致癌的因素。饮食偏嗜也常常导致人体脏腑气血的偏盛偏衰,也是导致肿瘤的形成的原因,如《医碥·反胃噎膈》说:"酒客多噎膈,饮热酒者尤多,以热伤津液,咽管干涩,食不得入也。"又如《临证指南医案·噎膈反胃》谓:"酒湿厚味,酿痰阻气,遂令胃失下行为顺之旨,脘窄不能纳物。"《医门法律》亦云:"过饮,多成膈症,人皆知之","茧唇乃阳明胃经症也。因食煎炒,过餐炙爆,又兼思虑暴急,痰随火行,留注于唇","茧唇膏粱所酿,暴怒所结,遂成斯疾"。综上所述,无论暴饮暴食、贪凉饮冷、饮食不洁,或饮食偏嗜、过度饮酒、恣食膏粱辛辣炙煿之品等,最易损伤脾胃,脾失健运,不能输布水谷精微,湿浊凝聚成痰,痰阻气机,血行不畅,脉络壅滞,痰浊与气血相搏结,乃成癌瘤类疾病。西医学各种饮食相关的致癌因素都可归属中医饮食失宜的范畴。

4. 正气亏虚　中医从疾病发病学角度认为任何疾病的发生都与人体的正气虚损密切相关,《素问·评热病论》指出"邪之所凑,其气必虚",《灵枢·百病始生》言:"是故虚邪之中人也……留而不去,传舍于肠胃之外,募原之间,留著于脉,稽留而不去,息而成积",强调积证的形成主要由于正气不足,脏腑功能失调,气血瘀阻而形成。《诸病源候论》云:"积聚者,由阴阳不和,腑脏虚弱,受于风邪,搏于腑脏之气所为也",明确提出了脏腑虚弱,阴阳失调是本病发生的根本原因。金元时代百家争鸣,张元素《活法机要》则提出"壮人无积,虚人则有之。皆由脾胃怯弱,气血两衰,四时有感,皆能成积"的论断,认为脾胃虚弱是积聚形成的病机关键。张景岳谓:"凡脾肾不足及虚弱失调之人,多有积聚之病",把积聚的发病归为脾肾不足。李中梓在《医宗必读》明确指出"积之成也,正气不足,而后邪气踞之",强调只有正虚才是积聚发生的根本原因,邪气只是发病的外部条件。各种邪气,无论是风、寒、暑、湿、燥、火四时不正之六淫邪气,还是内伤七情、饮食、劳逸,以及痰饮瘀血等各种病理因素的损伤,只有通过正虚这一内因才能引起肿瘤的发生。可见,正气虚损是形成肿瘤的内在依据,邪毒外侵是形成肿瘤的外在条件。因此,正气不足,脏腑功能失调是恶性肿瘤的形成的主要原因。

5. 劳逸失度　劳逸失度是指劳累和安逸失于常度而言。过劳是指劳累过度,其中体劳过度可耗伤气血,脑劳过度可暗耗阴血,房劳过度则耗伤肾精,均可导致正气亏虚而发病。如明代《外科正宗》谈到骨瘤的形成:"房欲劳伤,忧恐损肾,致肾气弱而骨失荣养,遂生骨瘤。"过逸是指安逸过度,不参加运动和劳动,使气血运行不畅,机体抵抗力下降,导致肿瘤的发生。

此外久病伤正、年老体衰也是导致人体正虚的原因之一。年龄越大,积损正虚,正气亏虚的可能性越大,肿瘤发生的可能性越大。历代医家均指出,肿瘤发病与脏腑功能失调、年龄、性别有关。如巢元方在《诸病源候论》中指出:"癥者,由寒温失节致脏腑之气虚弱,而饮食不消,聚结在内。"申斗垣曰:"癌发四十岁以上,血亏气衰,厚味过多者所生,十全一二。"张景岳云:"少年少见此证(噎膈),而唯中衰耗伤者多有之。"

综上所述,中医认为无论外感六淫邪气,还是七情内伤,饮食劳倦等各种致病因素侵犯人体,均可导致机体阴阳失衡、脏腑功能失调,导致气滞、血瘀、痰凝、毒聚,相互胶结,日久形成肿瘤。

(二)肿瘤的病机

肿瘤的基本病理变化为正气亏虚,气滞、血瘀、痰凝、邪毒等相互凝结,日久积滞而成为有形之肿块。

1. 正气亏损　正气与邪气相对而言,是人体功能的总称,包括人体正常功能及所产生的各种维护健康的能力。正气亏损可因先天禀赋不足形成,也可由后天失养或积损正虚形成。

中医学十分重视人体的正气,早在《黄帝内经》就提出这一发病学原理,认为疾病产生的根本原因是正虚,曰:"正气存内,邪不可干","邪之所凑,其气必虚"。如果人体正气相对不足,邪气趁虚入侵,则进一步使人体阴阳失调,脏腑经络功能紊乱,导致疾病的发生。对于恶性肿瘤来说更是如此。如果人体的正气亏损,病邪亢盛,机体抗邪无力,不能制止邪气的致癌作用,机体不断受到病理性的损害,癌肿就会发生、发展。人体正气虚弱,脏腑生理功能就失调、紊乱,瘀血,痰湿等病理产物就因此而自生,造成了肿瘤的病理基础。《外证医案汇编》则明确指出:"正气虚则成岩"。正气不足,脏腑功能失调是恶性肿瘤形成的主要病机。

肿瘤属于慢性消耗性疾病,癌瘤的生长又会进一步耗损正气,正不遏邪则又助长了癌瘤的发展。大多数肿瘤患者,特别是晚期肿瘤患者,正气亏虚表现尤为明显。肿瘤损耗正气,不但可以导致局部复发转移,正气不束邪,毒邪走窜,蚀骨淫脑,变证丛生,危及生命。

古人十分重视脾和肾两脏在正气亏损中的作用,明代著名医学家张景岳说:"脾肾不足及虚弱失调之人,多有积聚之病"。肾为先天之本,即是人的先天遗传的身体素质。脾为后天之本,是指后天通过饮食、调养等对体质的影响。所以正气虚弱,可以先在脾、肾功能失调上表现出来,或脾气失健,或肾气不足等。如果此时失去调治,或病久以后,进一步损伤各脏的气血、阴阳和津液,甚至伤及阴精、元气等人体的基本物质,到晚期至虚之候出现时,病就难治了。所以在治疗肿瘤病的任何阶段,始终要抓住正气亏虚这一个病机,采取适当适时的扶正疗法,是掌握治疗主动权的关键。

2. 气滞 中医认为人体各种功能活动都依赖气的作用。气的功能活动称为气机,表现为升降出入,运行全身,增强和调节各组织器官的功能和补充各组织器官所需要的营养物质。气的运行失常和升降出入的异常被称为"气机失调",是肿瘤产生的重要原因。如《临证指南医案·郁》:"郁则气滞,其滞或在形躯,或在脏腑,必有不舒之现症……不知情志之郁,由于隐情曲意不伸,故气之升降开合枢机不利。"引起气滞的原因很多,或由情志不舒,或邪毒外侵,或因痰、湿、食积、瘀血等阻碍气机;或气虚,运行无力而滞;脏腑功能障碍也是形成气滞的重要原因,如气滞在胸,肺失宣肃可见胸闷咳喘,气滞在肝,失于疏泄可见胸胁胀闷疼痛,气滞在胃,升降失司可见胃脘痛、嗳气、恶心呕吐等。引起气滞的病因不同,但病机相同,可见于肿瘤的各个阶段,在肿瘤的早期尤为多见。

3. 血瘀 人体正常情况下,血液在脉中周流不息地运行,灌溉五脏六腑,濡养四肢百骸。如果某些原因使血液运行不畅,阻滞在经脉之中,或者溢于经脉之外,瘀积到脏腑器官里,形成了瘀血,日久不散,就可能生成肿瘤。瘀血阻滞是肿瘤的主要病因病机之一。历代许多医家都曾有关于瘀血与"石痕""癥积""噎膈"等肿瘤病之间联系的论述。王清任《医林改错》云:"肚腹结块,必有形之血",强调气滞血瘀在癌肿的形成中的重要作用。瘀血是指血液运行迟缓和不通畅的病理状态,引起血瘀的成因有多方面,或气滞血瘀,或气虚血瘀,或寒凝血滞,或邪热煎熬,或外伤致瘀等。因瘀血而致癌肿的病机主要为血瘀气滞,瘀血积聚,发为肿块。瘀血是血瘀的病理产物,同时瘀血阻于脉络,又可导致血瘀。血瘀可以是全身,也可是局部,脏腑、经络、九窍等任何部位。西医学研究显示肿瘤患者普遍存在高凝状态可能与中医的血瘀相关。

临床上气滞与血瘀常常互为因果,同时出现。气为血帅,血的生成要靠气化生,血的运行要靠气推动。气滞则不能推动血行,血液流行不畅则瘀积在局部形成癥块。

4. 痰凝   痰和湿是机体的病理性产物,亦是一些难治疾病的发病因素。痰可以引发许多病症,中医有"百病多由痰作祟"之说。痰之为病,非常广泛,可为排出体外的有形之痰,也可指表现为痰的特异症状的无形之痰。元代著名医学家朱震亨说:"凡人身,上中下有块者多是痰。"就是说明体内有肿块如"痰核""瘰疬""瘿瘤"等多种疾病都是由痰引起,这些肿瘤相当于西医学的淋巴瘤、甲状腺肿瘤、某些皮下肿瘤等。

痰在正常人体中是不存在的。痰的产生,无论是外感六淫,还是内伤七情,饮食劳倦等都与肺、脾、肾密切相关,肺、脾、肾三脏气化功能失常,水液代谢障碍,津液不能输布,水湿不化,停滞而成痰。或为邪热烁津,凝结成痰。痰之已成,留于体内,随气升降,无处不到,阻于脏腑,流窜经络,变生诸证。"痰之为物,随气升降,无处不到。"恶性肿瘤不但多表现为局部肿块,而且有四处走窜的特点,与痰的特性十分吻合。

5. 邪毒   毒邪有内外之分,外来者多由外来邪毒侵袭机体,广义上讲包括病毒感染、烟草、油烟的污染毒素、职业环境中的化学毒素,生活环境中的空气、水、土壤污染毒素,酒食中的各种毒素等。内生者可为五志过极,脏腑功能失调,气血痰饮等郁结而生,火热不仅能伤阴耗液,又能灼津为痰,灼血为瘀;热极则化毒,热胜则肉腐。或由痰湿瘀血等病理产物,久积体内,阻碍经络脏腑气机,郁而化热生毒,邪毒内生。毒是致病之因,热是毒聚之果,热与毒互结,内蕴脏腑经络而成癌肿。西医学界已证实,有些肿瘤的发生与某些病毒长期感染有关,如鼻咽癌与 EB 病毒,宫颈癌与人乳头瘤病毒,肝癌与乙肝病毒感染,人类 Burkitt 淋巴瘤和成人 T 细胞白血病等的发生都与病毒感染有关。临床上肿瘤初期可表现为局部肿块,随着病情进展出现蕴久化热,出现局部红肿疼痛,破溃经久不愈。许多癌肿患者在病变过程中又易于感染外邪或郁火外发,表现出明显的火热之象,如低热或者高热,鼻衄,口臭,咯血,痰黄,口干,便结,尿黄,舌红,脉数等。

近年来有学者认为癌毒是恶性肿瘤之根本,把癌毒定义为已经形成和不断新生的癌细胞或以癌细胞为主体形成的积块,只有当体内有了癌毒,再加上六淫、七情、劳伤和其他因素的诱发,才会产生恶性肿瘤。可见无论是在认识肿瘤的病因还是在探讨肿瘤的病机时,都十分强调肿瘤的病因和病机的特殊性,中医以"毒"概括其特征是有一定道理的。

肿瘤的形成主要由于正气亏损,正虚包括气血阴阳的亏虚,五脏功能的失调和虚损。气滞、血瘀、痰凝、毒蕴为肿瘤的基本病理变化,它们之间不是孤立的,气机失畅,水津不布则生湿聚痰,气为血帅,气行则血行,气滞则血瘀,气机郁结又易化火;另外,痰凝也可以滞气,化瘀生火;火热能煎熬津血为痰瘀,临床常常可表现为"痰凝气滞""痰瘀互结""痰毒蕴结""痰热互结"等。而且正虚亏损、气滞、血瘀、痰凝、邪毒之间是互相影响,互相转化的,肿瘤的病机十分复杂,在临床需详加辨证,审证求因,辨证施治才能取得更好的疗效。

四、中医治疗肿瘤的基本原则

中医药治疗肿瘤强调辨证论治,治病求本,历代医家治疗肿瘤主张"坚者消之,结者散之,留者攻之,损者益之"等,积累了大量的临床实践经验,随着中医学本身的不断发展与进步,现代肿瘤学的创立与发展,特别是现代肿瘤临床学方面的不断进步与提高,使我们在运用中医理论和中医方法治疗恶性肿瘤方面有了新的进步,中医治疗与西医治疗有着很大的不同,中医治疗中的许多优点,也正是目前西医治疗中的不足之处。中医药治疗肿瘤已形成了独具特色的中医诊疗肿瘤的理论体系、治疗原则和治疗方法,至今仍指导着当今的肿瘤临床治疗。

（一）辨证与辨病相结合

辨证论治,是中医认识疾病与治疗疾病的主要方法,是中医诊治疾病的特色和精华,也是中医取得疗效的关键。辨证就是通过望闻问切的四诊方法所得到的症状、体征、舌苔、脉象,以中医理论为指导,进行整理、归纳、分析,并根据临床常用的八纲辨证、气血辨证、脏腑辨证等,辨明肿瘤患者的病因病机、阴阳气血盛衰、经络脏腑虚实等,然后制定治疗方法。但是对于肿瘤而言,单纯的辨证是不够的,还是必须结合辨病。所谓辨病,即除了辨清中医的病名诊断外,还要结合西医学各种诊断手段来明确病变部位、病理细胞类型、临床分期,确定疾病的诊断。这样通过辨证与辨病的结合,中西医明确诊断,病证合参,在临床治疗中以辨证论治为基础,同时结合辨病,选择有抗癌作用的中草药配合使用,不但能够调整机体的抗病能力,而且能够针对性对抗肿瘤,从而提高中医治疗癌症的临床疗效。

（二）局部与整体相结合

在肿瘤的发生发展的过程中,局部与整体是对立统一的,局部病灶的存在使受侵的脏腑、器官、组织等受到了伤害,并逐渐影响到了全身,出现了全身各系统的功能失调和形态变化;反之,全身整体状况的好坏又往往影响肿瘤的发展和转移以及治疗的效果。中医学非常强调整体观念,认为肿瘤是全身性疾病的一个局部表现,肿瘤与人体之间是对立统一的辩证关系。因此,在治疗癌灶的同时,还必须重视调整全身状况。对一个肿瘤患者,治疗前必须先评估患者的全身功能状况,了解患者精神状态,体质强弱,饮食好坏,各脏腑、气血的功能失调状态;同时,也要详细掌握肿瘤局部情况,如肿瘤大小、肿瘤的部位、肿瘤的性质,肿瘤浸润转移情况,以便考虑如何治疗肿瘤病灶,或有无可能根治病灶。当整体情况较好时,治疗则侧重于局部肿瘤的治疗,而晚期患者全身衰弱,或者肿瘤已经很大,或者已广泛转移时,则必须注重整体功能的调节,使局部攻邪与全身调补两法在临床中起到"相辅相成"的作用,达到"治病留人"的目的。如果只见局部,不见整体,一味滥用攻伐,不但不能控制肿瘤,反而加重病情,缩短生命。

（三）扶正与祛邪

中医学对肿瘤的发病原因,可分为外因和内因两个方面。外因是指六淫之邪、饮食所伤,以致邪毒蕴结于经络脏腑;内因为正气虚弱,阴阳失调,气血运行失常,脏腑功能失调等。中医非常重视内因在肿瘤形成中的作用。外邪入侵,主要是由于人体先有正气内虚、脏腑功能失调,以致邪毒乘虚而入,蕴结于经络、脏腑,使机体阴阳失调,气血功能障碍,导致气滞、血瘀、痰凝、毒聚,相互胶结,日久形成肿瘤。由此可见,正气虚损是形成癌瘤的内在因素与辨证依据。邪毒外侵只是形成肿瘤的一个条件,中医是从整体出发来看待疾病的本质,并认为肿瘤是全身性疾病的局部表现,是一个全身属虚,局部属实的疾病。因此,中医治疗肿瘤的方法,可归纳为扶正和祛邪的两个方面。扶正的方法有补气、补血、滋阴和温阳等不同,祛邪的方法有清热解毒、化痰软坚、以毒攻毒等,甚至也可以包括西医针对肿瘤的治疗方法。扶正是为祛邪创造条件,祛邪是为了进一步保护正气,两者是辩证的统一,不可偏废。由于癌瘤的病情复杂、而且变化迅速,在不同时期邪正的消长在不断变化,应根据病情的具体变化,即正邪的虚实情况来确定先攻后补或先补后攻或攻补兼施的方案,力求攻邪不伤正,扶正不恋邪。一般来讲,在肿瘤的初期,正气尚未大衰,故以祛邪为主,扶正为辅;中期正邪抗争剧烈,病情变化复杂,往往采用攻补兼施;而到晚期,由于正气已虚,不受攻伐,若仍急于祛邪,反易伤正,故此时治疗宜扶正为主,佐以祛邪,另外,由于西医治癌方法是多以"攻"为主,副作用大,此时也最好以扶正调理为宜。总之,在临床应用中应结合患者具体情况灵活掌握应用。

但是需要注意的是肿瘤患者病情一般都较为复杂,往往虚实夹杂,有时要补,有时要泻,有时要补泻兼施,攻补兼治,临床要灵活辨证施治。补虚时不要过用滋腻,以免碍胃。在祛邪时,注意"大积大聚,其可犯也,衰其大半而止",不要一味运用苦寒之品,以免耗伤胃气,损伤人体正气。切实做到补虚不忘邪实,攻邪不忘正虚。

(四)治标与治本

治标、治本是一个相对的概念。从人体的抗癌能力和致癌因素来说,人体的抗癌能力是本,各种致癌因素是标;从致癌因素和症状而言,致癌因素是本,症状是标。从肿瘤的原发灶和转移灶来说,原发灶为本,转移灶为标。在肿瘤治疗过程中,肿瘤是病之本,由肿瘤而并发的各种症状和疾病发生过程中出现的紧急危重的症状,有时可危及生命。如出血、发热、感染、胸腹腔大量积液、上腔静脉综合征以及呕吐、疼痛、腹胀、腹泻、脱水等均属"标"的范畴。在临床实际中应分清标本缓急,遵循"急者治其标,缓则治其本"的原则,对在这些紧急危重标症应先予及时治疗和对症处理,而后再行治疗肿瘤。如消化道肿瘤引起的出血,甚至休克,虽以肿瘤为本,出血为标,但消化道大出血会危及生命,治疗就应急以止血为主,治标;待其出血得到控制之后,方可考虑针对肿瘤的治疗,治本。若肿瘤患者病情比较稳定,无危重紧急症状出现,就直接针对肿瘤本身治疗。同时在标本均急的情况下,必须标本同治,以及标急治标,本急治本的原则。临床中癌肿患者也常常发生标本交叉的情况,治疗时常要灵活对待,标本兼顾。

(五)异病同治和同病异治

恶性肿瘤病种繁多,病情复杂,全身从上到下,由里向外,除发、爪以外,无处不生肿瘤。虽然肿瘤部位不同,但可以有相同的病因、病机。不同的肿瘤在它的发展过程中如果出现了同一性质的病理状态,如肺癌与肝癌可以在它们各自发展的不同阶段存在气阴两虚证,则可同用益气养阴法治疗,即所谓异病同治。相同的肿瘤由于病因和病机不同,可以出现不同的病理变化,因而必须采用不同的方法进行治疗,这就是所谓的同病异治,如同患肺癌,有的表现为气阴亏虚证,有的表现为脾虚痰湿证,那么它们就要分别用益气养阴法和健脾化痰法这两种不同的方法来治疗。

应该指出的是:所谓的"异病同治"也只是在"异"的基础上出现的"同",因不同的疾病虽然可出现相同的证,但这些相同的证也同样要受到各自不同疾病的基本病理病机所制约和影响;所谓"同病异治"也只能是在"同"的基础上出现"异",它们之间仍然有一定的共同性。因此,在肿瘤的临床上不仅要"异病同治""同病异治",更重要的是要把握每种疾病自身的变化规律而采取不同的方药进行"异病异治",抓住主要矛盾,才会进一步提高临床疗效。

第三节   肿瘤的中西医治疗方法

一、中医疗法

(一)内治法

中医治疗肿瘤的优势是辨证与辨病相结合,肿瘤的辨证方法很多,包括八纲辨证、气血津液辨证、脏腑辨证等。中医认为恶性肿瘤的形成主要是由于正气不足,脏腑功能失调,以致邪毒乘虚而入,蕴聚于经络、脏腑,使机体阴阳失调,气血功能障碍,导致气滞、血瘀、痰凝、毒聚相互胶结,日久形成肿瘤。肿瘤是全身性疾病的局部表现,全身属虚,局部属实,因此对于肿瘤而言,辨明肿瘤的正虚,邪实就显得十分重要。下面将肿瘤常见的正虚和邪实证型的辨治概括如下:

1. 肿瘤常见虚证和辨治

(1) 脾胃气虚

病机概要:脾气不足,运化失司所致,常见于肿瘤手术、化疗后或肿瘤体虚者。

主症特点:脘腹胀满,食少纳呆,面色无华,形体消瘦,面色萎黄,倦怠无力,大便溏薄,舌质淡或胖,苔薄白,脉缓弱。

基本治则:益气健脾。

常用方药:四君子汤。

常用中成药:参苓白术颗粒、参芪扶正注射液、香菇多糖注射液、补中益气丸。

(2) 脾胃虚寒

病机概要:中焦阳虚,温运失常所致。常见于消化道肿瘤患者,也可见于妇科肿瘤等。

主症特点:纳呆腹胀,脘腹痛而喜温喜按,口淡不渴,四肢不温,大便稀溏,或四肢浮肿,畏寒喜暖,小便清长或不利,妇女白带清稀而多,舌淡胖,舌苔白滑,脉濡缓或沉迟无力。

基本治则:健脾益气,温中和胃。

常用方药:理中丸。

常用中成药:小建中颗粒、理中丸。

(3) 脾肾阳虚

病机概要:脾肾阳气亏虚,温化无权所致,肿瘤病久耗气,脾虚日久及肾,或久泻不止,损伤脾肾之阳,可见于多种肿瘤。

主症特点:形寒肢冷,面色㿠白,腰膝或下腹冷痛,或久泄不止,或五更泄泻,完谷不化,或面浮身肿,腹胀如鼓,舌质淡胖有齿痕,苔白滑润,脉沉迟无力。

基本治则:温补脾肾。

常用方药:附子理中丸、金匮肾气丸。

常用中成药:附子理中丸、金匮肾气丸、健脾益肾颗粒。

(4) 胃阴不足

病机概要:久病伤阴,耗伤阴液,胃失濡养,和降失宜所致。常见于胃癌或其他肿瘤晚期,肿瘤放疗后等。

主症特点:胃脘隐痛或灼痛,嘈杂似饥,饥不欲食,口干舌燥,干呕呃逆,大便干结,小便短少,舌质红少苔、或有裂纹、或光剥苔,脉细数。

基本治则:养阴和胃,清热润燥。

常用方药:益胃汤、玉女煎。

常用中成药:养胃舒颗粒。

(5) 肺阴亏虚

病机概要:肺阴亏虚,肺失濡润,虚热内生所致,常见于肺癌、喉癌、鼻咽癌等肿瘤。

主症特点:干咳少痰,或痰少而黏不易咳出,或痰中带血,口燥咽干,形体消瘦,午后潮热,五心烦热,声音嘶哑,舌质红少津,苔少或剥,脉细数。

基本治则:滋阴润肺。

常用方药:沙参麦冬汤、月华丸。

常用中成药:百合固金丸。

(6) 肾阴亏虚

病机概要:肾阴亏损,阴不制阳,虚热内扰所致,常用于肾癌、前列腺癌和妇科系统肿瘤。

主症特点:腰膝酸软而痛,眩晕耳鸣,齿松发脱,五心烦热,潮热颧红,男子遗精,女子经少或闭经,舌红少苔,脉细数。

基本治则:滋阴补肾。

常用方药:六味地黄丸、左归饮。

常用中成药:六味地黄丸、左归丸、麦味地黄丸。

(7) 肺脾气虚

病机概要:肺气虚弱,影响及脾,导致脾气亦虚;或劳倦伤脾,气血生化之源不足,肺失所养,而致肺气虚或肺脾气虚。主要见于肺癌。

主症特点:久咳不已,短气乏力,自汗易感,痰多清稀,纳食减少,腹胀便溏,甚则足面浮肿,舌淡苔白,脉虚弱。

基本治则:补脾益肺。

常用方药:六君子汤、玉屏风散。

常用中成药:玉屏风颗粒、参苓白术颗粒、补中益气丸。

(8) 肝肾阴虚

病机概要:肝肾阴虚,阴不制阳,虚火内扰所致,常见于肝癌、脑瘤和泌尿生殖系统肿瘤等。

主症特点:头晕目眩、胁肋隐痛,腰膝酸痛、目干、耳鸣、肢体麻木、口燥咽干、失眠多梦、遗精、女子月经量少,舌质红苔少,脉细数。

基本治则:滋补肝肾。

常用方药:六味地黄丸、一贯煎。

常用中成药:六味地黄丸、八味地黄丸、杞菊地黄丸。

(9) 气阴两虚

病机概要:久病耗气伤阴,正气虚损,常见于肺癌、乳腺癌、胸腺瘤等。

主症特点:喘咳气短,声音低怯,自汗盗汗,口燥咽干,神疲乏力,面白,潮热颧红,舌质红或舌质淡红体胖,苔薄或少,脉细数而无力。

基本治则:益气养阴。

常用方药:生脉饮。

常用中成药:金复康口服液、康莱特注射液。

(10) 气血两虚

病机概要:气虚不能生血,或血虚无以化气所致。常见于肿瘤患者晚期贫血或放化疗后出现白细胞减少症、血小板减少症、或术后大出血后等。

主症特点:头晕目眩,少气懒言,乏力自汗,面色淡白或萎黄,形体消瘦,心悸失眠,舌淡而嫩,脉细弱无力。

基本治则:益气养血。

常用方药:十全大补汤。

常用中成药:十全大补口服液、养血饮口服液、生血宝颗粒、生白口服液。

2. 肿瘤常见实证和辨治

(1) 气滞:可因饮食邪气,或七情郁结,或体弱气虚不运所致。随所滞之处而出现不同症状。气滞于脾则胃纳减少,胀满疼痛;气滞于肝则肝气横逆,胁痛易怒;气滞于肺则肺气不清,痰多喘咳。气滞于经络则该经循行相关部位疼痛或运动障碍,或相应的症状。气滞日久,血行不畅可致血瘀。

1) 肝郁气滞

病机概要:肝失疏泄,气机郁滞所致,常见于肝癌、乳腺癌和腹腔肿块早期等。

主症特点:两胁胀痛,乳房作胀或痛,结块,或少腹气痛,或咽部有异物感,吞之不下,吐之不出;或见瘿瘤;或肿块结于胁下,或阴囊睾丸胀痛,舌质淡红,苔薄白,脉弦。

基本治则:疏肝理气。

常用方药:柴胡疏肝散、四逆散。

常用中成药:肝复乐片、中华肝灵胶囊、槐耳颗粒。

2) 肺气壅滞

病机概要:肺失清肃,气壅不降所致,常见于肺癌或转移性肺癌,或合并肺气肿、肺部感染的肿瘤患者。

主症特点:胸闷气急,喘咳,呼吸气促,舌淡,苔薄,脉细或滑。

基本治则:降气平喘。

常用方药:三子养亲汤、五磨饮子。

常用中成药:苏子降气丸。

3) 胃失和降

病机概要:脾主升清,胃主降浊,胃气通降失常所致,常见于食管癌、胃癌、贲门癌、肝癌早期,也可见于放化疗引起的胃肠反应等。

主症特点:呃逆呕吐,不思饮食,胃脘胀满,嗳气吞酸,舌淡,苔薄白,脉弦。

基本治则:理气和胃,降逆止呕。

常用方药:旋覆代赭汤、二陈汤、橘皮竹茹汤。

常用中成药:香砂养胃丸。

(2) 血瘀

1) 气滞血瘀

病机概要:肝郁气滞,日久不解,气血凝滞,瘀血内停所致,常见于肝癌、乳腺癌、腹腔肿块以及有疼痛和肿块的肿瘤。

主症特点:胸胁胀闷,走窜疼痛,急躁易怒,胁下痞块,刺痛拒按,舌质紫暗或见瘀斑,脉涩。

基本治则:理气化瘀,止痛。

常用方药:金铃子散合失笑散、膈下逐瘀汤。

常用中成药:肝复乐片、中华肝灵胶囊、消癥益肝片、艾迪注射液。

2) 血瘀癥积

病机概要:瘀血内积,形成癥积肿块所致,常见于胸腹腔肿块等。

主症特点:胸腹肿块,坚硬疼痛,疼痛部位固定不移,或有刺痛,肌肤甲错,面色黧黑,舌暗红或有瘀斑,脉弦或涩。

基本治则:祛瘀散结。

常用方药:大黄䗪虫丸、化积丸。

常用中成药:复方斑蝥胶囊、化癥回生片。

(3) 痰凝毒聚

病机概要:痰因气滞而结,痰随气升,无处不到,蕴久成毒。痰毒蕴结于脏腑,或阻于经络筋骨,或皮下,也可上蒙清窍。

主症特点:局部肿块,质硬,痰浊蕴肺表现为咳嗽咯痰;痰停于胃,胃失和降,恶心呕吐,胃脘痞满;痰蒙神窍则见神昏谵语,痰滞肌肉筋骨而为痰核,痰凝于脏腑,阻滞气血,可伴有疼痛。

基本治则:化痰散结。

常用方药:导痰汤、半夏白术天麻汤、贝母瓜蒌散、海藻玉壶汤。

常用中成药:复方苦参注射液。

(4) 热毒内蕴

病机概要:邪热炽盛,内蕴成毒所致,热毒壅盛,灼伤脏腑,可见热毒蕴肺,心火上炎,肝胆蕴热,胃热炽盛,大肠热结,膀胱湿热等,热毒也可入营血。

主症特点:壮热口渴,烦躁不安,面红目赤,口舌生疮,甚则神昏,抽搐,便秘尿黄,舌质红绛,舌苔黄糙,脉洪数。

基本治则:清热解毒。

常用方药:千金苇茎汤、清胃散、犀角地黄汤、龙胆泻肝汤、八正散等。

常用中成药:平消胶囊(片)、西黄丸、华蟾素口服液(片)、抗癌平丸、鸦胆子油乳注射液、华蟾素注射液。

(二)外治法

1. 外治法的应用原则与注意事项 外治法作为改善癌症患者全身症状的重要途径之一,具有解决症状见效快,副作用小的特点。常用的外治方法包括干敷、湿敷、加热敷、蒸、洗、熏、灌肠、糊剂徐啜、漱口剂、熏鼻、枕剂等。在具体使用中,应注意以下几点:

(1) 精心选择药物,根据透皮的原则,应多选择有一定挥发性成分的中药,加强透皮效果。

(2) 精细加工,打粉应采用适当的颗粒粒径,既要避免颗粒过大而造成外敷无效,也要防止颗粒太小而造成有效成分挥发过快。要注意制备后密闭保存,保持疗效。

(3) 结合患者个体皮肤特点,尤其对易过敏、油性皮肤等,应谨慎应用。

(4) 保证外治的时间充足。一般外治法,尤其外敷法,需要持续运用几个小时以后才能发挥药效,因为透皮毕竟很慢,不可操之过急。

(5) 要密切关注使用后患者的情况,许多外敷的药物具有刺激性,甚至毒性,密切关注患者使用后皮肤及全身的状况,以免造成皮肤损害、中毒或者过敏事件的发生,一旦出现立即停用。

（6）必要时可用湿敷或加热敷，或物理方法加速药物吸收，但同时会加大对皮肤的刺激，运用时应间歇使用。

2. 外治法的应用优点

（1）有效、快速地解决局部症状：透皮吸收在癌症症状的控制方面得到充分应用，可经过皮肤、直肠、食管和口腔黏膜等，吸收许多特定的物质达到治疗效果。例如放疗后口腔溃疡、糜烂，可用漱口剂很快奏效；化疗后腹痛，外敷温中的敷贴几小时内可缓解腹痛；直肠癌患者直肠窝有占位的，可灌肠给药，骨转移而有膝关节疼痛者，可浸泡双下肢及病侧热敷。

（2）减轻胃肠不良反应：部分抗癌中药复方为大复方，且包含刺激性或毒性的中药，在服用过程中对肠胃的刺激性较大，易引起胃肠不适现象，此时，对于有刺激性的药物可改用外治途径如经皮给药吸收，减少胃肠不良反应。如三七、乳香、没药，以及部分虫类药物等，如果改用透皮吸收，可避免对胃肠的不良影响。

（3）灵活运用中医理论：可借助外治法，通过传统中医药的"引火归原"法改善癌症患者症状。例如癌症术后虚汗淋漓，头汗尤甚，可用等份煅龙骨、五倍子研细末清水调外敷涌泉法消解，又如化疗患者常可伴有舌尖碎痛，心火旺盛，出现复发性口疮，内服寒凉药又碍胃，即可宗引火归原之义，可用吴茱萸、细辛各 1g，川连 0.3g、冰片 0.1g 研细末醋调外敷神阙穴。

（三）针灸

中医针灸与手术或药物治疗不同，针灸调整了机体的神经 - 内分泌 - 免疫网络，使机体产生抗肿瘤的效应。既可以达到扶正的作用，也有一定的祛邪效应。

1. 改善放化疗副反应

（1）消化道不良反应

1）灸法：多选用雷火灸、回旋灸、直接灸。雷火灸取穴神阙至上脘，适用于治疗铂类化疗药所致的消化道反应；回旋灸取穴天枢、关元，适用于治疗便秘；直接灸取穴膈俞、胆俞、膏肓俞、足三里，可减轻化疗患者恶心呕吐的胃肠道症状。

2）针刺联合灸法：针刺取穴脾俞、胃俞、足三里，并辨证配穴，艾灸取穴足三里，可控制化疗呕吐反应。

3）穴位注射：常用注射药为盐酸山莨菪碱、甲氧氯普胺注射液，取穴足三里，耳穴耳中、神门、交感、皮质下、胃阳性反应点。对化疗后消化道不良反应、脾虚证证候、KPS 评分均有较为显著的改善作用。

4）针药结合：针刺取穴足三里、内关，配合行气温胃、降逆止呕中药封包外敷中脘、神阙，可治疗化疗呕吐反应。

5）其他疗法：主要适用于化疗所致的呕吐。针刺配合耳穴贴压：针刺取中脘、内关、手三里、足三里、公孙，耳穴取肝、脾、胃、皮质下、神门、贲门、交感；针刺配合指压：每日针刺内关穴后，通过佩戴有突出小球的腕带或手指按压刺激内关穴；针刺及穴位封闭：针刺取中脘、建里、双侧内关、神门穴，穴位封闭取双侧内关穴。

（2）骨髓抑制不良反应：针灸治疗骨髓抑制不良反应的取穴多为膈俞、膏肓俞、足三里、血海、三阴交、大椎、脾俞、肾俞、悬钟。适用于化疗后骨髓抑制不良反应所引起的白细胞减少症、粒细胞缺乏症、免疫功能下降等。

1）灸法：多采用温和灸与隔姜灸。温和灸取穴足三里、血海、合谷、脾俞、肾俞，隔姜灸取穴大椎、膈俞、脾俞。

2）针刺联合灸法：取穴足三里、血海，针刺配合艾条温和灸治疗。

3）穴位注射：常用注射药为地塞米松、肌苷混合液、黄芪注射液、粒细胞集落刺激因子，取穴足三里、三阴交、血海、大椎。

4）针药结合：针刺取穴足三里、三阴交、合谷、大椎、中脘、膈俞为主，兼血海、地机、脾俞、肾俞，配合十全大补汤加减。

针刺取穴气海、关元、合谷、足三里、三阴交、阴陵泉、绝骨、太溪，配合补血生白汤加减（黄芪、当归、山萸肉、鸡血藤、西洋参、阿胶、砂仁）。

5）其他疗法：穴位敷贴：扶正升白膏穴位敷贴，脐疗升白散（肉桂、血竭、干姜、冰片等）外敷；穴位埋线：取穴大椎、足三里为埋线点，取 0 号长约 1cm 灭菌羊肠线置入；耳体针：体穴取足三里、膈俞、三阴交、大椎，耳穴取肾上腺、神门、肾、脾。

2. 改善癌性疼痛　疼痛是癌症患者最畏惧的症状之一。在诊断时约 50% 的患者有疼痛症状，治疗过程中约 30% 的患者有疼痛症状，在患者生命终末时 90% 的患者经历过疼痛。针刺可达到良好的镇痛疗效，通过减轻癌性疼痛以提高癌症患者的生活质量。对于癌性疼痛的针灸治疗，推荐采用针刺联合灸法、针药结合、穴位埋线等方法结合 WHO 三阶梯止痛法来进行疼痛的控制与治疗。针刺或灸法的取穴可选合谷、内关，或以痛为腧，耳穴选癌症侵犯的主要脏器腧穴等，配合中药辨证内服治疗，可有效地缓解癌性疼痛。

3. 改善全身症状

（1）治疗癌因性疲乏：癌因性疲乏（cancer-related fatigue，CRF）是癌症患者的一种主观感受，主要表现为乏力、注意力不集中、记忆力减退、失眠等多种症状。针灸取穴中脘、内关、足三里、三阴交、气海、关元、肾俞、肝俞，其中足三里、气海、关元行温针灸可缓解化疗后癌因性疲乏症状。

（2）改善失眠症状：主要改善癌症患者围化疗期失眠。运用腕踝针配合耳穴贴压：主穴取心、神门、肾、皮质下，配肝、脾、肾、胰、胆、小肠、生殖器、交感、三焦、内分泌；头皮花针取穴：百会、四神聪、额旁 1 线、脾胃区。

（四）中医的综合康复

当肿瘤患者结束了手术、或者化疗、放疗等西医治疗方法，进入了康复时期，或者在各种西医治疗的间歇期，有一短暂的康复阶段。在这样一段康复的时间，除了中医药帮助，调整饮食、调畅情志、适量运动是非常有作用的。中医不仅是治疗医学，更是健康医学，因此，有必要充分发挥中医理论在肿瘤康复中的指导作用。

1. 肿瘤康复中的饮食调整　《黄帝内经素问·五常政大论》"大毒治病，十去其六；常毒治病，十去其七；小毒治病，十去其八；无毒治病，十去其九；谷肉果菜，食养尽之。无使过之，伤其正也。"疾病发生时，人体阴阳和谐失常，太过或者不及，出现或热或寒，或寒热交错、虚实夹杂等证，药物有寒、热、温、凉之偏性，因此，可以利用药物的性味之偏（即药之毒）来纠正疾病造成的阴阳寒热之偏，然而，《黄帝内经》告诫我们大毒治病，因其药性峻猛，"十去其六"，中病即止。小毒治病，即药性稍温和者，可以"十去其八"，最终，还是建议"谷肉果菜，食养尽之"。食物是有利于帮助人体恢复正气的。

《黄帝内经》："正气存内，邪不可干"，"邪之所凑，其气必虚"。《诸病源候论》："积聚者，由阴阳不和，脏腑虚弱，受于风邪，搏于脏腑之气所为也"。说明正气虚损是形成恶性肿瘤的内在依据,认为恶性肿瘤是全身性的疾病,而癌瘤只是全身性疾病的局部表现。顾护正气需要药物帮助,更需要食物的调治。

然而正如《备急千金要方》"夫含气之类,未有不资食以存生,而不知食之有成败,百姓日用而不知,水火至近而难识。"肿瘤患者的饮食尚存在一些误区。

(1) 饥饿疗法:采用这种减少食物摄入方法的患者认为肿瘤的发生发展需要营养支持,如果不摄入营养物质,那么肿瘤就没有生长的来源了。这是非常片面的想法,因为食物也是人的生存之本,没有了食物的滋养,其结果是肿瘤可能不长,人的生命也无法维持。

(2) 关注饮食的量,忽视饮食的质:当前营养"金字塔"对食物摄入的建议已经深入人心,对于维生素、蛋白质的摄入,大多数人认为多多益善,因此肿瘤患者饮食大量水果或果汁的现象屡见不鲜,尤其是有"维 C 之王"的猕猴桃,成为许多肿瘤患者固定餐饮之一。明代医家李时珍《本草纲目·果部》记载,猕猴桃的气味属酸、甘、寒。陈藏器谓:"多食冷,脾胃动泄。"寇宗奭谓:"有实热者宜食之。太过,则令人脏寒作泄。"当许多经历了手术或者化疗后的患者,服用寒凉的水果或果汁,脾胃功能更加受损,雪上加霜,临床出现胃脘疼痛、嗳气、泛酸等症状。

(3) 术后患者饮食习惯不改变:胃肠手术后的患者,脾胃运化功能下降,常常进食后出现胃脘饱胀,嗳气频作等症状。为了保证摄入量的充足,患者仍坚持大量进食,不改变饮食习惯。

其实,饮食误区的产生,关键是患者只关注饮食的量,而忽视了食物"寒热温凉"的性质,每个人体质都有差异,中医强调辨证施治,对于饮食也就是辨证施食了,那么肿瘤患者到底该如何饮食呢? 有一些基本原则是应该遵循的。

原则一:顺应体质

《黄帝内经·脏气法时论》:"肝欲散,急食辛以散之,用辛补之,酸泻之。心欲软,急食咸以软之,用咸补之,甘泻之。脾欲缓,急食甘以缓之,用苦泻之,甘补之。肺欲收,急食酸以收之,用酸补之,辛泻之。肾欲坚,急食苦以坚之,用苦补之,咸泻之。"脏腑各具生理特性,如何安排心甘酸苦咸各种不同性味的食物《黄帝内经》已经给了一些提示。临床则根据患者的临床表现,辨别脏腑的阴阳虚实,给予适当的饮食建议。如当患者出现精神抑郁,胸胁胀痛,脘闷嗳气等症状,证属于肝气郁结,可以应用辛香疏散之品以利于疏泄肝气,如香椿、香葱、韭菜、薄荷等。而当患者出现胃脘疼痛、恶寒喜暖,得温则减,遇寒加重之症时,建议烹饪食物时放入适量生姜以温中,并忌口寒凉的瓜果。

临床中我们发现部分患者主动选择面食类食品,说:"吃馒头、面条会觉得舒服,而吃米饭则会觉得不太舒服。"米饭是水稻,是稍偏寒的食物,而麦子做的面条、馒头则是偏温性的。这是脾胃虚寒患者本能的选择,因此,重视患者自身对食物的反馈信息很重要,"胃喜则安,胃以喜为补"是选择食物最重要的原则。

原则二:五谷为养

人身三宝"精气神"。中医认为精气化神,没有精气,何以精神?《素问·藏气法时论》曰:"五谷为养,五果为助,五畜为益,五菜为充,气味合而服之,以补精益气"。因此,食物的安排应该有主次之分,五谷是最重要的。

原则三:顺应天时

春生,夏长,秋收,冬藏。这八个字凝练了四季的主旋律。人与大自然(天地)是一个整体,应该顺应四时气候的节律适时调整。

《黄帝内经·四气调神大论》云："春三月,此为发陈。天地俱生,万物以荣,夜卧早起,广步于庭,披发缓形,以使志生……"春季阳气发越,清阳上升,竹笋、葱、韭菜、荠菜等具有助阳气升发的食物,可以选用,避免性寒之品,以碍阳气发越。"夏三月,此为蕃秀。天地气交,万物华实,夜卧早起,无厌于日,使志无怒,使华英成秀,使气得泄……"夏季万物生长茂盛,外界阳气旺盛,人体为了适应夏季的炎热,多汗出使阳气外泄,体内反而阳虚。此时,可适当服用生姜等辛温一类的食物,调护阳气。若汗出过多,汗为心之液,则宜适当补充"咸味"之品。"秋三月,此谓容平,天气以急,地气以明,早卧早起,与鸡俱兴,使志安宁,以缓秋刑,收敛神气,使秋气平……"秋季万物平定,阳气收敛,气候偏燥,秋天可以吃点生津润燥的食物。秋天燥气重,而秋天当令的水果都是以酸甘为主的,如生梨、荸荠、白瓜,"酸甘生津而润燥",且很多水果是入肺经的,所以秋天应食当令水果。"冬三月,此谓闭藏。水冰地坼,无扰乎阳,早卧晚起,必待日光,使志若伏若匿,若有私意,若已有得,去寒就温,无泄皮肤,使气亟夺……"冬季阴气盛极,阳气蛰伏于内,人体阳气的消耗相对减少。此时,体内的阳气有助于血肉有情之品、坚果等的吸收,滋补肾阴肾阳。但是温补之品过多,易导致阳气内敛过度而致阴精收藏不足,可以适量服食萝卜等淡苦甘凉之品以清郁火。

总之,春之时,饮食之味宜减酸增甘以养脾气;夏之时,饮食之味宜减苦增辛以养肺气;秋之时,饮食之味宜减辛增酸以养肝气;冬之时,饮食之味宜减咸增苦以养心气(元·邱处机《颐身集》)。四季养生要遵循"春夏养阳,秋冬养阴,以从其根",顺时而为。

原则四:少量多餐

化疗常引起食欲下降,损伤脾胃功能。手术亦耗伤正气,尤其是胃癌、肠癌等消化器官手术的患者,脾胃功能受损,运化能力减退,因此,每次饮食量宜减少。但是,饮食总量不足,气血生化乏源,因此少量多餐是比较适宜的饮食方式。

2. 肿瘤康复中的情志干预　　嵇康曰:"养生有五难:名利不去,为一难;喜怒不除,为二难;声色不去,为三难;滋味不绝,为四难;神虑精散,为五难。五者必存,虽心希难老,口诵至言,咀嚼英华,呼吸太阳,不能不回其操,不夭其年也。五者无于胸中,则信顺日跻,道德日全,不祈善而有福,不求寿而自延。"

孙思邈《备急千金要方》:"多思则神殆,多念则志散,多欲则志昏,多事则形劳,多语则气乏,多笑则脏伤,多愁则心慑,多乐则意溢,多喜则忘错昏乱,多怒则百脉不定,多好则专迷不理,多恶则憔悴无欢。此十二多不除,则荣卫失度,血气妄行,丧生之本也。"

上述可见"内伤情志"是不容忽视的病因。"百病生于气也,怒则气上,喜则气缓,悲则气消,恐则气下,惊则气乱,思则气结",而恶性肿瘤患者多为性情焦虑或者抑郁者,其因思虑过度暗耗心血,引起气血不足或者气血逆乱,脏腑阴阳失衡,日积月累,导致气滞、血瘀、痰凝、毒聚,形成癌瘤。

《黄帝内经》告诫大家:"恬淡虚无,真气从之,精神内守,病安从来","是以圣人为无为之事,乐恬淡之味,能纵欲快志,得虚无之守,故寿命无穷,与天地终。"生命包括了两个部分:身体与思想境界,人类是有灵性的生物,其思想境界与身体物质组成一样重要,因此,在癌症康复时期,学习圣人"恬淡虚无"的精神境界,是回归健康的必要途径。

在临床治疗中,除了药物治疗外,常针对患者不同情志特点采用不同的方法,缓解患者的精神紧张。如音乐疗法、放松功疗法、移情疗法等都有助于改善患者的情绪状态。如杨巾夏等开展的小样本的中医五行音乐干预乳腺癌化疗患者抑郁状态的临床研究,发现五行音乐干预对改善乳腺癌化疗患者抑郁状态有积极的作用。临床中,护理团队较多地关注肿瘤患者的饮食和情志,开展了多种多样的医患活动,有个别交流、集体心理疏导等,均在不同程度上改善了患者的心态。

总之,加强医生与患者对肿瘤"情志致病"的病因认识,在医患沟通中,医生能通过语言、肢体等表达对患者的关切,鼓励患者增强抗病的信心,患者能主动调整心态,以积极乐观的情绪面对生活和疾病,必将有利于肿瘤疾病的控制,有利于改善患者的生存质量,延长生存期。

3. 肿瘤康复中的养生运动 养生运动在肿瘤康复中具有重要的积极意义。所谓养生运动,就是通过运动,用活动身体的方式实现维护健康、增强体质、延长寿命的养生方法。

早在先秦时期,《庄子·刻意》就记载了导引之术:"吹响呼吸、吐故纳新,熊经鸟伸,为寿而已矣,此道引之士,养形之人,彭祖寿考者之所好也"。《黄帝内经》亦有有关导引的记载,但是分散在多个章节。《素问·异法方宜论》云:"中央者,其地平以湿天地所以生万物也众,其民食杂而不劳,故其病多痿厥寒热,其治宜导引按跷,故导引按跷者,亦从中央出也。"《素问·阴阳应象大论》云:"血实宜决之,气虚宜掣引之"。掣引即为导引之义。一般而言,以动为主的常用肿瘤康复运动主要有:太极拳、八段锦、五禽戏和易筋经等;以静为主的常用肿瘤康复运动主要有:气功,打坐,辟谷和呼吸吐纳。

太极拳对肿瘤患者的作用主要体现在:①提高生活质量;②增强患者治疗疾病的信心;③增强运动器官与内脏器官的功能;④提高患者的免疫功能。

太极拳轻柔舒缓、节奏缓慢、内外兼修。其以独特的圆弧形动作,在减轻疼痛、增加肩关节活动度和提高患者日常生活活动能力以及上肢肌力恢复等方面都有明显的效果。针对意、气、形、神的锻炼,非常符合人体生理和心理的要求,可以正意、调气、全形、养神。传统精粹结合西医学,对于肿瘤患者而言,正意就可能意味着增加患者的治疗疾病的信心和意念;调气就可能意味着提高免疫功能;全形就可能意味着减轻疼痛;养神就可能意味着转移患者对身体不适的注意力,减轻负面情绪对身心的不良影响。

太极拳讲究"心与意合,意与气合,气与力合"内三合以及以"心行气,务令沉着"等练习要求,因此可以使肿瘤患者在练习过程中消除杂念,心平气和而不被肿瘤所带来的悲观情绪所影响,进而引导患者以积极的心态去面对疾病。太极拳锻炼通常是以群体锻炼的形式进行,这样可以促进患者与他人的沟通与交流,进一步消除恶性肿瘤患者悲观、自卑的情绪。太极拳运动可以促进乳腺癌术后患者患侧上肢功能康复和提高患者生活质量。

八段锦作为中国古老的导引术之一也深受肿瘤患者喜爱,八段锦具有润滑关节、增强血管弹性和肌肉力量、调节脾胃、改善心肺功能及心理情绪等作用,能有效对抗放化疗对心肺系统的影响。

在养生运动的过程中,不可忽视群体抗癌这一概念和理念。一些癌症患者通过中西医联合太极拳或八段锦等综合治疗康复措施,不仅得以存活,而且积极从事肿瘤康复活动。榜样的力量是无穷的,群体的作用具有极强的说服力吸引力和辐射力。在专业医师的指导下,通过肿瘤康复者的现身说法,使其他患者从他们身上看到了希望,从而消除了自己的心理障碍,减轻了心理负担,树立起抗病信心。

二、外科治疗

外科治疗是肿瘤治疗的最古老的方法之一,肿瘤外科作为外科学的独立分支,即采用外科的方法治疗良性及恶性肿瘤。目前,虽然肿瘤的治疗手段越来越多,但手术治疗仍然是大多数肿瘤有效的治疗手段,约60%的肿瘤以外科治疗为主,约90%的肿瘤应用外科手术作为预防、诊断、分期、重建与康复中的重要手段。但是,目前肿瘤治疗提倡多学科综合治疗(multidisciplinary treatment,MDT),如果能够统筹安排肿瘤患者手术、放疗、化疗、生物治疗、中医药治疗,制定更加个体化的治疗方案,将更好地提高患者的生存率和生存质量。目前,建立在以解剖学、病理生物学和免疫学基础上的现代肿瘤外科学,已经替代了以解剖学为基础的传统肿瘤外科学概念。

(一)肿瘤外科历史回顾

公元前1600年,关于肿瘤外科治疗的论述已经出现在古埃及的Edwin Smith的草稿文稿中。我国东汉末年,华佗就有手术治疗内脏肿瘤的记载,《三国志·华佗传》记载:"若病结积在内,针药所不能及,当须刳割之,便饮其麻沸散,须臾便如醉死,无所知,因破取……"在西方以体液学说为经典的时代,外科手术一直不被推崇,之后随着对人体的认识不断加深,肿瘤外科缓慢进展。

近代对肿瘤的选择性手术始于1809年12月,美国的Ephaim Mcdowell为Jane Crawford夫人切除了一个22.5磅重的卵巢肿瘤,这次手术也成为第一个有记录的选择性肿瘤外科手术。此后随着麻醉(1846年)、抗菌素(1867年)、消毒(1867年)、输血(始于1818年,1901年发现人类ABO血型)等技术的发展,肿瘤外科才得到真正的发展。

现代技术的进步使肿瘤外科有了新的选择。麻醉方式、手术器械、内镜技术、微创技术等的发展,使肿瘤外科手术的发展趋向于微创化和自动化,在保证肿瘤切除彻底的原则下最大限度地减少对患者营养和免疫的损伤。微创技术减少了对患者的损伤,扩大了辅助治疗的可能性,并减少了辅助治疗的时间。2004年Nelson等开展了关于结肠癌生存时间的研究表明,癌症的微创治疗与开放性手术的生存时间相当,且大大提高了患者的生存质量。当今,达芬奇手术机器人是最先进的微创外科治疗平台,它使外科手术的精度超越了人手的极限,对整个外科手术观念来说是一次革命性的飞跃。

(二)肿瘤外科手术的种类

1. 诊断性手术 获取组织病理学标本是诊断实体肿瘤最关键的部分,在一个特定的解剖部位可以产生多种具有完全不同生物学行为的肿瘤。因此,精确的诊断对于决定手术方式和辅助治疗方案非常重要,此外免疫组织化学和肿瘤遗传的最新进展也使获得组织标本比以往任何时候更加重要。合理的诊断性手术可以避免不必要的弯路,如对肿大淋巴结活检时多主张整个淋巴结的完整切除;对于小的肿瘤,不必先取活检后行治疗,往往活检和手术均在Ⅰ期完成;对黑色素瘤应做切除活检等。同时,影像和内镜技术的进步弥补了外科医生在肿瘤诊断中的作用,使获取组织样本的途径更加多元化。

2. 治疗性手术 治疗性手术包括根治性手术、姑息性手术、重建性手术等。

(1)根治性手术:是以彻底切除肿瘤为目的,也是实体瘤治疗的关键。手术的最低要求是手术切缘在肉眼及显微镜下未见肿瘤。根治手术对于上皮癌瘤而言为联合根治术,即切除的范围包括肿瘤所在器官的大部分或全部,连同区域淋巴结做连续整块切除。但对于恶性度较低的癌瘤,如分化好的皮肤癌,只需做病灶的广泛切除即可。根治手术对于肉瘤而言为广泛切除,即广泛整块切除肉瘤所在组织的大部分或全部,以及部分邻近深层软组织,切除范围要有一定的广度和深度。由于肉瘤很少经淋巴道转移,因此一般不需要区域淋巴结清扫。

(2) 姑息性手术:是指对原发灶或其转移灶切除不彻底(肉眼不干净或病理有癌残留)而不能根治的手术。

对于已经发生播散和生存期有限的癌症患者实施手术是有争议的,一个终末期的肿瘤患者能否承受大手术的恢复过程和手术并发症需要医生加以斟酌。传统的姑息手术适用于肿瘤相关并发症如梗阻、出血等。当前,内镜技术、介入技术的发展提供了一些非手术的姑息治疗方法,这些方法减少了并发症的发生,可以最大化的提高患者生活质量,如 PTCD、ERCP、肠道支架、胆道支架、食管支架等的应用。

传统的肿瘤治疗原则将手术限于对局部的治疗,出现远端转移的患者只能接受姑息治疗或支持治疗。近年来,有学者指出腹膜腔的播散转移代表一种局部扩散的情况,减瘤术联合腔内化疗和／或全身化疗能够解决这一问题,减瘤术已经是卵巢癌腹膜转移的标准治疗方案,其生存率与减瘤术的程度成正比预示减瘤术在其中的核心作用。生长缓慢的肿瘤和对化疗不敏感的肿瘤也是减瘤术的指征,但由于微创技术的进步,有学者倾向于此类肿瘤通过微创治疗(如微波消融、射频消融、冷冻消融等技术)解决,但这些方法并无与传统减瘤术进行比较的证据。

(3) 重建性手术:肿瘤患者在手术后的生活质量非常重要,这要求外科医师在手术后为患者进行重建或康复。如乳腺癌术后患者的乳房重建;面部肿瘤手术后的面部整容手术;舌癌手术后的舌再造术等。

(三) 肿瘤外科的术前准备与风险评估

1. 术前准备

(1) 病史与查体

1) 评价肿瘤相关症状,包括疼痛部位、神经系统症状、梗阻或其他提示特定解剖部位肿瘤严重程度的主观症状。预示肿瘤远端转移的症状包括肿瘤局部以外的疼痛、神经症状、发热、盗汗、明显的体重下降。询问肿瘤病史和家族史。

2) 评价重要合并症对手术的影响,机体功能紊乱如呼吸系统疾病、心血管疾病、糖尿病、肾功能不全等会对手术计划产生重大影响,这些情况与手术风险相关,而且可以通过术前干预增强患者对手术的耐受性。此外对出血性疾病和高凝状态应该给予足够重视。

3) 查体头颈部检查可以发现轻微的黄疸和肿大淋巴结,心肺检查可以发现相关的已知或未知的合并症,腹部检查着重鉴别有无可触及肿块、肝脾大、陈旧性瘢痕、门脉高压等情况。检查原发肿瘤时如果查体能够触及,应该描述质地、大小、活动度、与周围组织关系,重点检查肿瘤解剖部位相关引流区域的淋巴结情况。

(2) 实验室检查:术前应该常规检查血常规、电解质、肝肾功能及营养状况等。此外有针对肿瘤本身的检查如肿瘤标志物等,为术后评估和鉴别肿瘤复发提供依据。

(3) 影像学检查:术前影像学检查是进行精确肿瘤分期和术前评估的重要手段,多种不同的影像资料能够显示肿瘤多方面的信息,综合这些信息可以明确绝大部分肿瘤的可切除性,避免对患者采取非治疗性的探查手术。

2. 手术风险评估　肿瘤外科的第一核心是恰当的处理肿瘤,第二核心是最大限度地减少手术并发症的发生。大部分患者的手术相关死亡是术后发生心肺事件引起。因此要对患者心肺功能进行客观评估,精确预测患者的术后需求,减小并发症的发生率。营养状况也对手术效果起到关键作用,术前营养状况的评估和改善尤其重要,此外血栓栓塞事件、手术部位感染被认为是可以预防的常见术后并发症,应基于循证医学证据加以预防。如冠心病患者抗血小板治疗药物对手术的影响、慢阻肺患者手术风险评估、肺栓塞的风险评估及预防等。

(四)肿瘤外科的原则

1. 取得明确诊断的原则　为提高肿瘤的治疗效果,避免误诊误治,一般情况下要求明确病理组织学类型后方能开始治疗。

(1)明确病理诊断:肿瘤外科治疗与病理诊断密切相关,要正确认识病理学诊断在肿瘤外科中的作用。病理学诊断能提供肿瘤组织学类型及分级、原发部位及手术切缘是否安全等信息。

(2)临床诊断与分期:目前最为常用的分期手段为国际抗癌联盟制订的 TNM 国际分期法。

2. 明确外科作用,合理制定综合治疗的原则　外科在肿瘤综合治疗中的一般原则是:针对较早期病变,通过手术切除以达根治目的;对于术后病理证实有淋巴结转移或是局部有癌残留的病例则需辅助治疗;局部较晚病变,通常行术前放疗、化疗或联合化放疗,即所谓的新辅助治疗,待肿瘤降期后再考虑手术切除,另外外科联合分子靶向治疗也逐渐成为主流的肿瘤治疗手段之一。

3. 全面考虑,合理选择术式的原则　肿瘤外科医师在制订手术方案时应考虑到以下几点:患者的生理状况、肿瘤的生物学特性和病理特征、肿瘤的部位与分级、肿瘤治愈和缓解的可能性。手术术式的选择必须遵守下列原则:

(1)依据肿瘤的病理及生物学特性选择术式。

(2)最大限度切除肿瘤、最大限度保留正常组织的肿瘤外科原则对于肿瘤手术切除需要是最大限度切除肿瘤、最大限度保护正常组织功能。两者之间有矛盾时,后者应服从前者。但如果切除正常组织过多影响术后脏器功能甚至危及患者生命时,可以缩小切除范围。临床实践证实,手术切除范围大和切除组织多并不一定能提高术后生存率。临床上,应综合权衡评估,切忌盲目将范围限于局部或扩大到解剖范围极限。

(3)依据患者年龄、全身情况和伴随疾病选择术式。

4. 防止肿瘤医源性播散的无瘤原则　肿瘤外科必须遵循“无瘤操作”的原则,防止医源性播散。无瘤操作是肿瘤外科的精华,也是最重要的原则,不恰当的手术操作可以导致肿瘤的医源性播散,造成肿瘤的局部复发或远处转移。

(1)术前检查轻柔、减少检查次数。如果是四肢肿瘤应减少肢体活动和过度触摸,防止肿瘤播散。

(2)肿瘤活检与根治术间隔尽量缩短,积极提倡术中快速冷冻病理,但要注意其局限性。

(3)尽量减少肿瘤局部麻醉,防止播散。

(4)手术探查顺序应由远及近,动作轻柔,避免挤压肿瘤病灶。

(5)手术操作应从肿瘤周围的正常组织向中央区进行,切忌直接切入肿瘤内部,淋巴结的清扫也遵循由远及近的原则。手术应多用锐性分离,少用钝性分离。

(6) 手术处理血管时应先结扎静脉再结扎动脉,减少血性播散的机会。

(7) 切除范围要充分,可适当切除病变周围一定范围的正常组织,如软组织肉瘤应在正常组织中切除,而不应剜除。

(8)"不暴露、不接触"的隔离原则,创面和切缘应用纱布垫保护,或生物胶喷洒覆盖,肠道肿瘤离断后的远、近两端肠管应用橡胶套包裹,减少术中肿瘤细胞脱落、种植。

(9) 标本切除离体后,应更换手套、器械,创面或体腔内需用大量无菌生理盐水冲洗,也可用氮芥、顺铂或是碘伏溶液冲洗,以减少创面或体腔肿瘤细胞残存的可能。

(10) 肿瘤手术后,创面或体腔内搁置引流管引流也能减少肿瘤细胞种植或复发的机会。

(五)肿瘤外科手术的分类

1. 预防性手术 预防性手术是指将可能恶化的良性组织,即癌前病变阶段将病灶切除,预防恶性肿瘤发生。常见的有家族性腺瘤性息肉病、溃疡性结肠炎、先天性睾丸未降、多发性内分泌增生症、Barrett 食管、乳腺癌家族史高危因素人群等,常可做预防性切除。

2. 诊断性手术 对肿瘤良恶性、组织来源、细胞分级进行鉴别,获得病理分期,是开展治疗的前提,需通过手术来获取组织做检查。常用的方法有细针穿刺细胞学检查、体腔液体穿刺脱落细胞学检查、针吸活体组织检查、切取活检及切除活检、探查性手术等。

3. 根治性手术 根治性手术针对病变仅局限于原发部位和区域淋巴结的患者。其严格概念是指:近远断端无癌残留,清除淋巴结数目应超过阳性淋巴结数,邻近结构中无肿瘤残留,完全杀灭脱落的肿瘤细胞。从上述条件看,临床很难达到上述要求,目前多数手术属于"相对性"根治术。

4. 姑息性手术 姑息性手术用于肿瘤已广泛转移,手术切除原发灶和转移病灶并不能达到根治目的的患者。其手术原则是不增加并发症和死亡率,目的是防止和减轻症状、延长生命、提高生活质量。常见的有造瘘术、改道术、器官部分或全切除术、神经阻滞术、减瘤术、复发瘤术及转移瘤手术等。

5. 重建与康复手术 外科手术亦可用于肿瘤患者术后重建及康复治疗。通过重建或康复手术,可以改善外形和功能,提高患者生存质量。主要适用于术后后遗症及功能障碍者。常见的手术有:乳腺癌根治术后应用腹直肌皮瓣重建乳房、人工乳房再造术(硅胶)、头面部肿瘤切除后皮瓣重建、全舌切除后舌再造等。

6. 内分泌器官切除治疗激素依赖性肿瘤 激素依赖性肿瘤通过切除内分泌器官,使其退缩缓解或减少复发。临床上常用内分泌器官切除的方法,通过切除卵巢治疗绝经前的晚期乳腺癌。

(六)外科治疗与诊疗指南及个体化治疗

肿瘤的外科治疗经过了切除术—根治术—扩大根治术的历程,随着现代循证医学的发展,发现扩大根治术患者的生存率未明显提高,这些患者的生存质量也受到严重质疑。20世纪50年代,美国一位全喉切除的患者写下的一句"我宁愿去死"的新闻震撼了整个医疗界,可见手术的成功并不一定给患者带来幸福。因此自20世纪60年代开始,诸如乳腺癌扩大根治术、全胃切除术、肢体肉瘤截肢术等逐渐淡出历史舞台,而由综合治疗取而代之。

每个患者都有不同的具体情况,多学科的治疗团队根据患者全身情况、局部情况、个人意愿、获益可能性制定个体化的治疗方案是医生追求的最高境界。目前兴起的外科细胞分子生物学为治疗的个体化提供了方向。以肿瘤为研究对象,在分子层面阐明肿瘤发生发展的规律,运用分子手段预测、诊断、治疗肿瘤。出现了分子外科、分子分期、分子定界、分子预后、分子治疗等新兴概念,今后基于患者个体分子水平的检测而发展的个体化治疗必将成为一种趋势,与传统的肿瘤外科相互结合为肿瘤患者造福。

（七）围手术期的中医辨证用药

手术患者失血、外伤伐气,辨证多为气血两亏、气阴两伤或脾胃失调。按照"虚则补之"的原则,对于围手术期的患者主要以补益气血、健脾和胃、益气养阴等为主调整患者气血和脏腑功能。多使用补气养血、健脾益气、滋补肝肾的方剂,如四君子汤、十全大补汤、保元汤、八珍汤、六味地黄汤等,对不能口服汤药的患者,可以使用针灸、中药外敷等协助治疗。

1. 围手术期辨证论治

（1）气血两虚证:头晕目眩,气少懒言,乏力自汗,面色淡白或萎黄,形体消瘦,心悸失眠,舌淡而嫩,脉细弱无力。

治法:益气养血。肿瘤疾病耗伤人体气血,故患者多见阴血亏虚,多伴有气虚证,临床常在健脾益气基础上加用养血药物如熟地、当归、阿胶、首乌、女贞子、赤芍、大枣、鸡血藤等。

（2）脾胃气虚证:脘腹胀满,食少纳呆,面色无华,形体消瘦,倦怠乏力,大便溏薄,舌质淡或胖,苔薄白,脉缓弱。

治法:益气健脾。脾胃为后天之本,气血生化之源,脾胃气虚则气血生化乏源,《灵枢·五味》有"故谷不入,半日则气衰,一日则气少矣",气虚日久可导致肾气不足。临床常用人参、黄芪、太子参、白术、茯苓、山药等,当影响到肾气不足时,应加用枸杞子、菟丝子、巴戟天等。

（3）肝肾阴虚证:头晕目眩,胁肋隐痛,腰膝酸痛,目干,耳鸣,肢体麻木,口燥咽干,失眠多梦,遗精,女子月经量少,舌质红苔少,脉细数。

治法:养阴生津。气血生化乏源,日久阴津不足而生内热,证见口干咽燥、舌红少津,夜间盗汗,脉细数等症。治疗当养阴生津,临床常用生地、沙参、麦冬、石斛、玉竹、天花粉、玄参、知母等。

（4）脾肾阳虚证:形寒肢冷,面色㿠白,腰膝或下腹冷痛,或久泻不止,或五更泄泻,完谷不化,或面浮身肿,腹胀如鼓,舌质淡胖有齿痕,苔白滑润,脉沉迟无力。

治法:补肾助阳。肾为先天之本,依赖脾胃化生的水谷精微的滋养才能发挥效应,肿瘤患者气血不足,疾病日久损及肾阳。证见腰膝乏力、手足不温、五更泻、舌淡苔白脉沉细等证。药物常用附子、干姜、肉桂、吴茱萸、补骨脂等温肾助阳,佐以熟地、龟甲、山萸肉等以"阴中求阳"。

患者术后如伴有"气滞""血瘀""痰湿""热毒"等实证者,应在整体辨证的基础上扶正祛邪并用。如伴有气滞血瘀证常加用三棱、莪术、当归、赤芍、川芎、桃仁、红花、丹参、五灵脂、郁金、乳香、没药、鸡血藤等。伴痰凝湿聚证常加用瓜蒌、半夏、胆南星、苍术、薏苡仁、贝母、防己、山慈菇等。伴热毒蕴结证常加用金银花、连翘、白花蛇舌草、半枝莲、山豆根、土茯苓、穿心莲、重楼、山慈菇、黄连、败酱草等。

2. 围手术期常见症状的中医辨治

（1）乏力

1）脾气亏虚:证见面色㿠白,气短乏力,言语低微,食少便溏,舌淡苔白,脉细弱。治法:补气健脾。方剂:四君子汤。

2）脾虚湿困:证见乏力,面色萎黄,食少纳呆,脘腹胀满,大便溏薄,舌淡苔白,脉虚弱。

治法:健脾益气,渗湿止泻。方剂:参苓白术散。

3) 脾肾阳虚:倦怠乏力,畏寒肢冷,少气懒言,舌淡,脉结或代。治法:健脾补肾。方剂:保元汤。

4) 气血两虚:面色苍白,头晕目眩,四肢倦怠,气短懒言,心悸怔忡,舌淡苔白,脉细无力。治法:益气补血。方剂:八珍汤。

(2) 发热

1) 气虚发热:发热、热势时高时低,气短懒言,头晕倦怠,甚至心悸,自汗出,舌淡胖,脉沉细无力。治法:补中益气。方剂:补中益气汤。

2) 阴虚发热:发热缠绵不断,多见低热,午后及夜间加重,手足心热,伴有口干咽燥、烦渴欲饮、骨蒸盗汗,舌红少苔或苔燥无津,脉细数。治法:滋阴清热。方剂:青蒿鳖甲汤、清骨散、当归六黄汤加减。

3) 肝经郁热:低热或潮热,心烦易怒,胸胁胀满,口苦咽干,善太息,舌红苔黄,脉弦数。治法:疏肝清热。方剂:丹栀逍遥散、小柴胡汤。

4) 湿热蕴结:身热不扬,汗出不退,头身困重,胸脘痞闷,口苦咽干,大便黏滞,小便短赤,舌红苔黄腻,脉滑数。治法:清热化湿。方剂:三仁汤、甘露消毒饮、茵陈蒿汤加减。

5) 热毒炽盛:高热汗出、烦躁不安,神昏谵语,口舌干燥,便秘尿黄,舌红苔黄,脉数。治法:清热解毒。方剂:白虎汤、竹叶石膏汤、清瘟败毒饮、清营汤加减。

(3) 恶心呕吐

1) 胃气不降:恶心呃逆,胃脘胀满痞闷,嗳气频频,甚至呕吐,舌淡苔白腻,脉滑或缓。治法:和胃降逆。方剂:旋覆代赭汤。

2) 脾胃不和:食欲不振,恶心欲吐,时作时止,胃脘胀闷,口淡不渴,倦怠乏力,面白少华,舌淡苔白,脉细。治法:健脾和胃。方剂:香砂六君子汤。

3) 肝气郁滞:恶心呕吐,胸闷不舒,两胁胀满,时有呃逆,口苦咽干,每遇情绪变化则症状加重,舌暗苔白,脉弦。治法:疏肝理气,和胃止呕。方剂:柴平汤。

4) 湿热内蕴:恶心呕吐,口臭反酸,小便黄、大便干,舌苔黄腻,脉滑。治法:轻下热结。方剂:小承气汤。

5) 中焦虚寒:恶心呕吐,时吐清水涎沫,时有胃痛遇寒加重,得温痛减,食少便溏,困倦乏力,舌淡苔白,脉沉弱。治法:温胃散寒降逆。方剂:理中丸。

(4) 便秘

1) 肺脾气虚:大便不干,虽有便意但排出困难,便时努挣则汗出气短,便后乏力,肢懒神疲,舌淡苔白,脉弱。治法:益气润肠。方剂:补中益气汤、生脉饮、大补元煎加减。

2) 阴血亏虚:便干,面色少华,头晕目眩,心悸气短,口唇色淡,舌淡苔白,脉细。治法:养血润燥。方剂:益血润肠丸、五仁丸加减。

3) 阴津不足:便干如羊屎状,形体消瘦,头晕耳鸣,心烦少眠,潮热盗汗,腰膝酸软,舌红少苔,脉细数。治法:滋阴通便。方剂:增液承气汤、益胃汤、六味地黄汤加减。

4) 胃肠积热:便干腹胀,口干口臭,面赤心烦,小便短赤,舌红苔黄燥,脉滑数。治法:清热润肠。方剂:麻子仁丸、新加黄龙汤、枳实导滞丸加减。

5) 气机郁滞:大便干或不干,欲便不得出,或便而不爽,肠鸣矢气,腹胀嗳气,胸胁痞满,纳差食少,舌淡苔白腻,脉弦。治法:行气导滞。方剂:六磨饮子加减。

三、化学治疗

化学治疗(chemotherapy)是利用化学药物治疗疾病的方法。广义的化学治疗指对病原微生物、寄生虫、恶性肿瘤所致疾病的药物治疗。其中,针对恶性肿瘤的化学治疗简称"化疗",是利用化学合成药物杀伤肿瘤细胞、抑制肿瘤细胞生长的一种治疗方式,是治疗恶性肿瘤的主要治疗手段之一。

(一)化疗的发展史

尽管 100 多年前已经开始用一些化学物(1865 年 Lissauer 应用亚砷酸治疗白血病开始)治疗恶性肿瘤,但真正的肿瘤化疗起源于烷化剂抗肿瘤治疗作用的发现。近代肿瘤化学治疗始于 20 世纪 40 年代,当时有少数白血病及淋巴瘤患者经氮芥(NH_2)或甲氨蝶呤(MTX)治疗,病情得到了短暂缓解。20 世纪 50 年代发现并合成了 6-巯嘌呤(6-MP)及 5-氟尿嘧啶(5-FU)等化疗药物,化疗学有了发展。20 世纪 60 年代认识到肿瘤细胞周期动力学及化疗药药代动力学的重要性。大部分目前所用的抗癌药物已被发现,少数肿瘤可经化疗治愈。20 世纪 70 年代形成肿瘤内科学,更多肿瘤有了比较成熟的化疗方案。20 世纪 80 年代研究以生物反应修饰剂等药物来提高化疗疗效,以及探索抗药性产生的原因,5% 肿瘤患者可治愈。20 世纪 90 年代新抗癌药进入临床,多药耐药基因发现,生物治疗、基因治疗等,使化疗疗效进一步提高。

(二)肿瘤细胞周期与化疗

1. 细胞周期　细胞周期是指从一次细胞分裂结束至下一次细胞分裂结束所经历的全过程,由 G_0 期(静止期)、G_1 期(DNA 合成前期)、S 期(DNA 合成期)、G_2 期(DNA 合成后期)及 M 期(有丝分裂期)所组成(表 1-1)。G_0 期细胞有繁殖能力但暂不分裂,当增殖周期细胞大量杀灭后,它们即可补充进入周期。肿瘤的 G_0 期细胞对化疗基本不敏感,因此,常为复发或转移的根源。S 期细胞数占细胞群体总数之比称为标记指数(labeling index,LI),它可代表肿瘤的增殖情况,LI 越高则对周期特异性化疗药物越敏感。

表 1-1　哺乳动物细胞增殖周期中各时相特点

时相	经历时间	生化事件
G_0(静止期)	不定	休止状态
G_1(DNA 合成前期)	数小时至数日	RNA 与蛋白质合成
S(DNA 合成期)	5~30 小时(最长达 60 小时)	DNA 合成
G_2(DNA 合成后期)	1~2.5 小时	RNA 与蛋白质合成
M(有丝分裂期)	0.5~1.5 小时	染色体装配

2. 细胞周期的调控　细胞周期的运行主要受一系列细胞周期蛋白依赖性激酶 CDKs 的调控。而这些激酶的活化,主要由周期蛋白(cyclin)行正相调控,细胞周期蛋白依赖性激酶抑制物(cyclin-dependent kinase inhibitors,CKIs)行负相调控。细胞周期蛋白是细胞周期中周期性合成和降解的特殊蛋白质,包括周期蛋白 A、B_1、B_2、C、D、E。据报道,在许多肿瘤细胞和增殖细胞中细胞周期蛋白常过度表达,使 CDKs 分子持续活化,细胞周期的转运异常活跃。哺乳类细胞中的 CDK 和细胞周期蛋白见表 1-2。

表 1-2 哺乳类细胞中的 CDK 和细胞周期蛋白

细胞周期蛋白 CDK 复合蛋白	细胞周期蛋白	CDK
G_1-CdK	CyclinD1、D2、D3	CDK4、CDK6
G_1/S-CdK	CyclinE	CDK2
S-CdK	CyclinA	CDK2
M-CdK	CyclinB	CDK1

细胞周期的检查机制主要由细胞周期内时相转换处的检测点来完成。细胞周期内主要有 3 个检测点,以保证细胞复制的准确性:①G_1 期检查点:在 G_1/S 交界处,是控制进入 S 期的检查点,抑癌基因 p53 在 G_1 检查点发挥重要作用,防止受损细胞进入 S 期进行 DNA 复制;②G_2 期检查点:在 G_2/M 交界处,是调控进入 M 期的检查点,防止受损 DNA 和未完成复制的 DNA 进入有丝分裂;③M 期检查点:检查有功能的纺锤体形成。细胞周期的检查机制使得细胞周期内部事件有序地进行。这些相关基因的突变导致细胞周期调控机制的紊乱,细胞失控性生长,从而导致肿瘤发生。若能修复缺陷细胞周期检查的机制等,即有望为肿瘤治疗提供又一新的策略。

(三)肿瘤化疗药物的药代动力学

针对肿瘤进行化学治疗时,如何获得最大的抗癌效果、监控毒副作用是一重要任务。抗肿瘤药物的作用选择性不够强,在大量杀灭癌细胞时,不可避免地损伤正常细胞,有时甚至致死。因此,监控抗肿瘤药物的血药浓度受到重视。药代动力学是研究药物及其代谢物在血中浓度变化的时间动态关系的科学。体内投药后经过吸收、分布、代谢和排泄 4 个过程。基于药代动力学的基本原则,设法改进给药方式、给药剂量,以期最大限度地发挥抗癌作用而避免出现不可恢复的不良反应,并合理用药。

(四)肿瘤化疗药物的分类

对化疗药物进行合理的分类,有助于临床化疗方案的制订和药物的选择。目前分类方式有以下三种:

1. 按抗肿瘤药物来源分类见附录。

2. 按作用机制分类化疗药物主要作用是杀伤癌细胞,阻止其分裂繁殖,按照其对生物大分子的作用可以分为以下几类(图 1-1):

(1) 直接破坏 DNA 药物:主要作用为引起 DNA 分子交联,造成 DNA 结构和功能的损害,导致细胞死亡。主要包括:烷化剂(氮芥、CTX 等)、抗生素(MMC、博来霉素等)和金属化合物(DDP、CBP 等)。

(2) 影响核酸合成的药物:此类药物的化学结构与核酸代谢的必需物质如叶酸、嘌呤、嘧啶等相似,通过特异性的对抗而干扰核酸代谢。根据作用缓解的不同,可分为:

1) 二氢叶酸还原酶抑制剂:MTX 等。

2) 胸苷酸合成酶抑制剂:5-FU 及其前药等。

3) 嘌呤核苷酸合成酶抑制剂:巯嘌呤等。

4) 核苷酸还原酶抑制剂:羟基脲、腺苷二醛等。

5) DNA 多聚酶抑制剂:阿糖胞苷、双福脱氧胞苷等。

（3）影响核酸转录的药物：此类药物选择性作用于 DNA 模板,抑制 DNA 依赖性 RNA 多聚酶,从而影响 RNA 合成。主要包括 ADM、放线菌素 D、柔红霉素等。

（4）影响蛋白质合成的药物

1）影响原料供应阻止蛋白质合成的药物：门冬酰胺酶。

2）影响微管蛋白的药物：①阻止微管蛋白聚合的药物：秋水仙碱、长春碱类；②阻止微管解聚药：紫杉醇类；③影响核糖体功能,阻止蛋白质合成的药物：三尖杉酯碱类。

（5）其他作用机制药物：抗肿瘤药物除上述几个作用机制外,还有其他的作用途径,如拓扑异构酶Ⅰ抑制剂（喜树碱等）、拓扑异构酶Ⅱ抑制剂（VP-16 等）以及影响细胞能量代谢的药物等。

3. 按细胞周期分类　根据化疗药物对各时相肿瘤细胞的敏感性不同,一般将其分为细胞周期非特异性药物（cell cycle nonspecific agents,CCNSA）和细胞周期特异性药物（cell cycle specific agents,CCSA）。CCNSA 在大分子水平上直接破坏 DNA 双链,与之结合成复合物,从而影响 RNA 转录与蛋白质合成。此类药物主要包括：①抗生素类抗癌物：ADM、柔红霉素等；②亚硝脲类：环己亚硝脲等；③烷化剂：白消安、CTX、氮芥等；④杂类：DDP、奥沙利铂等。CCSA 只能杀伤处于增殖周期中各相时的细胞,在小分子水平上阻断 DNA 的合成,因而影响 RNA 转录与蛋白质的合成。常见药物包括：①M 期特异性药物：长春新碱、长春碱、紫杉醇等；②G_1 期特异性药物：门冬酰胺酶等；③G_2 期特异性药物：博来霉素、平阳霉素；④S 期特异性药物：阿糖胞苷、5- 氟尿嘧啶等。

（五）肿瘤细胞的耐药性

恶性肿瘤对化疗的耐药是导致肿瘤化疗失败的主要原因。肿瘤细胞耐药性按来源可

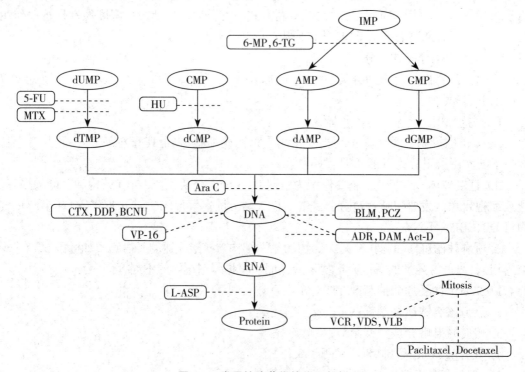

图 1-1　常用抗癌药物的作用部位

分为内在性耐药和获得性耐药。在药物敏感的肿瘤中,有部分肿瘤细胞在化疗开始时即有抗药性,内在耐药细胞出现的频率为 $10^{-7} \sim 10^{-5}$;获得性耐药细胞是开始时对化疗敏感,以后逐渐产生抗药性。按耐药表型可分为原药耐药(primary drug resistance,PDR)和多药耐药性(multidrug resistance,MDR)。原药耐药是指肿瘤细胞克服某一药物所破坏的代谢途径而对该药产生耐药;多药耐药性是指肿瘤细胞对一种抗癌药物产生耐药的同时,对结构和作用机制不同的其他抗癌药物产生交叉耐药性。

一般认为耐药的产生有以下机制(图1-2):①药物转运或摄取机制发生改变;②药物分解酶活性或数量增高;③靶酶质或量改变;④DNA 修复能力增强;⑤药物前体活化障碍;⑥受体减少或被封闭;⑦代谢途径变异,细胞保护性基因产物的过度表达或变异影响肿瘤细胞对于抗肿瘤药的敏感性;⑧改变肿瘤氧化作用或血液供应可以影响药物对肿瘤直接作用或药物到达肿瘤细胞;⑨能够明显影响药物到达肿瘤细胞的宿主正常组织方面的因素,如肾脏和肝脏药物代谢的改变或造血组织对抗肿瘤药物的耐受性等。研究较多的与多药耐药相关的蛋白有 P 糖蛋白(P-gp)、多药耐药相关蛋白(MRP)、非耐药相关蛋白(LRP)、乳腺癌耐药蛋白(BCRP)等。另外,近年来成为研究热点的肿瘤干细胞也表现出天然耐药的特性。

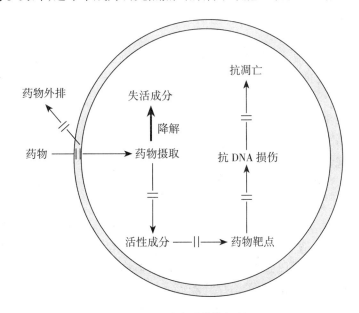

图 1-2　肿瘤耐药的机制

耐药现象的发现和广泛研究促使人们寻找克服耐药的各种途径。目前实验研究已经取得一定的进展,不过能成功应用于临床的并不多见。因此,肿瘤化疗耐药的研究前景广阔,更安全更有效的可逆转肿瘤耐药的药物正在研究中。

（六）化学治疗的临床应用

化疗是肿瘤治疗的三大主要方法之一,综合治疗使目前提高癌症治愈率的主要方向。但并不是每一病例均有治愈的机会,故应根据目前治疗可达到的效果,确定不同的治疗目的并制定相应的策略与具体方案。

1. **化疗方式**

(1) 根治性化疗:对化疗敏感,通过全身化疗可以治愈或完全控制的肿瘤往往采用根治性化疗通过全身化疗可以治愈或完全控制肿瘤,如急性白血病,绒癌,恶性葡萄胎,恶性淋巴瘤,睾丸肿瘤等。应尽早给予正规、强烈、足量、足够疗程的化疗。

(2) 辅助化疗:采用有效的局部治疗(手术、放疗)后应用以消灭可能存在的微小转移灶和难以根治性切除的病灶,防止复发转移,提高治愈率。一般在术后 3~8 周间开始。不是所有经过局部治疗的患者都需要辅助化疗,通常具有复发危险性的患者能从辅助化疗中获得确切效益,而复发危险性与原发肿瘤大小、淋巴结浸润及肿瘤生物学特性有关。

(3) 新辅助化疗:也称保驾化疗。目的是控制术后或放疗后残留病灶及消灭微小转移灶,以期延缓或控制复发和转移。新辅助化疗是指在恶性肿瘤局部实施手术或放疗前应用的全身性化疗。也有它的不足之处:对化疗不敏感的肿瘤,在化疗期间迅速增大,使原本可切除或勉强可切除的肿瘤增大而失去手术的机会;化疗可导致骨髓抑制,增加术中、术后并发症。

(4) 联合化疗:是指细胞周期非特异性药物与细胞周期特异性药物联合使用。前者对 M、G_1、G_2 期细胞作用明显,而后者对 S 期细胞作用强,将二者联合使用可以提高疗效。与单一用药相比,联合化疗往往能够提高疗效,减轻毒副作用,减少耐药的产生等,具有明显的优越性。

1) 联合使用不同作用机制的化疗药物,在杀灭肿瘤细胞方面产生增效作用,从而提高疗效。

2) 通过使用数种药物,避免了单独使用一种药物剂量过大、时间过长所导致的该药物毒副作用明显增加的可能性。

3) 长期、反复使用同一种药物还是导致肿瘤耐药的因素之一。联合化疗可以去除耐药因素,从而减少了癌细胞产生耐药的可能性。

(5) 姑息性化疗:对肿瘤已全身扩散的晚期癌症患者,为减轻痛苦,延长生存期,提高生存质量,可给予姑息性化疗。

(6) 抢救性化疗:用于晚期肿瘤,以抢救为目的。病例选择:初治病例,或未经过正规化疗,对化疗可能有效,对化疗毒副反应可能耐受,无严重并发症。

(7) 特殊途径化疗

1) 腔内化疗:胸腔、腹腔、心包腔内化疗,治疗恶性胸腔积液、腹水、心包积液。

2) 鞘内化疗:治疗脑膜白血病、淋巴瘤和其他实体瘤侵犯中枢神经系统。

3) 动脉插管化疗:介入化疗,可治疗肝癌等。

2. 化疗适应证

(1) 对化疗药物敏感的恶性肿瘤:主要指造血系恶性肿瘤,如急慢性白血病、恶性淋巴瘤、多发性骨髓瘤、恶性组织细胞病等。这些肿瘤首选化疗,且在确诊后应尽早实施治疗方案。

(2) 对化疗药物中度敏感的恶性肿瘤:如皮肤癌、绒毛膜上皮癌、恶性葡萄胎、精原细胞瘤、卵巢肿瘤、头颈部低分化鳞癌、乳腺癌、前列腺癌、肺癌、肾母细胞瘤、神经母细胞瘤等。早期患者可先手术或放疗,辅以新辅助或辅助化疗,晚期患者则以化疗为主。

(3) 对化疗药物不敏感的恶性肿瘤:如恶性黑色素瘤及某些腺癌等,可以化疗作为辅助治疗或巩固治疗,亦可采用不同的给药途径和方法以提高疗效。

(4) 实体瘤手术或放疗后复发或播散者。

(5) 癌性体腔积液:如胸腔、腹腔、心包腔的积液采用腔内注射化疗药物可使积液控制或消失。

（6）减轻肿瘤症状治疗：如上腔静脉综合征、脑转移颅内压增高、呼吸道压迫、神经受累等，常可采用化疗以缩小瘤体，缓解症状，然后再行放疗。

3. 化疗禁忌证 化疗药物一般都具有明显的毒副作用，故不宜用作诊断性治疗，更不应作为安慰剂来用。治疗前所有患者都必须有明确的诊断，一般应当有病理或细胞学诊断。凡有下列情况之一者，应禁用或慎用：

（1）年老体弱或恶病质者。

（2）曾经作过多次化疗或放疗，一般情况差者。

（3）骨髓储备功能低下者，白细胞计数 $<3.0 \times 10^9/L$、血小板计数 $<80 \times 10^9/L$、血红蛋白 $<80g/L$，一般禁用化疗药物。

（4）肝肾功能异常，尤其是使用甲氨蝶呤、左旋门冬酰胺酶时，应注意肝肾功能状况。当大剂量应用 MTX、DDP、CBP 时，肾功能正常应列为必备条件。

（5）心肺功能不全，若心功能不全，则禁用 ADM 等；若肺功能不全，应禁用或慎用白消安等。

（6）进行大手术或大面积放疗的患者，应避免同时使用化疗药物。

（7）严重感染、高热、出血、失水、电解质紊乱、酸碱平衡失调及其他并发症的患者禁用化疗药。

4. 联合化疗原则 临床上可根据抗肿瘤药物的作用机制和细胞增殖动力学，设计出联合用药方案，以提高疗效，延缓耐药性的产生，减弱药物毒性等。同时应仔细考虑以下几项原则：①构成方案的各药，应该是单独使用时证明对该种癌症有效者；②尽量选择作用机制和耐药机制不同、作用时相各异的药物组成联合化疗方案以便更好地发挥协同作用；③尽可能选择毒性类型不同的药物联合，以免重复毒副反应相加，使患者难以耐受；④最重要的是，所设计的联合化疗方案应经严密的临床试验证明其有实用价值。

5. 剂量强度 剂量强度（dose intensity，DI）药物按体表面积每平方米的剂量，而不计较给药途径。相对剂量强度（relative dose intensity，RDI）是 DI 和标准计量之比。它的基础是剂量 - 反应曲线为线性关系，这样剂量越高疗效也越大。这必须是对药物敏感的肿瘤，在临床上这种线性关系只见于淋巴瘤、睾丸肿瘤、乳腺癌和小细胞肺癌等。这也是临床上应用高剂量化疗的基础。但对大多数抗肿瘤药物来讲，杀灭肿瘤的剂量与正常组织中度剂量相差甚微。因此，这一障碍限制了药物剂量的提高。此外，对化疗不敏感的肿瘤，如大肠癌，剂量强度与疗效并无线性关系。

因此，提高剂量强度除了考虑患者肿瘤对化疗敏感性、重要器官功能情况、患者体能状况之外，还要处理好其他问题，如肿瘤负荷大小、耐药性存在与否及免疫功能状态等。

6. 化疗方案的制订 化疗方案制订的基本原则主要根据循证医学证据级别而定，但制定个体化的治疗方案也是保证疗效和可耐受性的重要环节。个体化化疗方案的制订必须根据以下三点：明确肿瘤的诊断与分期；KPS 评分和 ECOG 评分；理化指标。

7. 化疗疗效评价

（1）终点指标：总生存期（overall survival，OS）：判断于意向治疗的人群中，指研究对象从某种起始事件进入观察直到任何原因的死亡之间的时间长短。最可靠的肿瘤终点指标，即"金标准（gold standard）"。

(2) 基于肿瘤评价的终点指标:①无病生存期(disease-free survival, DFS):指研究对象从某种起始事件进入观察直到肿瘤复发或各种原因导致的死亡。该指标最常用于评价根治术或放疗后辅助治疗的疗效,也可用于大部分化疗患者达到完全缓解(CR)后治疗的疗效评价。虽然 OS 是"金标准",但是当 OS 很长时,DFS 是一个重要的终点指标。②进展时间(time to progression, TTP)和无进展生存期(progression-free survival, PFS):TTP 指研究对象从某种起始事件进入观察直到客观的肿瘤进展。TTP 不包括死亡。PFS 指研究对象从某种起始事件进入观察直到客观的肿瘤进展或死亡。③实体瘤疗效评价标准及评价指标:实体瘤疗效评价标准(response evaluation criteria in solid tumors, RECIST)对肿瘤病灶基线期的定义为肿瘤病灶基线分为可测量病灶和不可测量病灶。前者至少在 1 个方向(长径)上可以准确测量,应用常规技术,病灶直径≥20mm 或螺旋 CT≥10mm 的可以精确测量。不可测量病灶指所有其他病变(包括小病灶即常规技术长径 <20mm 或螺旋 CT<10mm),包括骨病灶、脑膜病变、腹水、胸腔积液、心包积液、炎性乳腺癌、皮肤或肺的癌性淋巴管炎、影像学不能确诊和随诊的腹部肿块和囊性病变。

8. 中医药对化疗毒副作用的防治作用 化疗药物引起的毒副作用可以根据时间快慢分为立即反应(如恶心、呕吐、发热和过敏等)、近期反应(如骨髓抑制、口腔炎、腹泻和脏器功能损伤等)和远期反应(如免疫功能抑制、不孕症等)。立即反应和近期反应出现较早,大多发生在增殖迅速的组织,如骨髓、胃肠道和毛囊等。远期反应主要见于长期生存患者。

中医学对化疗毒副作用的认识如下:

(1) 化疗毒副反应的中医学病因病机认识:中医学认为化疗药可视为药毒,侵害机体后,可致气血俱虚,阴阳失和,脏腑亏损,本源受损,血生乏源;或直接伤及骨髓精气,导致髓亏,肾虚,精耗,本源亏损。化疗毒副反应的基本病理因素以本虚为主,标实为"毒"为"瘀"。

(2) 肿瘤化疗毒副反应的中医学治则:针对化疗毒副反应的病因病机及证候特点,其基本治法治则应为扶正培本,养血活血。在化疗方案实施期间运用扶正培本法,通过益气补血、健脾益肾,能够减轻患者骨髓抑制、乏力、贫血、气短、感冒样综合征、低血压、脱发等不良反应;通过养阴清热,可改善口干、多汗、潮热、咳嗽、便秘等不良反应;通过健脾益胃,有助于减轻恶心呕吐、消化道溃疡等不良反应,并促进食欲,增强营养,防止消瘦;通过补养肝肾,能够有益于减轻肝肾功能损害、听力下降及生殖系统影响。另外,化疗常导致机体发生血瘀证,产生血液流变学异常,出现血液高凝、高黏状态及局部循环障碍等,临床表现通常为肌肤色暗无华,肌肤甲错,唇甲色暗或青紫,局部刺痛,肢体麻木,舌质紫暗或有瘀斑。临床中运用活血祛瘀法可有效缓解阴虚血瘀证表现,包括手足综合征、局部疼痛、皮肤瘙痒、色素沉着等。此外应用化痰祛湿法,亦有助于消减体液潴留,减轻咳嗽痰多等不良反应。

(3) 常见化疗毒副反应的中医药辨证施治

1) 骨髓抑制:骨髓抑制表现为白细胞和血小板的下降。中医学并无骨髓抑制病名,但根据化疗后出现的症状多将其归为中医学"血虚""虚劳"等范畴。《素问·生气通天论》云"骨髓坚固,气血皆从",说明骨髓对气血的重要性,这是血液生成最主要的来源,肾精充盈,精髓充足,则化血旺盛。因此,我们认为化疗引的骨髓抑制病位在骨髓,与脾肾关系最为密切。临床多用益气生血、健脾补肾中药来防治白细胞下降。临床常用于健脾的中药主要有党参、黄芪、白术、茯苓、太子参、鸡内金、甘草、炒谷芽等,补肾的中药主要有熟地黄、当归、枸杞子、女贞子、补骨脂、骨碎补、龟甲、鹿角胶、鹿茸、菟丝子等,配合养血、养阴的中药如黄精、鸡血藤、阿胶、麦冬等,健脾补肾,配合养阴补血,治疗化疗后骨髓抑制效果显著,毒副反应轻微。

临床表现:面色苍白,头晕乏力,腰膝酸软,呕吐,纳差,多梦失眠,烦躁汗出,发热及出血倾向。实验室检查可见白细胞、血红蛋白、血小板降低。

常见证型:气血两亏,脾肾阳虚。

主要治法:益气补血,健脾益肾。

常选方剂:归脾汤、当归补血汤、八珍汤、贞芪扶正颗粒、生血宝颗粒、生血丸、双石汤、生血康口服液、生白口服液等。

2)消化道反应:肿瘤化疗的常见消化道反应,其机制是有毒之物干扰脾胃正常受纳、腐熟、运化功能及气机的升降。因此,治疗原则为健脾益气,和胃降逆。

临床表现:恶心,呕吐,神疲乏力,食欲不振,呃逆嗳气,胃痛或胃脘不适,腹胀腹痛,腹泻或大便秘结等。

常见证型:脾胃不和,气机失调。

主要治法:健脾益气,和胃降逆。

常选方剂:橘皮竹茹汤合四君子汤、旋覆代赭汤、半夏泻心汤等。

临床应用时多不用人参,而选党参或太子参,针对呕吐的患者,加重代赭石用量,以增重镇降逆之效;胃气虚者,可加用黄芪、茯苓、白术、苍术、麦芽益气健脾,燥湿和胃;脾胃已虚,失于健运,易兼食积者,可加用鸡内金、莱菔子、山楂等以消积助运;气机郁滞,痞胀嗳气明显者,宜配合疏肝理气和胃之药,如桔梗、枳壳、陈皮等;气虚脾弱,湿浊内生,舌苔浊腻者加用芳香化湿之品,如砂仁、石菖蒲、藿香、佩兰等以芳香化湿;痰结重者,重用半夏,加瓜蒌;寒多者加桂枝、高良姜等;反酸、胃中有烧灼感加海螵蛸、煅瓦楞。

3)心脏毒性:抗肿瘤药物心脏毒性是指接受某些抗肿瘤药物治疗的患者,由于药物对心肌的毒性作用,引起的心律失常,心脏收缩或舒张功能异常甚至心肌肥厚或心脏扩大的心肌病变。常见的具有心脏毒性的抗肿瘤药物包括蒽环类药物,紫杉类药物,分子靶向药物曲妥珠单抗,抗血管生成抑制剂贝伐珠单抗等。虽然联合抗肿瘤治疗可以增强抗肿瘤疗效,但也可能导致心脏毒性增加。蒽环类药物如阿霉素、表阿霉素等与心肌的亲和力明显高于机体的其他组织,其剂量积累性的心肌毒性,限制了该类药物的应用。

中医理论认为其机制可能为“药毒”,毒邪侵犯心包,及气阴亏损导致瘀血阻络,干扰心脏正常功能及气机升降所致。缓解期治疗原则为益气养心,通利血脉。

临床表现:心悸,胸闷气短,胸痛。甚至会出现心肌损伤、心力衰竭等。

常见证型:心血瘀阻。

主要治法:益气养心,通利血脉。

常选方剂:生脉饮、参附汤、失笑散、血府逐瘀汤、瓜蒌薤白桂枝汤等。

4)肝脏毒性:化疗中及化疗后的肝损伤多表现为转氨酶增高、总胆红素上升及低蛋白血症,化疗药物引起的肝损害主要是由于化疗药物及其代谢产物对肝脏的直接毒性作用所致,其中以 CTX、ADM、5-FU、MMC、VP-16 最为明显。早期表现为坏死、炎症,长期用药可出现纤维化、脂肪性变、肉芽肿形成、嗜酸性粒细胞浸润等慢性肝损伤。目前临床多采用肝功能进行监测,主要指标为 ALT、AST、γ-GT、TBil、DBil、ALP 等。

中医理论对化疗后患者肝毒性的认识见于“黄疸”“胁痛”“呕吐”“臌胀”“积聚”“药毒”等证,以“黄疸”联系最为密切。临床多以茵陈蒿汤加减缓解症状。

临床表现:可见乏力,恶心,纳差,重者可见肝区疼痛,肝肿大,腹痛,腹水,黄疸,全身瘙痒,严重者引起肝硬化,低胆固醇症,凝血障碍,肝性脑病等。

常见证型:湿毒内蕴。

主要治法:清热解毒,利湿退黄。

常选方剂:茵陈蒿汤。

茵陈蒿汤具泄热,利湿,退黄之功,为治疗湿阻中焦黄疸的经典方。对于肝胆湿热者,加黄芩清热解毒,以助茵陈、栀子退黄;车前草、金钱草、泽泻清热利湿热,通淋,使湿热之邪从小便走;栀子柔肝以护肝;若脾虚湿困,另加党参、黄芪、白术、茯苓等以健脾益气,脾得健,则湿浊自行;陈皮和砂仁为醒脾化湿之品。

5) 手足综合征:手足综合征(hand-foot syndrome,HFS)又称掌趾感觉丧失性红斑综合征,是一种特征性的皮肤毒性反应。其与使用化疗药物有关,如卡培他滨,阿糖胞苷,环磷酰胺,多西他赛,长春瑞滨等。与卡培他滨相关的 HFS 发生率为 50%~60%,且当日用量大于 2 000mg/m² 时,HFS 的发生率更高,一般出现在化疗的第 1~2 个周期。

中医理论认为,病名归属为"痹证",亦属于"药毒"范畴。抗肿瘤药物损伤机体气血,致使气虚血瘀,气虚失运,血虚不荣,瘀血阻滞,脉络不通,"不通则痛",四末失养。中医病机特点为本虚标实,内虚外实。组方多以内补脾肾,外活血化瘀解毒为主。

临床表现:HFS 的主要临床表现为手和 / 或足的麻木,感觉迟钝,感觉异常,如针刺感,烧灼感,无痛性或疼痛性的红斑肿胀,干燥,脱屑,严重者出现溃疡,水疱,表皮脱落,脱皮,脱甲,出血,剧烈疼痛,并且伴有行走和抓物困难,影响日常工作生活。

常见证型:正气亏虚,兼有血瘀。

主要治法:益气健脾,活血通络。

常选方剂:四物汤合生脉散、六君子汤合桃红四物汤。

中药治疗手足综合征多从血分论治,以活血通络为主,多用当归、芍药、鸡血藤、桃仁、川芎等以理气养血,活血通络;考虑到恶性肿瘤患者的特殊体质,及化疗的多种不良反应,加用固护脾胃,应用较多的为四君子汤、陈皮、半夏、黄芪等,以健脾和胃,在防治手足综合征的同时,亦可缓解消化道反应等。伴有瘙痒的可酌加白鲜皮,地肤子,苦参;伴关节屈伸不利者可加青风藤、络石藤、老鹳草、豨莶草等以通络利关节。

外治法:四妙活血散、黄芪桂枝五物汤、通络活血汤等。

外用成药:炎敌油:紫草、黄芪、当归等。具有增强活血消肿,止痛生肌的功效;京万红软膏:组成:地榆、栀子、大黄、穿山甲、冰片、紫草、红花等。京万红膏具有清热解毒、凉血祛风、活血化瘀、消肿止痛、抗炎生肌的功效,尤其适用于手足综合征Ⅱ~Ⅲ级的患者。

6) 外周神经毒性:在临床肿瘤治疗中,化疗药物在杀伤肿瘤细胞的同时,所引起的不同程度的神经毒性是临床常见的药物剂量限制性不良反应。目前已知能引起神经毒性的化疗药有铂类、长春新碱类、紫杉类等。外周神经毒性多由奥沙利铂导致,奥沙利铂是继顺铂和卡铂之后的第三代铂类化疗药物,与前两代铂类比较毒性更低,是目前胃肠道肿瘤化疗方案的基础用药之一,但其外周神经毒性较为明显,发生率约为 85%~95%。

外周神经病变是奥沙利铂的主要剂量限制性毒性,临床分为急性神经毒性和累积性神经毒性。急性神经毒性一般在用药后数小时至数日内发生;剂量累积性毒性一般在几个疗程后发生。目前奥沙利铂的神经毒性发生机制不明,一则认为奥沙利铂的代谢产物草酸盐对钠离子通道的影响,一则为奥沙利铂引起脊神经后根神经节内感觉神经元的损伤。

中医理论认为周围神经毒性属"痹证""药毒"范畴。本病病机可能为正气不足,瘀阻络脉。

临床表现:急性神经毒性:迅速发作的对寒冷敏感的末梢神经感觉异常或感觉障碍,如指趾末端麻木或感觉减退,偶见咽喉感觉异常,表现为呼吸和吞咽困难。剂量累积性毒性:肢体麻木,冷痛不适,一般在停药后逐渐恢复。

常见证型:正气不足,瘀阻络脉。

主要治法:益气活血,通络止痛。

常选方剂:补阳还五汤、黄芪桂枝五物汤。

外治法:通络方加减:生黄芪、醋三棱、柴胡、淫羊藿、牛膝等。该方为中国中医科学院广安门医院肿瘤科协定方,用于治疗外周神经损伤。

四、放射治疗

放射治疗简称"放疗",是治疗恶性肿瘤的重要手段之一。大约 60%~70% 的肿瘤患者在病程不同时期需要放射治疗,约有 40% 的癌症可以用放疗根治。放射治疗在肿瘤治疗中的作用日益突出。

(一)放疗机制

放射疗法采用放疗设备产生的高能量射线照射肿瘤组织,抑制肿瘤细胞繁殖和扩散。放射线可以与细胞内部结构发生作用,直接或间接地损伤细胞 DNA。直接损伤主要由射线直接作用于有机分子而产生自由基引起 DNA 分子出现断裂、交叉。间接损伤主要由射线对人体组织内水发生电离,产生自由基,这些自由基再和生物大分子发生作用,导致不可逆损伤。

(二)放射治疗

主要有体外照射和体内照射两种形式。

1. 体外照射　又称远距离放射治疗,是使用放疗设备将高能射线或粒子束从体外对肿瘤进行照射,包括常规放疗、三维适型放疗、调强放疗。常用设备有 X 线治疗机、^{60}Co 治疗机和直线加速器等。

2. 体内照射

(1)体内照射:又称近距离放射治疗,是把高强度的微形放射源送入人体腔内或配合手术置入肿瘤组织内进行照射。可使大量无法手术治疗、体外照射复发的患者获得再次治疗的机会,有肯定的疗效,而正常组织不会受到过量照射,避免了并发症。

(2)放射性粒子植入:常用的粒子有 ^{125}碘、^{192}铱、^{103}钯等,在 B 超或 CT 引导下,精确地将放射性粒子植入肿瘤组织,通过放射性粒子持续释放射线来达到最大限度地杀伤肿瘤细胞的作用。

(三)临床放射治疗的方式

1. 根治性放疗　应用肿瘤致死量的射线,全部消灭恶性肿瘤的原发和转移病灶。主要适用于鼻咽癌、早期喉癌、肺癌、食管癌等对于放射线敏感或中度敏感的肿瘤。

2. 姑息性放疗　以解除晚期恶性肿瘤患者痛苦、改善症状及延长生命为目的的放射治疗,用于下列情况:

（1）止痛：如肿瘤骨转移及软组织浸润等所引起的疼痛。

（2）缓解压迫：如肿瘤引起的消化道、呼吸道、泌尿道等的梗阻。

（3）止血：如肺癌或肺转移病灶引起的咯血等。

（4）促进溃疡性癌灶控制：如伴有溃疡的大面积皮肤癌、口腔癌、乳腺癌等。

（5）改善生存质量：如通过缩小肿瘤或改善症状后使生存质量提高。

3. 辅助性放疗　是放疗作为综合治疗的一部分，与手术或化疗相配合，提高综合治疗效果。在手术或化疗前后，放疗可以缩小肿瘤或消除潜在的局部转移病灶，提高治愈率，减少复发和转移。

4. 预防性放疗　这里特别指的是亚临床灶的预防照射，如小细胞肺癌的脑部预防性放疗，鼻咽癌颈淋巴区的预防性放疗，这些治疗常常有积极的作用。

（四）肿瘤急症的放疗

1. 上腔静脉压迫综合征　临床表现为面部水肿、发绀、胸壁静脉及颈静脉怒张、上肢水肿、呼吸困难、不能平卧等。引起上腔静脉压迫综合征的原因，常由于癌直接侵犯上腔静脉（68%）或静脉外部受压（32%），最常见为支气管肺癌、前纵隔肿瘤、淋巴瘤、纵隔转移癌等。放射治疗可以有效地缓解症状，减轻痛苦。

2. 颅内压增高症　临床表现为头痛、呕吐、视觉障碍，甚至精神不振、昏睡、嗜睡、癫痫发作。放射治疗最适于白血病性脑膜炎及多发性脑转移瘤引起的颅内压增高症的急症治疗。同时使用激素及利尿剂，能够使患者症状得到缓解，恢复一定的生活自理能力。

3. 脊髓压迫症　95%以上的脊椎转移癌均在髓外，对不能手术的髓外肿瘤应尽快采取放射治疗，同时也应使用大剂量皮质类固醇，促使水肿消退，防止放疗水肿发生。

4. 骨转移疼痛　骨转移的放射治疗的止痛作用疗效肯定，可显著提高生活质量。

（五）放射治疗的临床应用

1. 肿瘤放疗原则

（1）诊断清晰原则：尽量确诊肿瘤类型、范围、立体位置及期别等情况，做到有的放矢。

（2）对患者一般情况进行 Karnofsky 评分，掌握重要脏器、肿瘤周围组织功能状况及其他合并症。

（3）细致计划原则：充分进行放疗前的准备，排除一切不利因素如感染等。

（4）个体化原则：因肿瘤情况、正常组织耐受性、机体状况个别差异较大，计划须区别对待，不断调整。

2. 放疗计划　经过临床、影像学诊断等各种检查确定肿瘤位置后，还必须了解该肿瘤的生物特性及其扩散规律，才能决定放射范围。要完成放射治疗计划的设计和执行，必须要有医生、技术员、物理师和护士等密切合作才能保证靶区得到足够的放射量，同时又使正常组织受量低。

3. 放疗常见的不良反应及处理方法　放疗后的并发症有局部组织的损伤和全身损伤。局部组织损伤如放射性皮炎、食管炎、咽炎、肺炎、骨炎等，临床表现有皮肤放射损伤、吞咽困难、口干咽痛、干咳等症状。全身反应有骨髓抑制、乏力、消化道反应等，临床可见白细胞下降、食欲减退、恶心、呕吐等。

放疗不良反应大多数在放疗后期或放疗结束后一段时间内出现。放疗并发症大多为一过性疾患，只要给予对症治疗即可，并不影响放疗的进程。少数患者也会发生严重并发症，使放疗不得不终止。因此积极预防和治疗并发症,在整个放疗过程中是非常重要的。

（1）放射性皮炎:放疗期注意照射野皮肤的清洁,注意用清水清洗,不要用肥皂等刺激性物品,切忌用力擦洗局部皮肤,以免皮肤破溃。清洗后可在局部涂少许油脂防护品,以防皮肤干燥。对水疱可以涂少许甲紫溶液使局部干燥;出现湿性脱皮时,应注意适当暴露皱褶区皮肤,局部衬垫干净纱布。放疗期间在局部皮肤用药,应征得放射科医生的许可,因为某些药物在放射线照射下发生激发射线,应当谨慎选用。

（2）放射性肺炎:放疗期间发生胸闷、气喘、干咳、发热时,应及时做 X 线胸部检查。轻度病变时可以对症治疗,严重时需要给予糖皮质激素治疗。

（3）消化道反应:放疗期间患者应当多饮水,多食新鲜蔬菜、水果,保持充足的营养。出现食欲减退时,可以补充多种维生素,给予少量胃动力药,促进胃肠蠕动。

（4）骨髓抑制:放疗期间应当每周检查血液指标,同时给予充足的营养。在发生骨髓抑制时,可给予维生素 B_4、利血生、鲨肝醇等促进白细胞生长的药物。

（六）影响放疗疗效的因素

1. 氧效应　人体实体肿瘤大多存在乏氧区域,它与治疗失败及死亡率增加有关。细胞在有氧情况下照射时敏感性为缺氧时 2.5~3 倍。氧是目前所知的最强的放射增敏剂。肿瘤组织内乏氧细胞的存在是影响放射效应的重要因素。

2. 谷胱甘肽含量　谷胱甘肽（GSH）是修复受损 DNA 所必需的巯基化合物,与肿瘤放射敏感性之间呈负相关。细胞内的 GSH 在电离辐射损伤过程中有两种作用:一是直接清除由电离辐射引起的自由基;二是通过调节氧的含量或通过其他亲电子性的增敏物质,使细胞靶分子上的电荷发生转移。

3. 组织修复能力　细胞的放射损伤可分为 3 种类型:一是致死性损伤,丧失了分裂增殖的能力,不存在任何修复损伤的能力;二是亚致死损伤,是可以修复的损伤;三是潜在性致死损伤,细胞受损伤后在适当的条件下可使损伤修复,否则不能修复,最终导致细胞丧失分裂增殖能力。

4. 细胞周期不同时相　处于分裂周期不同时相的细胞其放射敏感性有很大的差异。M 期和 G_2 后期的细胞最敏感,S 期和 G_0 期细胞对放射抗拒。

5. 肿瘤组织的再氧合　分割照射时,肿瘤周边区域时相敏感的有氧细胞首先被杀伤,减少了对氧的消耗,缩短了肿瘤中心区域乏氧细胞与供氧血管间的距离,改善了局部供氧情况,乏氧细胞转变成氧合好的细胞,增加了它们对射线的敏感性。

6. 照射剂量　不论是肿瘤组织还是正常组织,其放射效应均与照射的总剂量有关。剂量与效应之间的关系呈"S"形曲线,当剂量超过一定的阈值后随着剂量的少许增加,放射效应可有明显增加;但当达到一定限度后,即使再增加照射剂量,放射效应的增加也很轻微。

7. 不同肿瘤的放射敏感性

（1）高度敏感:淋巴类肿瘤、白血病、精原细胞瘤。

（2）中等高度敏感:鳞癌:口腔、鼻咽、食管、膀胱、皮肤、宫颈癌等。

（3）中度敏感:血管及结缔组织肿瘤。

（4）中等低度敏感:大多数腺癌如乳腺、黏液腺、唾液腺,肝、肾、胰、甲状腺,结肠癌;脂肪、软骨、成骨肉瘤。

（5）低度敏感:横纹肌肉瘤、平滑肌肉瘤。

另外,放射治疗的敏感性还受下列因素的影响:如细胞的分化程度、临床分期、既往治疗、肿瘤生长部位及形状、有无局部感染、患者营养状况或有无贫血等。

(七)中医药对肿瘤放疗的影响

1. 中医药对肿瘤放疗毒副反应的影响

(1)对病因病机的认识:中医学认为放射线属于"热毒之邪",损伤津液,灼津烁血,耗阴耗气,致气血受损,脾胃运化失调,肝肾亏虚。根据中医学对放射线致病机理的认识和放射线作用于机体所表现的临床症状,放疗毒副反应的基本病理因素为"热""毒""瘀",且三者相互作用,互为影响;基本证候特征为气阴两虚、毒瘀互结。一般在放疗初期患者多实,表现毒瘀互结、热邪亢盛之候;放疗后期患者体质多虚,表现气阴两虚、虚火灼热之候。但在大多情况下患者表现虚实错杂,只是侧重点不同而已,中晚期则病情变化复杂。

(2)中医治则:针对放疗毒副反应的病因病机及证候特点,其基本治则应为益气养阴、解毒化瘀。益气包括益脾气、益肺气、益肾气、益元气等,常用中药有:黄芪、西洋参、党参、白术、太子参、山药等;养阴指滋养阴液,包括肺阴、胃阴、肝阴、肾阴等,临床常用中药有:玉竹、石斛、天门冬、麦门冬、沙参、黄精、女贞子等;解毒,缓解放射线火热之毒,常用中药有:半枝莲、白花蛇舌草、藤梨根、板蓝根、丹皮、赤芍、夏枯草、蛇六谷等;化瘀用于热毒蕴结所致瘀结证,临床常用中药有:红花、桃仁、延胡索、川芎、丹参、乳香、没药、三七等。

2. 辨证施治

(1)骨髓抑制:放射线属热毒之邪,易耗伤气血津液,致气血损伤,加之肿瘤导致正气亏虚,脾胃失调,肝肾亏虚,以致气血津液亏虚,先后天生化乏源,临床表现常出现白细胞、血小板低下。

常见证型:心脾两虚、肝肾阴虚。

临床表现:身困乏力,头晕目眩,失眠多梦,心悸气短,面色无华,手足心热,纳差,舌淡或偏红或有齿痕苔白,脉细弱或数而无力。

主要治法:补益气血,益气健脾,滋补肝肾。

常选方剂:归脾汤、八珍汤、贞芪扶正颗粒、六味地黄汤、复方皂矾丸。

针灸治疗:艾灸足三里、三阴交、肾俞。

(2)放射性皮炎:放射热毒作用于体表皮肤,剂量累加较大时易损伤皮肤组织。

常见证型:火毒伤肤、湿热蕴表。

临床表现:皮肤粗糙发暗、红肿、干燥脱屑、破损,甚或溃烂,局部疼痛难忍,口干喜饮,舌红苔黄,脉细数。

主要治法:清热利湿解毒等。临床多外用药物,宜放疗开始预防应用。

常选方剂:内服:黄连解毒汤;外用:金黄膏、湿润烧伤膏。

(3)消化道反应:脾胃为后天之本,主运化水谷,主升清降浊。放射线损伤脾胃,热毒炽盛,气血凝滞,湿、热、毒蕴结于胃肠道,通降失职,清阳不升,浊阴不降,脾胃失和,胃气上逆,临床常常出现消化道反应。

常见证型:湿热下注、热毒伤阴、胃阴不足、痰热内阻。

临床表现:神疲乏力,纳呆食少,恶心呕吐,呃逆嗳气,厌油腻,大便溏或干,腹痛腹泻,里急后重,便血,舌红苔黄腻,脉数。

主要治法:清热利湿,化痰解毒、养阴清热。

常选方剂:半夏泻心汤、葛根芩连汤、橘皮竹茹汤、麦门冬汤。

(4) 放射性口鼻干燥症:放射线属热毒之邪,邪热亢盛,煎灼口鼻腔黏膜,耗伤津液。

常见证型:阳明炽热、气阴两虚、肺燥津伤。

临床表现:头颈部肿瘤放疗易出现口咽干燥难忍,鼻咽干燥触之易出血,口渴饮冷,干咳无痰,发热心烦,大便干结,小便黄赤,舌质红苔黄干,脉细数。

主要治法:清热除烦、益气养阴、生津润燥。

常选方剂:调胃承气汤、补肺汤、养阴清肺汤、百合固金汤。少许薄荷油滴鼻。

(5) 放射性肺损伤:肺主气、司呼吸,为娇脏,不耐寒热。放射属热毒之邪直中脏腑血络,毒瘀壅肺,肺失濡养,宣肃失职。

常见证型:气阴两虚、阴虚内热、痰热壅肺、毒瘀互阻。

临床表现:咳嗽、咳痰或干咳无痰,偶咳血丝痰,胸闷胸痛,咽燥口渴,呼吸困难。

主要治法:益气养阴,生津润燥止渴,清热化痰,解毒化瘀。

常选方剂:生脉散、沙参麦门冬汤、血府逐瘀汤。

(6) 放射性食管炎:临床食管癌、纵隔肿瘤放疗放射线致使食管损伤。

常见证型:热毒炽盛、胃阴不足、痰瘀交阻。

临床表现:吞咽不利疼痛,进食后加剧,食物咽之难下,呕吐痰涎,舌红苔黄,脉数。

主要治法:清热解毒、滋养胃阴、清化痰热、活血化瘀。

常选方剂:沙参麦门冬汤、益胃汤、通幽汤、半夏厚朴汤。

(7) 放射性肠炎:妇科肿瘤放疗,热毒侵袭大肠,伤及脉络,湿热瘀毒胶结,壅塞气机,气血凝滞。

常见证型:湿热下注、热毒蕴结、瘀热互阻。

临床表现:腹痛腹泻,便中带血或带黏液,便溏不爽,肛门灼痛,胸闷烦渴,恶心呕吐,纳呆,脘腹胀痛,舌红苔黄腻,脉濡数。

主要治法:清热利湿、解毒化瘀。

常选方剂:甘露消毒丹、少腹逐瘀汤、香连化滞丸等。锡类散或冰硼散灌肠。

(8) 放射性膀胱炎:妇科、直肠、前列腺肿瘤放疗,热毒伤及膀胱脉络,湿热下注、毒瘀互结。

常见证型:热毒下注、毒瘀伤络、肝肾亏虚。

临床表现:尿频,尿急,尿血,小便灼热刺痛,小便不利,口干喜饮,大便干,舌暗红苔黄,脉数无力。

主要治法:清热利湿解毒、化瘀通络、滋补肝肾。

常选方剂:八正散、小蓟饮子、知柏地黄丸。

3. 中医药对肿瘤放疗增敏的影响研究　放射增敏剂(radio sensitizer)是指一类能增强射线的杀伤作用的药物。近些年来一些放射增敏化合物,如甘氨双唑钠、塞来昔布等,虽然具有较高的增敏性,但由于对正常组织具有一定的毒性,限制了临床上的运用,近来,研究者们发现一些中药同样具有较好的放射增敏效应。根据影响放射增敏剂的主要因素,中药增敏剂主要分为以下几类:

(1) 改善肿瘤微环境类:大量的临床研究表明,活血化瘀类中药如丹参、红花、桃仁、三棱、莪术等可改善肿瘤微环境,调节恶性肿瘤细胞中含氧量,具有较好的放射增敏作用。其放射增敏作用可能是通过增加血流量,改变血液黏度,提高肿瘤血供及肿瘤局部血氧水平,从而提高肿瘤的放射敏感性。

(2) 增强免疫功能类:放射治疗除了可以直接杀伤肿瘤细胞外,对人体正常组织也会产生损伤。放疗属于中医"火毒"范畴,作用于人体可使气阴两虚,在降低人体免疫力的同时,也可使肿瘤的放疗效果减低。因此,采用扶正培本中药,可增加机体免疫力,杀灭肿瘤,还可起到放疗增敏作用。临床研究证实人参、黄芪、西洋参、白术、茯苓、女贞子、枸杞子等配合放疗治疗食管癌、肺癌,其治疗效果均明显高于单纯放疗组,并可提高患者的近期生存率。

(3) 调节细胞周期、诱导细胞凋亡类:处于分裂周期不同时相的细胞其放射敏感性有很大的差异。M 期和 G_2 后期的细胞最敏感,S 期和 G_0 期细胞对放射抗拒。李刚等研究证实姜黄素对人肾癌细胞株 ACHN 具有明显的放疗增敏作用,细胞对射线诱导凋亡的敏感性提高细胞周期 G_2/M 期阻滞作用和对射线所致亚致死损伤修复能力的抑制在其作用机制中发挥了重要的作用。

综上所述,中药对放疗增敏的作用非常肯定,且具有多靶点、毒副作用小等优点,可以提高患者的生存期及生存质量,有较好的临床应用前景,但这方面还有大量的研究工作要做。

五、靶向治疗

尽管对癌症的基因组学及表观遗传学进行了大量研究,关于肿瘤的基因突变、表达谱及信号转导基础研究领域取得了重大进展,但在临床上,自从 50 年前 Burchenal 等开创癌症化疗以来,癌症患者的生存期并未见显著增长。近年来,针对肿瘤细胞受体、关键基因和调控分子为靶点的新型治疗方案已逐步从实验室走向临床,这种特异性杀灭肿瘤细胞的肿瘤靶向治疗已对癌症的基因表达特征的分子分型、疗效及预后产生重大影响。

(一)肿瘤靶向治疗的含义

靶向治疗是在细胞分子水平上,针对已经明确的致癌位点(如细胞信号传导通路、原癌基因和抑癌基因、细胞因子及受体、抗血管生成、自杀基因等),来设计相应的治疗药物,药物进入体内会特异地选择致癌位点并与之结合发生作用,使肿瘤细胞特异性死亡,而不会波及肿瘤周围的正常组织细胞。

分子靶向治疗在临床治疗学中地位的确立源于 20 世纪 80 年代以来的重大进展,包括对机体免疫系统和肿瘤细胞生物学与分子生物学的深入了解;DNA 重组技术的进展;杂交技术的广泛应用;体外大容量细胞培养技术的成功;计算机控制的生产工艺和纯化等。1997 年 11 月美国 FDA 批准利妥昔单抗(rituximab)用于治疗某些非霍奇金淋巴瘤(non-Hodgkin's Lymphoma,NHL)真正解开了肿瘤分子靶向治疗的序幕。此后经美国 FDA 批准用于临床的肿瘤分子靶向制剂已有数十种,取得了良好的社会经济效益。靶向治疗具有疗效明确,对肿瘤细胞具有选择性杀伤作用,不良反应轻的特点,迅速在临床得以应用,对比既往的抗癌药物主要有以下区别(表 1-3)。

(二)分子靶向治疗的分类及其代表药物

1. 分类

(1) 根据药物的作用靶点和性质分为小分子化合物和单克隆抗体(图 1-3)。

(2) 按作用机制分为细胞增殖,细胞凋亡,信号转导通路,血管生成,肿瘤转移、侵袭,肿瘤耐药,致病基因等(表 1-4)。

表 1-3 分子靶向药物与既往抗癌药物的区别

比较项目	分子靶向药物	既往抗癌药物
主要作用	抑制肿瘤细胞增殖	多为细胞毒性
癌症种类的选择	存在靶分子抑制肿瘤进展	实体瘤
Ⅱ期临床试验观察指标	对靶分子的效果	肿瘤缩小(影像学诊断)
病例选择依据	靶分子表达峰	病理组织类型
联合用药依据	病理学及临床结果的分析	经验性的

分子靶向药物
- 小分子化合物
  - 表皮生长因子受体(EGFR)酪氨酸酶抑制剂:吉非替尼(gefitinib)
  - Bcr-Abl 酪氨酸激酶抑制剂:伊马替尼(imatinib)
  - 血管内皮生长因子受体抑制剂:贝伐单抗(bevacizumab)
  - IGFR-1 激酶抑制剂:NVP-AEW541
  - mTOR 激酶抑制剂:CCI-779
  - 泛素 - 蛋白酶体抑制剂:硼替佐米(bortezomib)
- 单克隆抗体
  - 抗 EGFR 的单抗:西妥昔单抗(cetuximab)
  - 抗 HER-2 的单抗:曲妥珠单抗(trastuzumab)
  - 抗 CD20 的单抗:利妥昔单抗(rituximab)
  - 其他:Aurora 激酶抑制剂,组蛋白去乙酰化酶(HDACs)抑制剂等

图 1-3 分子靶向药物按性质分类及代表药物

表 1-4 分子靶向药物按作用机制分类及代表药物

作用的主要环节	作用机制或靶点	代表药物
细胞增殖	抑制 CDK,Cyclin 活性	HMK1275
细胞凋亡	Bcl2,P53,C-myc,P21,TRAIL	G3139,forminivirson
信号转导通路	PKC	ISIS3521,SCH66336,LY317615
	Ras 途径:EGFR,PDGFR 等 raf kinase MAPK	ZD1839,ST1571,OSI-774, trastuzumab,BAY43-9006,
血管生成	VEGF,PDGF,FGF,TGF 血管生成抑制因子	bevacizumab angiostatin,endostatin
肿瘤转移、侵袭	基质金属蛋白酶	marimastat
肿瘤耐药	P-gp,MRP,LRP,GST,PKC,TopoⅡ 等	XR9576
致病基因	抑制基因突变产物形成 修复去除致病基因	翻译寡核苷酸,siRNA
其他		

2. 代表药物

(1) 吉非替尼

作用机制：吉非替尼是一种口服表皮生长因子受体 - 酪氨酸酶（EGFR-TK，是细胞外信号传递到细胞内的重要枢纽，它在细胞增殖等过程中发挥重要作用，在多种癌细胞中过度表达）拮抗剂，是信号传导干预治疗药物（属小分子化合物）。其能竞争地与 EGFR 胞内区酪氨酸酶催化区域上的 Mg-ATP 结合位点结合，阻止酪氨酸激酶残基的自磷酸化，阻断 EGFR 介导的信号转导，从而抑制肿瘤细胞的生长。

临床应用：吉非替尼是第一个被用于治疗非小细胞肺癌（NSCLC）的小分子靶向药物，主要毒副作用为消化道反应和痤疮样皮疹，患者容易耐受。

(2) 伊马替尼

作用机制：伊马替尼是 Bcr-Abl 和其他酪氨酸激酶，包括干细胞因子受体 c-kit（CD117）和血小板的生长因子受体（PDGF-R）的选择性抑制剂。

临床应用：该药是第一个应用于临床的分子靶向治疗药物，被获准于治疗费城染色体阳性的慢性髓性白血病（Ph+CML）的慢性期、加速期和急性期；不能切除和 / 或发生转移的恶性胃肠道间质肿瘤（GIST）的成人患者；成人复发的或难治的费城染色体阳性的急性淋巴细胞白血病（Ph+ALL）；嗜酸性粒细胞过多综合征（HES）和 / 或慢性嗜酸性粒细胞白血病（CEL）伴有 FIPILI-PDGFRα 融合激酶的成年患者；骨髓增生异常综合征 / 骨髓增生性疾病（MDS/MPD）伴有血小板衍生生长因子受体基因重排的成年患者；侵袭性系统性肥大细胞增生症（ASM），无 D816V c-kit 基因突变或未知 c-kit 基因突变的成人患者；不能切除、复发或发生转移的隆突性皮肤纤维肉瘤（DFSP）；kit（CD117）阳性 GIST 手术切除后具有明显复发风险的成人患者的辅助治疗。

(3) 贝伐单抗

作用机制：贝伐单抗为中国仓鼠卵巢细胞培养上清液中提取的一种重组人源化 IgG1 型单克隆抗体，能与 EGFR 特异性结合后阻碍后者与内皮细胞表面受体 Flt-1 及 KDR 结合，使 VEGF 不能发挥促进血管内皮细胞增殖以及肿瘤内血管新生的作用，从而阻断对肿瘤生长至关重要的血液、氧气和其他生长必需的营养供应，使之无法在体内生长和散播转移。

临床应用：2004 年 2 月美国 FDA 批准的首个血管生成抑制剂，可联合化疗作为转移性结肠癌的一线治疗。后续又批准在结直肠癌疾病进展后继续使用贝伐单抗、联合干扰素 α-2a 用于治疗转移性肾细胞癌、联合紫杉醇 / 卡铂化疗方案治疗非小细胞肺癌（非鳞癌）、贝伐单抗加伊立替康治疗胶质母细胞瘤。欧洲还批准用于乳腺癌和卵巢癌的治疗。目前，对于贝伐单抗和 EGFR 抑制剂治疗三阴性乳腺癌尚存在争议，对于其靶向的研究正在广泛开展。不良反应包括可导致高血压等副作用，极少情况下会有胃肠穿孔。

(4) 曲妥珠单抗

作用机制：是一种针对 HER2/neu 原癌基因产物的人 / 鼠嵌合单抗，可与 HER-2 受体结合后干扰后者的自身磷酸化及阻碍 HER2/HER3、HER2/HER4 异源二聚体形成，显著下调 HER2 受体的表达，进而抑制信号传导系统的激活，从而抑制肿瘤细胞的增殖。

临床应用：1998 年 9 月美国 FDA 批准上市，是第一个以癌基因为靶点的针对 HER2 阳性的乳腺癌转移患者的治疗药物。曲妥珠单抗与化疗联用已被批准用于治疗乳腺癌和

HER-2 阳性转移胃或胃食管连接部癌症。主要毒副作用是寒战、发热和有一定的心脏毒性,因此,不提倡与蒽环类药物同时应用。曲妥珠单抗和微观抑制剂 DM1 结合而成的新药 adotrastuzumab emtansine(TMD1)也已获批用于治疗此前已接受曲妥珠单抗和紫杉醇烷类药物单独或联合治疗的 HER-2 阳性、转移性乳腺癌患者。

(5)西妥昔单抗

作用机制:针对表皮生长因子(EGF)的 IgG1 单克隆抗体,与 EGFR 胞外部分的特异性结合,从而阻滞内源 EGFR 的结合,阻断细胞内信号转导,从而抑制癌细胞的增殖,诱导癌细胞的凋亡,减少基质金属蛋白酶和血管内皮生长因子的产生;同时,进一步诱导 EGFR 内吞噬从而导致受体数量的下调,通过抗体依赖细胞毒作用(ADCC)介导的肿瘤细胞杀伤,达到治疗肿瘤的目的。

临床应用:单用或与伊立替康联用于表皮生长因子受体过度表达的患者,以及对以伊立替康为基础的化疗方案耐药的转移性直肠癌的治疗。

(6)索拉非尼

作用机制:索拉非尼是靶向作用于 Raf 和 RTKs 的多激酶抑制剂。可以阻断野生型和突变型 B-Raf 的活性,同时阻断 VEGFR 和 PDGFR-β 的活性。

临床应用:治疗不能手术的晚期肾细胞癌;治疗无法手术或远处转移的原发肝细胞癌。近期的一项临床试验中,进展期甲状腺癌患者服用索拉非尼(400mg/tid),其中 23% 患者部分缓解,53% 的患者病情持续稳定,95% 患者甲状腺球蛋白水平降低。

(7)利妥昔单抗

作用机制:利妥昔单抗是一种针对 CD20 的人 / 鼠嵌合单抗,通过与 B 淋巴瘤细胞上表达的 CD20 抗原结合,导致 B 细胞溶解,从而抑制 B 细胞增殖,诱导 B 细胞凋亡,并提高肿瘤细胞对化疗的敏感性。

临床应用:1997 年 11 月美国 FDA 批准利妥昔单抗用于某些复发、难治、CD20 阳性的 B 细胞性 NHL。Rituximab 在治疗各类 NHL 均显示出一定的疗效,与 CHOP 方案(长春新碱 + 环磷酰胺 + 多柔比星 + 泼尼松)等化疗方案联合应用时疗效更加显著。对 CLL 及毛细胞性白血病,rituximab 也显示出一定的临床疗效。

总体上讲,使用 rituximab 相对安全低毒,但其发生最严重的肿瘤细胞快速溶解综合征的毒性反应的几率是 10%。

(8)伊匹单抗

伊匹单抗(ipilimumab)是一种全人源化单克隆抗体,靶向作用于毒性 T 淋巴细胞相关抗原 4(CTLA-4),通过作用于 APC 与 T 细胞的活化途径而间接活化抗肿瘤免疫反应,达到清除癌细胞的目的。

临床应用:伊匹单抗是首个被 FDA 批准的能延长黑色素瘤患者生存期的靶向免疫治疗药物,能够显著提高晚期黑色素瘤的存活率,有效延长 3.5 个月。其副作用包括疲劳、腹泻、皮疹、小肠炎、结肠炎等。与伊匹单抗单药治疗相比,伊匹单抗联合 GM-CSF 治疗可使转移性黑色素瘤患者的总生存期延长 35%,并且减少 3~5 级不良事件。

(三)分子靶向治疗联合化疗

由于传统的化疗缺乏特异性,而有些靶向治疗单药有效率低,因此,如何将化疗与靶向治疗有机结合,成为肿瘤治疗的研究重点。表皮生长因子受体过表达(EGFR)与结肠癌密切相关,阳性率约占 80%,且预后差。而西妥昔单抗是特异性针对表皮生长因子受体的 IgG1 单克隆单体,其联合化疗治疗晚期结直肠癌疗效显著。Ⅲ期临床试验中,利妥昔单抗联合 CHOP 方案治疗 B 细胞非霍奇金淋巴瘤患者完全缓解(complete response,CR)为 76%,无事件生存时间(EFS)为 3.8 年,然而,单用 CHOP 方案 CR 为 63%,EFS 为 15 个月,差异有显著性。曲妥珠单抗联合长春瑞滨和卡培他滨治疗 HER-2 阳性乳腺癌患者的研究结果显示,客观缓解率(objective response rate,ORR)为 77%,疾病稳定(stable disease,SD)为 18%,中位缓解时间为 14.3 个月,疾病控制率达 93%,有明显疗效。研究发现西妥昔单抗联合 FOLFIRI 方案(伊立替康 + 亚叶酸钙 + 氟尿嘧啶)治疗转移性结直肠癌,无进展生存期(progression-free survival,PFS)为 9.9 个月,缓解率(response rate,RR)为 57.3%,疾病进展风险降低 15%。

(四)展望

面对日益增多的靶向治疗药物,如何根据每例患者的分子生物学改变(基因突变、DNA 复制数量、体内酶代谢水平、肿瘤标志物改变)选择个体化的治疗方案,建立不同癌症的分子分期,靶点分型系统,寻找各种靶向药物治疗的适用或预测指标,将是今后一段时间的重点研究方向,也是提高癌症治疗水平,延长患者生存期的关键措施。

(五)中医药防治靶向治疗的毒副反应

1. 中医学对靶向治疗毒副反应的病因病机认识　靶向治疗是近十几年来肿瘤治疗领域的突破性进展,在肿瘤治疗中的应用越来越广泛,已成为未来肿瘤治疗的方向。随着靶向治疗药物的不断问世,靶向治疗的毒副反应越来越引起中医肿瘤界的高度重视。由于靶向治疗药物作用靶点不同引起的毒副反应也不同,如易瑞沙、特罗凯和凯美纳可引起腹泻、皮疹、瘙痒、皮肤干燥和痤疮、也可见肝毒性等,不同药物的反应程度不同;格列卫可以起下肢水肿、皮疹、消化不良;索拉非尼可以起手足综合征、疲乏、腹泻、皮疹、高血压、脱发等;美罗华可以起发热、寒战、恶心、头疼、乏力等;西妥昔单抗可以起皮疹、疲倦、腹泻、恶心、肺毒性、发热等;贝伐单抗可以起胃肠道穿孔、出血、高血压、肾病综合征、充血性心衰等;恩度可以起心脏毒性、腹泻、肝功能异常、皮疹等。

但是中医对靶向治疗毒副反应的研究才刚刚起步,尚未有统一的认识。

目前肺癌靶向治疗引起皮疹和腹泻毒等副反应的文献报道最多,从文献分析 EGFR-TKI 可属中医“药毒”的范畴,毒邪侵害人体,阴阳失和,毒邪内蕴,泛溢肌肤,出现全身皮疹,色红瘙痒,或损伤脾肺,湿毒内蕴,出现腹泻等。部分靶向药物也引起的肝损、手足综合征、心脏毒性等,可参考化疗的毒副反应辨证论治。靶向药物引起的毒副反应如水肿、高血压等的中医病因病机的和治疗有待进一步研究。

2. 中医学对肺癌靶向治疗毒副反应的治疗法则　针对肺癌靶向治疗毒副反应的病因病机及证候特点,同时结合肺癌的基本病因病机特点,以中医辨证治疗为主。采用祛风化湿的方法治疗风热偏盛的皮疹,采用祛湿解毒的方法治疗湿热偏盛的皮疹,采用凉血解毒的方法治疗血热偏盛的皮疹,通过养阴清热止泻法治疗热毒伤阴引起的腹泻,通过益气健脾止泻法治疗脾虚湿盛之腹泻。若出现脾肾两虚之腹泻,也可温阳健脾利水止泻法。

3. 常见肺癌靶向治疗毒副反应的中医药辨证施治

(1)皮疹:靶向治疗引起的皮疹,属中医“药毒”的范畴,毒邪侵害人体,阴阳失和,毒邪内蕴,泛溢肌肤,出现全身皮疹,色红瘙痒,甚则出现痤疮,也可见皮肤干燥脱屑等。

临床表现：全身皮肤瘙痒，疹出色红，分布以上半身多见，鼻唇口旁为甚，也可见皮肤干燥、瘙痒、脱屑，可伴有口腔溃疡、口干、鼻干出血、乏力等。

常见证型：风热型、湿热型、血热型、阴虚型等。

主要治法：祛风化湿、解毒、凉血、养血等。

常选方剂：清瘟败毒饮（《疫疹一得》）、消风散、益胃汤、荆防四物汤等。

（2）腹泻：靶向药物引起的腹泻也属"药毒"所致，其病机为药毒直接犯肺、清肃失司、水液不行膀胱直走大肠、或邪毒损伤脾胃，运化失司，湿邪内生。或夹热毒伤阴，湿毒下迫大肠，或脾胃虚弱，湿毒内蕴，腹泻日久也可出现脾肾两虚。

临床表现：大便稀溏，胃脘不适，腹胀，食欲不振，恶心、神疲乏力等，或舌质淡胖齿痕、或舌质偏红，苔净或剥苔。

常见证型：脾胃虚弱，热毒伤阴，脾肾两虚。

主要治法：健脾益气，养阴止泻，健脾益肾等。

常选方剂：参苓白术散、猪苓汤合沙参麦冬汤、四神丸等。

六、微创治疗

1987年法国里昂Philipe Mouret首次在腹腔镜下完成胆囊切除术，微创外科技术应运而生。近年来随着技术的进步，肿瘤治疗的新方法不断问世，特别是以局部肿瘤灭活为主的微创治疗已经成为21世纪治疗肿瘤的重要力量。

现代肿瘤微创治疗主要分为6个方面：

1. 腔镜下手术　包括胸腔镜、腹腔镜、宫腔镜、膀胱镜、脑内镜、关节镜等。

2. 内镜下手术　包括呼吸内镜、电子胃镜、电子肠镜等。

3. 影像引导下手术　包括B超、CT、MRI等引导下的穿刺、不开刀的手术与治疗等。

4. 传统手术的微创化　包括手术理念的改变、微切口手术的开展。如乳腺癌根治术向保乳术的改进等。

5. 微创靶向治疗、血管介入治疗、射频治疗、微波治疗、光动力治疗、冷冻治疗、高强度聚焦超声治疗、粒子植入治疗等。

6. 内支架治疗　包括血管内支架和非血管内支架。

总体来说，肿瘤微创治疗具有以下优势：

1. 创伤小，只需在体表小切口或无切口，恢复快。

2. 定位准确选择性好，治疗操作在影像引导下进行，能最大限度保护正常组织，避免治疗的盲目性。

3. 对早期肿瘤可起到根治作用，晚期可达到减瘤等姑息治疗作用，提高生活质量。

4. 可与其他治疗相互配合肿瘤治疗需要多学科的综合治疗，局部微创治疗完成后，可以配合其他局部治疗手段加强局部治疗，也可以配合中医药等的全身治疗，使患者获益更多。

1976年Wallace首先系统的解释并使用介入放射学（interventional radiology）一词。它是指在医学影像设备的引导下，以影像诊断学和临床诊断学为基础，结合临床治疗学原理，利用导管、导丝等器材对各种疾病进行诊断及治疗的一门学科。即在X线、超声、CT、MRI等成像技术引导下，通过经皮穿刺途径或人体生理腔道，将探针、导管或其他器械置于病变部位进行诊断和治疗。

介入放射学技术依据操作途径可分为血管性和非血管性介入技术。

（一）血管介入治疗

1. 血管介入治疗机制　肿瘤生长很大程度上依赖血液供应营养,阻断肿瘤供血血管可明显抑制肿瘤生长、扩散。正常肝脏接受门静脉和肝动脉的双重供血,门静脉供血75%~85%,供氧50%,肝动脉供血20%~25%,供氧50%。但原发性肝癌95%以上的血液供应来自肝动脉,极少由门静脉供血,这种病理生理学的变化为肝动脉介入治疗提供了良好的生物学基础。通过肿瘤供血动脉灌注化疗药物或栓塞供血动脉,使肿瘤坏死、缩小甚至消失,而正常肝组织不会受到严重影响,从而达到局部治疗肿瘤目的。

2. 肿瘤血管介入技术内容

（1）seldinger技术:1953年seldinger医生首先经皮穿刺血管插管术,取代了以前直接穿刺血管造影或切开暴露血管插管造影的方法。该方法操作简便、安全、并发症少,很快得到广泛应用并沿用至今。该技术在影像引导下用穿刺针穿入血管后送入导丝,退出穿刺针并沿导丝送入导管至靶血管内,形成介入治疗的通道。

（2）选择性血管插管技术:在DSA引导下将治疗导管导入某一脏器的血管称为选择性插管。一般对主动脉的第一级分支动脉称为选择性插管,对二级以上的称为超选择性插管。选择性插管的目的是使治疗更具有靶向性。

（3）经导管动脉灌注化疗术(TACI):动脉灌注化疗是指经导管在肿瘤供血动脉处注入化疗药物,使肿瘤局部达到比静脉给药更高的药物浓度,而外周血浆达到最大药物浓度降低的目的,从而使疗效提高,全身副反应减少。该技术已经用于全身各部位肿瘤治疗。

（4）经动脉栓塞术(TAE):是指将某些固体或液体栓塞物质通过导管选择性、有控制地注入病变的供血血管内,使之发生闭塞,达到切断肿瘤血供的目的。在肿瘤治疗中,将化疗药物与栓塞剂混合在一起栓塞,称为经动脉栓塞化疗术(TACE)。

（5）经皮血管内导管药盒系统植入术(PPCS):通过药盒植入药物经导管到达肿瘤主要供血动脉,为肿瘤局部药物灌注提供永久性或半永久性的治疗通道,克服了反复穿刺插管、计划性较差的缺点。

（6）经皮血管腔内血管成形术(PTA):采用seldinger技术经皮穿刺送入球囊导管等器材于狭窄的血管内进行成形的系列技术。包括血管溶栓术、血管成形术、血管斑块旋切术、激光成形术、内支架成形术等。

3. 血管介入治疗的并发症

（1）组织缺血:其发生和血流动力学的变化以及选择栓塞材料不合适有关。例如如果门静脉和肝硬化门脉高压时门静脉血流减少,栓塞肝动脉可导致肝梗死,甚至肝功能衰竭。

（2）栓塞后综合征:与肿瘤及组织缺血坏死有关,可发生在大多数栓塞术后的病例。表现为发热、恶心呕吐、疼痛、麻痹性肠梗阻或反射性肠郁张等症状。上述症状多为一过性,持续数小时到数天不等。

（3）意外栓塞:主要发生于插管不到位,栓塞剂的选择和释放不适当,其严重程度视误栓的程度和具体器官而定。可发生神经、肺、胆管、脾、胃肠道、肢体末端、皮肤等的梗死,严重者可致残或致死。

（4）脊髓损伤:虽然罕见,但是为栓塞后最严重的并发症之一。

（二）肿瘤的非血管性介入治疗技术

非血管性介入放射学是研究在医学影像设备引导下对非心血管部位做介入性诊疗的学科。经皮非血管介入技术对肿瘤的诊断和治疗具有安全、有效、并发症少等优点。非血管肿瘤介入诊疗技术众多，如穿刺活检、管腔成形术、引流术、造瘘术、肿瘤局部灭活等。

1. 肿瘤消融治疗　肿瘤消融（tumor ablation）是在影像设备（B超、CT、MRI、腔镜等）引导下应用化学或物理的方法对某一肿瘤（或几个肿瘤）进行完全或部分灭活的一种局部治疗方法。局部消融造成不可逆的肿瘤细胞凝固性坏死，坏死后的肿瘤细胞提呈肿瘤抗原刺激机体免疫系统，增强机体的体液和细胞免疫，产生抗肿瘤免疫反应。

（1）冷冻消融：通过特殊设备使肿瘤局部产生快速温度变化（+45℃降至 -175℃），通过快速冷冻、热融的循环过程使肿瘤细胞内外冰晶形成，引发膨胀变形、细胞脱水、细胞膜结构改变等达到破坏肿瘤的目的。

1）冷冻消融生物学机制：①直接损伤首先直接损伤是造成肿瘤细胞死亡的主要机制；其次是细胞膜损伤，由于细胞在周围高渗环境下出现脱水，皱缩，细胞膜的通透性发生不可逆性和致死性的增高，细胞因其高度的通透性而死亡。此外肿瘤细胞还可因为冷冻局部酸碱环境变化、细胞器损伤等造成损伤死亡。②继发性损伤首先冷冻后局部血流突然变慢，小动静脉血流最后发生瘀滞，从而造成微循环阻断，毛细血管内皮损伤等使组织发生缺血性梗死，引起局部缺血缺氧、酸中毒、离子中毒等系列变化最终导致细胞死亡。其次肿瘤细胞经冷冻消融坏死，肿瘤细胞发生溶解、结构破坏，溶解成分有可能成为异物（肿瘤抗原）进入血液循环，从而使机体产生相应的免疫反应。此外冷冻还可诱发肿瘤细胞凋亡。

2）冷冻消融适应证：①头颈部肿瘤：如鼻咽癌、上颌窦癌、甲状腺癌、头颈部转移癌或淋巴结等。②胸部肿瘤：如肺癌、胸膜间皮癌、乳腺癌、纵隔肿瘤、肺内转移癌等。③腹盆部肿瘤：如肝癌、胰腺癌、肠癌、胃肠间质瘤、肾癌、肾上腺癌、前列腺癌、阴茎癌、卵巢癌、子宫癌等。④四肢肿瘤：肉瘤、恶性纤维组织瘤等。⑤皮肤、肌肉、骨骼、神经系统的恶性肿瘤。

3）冷冻消融的并发症：①消融后综合征：主要表现为发热（38.5℃以下）、乏力、全身不适、恶心、呕吐等，一般持续 3~5 天，其发生与冷冻范围大小有关。②冷休克：是与冷冻治疗相关的一种严重的全身反应，包括血小板减少、肝肾衰竭。③咯血：咯血的发生率在 3%~8%，但是大咯血的发生率极低。④腹腔内出血：临床上的出血发生率并不高，文献报道约 1.7%。⑤上消化道出血：主要原因是应激性溃疡出血或食管胃静脉曲张出血。⑥气胸：需要胸腔闭式引流的不超过 10%。⑦胸腔积液：肺肿瘤较大且靠近肺表面者，可出现不同程度的胸腔渗液。⑧其他少见并发症：肿瘤种植、感染、支气管胸膜瘘、血小板降低、膈肌或喉返神经损伤、空气栓塞等均有个案报道。

（2）热消融：肿瘤细胞和正常细胞对温热的生物学效应有显著差别，热消融对肿瘤细胞具有相对选择性杀伤作用。热消融主要包括微波消融和射频消融，二者都是通过组织内极性分子和带电粒子在外电场的作用下碰撞、摩擦产生热量，使肿瘤组织升温，通过温度变化使肿瘤组织变性坏死，达到治疗目的。

1）热消融生物学机制：①热对细胞膜的作用：温热作用可以引起膜的通透性发生改变，当温度达到或超过一定阈值时可以引起膜的液晶态发生改变。温热还可以导致膜蛋白变性、脱落、异位等变化。②诱导细胞骨架结构的变化：细胞骨架包括微丝、微管及中间丝在细胞内始终处于动态装配状态。温热通过损伤细胞骨架结构，对细胞形态、运动、膜功能、细胞分裂产生不同的抑制作用。③对细胞大分子的作用：当超过一定热剂量时，热休克可诱导变性蛋白质在核基质中聚集，核蛋白含量的增加影响核的功能（包括 DNA 合成和修复）。④对肿瘤组织血管的作用：肿瘤内血管多迂曲、盘曲，调节功能差，热量在肿瘤内蓄积，形成"选择性杀伤"。热疗还可以通过调节 VEGF 等抑制肿瘤生长和转移。⑤温热导致肿瘤细胞死亡：除引起细胞以坏死的形式死亡外还可诱导细胞凋亡。

2）微波消融的机制与适应证：在高频交变外电场作用下（医用频率 915MHz 和 2 450MHz 两种），肿瘤局部极性分子（碳水化合物分子、蛋白质分子）和带电粒子（钾、钠、氯离子等）间相互碰撞、相互摩擦，将部分动能转化为热能，使组织温度升高，并确保肿瘤外缘 5~10mm 处温度达到 54℃并持续 3 分钟或 60℃即刻，使有效高温区能完全覆盖目标肿瘤，同时保证微波热场不损伤周围重要组织器官。

微波消融适用于全身大多数实体肿瘤，如肝癌、肺癌、胰腺癌、乳腺癌、甲状腺癌、前列腺癌、肾及肾上腺肿瘤、腹腔及盆腔实体肿瘤、骨肿瘤、软组织肿瘤、头颈及皮肤肿瘤等。

3）射频消融的机制与适应证：射频电极针在电流作用下（频率 200~500kHz 之间可调）使其周围组织内的极性分子和离子振动、摩擦，将电磁能转化为热能，在局部可形成 80~120℃的温度，热能随时间逐渐向外周传导，从而使局部组织细胞蛋白质发生不可逆的热凝固变性、坏死，最终凝固和灭活肿瘤组织。

射频消融适用于全身大多数实体肿瘤。如：肝癌、肺癌、胰腺癌、乳腺癌、甲状腺癌、前列腺癌、肾及肾上腺肿瘤、腹腔及盆腔实体肿瘤、骨肿瘤、软组织肿瘤、头颈及皮肤肿瘤等。

4）热消融的并发症：微波消融和射频消融常用在肝癌的治疗中，现以肝癌为例列举常见并发症。①消融后综合征：消融后一过性出现的低热、乏力、全身不适、恶心、呕吐等症状，约 2/3 患者可发生，一般持续 3~5 天，持续时间与消融范围相关。②胆汁瘤、肝脓肿：消融后液化坏死继发感染或消融区形成胆汁瘤继发感染。③出血：血管损伤、肝实质撕裂、穿刺路径消融不充分等。④胆漏：穿刺损伤或热损伤较大胆管或胆囊。⑤胃肠道损伤：肿瘤邻近胃肠道，穿刺损伤或术中热损伤胃肠道。⑥膈肌、肺损伤：电极针误经胸膜腔或消融邻近膈肌肿瘤时热损伤膈肌、肺组织。⑦肝动脉 - 门 / 肝静脉瘘：电极针穿刺损伤肝动脉 / 门静脉 / 肝静脉分支。⑧穿刺路径或腹壁种植转移：反复多次穿刺肿瘤、穿刺路径消融不充分（退针过快或温度不足）；气腹状态下肿瘤的消融可能增加肿瘤播散。

2. 激光光动力治疗 患者静脉应用一定量的光敏剂，特定时间后正常组织光敏剂已经大部分代谢，而肿瘤组织光敏剂含量较高，此时应用特定波长的激光（630nm）照射肿瘤组织，在肿瘤组织中氧的参与下发生光化学反应，产生单态氧和 / 或自由基，破坏组织或细胞中的生物大分子，引起细胞坏死、凋亡。

（1）激光光动力治疗（PDT）的生物学机制：光动力疗法通过结合光敏剂药物、光照、组织内的氧分子发生光动力反应，生成活性氧成分（reactive oxygen species，ROS）实现对目标组织的选择性杀伤。在 PDT 过程中，光敏剂吸收光能，从基态经历一个短暂的单重激发态后转变为存在期相对较长的三重激发态。处于激发态的光敏剂可以发生两种类型的光动力反应。其一，三重激发态的光敏剂可以直接与细胞膜上的一些生物大分子等底物发生反应，转移一个氢原子（电子）而形成自由基。自由基与组织氧发生相互作用生成可以杀伤目标的 ROS（Ⅰ型反应）。其二，三重激发态的光敏剂也能够把能量直接转移到氧分子上，形成一种高效的 ROS——单线态氧来杀伤目标细胞（Ⅱ型反应）。到目前为止，已知 PDT 对肿瘤的杀伤主要有三种作用机制。首先,PDT 生成的 ROS 成分特别是单线态氧能够直接杀死肿瘤细胞(诱导凋亡或坏死)。其次,PDT 能够激活机体的抗肿瘤免疫反应。最后,PDT 能够损伤与肿瘤相关的脉管系统,使组织缺血性死亡。

(2)光动力治疗的适应证

1)消化系统:食管癌、胃癌、结肠癌及癌前病变、胆管癌等。

2)呼吸系统:中央型肺癌、支气管腔内生长或术后残端复发。

3)头颈部:口腔癌、喉癌及黏膜白斑、鼻咽癌术后复发等。

4)泌尿生殖系统:膀胱癌、阴茎癌、宫颈癌、子宫内膜癌、会阴癌等。

5)神经系统:颅内肿瘤切除术中术野照射等。

6)皮肤肿瘤:皮肤癌。

(三)微创治疗围手术期中医药的应用

微创治疗创伤小、恢复快、并发症少,但多数微创治疗的患者都属于中晚期患者,受治疗条件限制,经常会有肿瘤残留情况,因此中医辨证治疗应扶正祛邪并用并贯穿治疗的始终。由于癌毒内结始终是肿瘤的核心病机之一,因此临床上在辨证论治基础上常用干蟾皮、全蝎、蜈蚣、守宫、土鳖虫、蜂房、天南星、生半夏、山慈菇、土茯苓等药物,但使用此类药物时注意"大毒治病,十去其六……无使过之,伤其正也"。通过辨别正虚邪实情况,调整机体的阴阳、脏腑、经络失调。有关内容参见外科治疗的围手术期的中医辨证用药。

七、生物免疫治疗

肿瘤三大常规治疗方法的局限性促使人们去寻找新的治疗手段,肿瘤的生物治疗因其安全、有效、不良反应低等特点逐渐脱颖而出,成为继手术、放疗、化疗之后肿瘤治疗的第四种模式。生物免疫治疗是一种新兴的、具有显著疗效的肿瘤治疗模式,是一种利用自身免疫抗癌的新型治疗方法。通过调动宿主的天然防御机制或给予天然产生的靶向性很强的物质来获得抗肿瘤的效应。人体的免疫功能主要包括三方面,免疫防御、免疫监视和免疫自稳。免疫防御是防治外界病原体入侵或清除已入侵的病原体及其他有害物质。免疫监视是随时发现和清除体内出现的"非己"成分,如基因突变产生的肿瘤细胞以及衰老、凋亡的细胞。免疫自稳是通过自身免疫耐受和免疫调节两种主要的机制来达到免疫系统内环境的稳定,使免疫系统对自身组织细胞不产生免疫应答,具有识别"自我"和"非我"的能力。

免疫系统由免疫器官和组织、免疫细胞及免疫分子组成。免疫器官由中枢免疫器官和外周免疫器官组成。前者包括骨髓和胸腺,后者包括淋巴结、脾和黏膜相关淋巴组织等。免疫细胞包括淋巴细胞、粒细胞、巨噬细胞、NK 细胞、树突状细胞、肥大细胞等。免疫分子主要包括抗原、抗体、补体、细胞因子、白细胞分化抗原、黏附分子、主要组织相容性复合体等成分。每种有形或无形成分都可以进一步详细分类,行使相关免疫功能。

到目前为止,生物免疫手段治疗恶性病尚未在临床广泛普及和接受,相当一部分新兴免疫疗法还在试验阶段,并且对于肿瘤负荷较大的晚期实体瘤疗效有限。但它能通过激发和增强机体的免疫功能,达到控制和杀伤肿瘤细胞的目的,不失为一种有效又有潜力的治疗方法。

理论上,免疫细胞可以行使免疫监视功能,随时清除不正常的细胞,从而把肿瘤消灭于萌芽状态。但在机体免疫应答正常的情况下,仍有许多肿瘤在体内生长,表明肿瘤细胞能够逃避宿主的监视或躲过宿主免疫系统的攻击,使机体不能产生有效的抗肿瘤免疫应答。

（一）肿瘤抗原的分类

人们设想肿瘤细胞存在着与正常组织细胞不同的抗原成分,通过检测这种成分或利用这种抗原成分诱导机体产生抗肿瘤免疫应答,可能会达到诊断和治疗肿瘤的目的。肿瘤抗原是指细胞癌变过程中出现的新抗原或肿瘤细胞异常或过度表达的抗原物质。根据肿瘤抗原特异性可分为两类：

1. 肿瘤特异性抗原（tumor specific antigen,TSA）　是指肿瘤细胞特有的或只存在于某种肿瘤细胞而不存在于正常细胞的一类抗原。理化因素以及病毒诱生的肿瘤抗原多属于此类。目前已从多种肿瘤患者体内扩增出抗原特异性细胞毒性 T 细胞（cytotoxic T lymphocyte,CTL）克隆并发现了多种人类肿瘤抗原。

2. 肿瘤相关抗原（tumor associated antigen,TAA）　是指肿瘤细胞和正常细胞组织均可表达的抗原,只是其含量在细胞癌变时明显增高。

（二）肿瘤免疫逃逸的机制

机体抗肿瘤免疫应答能力正常的情况下,许多肿瘤仍能在机体内进行性生长,表明肿瘤细胞能够逃避宿主免疫系统的攻击,或是通过某种机制使机体不能产生有效的抗肿瘤免疫应答。目前关于肿瘤免疫逃逸的机制涉及肿瘤细胞本身、肿瘤生长微环境和宿主免疫功能等多方面因素,有多种学说,但尚无定论,主要有以下几种：①肿瘤细胞的抗原缺失或免疫原性减弱;②肿瘤细胞 MHC Ⅰ类分子表达低下;③肿瘤细胞共刺激信号异常;④肿瘤细胞表达或分泌免疫抑制因子;⑤肿瘤细胞自身具有抗凋亡作用;⑥肿瘤细胞表达 FasL 和抑制性分子;⑦可主动诱导荷瘤机体产生调节性 T 细胞（regulatory T cell）,抑制免疫应答。

（三）肿瘤生物免疫治疗的分类

根据机体抗肿瘤免疫机制,分为主动免疫治疗和被动免疫治疗。有些免疫治疗方法既激发机体抗肿瘤免疫应答,又可作为外源性免疫效应物直接作用于肿瘤细胞,兼有主动免疫和被动免疫的特点,因此不能简单归类。

1. 主动免疫治疗　是利用肿瘤抗原的免疫原性,采用各种有效的免疫手段使宿主免疫系统产生针对肿瘤抗原的抗肿瘤免疫应答。主要是指给荷瘤宿主注射具有免疫原性的瘤苗,包括分子疫苗和细胞疫苗。

（1）分子疫苗

1）多肽或蛋白质疫苗：人工合成的以肿瘤相关抗原为基础的多肽能激活特异性T细胞,诱导特异性细胞毒性 T 细胞的抗肿瘤效应。该类疫苗是使用天然蛋白质或重组蛋白质作为疫苗,可以联合应用佐剂或细胞因子。

2）抗独特型疫苗：以抗病原体的中和抗体为免疫原,制备针对该中和抗体独特型表位的抗体（即抗独特型抗体）。接种此疫苗可进一步激发机体产生针对该病原体的体液免疫应答。

3）碳水化合物疫苗：是指使用碳水化合物（如神经节苷脂）作为肿瘤相关抗原的疫苗。该种疫苗的安全性和耐受性良好。

4）重组病毒疫苗：以病毒为载体,将编码肿瘤抗原的基因导入病毒,借以表达肿瘤抗原的疫苗。该类疫苗同时也表达病毒抗原,可增强肿瘤抗原的免疫原性,从而对肿瘤抗原起到放大的作用。

5) DNA 疫苗:是指将编码肿瘤相关抗原的质粒 DNA 直接接种于人体的疫苗。

(2) 细胞疫苗

1) 肿瘤细胞疫苗:灭活瘤苗是用自体或同种肿瘤细胞经射线、抗代谢药物等理化方法处理,抑制其生长能力,保留其免疫原性。

2) 基因修饰的瘤苗:将肿瘤细胞用基因修饰方法改变其遗传性状,降低致瘤性,增强免疫原性。

3) 树突状细胞(dendritic cell,DC)疫苗:是用肿瘤提取物抗原或肿瘤抗原多肽等体外刺激树突状细胞,或用携带肿瘤相关抗原基因的病毒载体转染树突状细胞,再回输给患者,可有效激活特异性抗肿瘤免疫应答。

2. 被动免疫治疗　又称过继免疫治疗,是给机体输注外源性的免疫效应物,包括抗体、细胞因子、免疫效应细胞等,由这些外源性的免疫效应物质在宿主体内发挥抗肿瘤作用。临床常用的丙种免疫球蛋白即属于此类,可以短期内快速的发挥治疗作用,不依赖于宿主本身的免疫功能状态。

(1) 抗体:抗体是特异性体液免疫的产物,直接应用对感染、肿瘤和移植排斥进行被动免疫治疗的效果比较理想。治疗性的抗体主要包括免疫血清即多克隆抗体、单克隆抗体和基因工程抗体。这几类抗体临床皆比较常用,如治疗重型再生障碍性贫血的抗胸腺细胞球蛋白(ATG),治疗非霍奇金淋巴瘤的抗 CD20 单克隆抗体,治疗结直肠癌的西妥昔单抗、帕尼珠单抗,治疗类风湿的依那西普、阿达木单抗、英利昔单抗等。

(2) 以细胞为基础的过继免疫治疗:包括同种淋巴细胞被动转移和自体免疫效应细胞过继免疫疗法。前者是将健康供者淋巴细胞输给受者体内,使其在受者体内增殖并产生细胞免疫力,可治疗细胞免疫缺陷疾病,但需注意输入的淋巴细胞需与受者 HLA 配型相同才能存活。此方法应用于造血干细胞移植后的患者即为供者淋巴细胞输注(DLI),适用于恶性血液病移植后早期复发、移植后淋巴细胞增殖性疾病(PTLD)及相关病毒感染的治疗。后者即自体免疫效应细胞过继免疫疗法是取自体淋巴细胞,经体外增殖、激活后回输,使效应细胞在患者体内发挥抗肿瘤作用,常见的有以下几种。

1) LAK 细胞:即淋巴因子激活的杀伤细胞,用 IL-2 在体外刺激活化外周血单个核细胞而诱生出的具有非特异性细胞毒作用的效应细胞。

2) NK 细胞:即自然杀伤细胞,可直接识别杀伤肿瘤细胞,无 MHC 限制性。NK 细胞过继回输治疗急性髓系白血病(AML)取得了很好的进展。

3) TIL 细胞:即肿瘤浸润性淋巴细胞,继 LAK 之后的第二代抗肿瘤效应细胞,是从肿瘤组织中分离出的 T 淋巴细胞在体外经 CD3 单抗、IL-2 激活后大量扩增并具有很强杀瘤活性的一种异质性细胞群体。

4) CTL 细胞:即细胞毒性 T 淋巴细胞,能够消灭微小残留病灶,能够杀伤带有 MHC Ⅰ类分子的肿瘤细胞,在某些情况下也能杀伤 MHC Ⅱ类分子的肿瘤细胞。

5) CIK 细胞:即细胞因子诱导的杀伤细胞,从肿瘤患者外周血分离淋巴细胞,用抗 CD3单抗活化,经混合细胞因子诱导扩增,再回输给患者。

6) DC-CIK 细胞:DC-CIK 是将 DC 和 CIK 共培养产生的效应细胞,与传统治疗联合应用,能显著提高总生存率和无进展生存率。

7) TCR 治疗是用基因工程的手段将特异性识别肿瘤抗原的 TCR 导入 T 细胞,使其识别特异性肿瘤抗原并杀伤肿瘤细胞。

8) CAR-T 细胞:即以嵌合抗原受体修饰的 T 细胞,是将识别肿瘤相关抗原的单链抗体和 T 细胞的活化基序结合为一体,将抗体对肿瘤抗原的高亲和性与 T 淋巴细胞的杀伤机制相结合,通过基因转导方法转染 T 细胞,使其具有特异性识别并杀伤肿瘤细胞的能力,无 MHC 限制性。

3. 干细胞移植 干细胞是具有多种分化潜能,自我更新能力很强的细胞,在适当条件下可分化为多种细胞组织。目前造血干细胞移植是比较成熟的干细胞移植技术,是指对患者进行放化疗及免疫抑制预处理,清除异常造血与免疫系统后,将供者或自身造血干细胞输注到患者体内,使之重建正常造血和免疫系统的一种治疗方法。已成为治疗恶性血液病、骨髓衰竭性疾病、某些实体肿瘤、部分先天性及代谢性疾病的有效方法,在不少血液病中被推荐为一线治疗方法。

4. 生物应答调节剂和免疫抑制剂 生物应答调节剂是指具有促进免疫功能的制剂,通常对免疫功能正常者无影响,而对免疫功能异常,特别是免疫功能低下者有促进作用。人们应用一些免疫调节剂能非特异性地增强宿主的免疫功能、激活宿主的抗肿瘤免疫应答,也取得了一定的抗肿瘤效果。根据其定义,从目前的研究资料来看,除去前面提到的参与主被动免疫的各种有形及无形成分,还包括:①天然或基因重组细胞因子,如白细胞介素、集落刺激因子等;②微生物制剂,如卡介苗、短小棒状杆菌、链球菌(OK432)等,具有佐剂作用或免疫促进作用;③植物药,包括中药的有效成分,如中药提取物黄芪多糖、人参多糖等可促进淋巴细胞转化、增强细胞的免疫功能,槐耳菌质对巨噬细胞吞噬功能有促进作用;④有机酸及小分子合成剂,如左旋咪唑原为驱虫剂,后来发现其能激活吞噬细胞的吞噬功能,促进 T 细胞产生 IL-2 等细胞因子,增强 NK 细胞的活性;⑤胸腺肽,包括胸腺素、胸腺生成素等,对胸腺内 T 细胞的发育有辅助作用。

免疫抑制剂能抑制机体的免疫功能,常用于防止移植排斥反应的发生和自身免疫病的治疗。

(1) 化学合成药物

1) 糖皮质激素:有明显的抗炎和免疫抑制作用,对单核巨噬细胞、T 细胞、B 细胞有较强的抑制作用。

2) 烷化剂抗肿瘤药物:代表药物为环磷酰胺,T、B 细胞活化后进入增殖、分化阶段对烷化剂敏感,可抑制体液免疫和细胞免疫。

3) 抗代谢类抗肿瘤药物:代表药物为硫唑嘌呤,主要通过抑制 DNA、蛋白质合成,阻止细胞分裂,对细胞免疫、体液免疫均有抑制作用。

(2) 微生物制剂

1) 环孢素:主要通过阻断 T 细胞内 IL-2 基因的转录,抑制 IL-2 依赖的 T 细胞活化。

2) 他克莫司:属大环内酯类抗生素,机制与环孢素相似,但较环孢素强。

3) 吗替麦考酚酯:能抑制鸟苷合成,选择性阻断 T 和 B 淋巴细胞的增殖。

4) 西罗莫司:属抗生素类免疫抑制剂,可能通过阻断 IL-2 诱导的 T 细胞增殖而选择性抑制 T 细胞。

(3) 免疫检查点阻断剂

CTLA-4、PD-1、PD-L1:免疫检查点是指免疫系统中存在的一些抑制性信号通路,通过调节外周组织中免疫反应的持续性和强度避免组织损伤,并参与维持对于自身抗原的耐受。利用免疫检查点的抑制性信号通路抑制 T 细胞活性是肿瘤逃避免疫杀伤的重要机制。细胞毒性 T 淋巴细胞相关抗原 -4(cytotoxic T lymphocyte-associated antigen-4,CTLA-4)抗体 Ipilimumab 是首个被美国 FDA 批准靶向免疫检查点的治疗药物,对其他的免疫检查点如程序性死亡蛋白 -1(programmed death protein-1,PD-1)及其配体的抑制能够有效治疗多种肿瘤,而且能诱发持续的肿瘤缓解。

(四)中医免疫治疗进展

中医学认为肿瘤形成是正气不足,后邪气踞之所致,而且正气虚伴随肿瘤发生、发展、治疗、预后全过程。因此,扶正固本是中医药治疗肿瘤基本法则。近年研究表明中药免疫调节剂具有抗肿瘤的功效,部分中药及其复方已经成功运用于临床肿瘤治疗中。其作用机理主要通过激发巨噬细胞、NK 细胞、T 细胞、B 细胞的活性,增强网状内皮系统和补体系统的功能,以及促进细胞因子的分泌等免疫调节机制发挥抗肿瘤的作用。

其中相关研究报道较多的中药有黄芪、人参、枸杞、猪苓、天花粉及扶正复方,它们可以提高肿瘤患者机体的免疫功能,减轻化疗、放疗对免疫器官的损伤作用。

1. 中药复方的免疫调节作用　目前研究发现,大多数中药具有免疫双向调节功能,使过高或过低的免疫反应恢复正常。这种双向免疫调节作用,实际上正体现了中医所强调的"整体观"与"阴阳平衡"理论。

有学者应用中药血清药理学方法,观察"玉屏风散"对体外培养的小鼠脾脏 T 细胞免疫反应的影响,结果表明,"玉屏风散"药物能促进小鼠脾脏 T 细胞增殖,并增强其分泌 IL-2 的能力。有研究观察了中药"复方胃肠安"对移植瘤裸鼠红细胞的影响,发现"复方胃肠安"可以改善红细胞免疫功能,调节红细胞 C3b 受体活性,强化免疫复合物与 C3b 受体的结合,促进清除黏附在红细胞上的免疫复合物,增强细胞调理作用。

四君子汤是补气健脾的代表方,有研究发现四君子汤可以通过益气健脾的功效来调节脾虚患者血浆中细胞因子的水平和功能,从而达到增强免疫的作用。脾虚患者中各种细胞因子分泌紊乱,功能失常,并表现为细胞免疫和体液免疫功能低下,经四君子汤治疗后,脾虚患者的各项症状均得到缓解,同时患者血浆 IL-2、IL-4、IL-5 和 TNF-α 水平升高,IgE 分泌增多,淋巴细胞中 CD-2 mRNA,IL-4 mRNA,IL-5 mRNA 表达也有所增强。

2. 中药成分的免疫调节作用　通过对一些天然免疫调节药物的研究发现,中药成分中包括了多种活性物质,这就给提取药物中核心的活性成分带来了巨大的挑战。现代天然药物化学研究结果表明,单味药的免疫调节作用主要与下列活性成分有关:多糖、苷类、生物碱、有机酸、挥发油及其他如类黄酮、多酚、植物凝集素及内酯等。

(1)多糖:多糖是许多中药的免疫活性物质,包括多糖或蛋白多糖等。多种单味天然药物中均含有多糖成分,如人参多糖、柴胡多糖、黄芪多糖、党参多糖、枸杞多糖、当归多糖、灵芝多糖等。这些多糖有助于提高机体的特异性与非特异性免疫,能提升细胞免疫与体液免疫功能,除免疫调节肿瘤辅助治疗作用外,还具有抗炎、抗病毒、抗辐射及降血糖等多种功能。研究结果表明多糖能提高 T、B 淋巴细胞、单核巨噬细胞、NK 细胞活性,还能活化补体,促进细胞因子生成等,从而在多个层次上实现对机体免疫系统的调节。许多植物多糖可对抗化疗带来的毒副作用,有研究结果表明枸杞多糖能促进免疫抑制小鼠脾脏 T、B 淋巴细胞增殖,提高细胞因子 IL-2、IL-6、TNF 的生成,是有效的免疫增强剂。还有研究发现大枣多糖可增强免疫抑制小鼠腹腔巨噬细胞的活性,对于体液免疫功能有良好提升作用,可有效拮抗肿瘤化疗导致的免疫抑制。此外还有研究发现黄芪多糖能改善人肝细胞肿瘤微环境并拮抗对 T 细胞的功能抑制从而发挥抗肿瘤作用。另外,很多中药的多糖类成分,如红景天多糖、天然猴菇多糖、石松多糖、海带多糖等还能抵抗由放疗带来的副作用。比如当归多糖可提高骨髓有核细胞计数、促进 T 淋巴细胞增殖、提高抗体水平,还能对抗 ^{60}Co 放射后小鼠胸腺 T 淋巴细胞的抑制,并能促进小鼠 IL-2 及血清抗体的恢复,有助于放疗损伤后的辅助治疗。还有研究发现富含多糖类的薯蓣属植物能提高化疗损伤小鼠脾细胞计数并能显著改善骨髓抑制,因而可辅助肿瘤化疗的恢复。

(2) 苷类:苷类是中草药中一类重要的生物活性成分,和多糖一样,存在于多种天然抗肿瘤免疫调节药物中,也是重要的免疫调节物质。如人参皂苷、甘草皂苷、三七总皂苷、大豆皂苷、柴胡皂苷、黄芪皂苷等。它们能直接杀伤和抑制肿瘤细胞,抑制肿瘤细胞转移和肿瘤血管生成,增强免疫功能,增强机体抗肿瘤能力,近期研究结果表明黄芪皂苷能增强 DC 的抗原呈递功能并能刺激细胞因子生成从而发挥免疫抗肿瘤作用。三七总皂苷是三七中的活性成分之一,研究发现三七能明显改善免疫抑制小鼠的机体防御功能,提高巨噬细胞的数量及吞噬率,提高 T、B 淋巴数量及 IL-2、补体 C3、C4 的含量,另有研究结果表明三七总皂苷可抑制肿瘤血管生成,能抑制肿瘤生长和转移。

人参中的主要活性物质人参皂苷,能促进免疫抑制小鼠的细胞及体液免疫,提高抗体生成量,刺激细胞因子释放,活化巨噬细胞、NK 细胞,并能改善骨髓造血细胞抑制,改善造血功能。

(3) 生物碱:生物碱指一类来源于中草药的含氮有机物,如苦参碱、喜树碱、长春碱、苦豆子碱等。生物碱一般具有调节机体免疫功能、诱导肿瘤细胞凋亡、抑制肿瘤细胞增殖与诱导分化、增强吞噬细胞功能的功效。从骆驼蓬的种子中分离得到的骆驼蓬碱能降低辐射损伤导致的白细胞减少,具有抗辐射作用;从苦豆子中分离得到的苦豆子碱则能提高淋巴细胞、NK 细胞、巨噬细胞活性,提高机体免疫功能;其他生物碱,如苦参类生物碱、喜树碱、龙葵碱等均具有显著的抗癌疗效,能抑制肿瘤细胞增殖,诱导肿瘤细胞凋亡等。

研究者们对苦参碱的研究结果表明其能通过抑制肿瘤细胞增殖、抑制肿瘤血管生长、诱导肿瘤细胞凋亡等方式达到抗肿瘤的目的。另外,以红豆杉为原料分离得到的生物碱——紫杉醇还是已上市的一类广谱抗肿瘤药。

(4) 其他活性成分:中药中的其他成分如多酚、有机酸、挥发油等也具有免疫调节功能。多酚是植物中含多个酚羟基的化学成分,具有较好的抗氧化能力,具有抗心血管疾病、抗肿瘤及抗衰老等功效。茶多酚和从葡萄籽中提取的葡多酚均具有良好的抗辐射作用,可诱导免疫抑制后的淋巴细胞和巨噬细胞增殖,拮抗辐射损伤带来的免疫功能下降。研究结果发现中药中的有机酸成分亦具有免疫调节功能,它们多和金属离子结合以盐形式存在,如甘草酸、桂皮酸、马兜铃酸、齐墩果酸等。挥发油是中药中的挥发性成分,像白术、大蒜、薄荷、桂皮等这类有刺激味道的植物都含有挥发油,试验证实这些挥发油也具有免疫调节抗肿瘤作用。

天花粉提取物被证实可通过调节 T 细胞功能来达到免疫治疗目的,尖尾芋通过刺激抗肿瘤细胞因子如 IL-2、IFN-γ、TNF-α 来抑制肿瘤的生长,黄芪素能通过抑制肿瘤增殖和诱导肿瘤细胞凋亡来达到抗肿瘤的目的。另外,阿胶、红景天糖苷、灵芝孢子、植物凝集素如刀豆球蛋白 A 和板蓝根凝集素、黄酮类、萜类、内酯类等都能调节机体免疫功能,具有抗辐射损伤功效。

八、内分泌治疗

(一)概述

内分泌治疗是通过改变体内内分泌环境的平衡来控制和治疗激素相关性肿瘤的方法。内分泌治疗也称为激素治疗。肿瘤内分泌治疗已有 100 余年历史,最早的内分泌治疗可以追溯到 1896 年比特森(Beatson)首次报道 2 例晚期乳腺癌患者,在接受卵巢切除术后病情得到了控制;1941 年哈金斯(Huggins)和霍奇斯(Hodges)首次报道采用去势和注射雌激素可使晚期前列腺癌患者临床获益;1961 年凯利(Kelly)等报道采用孕激素治疗子宫内膜癌,客观缓解率 28.5%。

目前,内分泌治疗法已经成为肿瘤治疗的重要手段。激素治疗机理的深入研究,已经使内分泌治疗的实行得以准确地选择有效病例;新的激素药物及内分泌治疗新方法的引入;内分泌及细胞毒药物的联合应用有望改善治疗的有效率和患者的生存期。研究表明,内分泌治疗在乳腺癌、甲状腺癌、卵巢癌等激素相关性肿瘤的治疗中发挥着重要作用。今以乳腺癌为主进行论述。

(二)肿瘤内分泌治疗的生物学基础

1. 乳腺癌与性激素　乳腺癌发病年龄以 40~60 岁居多数,其中又以 45~49 岁(更年期)和 60~64 岁为最多,这说明其发病与性激素的变化有很大关系。更年期妇女的卵巢功能逐渐减退,以致垂体前叶活动加强,促使肾上腺皮质产生雌激素;而在 60~64 岁,肾上腺皮质又可产生较多雌激素。这些激素的变化都可引起乳房腺体上皮细胞的过度增生。有些学者发现,妇女如在 40 岁以前由于某种原因而切除了卵巢,乳腺癌的发病率就大大下降,从而证实雌激素在乳腺癌发病中起重要作用。有人认为,在各种雌激素中雌酮(E1)具有明显致癌作用,雌二酮(E2)和雌三酮(E3)则否,年老者雌激素中 E1 含量提高而 E2、E3 则有所下降,故乳腺癌发病率随之增高。

分子生物学研究表明,性激素至少可通过以下机制促进乳腺癌细胞的增殖:通过调节与细胞早期分裂有关的基因,如 c-myc、c-jun、c-fos 的表达,促进 DNA 的合成和细胞的分裂。刺激生长因子如表皮生长因子(EGF)、胰岛素样生长因子-Ⅱ(IGF-Ⅱ)、转化生长因子 α(TGF-α)的表达而促进细胞增殖。调节与细胞周期有关的调节蛋白,如 cyclin-β2 的表达而影响细胞的增殖。

2. 前列腺及前列腺癌的内分泌环境　血清睾丸素的存在可促进前列腺的生长:来自下丘脑的促性腺激素释放素(LHRH)使脑垂体分泌促黄体生成素(LH)及促卵泡激素(FSH)到血中,LH 主要能提高睾丸间质睾丸激素的分泌,FSH 则作为一种强有力的雄激素促进前列腺的生长和发育;从血中进入前列腺上皮内的睾丸激素,在细胞内经 5α- 还原酶的作用转为己烯雌酚(DES),后者与 DES 受体结合形成的受体复合体向核内移行,特异性地促进 mRNA 的合成。可见,抑制前列腺生长最常见的方法是摘除睾丸或给予雌激素,使雄激素下降或消失。雌激素首先在中枢抑制下丘脑,使脑垂体 - 睾丸系统功能低下,这样,在睾丸间质的睾丸激素合成受到抑制,血中睾丸激素下降。雌激素在雄性性腺系统有多种作用,主要为药物去势,使前列腺萎缩。

3. 子宫内膜癌、卵巢癌与促性腺激素   绝经后,妇女体内促性腺激素逐渐增高,妇科肿瘤(最常见的是卵巢癌与子宫内膜癌)的发病机会也随之增加。而在低水平的促性腺激素下,比如妊娠和口服避孕药,则可预防上述两种癌症的发生。其原因是妊娠和口服避孕药可抑制血循环中的促性腺激素水平,从而降低了妇女患卵巢癌的危险性。口服避孕药的保护效果类似于妊娠,随着应用时间的延长而保护作用也相应增强。因此,推测促性腺激素可能在卵巢癌、子宫内膜癌的发病中起重要作用。

早期认为,上皮样性质来源的卵巢癌或子宫内膜癌不像性腺间质来源的肿瘤那样可以产生类固醇激素;但现已证实,这两种肿瘤患者的血浆类固醇激素都是升高的,血浆中雌、孕激素水平与肿瘤体积平行,增高趋势早于肿瘤的复发,发病初期的水平与疾病的预后呈负相关。

促性腺激素可促进类固醇的合成,被认为是类固醇激素合成的刺激素。因此,垂体促性腺激素被认为是卵巢癌发生与发展的可能体液因子,它通过本身的刺激或诱导类固醇激素合成后的间接刺激作用,达到致癌、促癌的效果。

4. 甲状腺癌与甲状腺素   甲状腺是人体最大的内分泌器官,甲状腺恶性肿瘤即甲状腺癌分为乳头状癌、滤泡状癌、髓样癌、未分化癌四大类。其中乳头状癌上升最为明显,女性发病人数增长更为突出。但是目前导致该病快速上升的具体病因仍然没有完全研究清晰,但是射线辐射已经明确为致病因素,另外肥胖和碘的摄入不科学也是危险因素。NCCN 指南指出,乳头状癌和滤泡状癌的 10 年生存率分别为 93% 和 85%,大多数分化型癌可以长期生存。癌细胞存在促甲状腺素(TSH)受体,对垂体分泌的 TSH 有一定的依赖性,因此,抑制垂体产生 TSH,进而降低血中 TSH 浓度,可有效抑制乳头状癌和滤泡状癌的生长。为了降低手术或放射治疗后复发风险,分化型腺癌应该接受长期的内分泌治疗,规范应用 TSH 抑制治疗。未分化或分化程度低的甲状腺癌对垂体甲状腺轴系统的依赖性差,抑制 TSH 治疗的效果不明显。

5. 激素受体与肿瘤内分泌治疗   随着雌激素受体(estrogen receptor,ER)和孕激素受体(progestogen receptor,PR)测定技术的迅速发展,各种敏感性高、特异性强的检测方法相继问世,证实了肿瘤组织确实存在激素受体,这为激素影响这些肿瘤的发生与发展提供了客观证据。ER 与 PR 检测用于指导乳腺癌的内分泌治疗已在临床上广泛应用,并取得了显著疗效,改善了乳腺癌患者的预后。与此同时,人们在一些非雌激素靶器官的肿瘤组织内也发现了 ER 及 PR,并就此进行了大量的研究和探讨,拓宽了人们对激素与肿瘤关系认识的视野。

某些肿瘤在癌变过程中部分或全部地保留了激素受体,其生长和分裂受激素环境的影响,内分泌治疗有效,这类肿瘤称为激素依赖性肿瘤。而另一类肿瘤则缺乏激素受体,其生长和分裂不受激素环境的影响,内分泌治疗通常无效,称为非激素依赖性肿瘤。二者分类的主要依据为是否存在激素受体,而不能仅依靠肿瘤组织的来源为依据。目前已证实除一些激素受体靶器官的肿瘤,如乳腺癌、宫颈癌、卵巢癌、子宫内膜癌、前列腺癌为激素依赖性肿瘤外,在一些胃癌、肝癌、大肠癌、肾癌、恶性黑色素瘤等细胞中也检测到激素受体,内分泌治疗有效,也属于激素依赖性肿瘤。但后来发现,即使 ER 阳性患者激素治疗的有效率也只有 65%~75%,而 ER 阴性的患者内分泌治疗也并非完全无效,因此引起很多思考。最近,已经发现 ER 受基因调控,而且在治疗的过程中会发生不断变化,以致产生耐药,如何提高内分泌治疗的预见性和克服耐药是我们医务工作者当前迫切需要突破的课题。

（三）肿瘤内分泌治疗的基本原则

1. 内分泌治疗可以作为独立的治疗手段　在许多肿瘤中,内分泌治疗和化疗有同样重要的作用,对个别肿瘤还优于化疗,甚至是唯一的内科治疗手段。因此,在观念上应重视,对许多肿瘤应将它作为肿瘤综合治疗的重要部分。有人认为肿瘤内分泌治疗是除手术、放疗、化疗后的第四大治疗。在乳腺癌的术后辅助治疗中,化疗序贯内分泌治疗能在单独化疗的基础上进一步提高生存和降低复发和死亡。对于受体阳性的早期高危乳腺癌患者,内分泌治疗甚至可以替代化疗。此外,甲状腺癌术后辅助治疗应用口服甲状腺素是唯一有确切价值的治疗手段,晚期肾癌应用内分泌治疗能长期生存,而化疗对此几乎无效。

2. 内分泌治疗可以交替使用　肿瘤内分泌治疗可以交替使用是指肿瘤对某个内分泌药物失效后可改用其他药物,当后者失效后改用前面失效的药物可能继续有效,这一点明显不同于化疗,一般化疗失效或耐药后应该放弃使用该药。这一特性使晚期肿瘤患者有更多缓解的机会。但是在选择上应该首先选择作用机制不同、治疗时间相对较长和预计疗效较好的药物,以争取更多缓解的机会。

3. 内分泌治疗可与其他治疗手段联合　由于肿瘤内分泌治疗有着与其他治疗不同的作用机制,通过与正常激素(配体)相应的受体结合,阻断或干扰了肿瘤细胞生长的受体介导信号调控过程,使肿瘤细胞的生长受到抑制,因此与其他治疗无交叉耐药,合理的联合治疗能增加疗效,例如与放疗、免疫治疗甚至化疗联合。而且内分泌治疗药物本身是激素或其衍生物,没有化疗的细胞毒作用,使用后无明显毒副作用。但应根据不同的肿瘤与个体以及肿瘤不同的时期选择不同的联合方式,如目前的循证医学证明乳腺癌术后辅助治疗中化疗与内分泌治疗主张序贯进行,而晚期患者可以不完全受此限制,但必须考虑到由于两者作用机制的不同在治疗过程中可能会相互抵触。在恶性淋巴瘤与白血病治疗方案中,则化疗方案本身就是由化疗药物和激素共同组成、同时应用的,且能取得更好的疗效。

4. 内分泌治疗本身的联合　一般认为内分泌治疗与化疗一样,联合治疗可能提高疗效。特别是选择不同的手段(手术、放射、药物等)以及不同层次、不同机制的药物时疗效可能增加。如乳腺癌卵巢去势后联合芳香化酶抑制剂或他莫昔芬能明显增效;前列腺癌在去势手术后联合抗雄激素药物同样可以在分子水平阻断体内剩余雄激素与受体结合,能全部阻断雄激素的效应。但是在乳腺癌术后辅助治疗中证实芳香化酶抑制剂与他莫昔芬联合疗效反而降低。

5. 内分泌治疗期限延长　内分泌治疗的期限明显比化疗期限长,一般肿瘤的辅助化疗期限是6个月左右,而内分泌治疗的时间一般为2~5年,甚至10年,且持续有效。如乳腺癌术后辅助他莫昔芬治疗常规口服5年,如果是按照MA17试验他莫昔芬与来曲唑序贯治疗则要连续10年。甲状腺癌术后口服甲状腺素片一般为终身治疗。但是进展期肿瘤的内分泌治疗要根据疾病的演变来决定其治疗期限。

6. 内分泌治疗优先原则　由于内分泌治疗的毒性低、耐受性好、疗效佳,而且适合长时间治疗等优点,因此,在选择肿瘤治疗手段时应该优先考虑选择肿瘤内分泌治疗方法,对于肿瘤进展缓慢、对化疗耐受性差或高龄患者都应该优先选择内分泌治疗,但对于一些年龄较小和肿瘤进展较快的患者应该选择化疗等见效快的治疗手段。只要让患者了解内分泌治疗的疗效与特性,大多数患者完全可以接受内分泌治疗。

（四）肿瘤内分泌治疗的临床应用

1. 雌激素 雌激素在晚期前列腺癌及乳腺癌患者均有很好的疗效。肿瘤治疗中最常使用的雌激素制剂是己烯雌酚（diethylstilbestrol，DES）。该物质是一种非甾体激素，直接口服，效果良好。研究表明：每天1mg DES与每天5mg DES的疗效相同，均能获得50%~80%的有效率，疗效平均维持15个月，但接受每天1mg治疗组的患者发生心血管并发症较少。DES用于晚期前列腺癌，可通过降低FSH，减少睾酮分泌而获得姑息疗效。对于乳腺癌，DES应用于绝经期前的妇女有促进肿瘤生长的危险，一般禁用；但对绝经5年以上的妇女，则有姑息疗效；对绝经后的转移性乳腺癌的总有效率约为30%；对雌激素受体阳性乳腺癌的有效率为50%~60%；而对雌激素受体阴性乳腺癌的有效率则不到10%。

DES主要用于治疗前列腺癌（每天睡前口服1~5mg）及治疗乳腺癌（每天5mg，分3次口服）。本药的一般副作用为恶心、厌食、头痛、腹部疼挛痛、脱发、水肿等，男患者可有乳房增大、压痛及阳痿等女性化现象，女患者可致子宫内膜增生、阴道出血、水钠潴留以及高钙血症。孕妇服用DES有造成胎儿畸形的危险，因此孕妇忌用。

2. 抗雌激素类

（1）他莫昔芬（tamoxifen，TAM）：最常用的非甾体抗雌激素类药，主要作用机制是和体内的雌激素竞争癌细胞的雌激素受体。ER蛋白有两种调控功能（TAF），TAM可抑制TAF功能而产生对抗雌激素的作用，但又激活TAF，因此有抗雌激素的作用。TAM还能和血中的雌激素竞争ER蛋白。此外，TAM在体外可以杀伤ER阳性的乳腺癌细胞，并有其他生理作用。耐药则主要是由于ER变异、TAM代谢变化、细胞内TAM水平降低等。TAM的适应证主要为ER阳性的患者，有效率绝经前患者为30%~40%，绝经后患者为35%~60%。随机对照研究表明，晚期乳腺癌患者，TAM治疗和手术治疗的疗效相近。TAM在早中期ER阳性的绝经后乳腺癌患者手术后辅助应用，可提高治愈率15%左右，但不适用于绝经前的患者。TAM主要由肝脏代谢，生物半衰期7天左右，服药4周后TAM血药浓度稳定并和血浆蛋白结合，停药后可保持6周。本品不良反应不多，常见的为面部潮红，可有食欲减退和轻度恶心，应用5~8年可致子宫内膜癌发生的机会增多。TAM用于早期患者手术后的辅助治疗，已证明对绝经后特别是受体阳性的患者可在相当程度上提高远期疗效。

（2）托瑞米芬（toremifene）：化学结构和TAM接近，治疗作用和TAM相似，但雌激素作用比TAM弱，临床疗效和TAM相近，有待进行比较研究。临床应用的一般剂量和用法与TAM相同。

（3）屈络昔芬（droloxifene，DRL）：体外试验与ER的亲和力为TAM的10倍，起效块，半衰期短。以往资料显示临床疗效优于TAM，但近年来的多中心双盲临床试验说明在绝经前和绝经后患者的疗效均未超过TAM。

3. 孕激素治疗 乳腺癌的作用机制尚不完全清楚，除了通过负反馈作用抑制垂体产生LH、ACTH外，可能还能抑制雌激素。孕酮类药物一般作为TAM治疗失效的患者的二线药物，但在TAM辅助治疗时可以作为一线使用。孕激素对内脏病变有效，并可通过增加食欲、促进蛋白摄取等机制提高患者的一般状况。临床对照研究说明，孕激素疗效不如TAM。孕激素是治疗子宫内膜癌最常用的激素，可使大约1/3的转移性子宫内膜癌患者获得缓解，对分化较好、生长缓慢或孕激素受体阳性的肿瘤疗效更好。激素治疗可以使部分肾细胞癌消退，这些肾癌细胞通常含有大量的雌激素及孕激素受体。临床常用的孕激素主要有以下两种：

(1) 甲羟孕酮(medroxyprogesterone acetate,MPA)：可与睾酮和皮质激素受体结合，降低血中雌激素水平,血中半衰期为 59 小时。一般每天 1~2 次,口服或肌内注射,总量 500~1 000mg,10 天后视情况减低到每天 250~500mg。

(2) 甲地孕酮(megestrol acetate,MA)：MA 的作用机制和 MPA 相同,口服后血药浓度高于 MPA,但血中半衰期为 33 小时,较 MPA 短。本类药物的不良反应主要有孕激素样反应,如乳房疼痛、泌乳、阴道出血、闭经、宫颈分泌物增多,长期应用可引起水钠潴留、库欣综合征等,有凝血功能障碍、高钙血症和肝功能障碍的患者应尽量不用。

4. 芳香化酶抑制剂

(1) 氨鲁米特(aminoglutethimide,AG)：目前最常用的芳香化酶抑制剂。绝经后的乳腺癌患者的雌激素主要来自肾上腺和脂肪、肌肉、肝等组织,由雄烯二酮及睾酮经芳香化而成。AG 可通过抑制肾上腺皮质来抑制甾体激素的合成,并阻止雄激素转变为雌激素。AG 抑制芳香化酶的作用为其抑制肾上腺皮质激素合成作用的 10 倍。由于 AG 的作用,垂体后叶会通过负反馈而分泌 ACTH,因此,服用此药的患者应给泼尼松龙以阻滞 ACTH 的作用。AG 口服吸收良好,半衰期 12.5 小时,如长期应用,由于能诱导肝药酶,半衰期可降到 7 小时左右。本品主要经肝代谢,50% 以原型随尿排出。AG 一般剂量为每天 250~500mg,两周后逐渐加量到每天 500~1 000mg,同时服用泼尼松龙每天 40mg。AG 的不良反应主要有嗜睡、困倦等中枢神经抑制症状。由于 AG 不良反应较多,一般作为 TAM 治疗失败后的二线用药,但有骨转移时 AG 疗效较好,可作为首选。AG 和孕激素合用时疗效超过 TAM。

(2) 福美司坦(formestane)：本品为合成甾体激素,有效成分为 4- 羟基雄烯二酮,在生理情况下可竞争性地抑制芳香化酶,降低组织中的雌激素,从而发挥治疗作用。肌内注射后吸收缓慢,第 4 天血浆浓度最高,半衰期在 5~10 天。本品经大量临床Ⅱ期研究,有效率在 23%~33% 之间,不良反应主要为面部潮红、皮肤痒痛、烧灼感,少数可有消化道反应、水肿等。本品主要用于绝经后患者,一般每次 250mg,深肌内注射,每 2 周 1 次。绝经前患者禁用。

(3) 来曲唑(letrozole)：为芳香化酶抑制剂,可以有效地抑制肿瘤内的芳香化酶,疗效优于孕酮和 AG,对 TAM 耐药的晚期患者也有一定疗效,缓解期和耐受性均比 AG 要好,因此是当前受到广泛重视的一个新药。一般每天 2.5mg,可以较长期服用。不良反应和 AG 近似,但相对较轻。

(4) 阿那曲唑(anastrozole)：本品为非甾体类 AG 的衍生物,作用时间长。一般每次 1mg,口服,每天 1 次。ATAC 研究纳入 9 366 手术治疗的绝经后乳腺癌妇女,5 年阿那曲唑与 TAM 的对比治疗结果显示,阿那曲唑在 PFS 方面优于 TAM,肿瘤相关死亡减少了 3.3%,风险比 HR=0.87(P=0.001)

5. LH-RH 类似物　卵巢产生性激素受垂体产生的卵泡刺激素(FSH)和黄体生成素(LH)调控,后者的产生又受下丘脑的促黄体激素释放素(luteinizing hormone releasing hormone)调控。合成的 LH-RH 激动剂或拮抗剂能通过负反馈作用抑制垂体,进而抑制 TSH 和 LH 的产生,同时还能和 LH 受体结合,发挥抑制作用。本类药物可以单用也可与其他内分泌治疗合用,避免因雌激素减少而通过负反馈促使下丘脑 LH-RH 分泌增多。本类药物有如下两种：①戈舍瑞林(goserelin)为注射用包裹体针剂,每安瓿 3.6mg,深肌内注射,每 4 周 1 次;②亮丙瑞林(Leuprorelin)为注射针剂,每安瓿 3.7mg,一般每 4 周注射 1 次。这类产品主要用于绝经前患者,也可用于绝经后患者。一般连续注射 4 周~6 周为一个疗程,有效患者可连续给予数日,治疗初期患者可有一过性的肥胖、多汗、头痛、性欲低下等,少数有恶心、呕吐、皮痒、多毛、耳鸣和体重增加,和 TAM 合用可以减轻不良反应。孕妇和哺乳期禁用,高龄和有任何压迫症状的应慎用。由于 LH-RH 类药物在前列腺癌治疗中与抗雄激素药合用可以提高疗效,目前有人将此类药物在乳腺癌患者和 TAM 合用,但尚无定论。

6. 雄激素　可以有效地治疗乳腺癌,但其疗效低于大多数其他激素制剂。雄激素是由睾丸、卵巢以及肾上腺皮质分泌的,但受卵泡刺激素及黄体化激素的调控。雄激素作用的发挥也是依赖与靶组织细胞的受体结合。对绝经 5 年以上的乳腺癌最有效,对绝经 1 年以内的患者疗效差。雄激素治疗对绝经后乳腺癌的总有效率约为 20%,对雌激素受体阳性的肿瘤疗效较好,对有肿瘤软组织转移的病例疗效也好,但对有器官转移的患者疗效不佳。常用制剂有甲睾酮(每次 10mg,每天 2 次)、丙酸睾酮(每次 100mg,每周 3 次)。副作用对女性主要是女子男性化,表现为音调变粗、阴蒂变大、多毛、月经不规律以及闭经等,孕妇禁用。男性乳腺癌患者不宜用雄激素治疗。

7. 抗雄激素剂　治疗的机制是在细胞水平上直接与二氢睾酮竞争受体。几种抗雄激素药物已显示出有治疗前列腺癌的作用,其中较为常用的一种是醋酸氯羟甲烯孕酮,它也具有黄体酮作用,能够对抗雄激素对靶组织的作用,从而缩小前列腺体积,降低睾丸细胞功能,减少精子生成以及降低性欲。其用法为每次 200~300mg,口服,每天 1 次。该药治疗前列腺癌的有效率与 DES 相似,大约为 50%~80%。

8. 糖皮质激素　具有多种生理作用,在肿瘤治疗中,糖皮质激素的作用在于它可以抑制淋巴细胞增殖。因此,糖皮质激素常参与治疗白血病及淋巴癌,包括急性淋巴细胞白血病、霍奇金病、非霍奇金淋巴瘤以及骨髓瘤的联合化疗方案。据研究,单独使用泼尼松(每天 30mg,分次口服)治疗乳腺癌的有效率约为 15%。糖皮质激素还被广泛应用于治疗肿瘤的一些并发症,主要是发挥其抗炎作用。如作为放疗后的辅助治疗,糖皮质激素常用于脑肿瘤的脑水肿、脊髓压迫症以及上腔静脉综合征。常用制剂有泼尼松(每次 5~20mg,每天 3 次)、地塞米松(每次 10~20mg,每天 1 次)、甲强龙(每次 40~125mg,每天 1 次)、阿塞松(每次 4~48mg,每天 1 次)。主要副作用为低钾血症、碱中毒、水钠潴留、水肿以及高血压,和糖皮质激素作用所引起的高血压、脂肪肝、肌无力、骨质疏松、易感染、消化道溃疡、神经过敏、精神病等以及库欣综合征的表现,如满月脸、水牛背、躯体肥胖、多毛、皮肤起条纹及瘀斑等。

9. 左旋甲状腺素　分化型甲状腺癌应该接受长期内分泌治疗。研究发现分化型甲状腺癌细胞膜表面表达促甲状腺素(TSH)受体,可以对 TSH 的刺激做出反应,促进甲状腺滤泡上皮生长,所以通过左旋甲状腺素引起的负反馈调节,使 TSH 保持到一个较低水平,从而减少复发,改善患者预后。美国甲状腺癌学会建议对高危和中危患者 TSH 水平控制在 0.1mU/L 以下,低危患者可维持在 0.1~0.50.1mU/L。2001NCCN 指南建议手术切除不彻底也控制在 0.1mU/L 以下;带病生存的低危患者和术后多年病情稳定的无癌患者 TSH 可控制在正常范围;术后随访甲状腺球蛋白水平升高,但没有临床和影像证据表明肿瘤存在者,THS 可以控制在 0.1~0.50.1mU/L。

(五)中医药对内分泌治疗不良反应的作用

1. 中西医结合乳腺癌内分泌治疗　乳腺癌内分泌治疗容易出现的颜面潮红、烘热汗出、疲倦乏力、头痛头晕、经带异常、消化道不适等症状或体征。中医认为内分泌药物易引起肾-天癸-冲任-子宫轴的平衡失调、脏腑失和而发病,与肾、肝、心、脾、胃密切相关。辨证论治分别予以滋补肝肾,或疏肝解郁,健脾化湿,或调摄冲任,方用六味地黄丸、逍遥散、四君子汤及二仙汤等加减能够有效缓解内分泌治疗引起的腰膝酸软、潮热盗汗、疲劳心悸、肌肉关节痛、情绪异常等症状。

2. 中西医结合前列腺癌内分泌治疗 中医药治疗前列腺癌具有较好的改善患者临床症状的作用。配合中药可以贯穿内分泌治疗的全过程。前列腺为肾所主,临床治疗以扶正培本为主,如以六味地黄丸为主方加减,可以有效缓解内分泌治疗引起的潮热、出汗、疲乏、性功能障碍及骨质疏松症、贫血等临床症状和体征,并与相关药物协同,提高内分泌治疗疗效,改善患者生存质量。

3. 中西医结合子宫内膜癌内分泌治疗 子宫内膜癌的越来越受到人们的关注,其中孕激素的应用最为悠久和广泛。内分泌治疗对个别类型的的患者,如年轻保留生育功能的患者等,具有一定的临床意义,但是仍然缺乏可靠的循证医学证据。特别是孕激素的应用,存在争议,同时有水钠潴留、体重增加、肝功能受损、血糖升高及情绪低落等副作用,甚或发生静脉血栓导致栓塞的可能。中医防治子宫内膜癌激素治疗相关副作用的研究当前还较少,但相关症状或体征如水钠潴留等,建议辨证论治,予以处置。

4. 中西医结合甲状腺癌内分泌治疗 甲状腺癌术后患者多数会发生甲状腺功能低下,需要补充甲状腺激素制剂,一般可恢复甲状腺功能。假如甲状腺激素应用不足,临床主要表现为畏寒、体重增加、水肿、皮肤粗糙、毛发脱落、情绪抑郁、食欲不振或便秘等。病位在脾肝肾的功能下降,导致气虚亏虚,水饮内停。临床采用健脾补肾温阳利水等治法,联合内分泌治疗能够进一步改善甲状腺激功能和患者上述临床症状和体征。

5. 中西医结合卵巢癌内分泌治疗 与子宫内膜癌类似,卵巢癌大部分手术是切除双侧附件,从而出现更年期症状,从而严重影响生存质量。但是,内分泌治疗的临床观察结果并未增加患者生存期。

(六)肿瘤内分泌治疗的实施与注意事项

肿瘤内分泌治疗应该注意以下几个问题:①内分泌治疗是一种姑息性治疗,对症状缓解有肯定疗效,一定程度可延长生存。②随着新药的大量开发,外科内分泌治疗有被内科内分泌治疗取代的趋势。内分泌治疗在某些肿瘤如乳腺癌、前列腺癌中已成为主要治疗手段。③内分泌治疗所用药物有其主要适应证和不良反应,应注意药物的灵活选择。④糖皮质激素作用广泛,糖皮质激素受体(GCR)存在于人体内一切有核细胞内,除有抗炎抗水肿的作用,尚可使肾上腺皮质激素抑制,使肾上腺不同程度地萎缩,即"药物性肾上腺切除术",常广泛用于各种晚期肿瘤的姑息治疗。⑤内分泌治疗可与化疗联合应用,在某些肿瘤的治疗中可能有效。内分泌治疗有许多药物,一般不提倡联合应用,一种药物无效时可改用另一种药物。

肿瘤内分泌治疗的依从性问题应引起高度重视。一项对2 816例初始三苯氧胺辅助治疗的患者的研究显示,只有31.4%的患者坚持5年三苯氧胺治疗,在中位3.5年时35.2%(95%CI,32.5%~37.9%)的患者已经中断治疗。另一项对1 498例初始阿那曲唑辅助治疗的患者的研究显示,1年时19%的患者中断治疗,2年时32%的患者中断治疗。药物依从性差不等于毒性反应大,有研究显示慢性治疗药物依从性仅仅22.4%与药物不良反应而终止治疗的问题。解决问题的关键是充分与患者沟通,与患者沟通复发风险,沟通平衡获益与不良反应之间的问题,沟通治疗潜在的不良反应和如何处理这些不良反应,以提高患者的依从性,从而提高肿瘤治疗效果。

九、姑息治疗

(一)姑息治疗的起源及发展

姑息治疗(palliative care)是西医学的一个新兴学科,治疗目标是以确诊后已经是不可治愈疾病的患者为主体,多学科协作采取多种治疗手段,由医疗机构为主导、患者家庭、社区、神职人员及社会广泛参与合作,最终以提升患者生活品质为目的,从而延长患者的生存时间。其内涵有别于终末期照护(terminal care)由于姑息有消极不作为的含义,有些学者主张将其翻译为缓和治疗或舒缓治疗。

姑息治疗是医学及社会经济发展的一个缩影,是对生命及疾病治疗概念的一种诠释,对于医生来讲是对那些患有不可治愈性疾病患者的治疗理念及治疗手段,是将有限的医疗资源合理分配的一种医疗模式。对于患者及病患家属而言姑息治疗是如何直面死亡、如何能够善终、如何理解生命意义、如何能够从善后的悲痛中解脱出来的一系列看似简单实际复杂的一种处世观、价值观、生死观。

生与死是生命的两个端点,与迎接出生的喜悦不同,人类普遍对死亡存在恐惧与逃避,有学者将死亡比作黑洞,可以吸收一切的光亮,没有人可以预知和能见到往生的世界,因此当面对死亡事件由可能变为必然时往往表现出无奈、失望、愤怒等悲观情绪。目前,在发展中国家好多癌症患者确诊时就已经是晚期,是不可治愈的,如何使这些患者平静而有尊严的生存及离世是姑息治疗的核心,姑息治疗是随着医学的发展而不断变化的,基础医学及转化医学的不断进步,分子靶向药物的出现,免疫治疗的进展使姑息治疗的手段和目标也在发生着改变。

姑息治疗由临终关怀运动发展而来,最早出现于12世纪,安宁院原指朝圣途中的驿站。1879年柏林的一位修女玛丽.艾肯亥将其修道院主办的安宁院作为收容晚期癌症患者的场所。1905年伦敦的一家修女办的一家圣约瑟安宁院,也专门收容癌症晚期患者。后来逐渐地安宁院就从驿站变成了一个专门收治晚期患者的照顾机构。而现代临终关怀的发展历史相对较短,1950年西西里桑德丝女士是一位护师,倡导成立更为人性化的安宁院。西西里桑德丝女士遵从患者的愿望,进修心理、医学,终于在1967年于伦敦建立了世界第一座现代化兼医疗科技及心理照顾的圣科利斯朵夫安宁院。桑德丝女士亲自带领医疗团队着手进行一系列的癌症的镇痛研究及灵性关怀。

从1967年圣科利斯朵夫安宁院成立开始,现代姑息医学的模式就此确立,其后,这种模式逐渐地被世界各发达地方接受和推广。1976年在美国康涅狄格州成立了美洲的第一家安宁院,此后圣科利斯朵夫模式的善终照顾的安宁院在欧美各地建立。20世纪90年代初期,亚洲的日本、新加坡及我国香港、台湾也开始发展姑息治疗服务。我国的姑息治疗开始于20世纪90年代初期,各地的发展不一致。

20世纪90年代SUPPORT临床研究(该研究旨在分析疾病预后、治疗转归及治疗风险的关系)中重点提出:医学治疗需求的重点是对患者和家属提供全方位治疗。SUPPORT临床研究是一项重要的Ⅱ期临床试验。该试验1989—1994年的6年时间内,共入组来自美国5家大医院的近10 000名患者。该研究结果揭示,针对患有生命危险疾病的患者提供的治疗是非常有限的。该研究还显示:在疾病终末期,患者和家属缺乏与专业医护工作者的交流,不到50%的医师认识到患者更偏向于临终不实施抢救措施,46%的临终不抢救遗嘱(do-not-resuscitate order,DNR)签署于死亡前2天内,50%的患者(大多为癌症晚期)在生命最后3天仍诉有中、重度疼痛。在中国大陆地区由于传统的价值观好死不如赖活着思想的影响,终末期的患者积极抢救治疗的病例大有人在,医疗资源和社会资源浪费现象比较严重,并且疼痛症状控制情况不理想,姑息治疗的理念及治疗手段措施普及程度有待提高。

近20年,严重慢性疾病的患者数量增加,患者对症状控制的高质量服务、对多学科协作及医疗技术改进的需求都不断增加,姑息治疗是在这些需求增加的基础上得到了飞速发展。1998年美国临床肿瘤学会(ASCO)就如何提供有质量的癌症治疗发表了一份共识。该共识指出:需要对癌症和癌症治疗引起的疼痛予以有效的治疗,包括使用阿片类止痛药物和其他支持治疗;如果抗肿瘤治疗对患者不再有效或不合适时,应该为患者提供最佳姑息治疗,为处理终末期问题提供建议和选择。美国癌症协作组织(ASCO)还建议癌症的最佳治疗应该由多学科团队来提供,在这个团队中应该有姑息治疗专家。

2010年,美国麻省总医院发表了非小细胞肺癌患者抗肿瘤治疗加入早期姑息治疗,提高患者生活质量及总生存的研究,关于早期姑息治疗的研究相继发表,早期姑息治疗和全程管理理念在全球范围内得到推广。

从20世纪医学发展的进步看,很多疾病都得到了很好的控制,包括肿瘤在内。随着医务人员对肿瘤的综合治疗的意识加强,姑息医学也在逐步、深入的影响临床肿瘤学。循证医学的证据使临床肿瘤学从经验医学、实验医学向更高的水平发展。用临床最好的证据为肿瘤患者提供最合理的医学服务从而减少死亡率,提高治愈率和缓解率,使肿瘤患者的生存期延长,生存质量得以提高。然而尽管如此,肿瘤的死亡率并没有下降。医学到底是什么? 有一个名言说道:医学有时能完全治愈疾病,更多的实现的是缓解患者的痛苦。作为医生,我们应该不停地对患者进行安慰,让患者感到舒适。

(二)姑息治疗的概念及现实意义

世界卫生组织(WHO)在肿瘤工作的综合规划中确定了预防、早期诊断、根治治疗和姑息治疗四项重点,由此可见姑息治疗是癌症控制方面一个必不可少的内容。虽然姑息治疗源自于临终关怀运动,但近几十年来它的内容在逐步扩展和演化。WHO在1990年将姑息治疗定义为"对无法从根治性治疗获益的患者,提供积极的全方位治疗"。2000年WHO对姑息治疗的定义是:"姑息治疗医学是对那些对治愈性治疗不反应的患者完全的主动的治疗和护理。控制疼痛及患者有关症状,并对心理、社会和精神问题予以重视。其目的是为患者和家属赢得最好的生活质量"。WHO对于姑息治疗特别强调症状控制、患者支持、提升生活质量等多方面的内涵。需要注意:姑息治疗应在"病程早期"与放化疗共同应用,是放化疗的有效补充,让临床医生从癌症治疗的初始就可以"更好地了解和管理令人痛苦的临床并发症"。2006年姑息医学得到了10个医学专业前所未有的支持,成为美国医学专业委员会(ABMS)和美国毕业后医学教育认证委员会(ACGME)中一个正式的医学分支。

在为癌症患者提供有质量的姑息治疗时,应该包含一些核心内容,其中包括:

1. 对患者的全面评估;
2. 有效的沟通;
3. 先进的治疗方案;
4. 症状控制;

5. 终末期治疗；

6. 居丧期支持治疗。

如：除 WHO 之外，ASCO、ESMO、NCCN、EAPC 等各大权威医疗机构均强调需要在疾病的全过程强化对癌症患者生理症状、心理和精神需求的管理。

姑息治疗对目前医疗发展有深远的现实意义：①医疗从以"疾病为导向"转向为"以患者为导向"：医务人员除了通过专业技术，缓解患者躯体症状，对于"末期疾病"患者的关怀需求与对症状的治疗同等重要。需要越发关注"人"，而不仅仅是"病"。②节约医疗资源：姑息医学在美国，欧洲和亚洲一些发达国家都已经证实了其符合最小化的卫生经济学评估，有利于有限医疗公共资源的合理分配利用。③缓解医患关系：姑息治疗十分注重与患者及其家属沟通，提倡医护与患者是伙伴、平等关系，而且对医务人员沟通技巧的培训在姑息医学教育培训中占有十分重要的地位。在姑息治疗过程中，医务人员注重与患者沟通的技巧，在一定程度上缓解了医患关系紧张，具有重要的临床意义。

（三）姑息治疗的不同阶段及其内涵

第 1 阶段：抗癌治疗与姑息治疗相结合，对象为可能根治的癌症患者；姑息治疗主要是缓解癌症及抗癌治疗所致的症状，不良反应，对症支持治疗，保障治疗期间的生活质量。

第 2 阶段：当抗癌治疗可能不再获益时，以姑息治疗为主，对象为无法根治的晚期癌症患者；姑息治疗主要是缓解症状，减轻痛苦，改善生活质量。

第 3 阶段：为预期生存时间仅几天至几周的终末期癌症患者提供临终关怀治疗及善终服务。

为保障姑息治疗贯穿于癌症治疗全过程，应该让患者尽早建立姑息治疗的概念，确保抗癌治疗合理用于受益阶段。例如姑息治疗中更强调对症状关注，如疼痛、厌食、便秘、疲乏、呼吸困难、呕吐、咳嗽、口干、腹泻、吞咽困难等影响生活质量的症状控制。同时重视精神心理问题和心理照护。

（四）姑息治疗贯穿肿瘤治疗的全程，全方位

1998 年 ASCO 提出：肿瘤专家以及姑息团队的职责不仅仅在于治疗癌症，而是应该将姑息治疗与标准抗肿瘤治疗贯穿疾病治疗全过程。

2010 年出现了姑息治疗里程碑式的研究，美国麻省总医院专家发表在《新英格兰杂志》上的《转移性非小细胞肺癌患者的早期姑息治疗》，该研究入组初诊转移性 NSCLC 患者被随机分配接受早期姑息治疗联合标准抗癌治疗或单独标准抗癌治疗。研究结果提示与标准治疗组相比，早期姑息治疗组患者显著延长中位生存期达 2.7 个月，且接受强化临终治疗的患者比例降低。其后的研究姑息治疗的早期加入，不仅对于患者，而且对于关照者同样提高生活质量减少主观负担。因此，姑息治疗日益成为贯穿肿瘤治疗的全程，全方位的治疗模式。

正如中国台湾安宁疗护模式的五全照护，全人：满足患者身体、心理、社会及灵性的需要；全家：生病期间及患者去世后家人的哀伤辅导；全程：延续性的哀伤(居丧)辅导；全队：一组受过训练的团队照顾患者全家；全社区：指整合全部社会资源，为患者在家庭或者社区中提供全面照顾。

世界癌症宣言的九大目标强调重视癌症的全程管理和控制、重视康复、姑息和支持治疗、有效的控制癌痛和心理痛苦。通过大量的研究和实践可以看到，姑息治疗 ≠ 临终关怀，可以简单理解为支持治疗和 / 或舒缓治疗，更直白地说就是让患者及家属"活得好 + 尊严辞世"。这就要求姑息治疗不仅仅治疗疾病本身,更要关注患者本人。正如心理社会肿瘤学缔造者吉米·霍兰教所讲:医学不仅仅是装在瓶子里的药! 希望医学界通过更加系统、全面、客观、科学的姑息治疗,为我们中国肿瘤患者带来的"私人定制"的抗癌及姑息治疗方案。

(五)癌症疼痛治疗

疼痛是晚期癌症及终末期癌症患者的常见症状,也是严重影响患者生活质量的原因。WHO 的疼痛定义:疼痛是组织损伤或潜在损伤所引起的不愉快感觉和情绪体验。癌症疼痛大多表现为慢性疼痛。除了积极的原发病治疗外,药物止痛治疗是缓解癌症疼痛主要方法,甚至可能是患者唯一可能接受并获益的有效治疗方法,癌痛的治疗贯穿癌症患者治疗的始终。对于癌症患者要积极疼痛筛查、全面进行疼痛评估;癌痛评估是合理、有效进行止痛治疗的前提,癌症疼痛评估应当遵循"常规、量化、全面、动态评估"的原则。癌痛治疗现状不容乐观,EPIC 调查结果:23% 中重度患者未得到治疗(n=2 874),64% 患者未能有效控制疼痛(n=441)爆发痛患者中只有 1/3 得到治疗(n=279)。到目前为止,全面消除癌痛保证癌症患者无痛生活、工作,仍然是项艰巨的工作。IAHPC 列入姑息治疗的止痛药符合 WHO 癌症三阶梯止痛治疗原则,即:①按阶梯给药:第一阶梯:非阿片类药物,多指 NSAID 药物,对轻度疼痛疗效肯定,并可以增强二、三阶药物的效果,有封顶效应。第二阶梯:弱阿片类药物,有很多弱阿片类 NSAID 药物的复合剂,有封顶效应。第三阶梯:强阿片类,以吗啡为代表,无封顶效应。②尽量口服:减少肌肉或静脉注射引起的医疗源性疼痛。③按时给药:而不是按需给药既要有长期医嘱,也要有即刻医嘱。④个体化:考虑到患者的年龄,肝功,胃肠道吸收情况每个患者对药物的反应和耐受性不同,所以疗效和副反应也不同。⑤注意具体细节:及时评估镇痛效果与不良反应、细致观察、注重处理。

(六)中医药在癌症姑息治疗中的作用

1. 中医药在姑息治疗不同阶段的作用

(1) 第 1 阶段:对可能根治的癌症患者,采取抗癌治疗和姑息治疗相结合的原则;姑息治疗主要是缓解癌症及抗癌治疗所致的症状,对症支持治疗,改善治疗期间患者的生活质量。中医药主要针对肿瘤手术、化疗、放疗等抗癌治疗的毒副反应的治疗和起抗癌治疗增敏作用。此部分详见各章节。

(2) 第 2 阶段:对无法根治的晚期癌症患者,当抗癌治疗可能不再获益时,以姑息治疗为主;姑息治疗主要是缓解症状,减轻痛苦,改善生存质量。在中医整体观念指导下,通过对肿瘤病因病理等方面分析、判断、辨证施治可具有以下作用:①抗癌抑癌:对于各期癌症,以及对放化疗不敏感癌,均有一定抑制和杀灭作用;②增强和保护生命功能:癌症及其并发症,最后均由于导致器官功能衰竭而死亡,中医药具有良好的增强和保护器官功能,防止和减轻癌症损害的作用;③提高自身抗癌抗病能力:在癌症复发转移和扩散的发展过程中,自身抗癌抗病能力具有十分重要的延缓阻止作用,但在来自于癌和过度放化疗的损害中,机体抵抗力常常越来越弱,癌症又因此更易发展,中医药可良好增强机体自身抗癌抗病抵抗力;④改善癌症症状:中医药还具有良好减轻癌症患者疼痛、改善癌症及并发症等作用。

(3) 第 3 阶段:对预期生存时间仅几天至几周的终末期肿瘤患者提供临终关怀治疗及善终服务。此阶段中医药仍发挥,抗癌抑癌、增强和保护生命功能、提高自身抗癌抗病能力、改善癌症症状等作用。

2. 中医学参与肿瘤姑息治疗的常用治疗法则　针对肿瘤的病因病机及证候特点,其基本治法治则应为扶正培本、清热解毒、软坚散结、理气开郁、化痰除湿、活血化瘀、以毒攻毒。扶正培本方法很多,如补气养血、健脾和胃、补肾益精、养阴生津等。益气常用中药有:黄芪、西洋参、黄精、党参、白术、太子参、山药等;补血临床常用中药有:鸡血藤、当归、熟地、白芍、紫河车、阿胶;养阴临床常用中药有:玉竹、石斛、天门冬、麦门冬、沙参、黄精、女贞子等;温阳有:制附子、肉桂、鹿茸、补骨脂、淫羊藿、菟丝子、巴戟天等;清热解毒常用药物有:银花、连翘、半枝莲、白花蛇舌草、板蓝根、丹皮、赤芍、夏枯草等;软坚散结常用药物有:龟甲、鳖甲、牡蛎、海藻、地龙、昆布、夏枯草、莪术、半夏、瓜蒌等;理气开郁常用中药有:柴胡、木香、陈皮、青皮、枳壳、枳实、砂仁、玫瑰花、檀香、槟榔、沉香、厚朴、元胡、丁香等;化痰除湿常用中药有:瓜蒌、皂角刺、半夏、山慈菇、葶苈子、海浮石、马兜铃、杏仁、厚朴、茯苓、藿香等;活血化瘀常用中药有:红花、桃仁、延胡索、川芎、丹参、乳香、没药、三七等;以毒攻毒常用中药有:斑蝥、蜂房、全蝎、蜈蚣、蟾蜍、土鳖虫、守宫、生半夏、乌头等。

3. 常见姑息治疗的中医药辨证施治

(1) 心脾两虚是肿瘤的基本病机,从其单独应用和配合手术、放化疗的结果看,益气健脾具有缓解症状,减毒增效,延长生存期的良好疗效。

【临床表现】身倦乏力、气短、纳差、舌淡或偏红或有齿痕苔白、脉细弱或数而无力等。

【常见证型】脾气虚弱、心脾两虚等。

【主要治法】益气健脾。

【常选方剂】四君子汤、补中益气汤、归脾汤、香砂六君子汤、参苓白术散、八珍汤等。

(2) 气阴两虚是肿瘤的基本病机,癌症虚实夹杂证候,以正虚为主,益气养阴可降低综合治疗时化、放疗的毒副作用,增强机体抗癌能力,改善身体情况。

【临床表现】身倦乏力、头晕、失眠、心悸气短、面色无华、手足心热、纳差、舌淡或偏红或有齿痕、苔白、脉细弱或数而无力等,实验室检查可见白细胞和(或)血小板降低。

【常见证型】心脾两虚、肝肾阴虚等。

【主要治法】补益气血、滋补肝肾等。

【常选方剂】归脾汤、八珍汤、贞芪扶正颗粒、六味地黄汤等。

(3) 脾肾阳虚是肿瘤的基本病机,脾为后天之本、气血生化之源,肾为先天之本,一身阴阳之根本,温补肾阳可增强机体抗癌能力,降低综合治疗时化、放疗的毒副作用,改善身体情况。

【临床表现】面色白,畏寒肢冷,腰膝酸软,腹中冷痛,乏力、腹胀,久泻久痢,甚或五更泄泻,下利清谷,舌淡红或紫暗,少苔,脉弱。

【常见证型】脾肾阳虚、肾阳虚损等。

【主要治法】温补肾阳等。

【常选方剂】金匮肾气丸、附桂八味丸、右归丸等。

(4) 热毒炽盛是肿瘤的基本病机,热毒是促进肿瘤发展和病情恶化的因素之一,清热解毒能控制和清除肿瘤及其周围的炎症水肿,所以能减轻症状并起到一定程度的控制肿瘤发展的作用。

【临床表现】口咽干燥难忍、鼻干唇燥、口渴饮冷、肌肤干燥、干咳无痰、发热心烦、大便干结、小便黄赤、舌质红苔黄干、脉细数等。

【常见证型】阳明炽热、热毒炽盛、痰热互结等。

【主要治法】清热解毒、滋养胃阴、清化痰热等。

【常选方剂】沙参麦门冬汤、养阴清肺汤、百合固金汤等。

(5) 痰瘀互结是肿瘤的基本病机,百病多有痰作祟,痰湿凝聚、阻碍气机,气不行血,导致痰瘀互结,毒聚成肿瘤。活血化瘀能增加血流量,改善局部缺氧状态,使抗肿瘤药深入瘤体发挥作用,增加肿瘤疗效,也消除微循环障碍,具有镇痛、抗炎、抗感染作用。

【临床表现】局部肿块,坚硬难移,疼痛、痛有定处、肌肤甲错伴纳呆,头身困重,舌紫暗苔黄或白、脉涩等。

【常见证型】痰瘀交阻、气滞血瘀等。

【主要治法】理气化瘀、活血化瘀、化瘀散结、解毒化瘀、逐水软坚等。

【常选方剂】桂枝茯苓丸、大黄䗪虫丸、六神丸、桃红饮合二陈汤、小金丹等。

(6) 癌性疼痛,不通则痛,不荣则痛,疼痛是癌症常见症状,特别在中晚期为突出表现。根据不通则痛理论,以毒攻毒中药具有明显的消肿止痛功效,用来治疗癌性疼痛有较好疗效。以毒攻毒药有效成分已被提炼,制成多种剂型,如片剂、注射液、外用膏药。

【临床表现】疼痛。发病部位不同,疼痛位置程度不同。

【常见证型】毒瘀互阻、阳虚瘀阻、寒凝气结等。

【主要治法】活血化瘀、温阳散寒止痛、解毒化瘀等。

【常选方药】注射液有华蟾素注射液、口服剂有仙蟾抗癌片、地黄丸等、外用有冰蟾消肿止痛膏等。

综上所述,中药在姑息治疗中的作用非常肯定,可以缓解症状,减轻痛苦,改善生活质量,提高生存期,有较好的临床应用前景。

第二章 优势病种的中西医结合临床研究

第一节 肺 癌

一、肺癌概述

原发性支气管肺癌简称肺癌,是指原发于各级支气管上皮细胞及细支气管肺泡上皮细胞的恶性肿瘤。肺癌早期常无明显症状,在体检时才发现,部分患者可出现咳嗽、痰中带血或咯血、胸痛、发热、气急等临床症状,但这些症状无特异性,常常被忽视,故肺癌一旦确诊大多属于中晚期。随着病情的进展,病变可侵犯邻近器官,也可通过淋巴道及血道转移至远处组织器官,出现相应的临床症状。本病具有易复发、易转移、预后差等特点。

在中医学中肺癌属于"咳嗽""咯血""胸痛""积聚""癥瘕"等病证的范畴,古代医籍中记载的"肺积""息贲""痞癖"等与本病相符合。

历代医家对本病的主要论述有:《素问·玉机真藏论》中描述的"大骨枯槁,大肉陷下,胸中气满,喘息不便,内痛引肩项,身热脱肉破䐃。"与肺癌的晚期症状相类似;《难经·论五脏积病》记载:"肺之积名曰息贲。在右胁下,如覆杯,气逆背痛,久则喘咳。"《重订严氏济生方·癥瘕积聚门》记载的"息贲之状,在右胁下,大如覆杯,喘息奔溢,是为肺积"。描述了"息贲""肺积"的症状;《杂病源流犀烛·积聚症瘕痃癖痞源流》对肺积形成的原因和机理做了分析:"邪积胸中,阻塞气道,气不得通,为痰,为食,为血,皆得与正相搏,邪既胜,正不得制之,遂结成形而有块。"《医宗必读》指出:"积之成也,正气不足而后邪气踞之,正气与邪气势不两立……一胜则一负。邪气日昌,正气日削,不攻去之,丧亡从及矣。然攻之太急,正气转伤,初中末之三法不可不讲也。初者,病邪初起,正气尚强,邪气尚浅,则任受攻。中者,受病渐久,邪气较深,正气较弱,任受且攻且补。末者,病魔经久,邪气侵凌,正气消残,则任受补",详细阐明了本病的病因、病机变化以及初、中、末三个阶段的治疗原则,该书中还提出了"养正积自除"的论断,为后世扶正法治疗肺癌提供了理论依据;《景岳全书·虚损》提出:"劳嗽,声哑,声不能出或喘息气促者,此肺脏败也,必死。"提示了肺癌的预后极差。

二、病因病机

肺癌的病因机理主要是由于正气虚损,阴阳失衡,六淫之邪乘虚侵袭肺脏,邪滞胸中,肺气膹郁,宣降失司,气机不利,血行受阻,津液失于输布,聚而成痰,痰凝气滞,瘀阻络脉,于是痰气瘀毒胶结,日久成为肺部肿瘤。

(一)素体不足,邪毒侵肺

肺为娇脏,易受邪侵。若先天禀赋不足、素体虚弱,或各种肺疾日久迁延,均可致肺气耗损、卫外不固,外界六淫之邪、四时不正之气或烟毒秽浊之气往往首先犯肺,致肺气失于宣发肃降,气机升降失常,肺气膹郁,血行受阻,气滞、血瘀、毒聚,日久形成肿块。正如《杂病源流犀烛·积聚症瘕痃癖痞源流》所描述的"邪积胸中,阻塞气逆,气不得通,为痰……为血,皆邪正相搏,邪既胜,正不得制之,遂结成形而有块"。又如张洁古云:"壮盛人无积,虚人则有之"。邪客于肺,肺气失于宣发肃降,可见咳嗽、胸闷气促;邪毒蕴久化热则壮热;热伤血络则痰中带血或咯吐大量鲜血;邪积胸中,气血运行受阻,"不通则痛",见胸痛隐隐,甚或剧痛。

(二)饮食情志,伤脾生痰

长期饮食不节,脾胃损伤,或情志不畅,木郁克土,则可致脾失健运,津聚为痰,"脾为生痰之源,肺为贮痰之器",痰贮于肺,复因素嗜烟毒,痰毒内聚,日久形成肿块,遂成肺积。痰阻于肺,宣降失司,见咳嗽、痰多色白或泡沫痰、胸闷气短;痰毒蕴久化热则痰多而黄;肺积日久,肺脾之气受损,出现肺脾气虚的症状,见神疲乏力、面色少华、气短、少气懒言;气不摄血则反复咯血;脾虚失于健运则纳少、便溏、舌质淡胖有齿痕、苔白腻、脉濡滑。气虚无力推动血行,复因肝气不疏,则可血行不畅,瘀血内阻,临证可见咯吐痰血,血色紫暗;瘀阻肺络,胸胁胀痛或痛有定处,胸壁青筋显露。

(三)年老肾亏,久积伤肾

年高精亏者,则易损伤正元,招致肺脾肾三脏俱损,阴阳两伤,或肺积既成,痰、瘀、毒邪相互胶结,不仅使积块难消,更使正气日耗,病趋深入。肺积日久,耗伤肺阴,阴虚内热,则见低热、口干、盗汗、心烦失眠,舌红少苔,或光剥苔;若兼见气虚,则为气阴两亏,临证常见咳声低弱、神疲乏力、自汗盗汗,舌红有齿痕,脉细而弱等与阴虚之状共见。若痰从寒化,肾阳受戕,则痰多而稀,腰膝酸软,畏寒肢冷,面色㿠白,乏力耳鸣,夜尿频多,苔白质淡;肾不纳气,则可见动则气促,胸闷或喘嗽不宁,临证肾阳亏虚常与肺阴不足共存,阴阳两虚症状相互并杂而见。

综上所述,肺癌之病位在肺,但常累及脾、肾,是全身疾病的一个局部表现。其病理因素主要为"痰""瘀""毒",本病因虚而致病、因病正更虚,常呈本虚标实、虚实夹杂之势。感受外邪是其发病的外在因素,但正气虚损则是发病的内在因素和病机转变的关键。肺癌初起多以痰毒瘀等标实为主,中后期多以本虚为主、兼夹标实为其主要特征,若肺癌失治或病情进一步发展,邪毒可淫脑、蚀骨、流窜于其他脏腑,直致不治。

三、诊断与分期

肺癌是中西医学共同的疾病名称,肺癌的诊断参照西医肺癌的诊断标准和方法。肺癌按组织细胞学分类,可分为小细胞肺癌(small cell lung cancer,SCLC)和非小细胞肺癌(non-small cell lung cancer,NSCLC),非小细胞肺癌又可分为鳞癌、腺癌、鳞腺癌等类型。根据癌肿发生的部位又有中央型肺癌和周围型肺癌之分。

(一)诊断

1. 细胞病理学诊断　痰脱落细胞肺癌诊断是简单易行而且十分有效的方法,纤维支气管镜刷检或活检、经皮肺穿刺也是肺癌诊断十分常用的方法。若患者出现胸腔积液或心包积液,可行胸腔或心包积液穿刺引流,积液涂片找癌细胞;若发现有颈部或锁骨上等部位肿大淋巴结,或皮下结节等,可行局部穿刺或活检。必要时可考虑开胸活检等明确病理学诊断。

2. 临床诊断 主要依靠影像学检查,胸部 X 线检查、CT、MRI 以及 PET-CT。不同的影像学检查方法可以协助了解肺癌的病灶大小和局部淋巴结的转移情况,有助于肺癌的诊断和分期。

3. 其他相关诊断方法 血清肿瘤标志物,如 CEA、CA12-5、CyFRA21-1、CA19-9、NSE、SCC 等对肺癌的早期诊断、疗效评价和判断预后有一定的参考价值。

4. 肺癌的分子病理分型 随着肺癌分子病理学研究的进展,在临床中,不但需要明确肺癌的组织学分型,还应尽可能明确肺癌基因突变情况,主要基因包括 EGFR、ALK,ROS1,以及 K-RAS,B-RAF 等,为肺癌的靶向治疗提供依据。

(二)分期

肺癌的分期需要完善影像学的检查,如胸部 CT,腹部可以选择 B 超、CT 或者 MRI,头颅可以选择 CT 或者 MRI,以及全身骨扫描(ECT)等,以明确肺部原发病灶及身体其他部位的转移情况。也可以根据患者的具体情况直接选择 PET-CT 检查,全面了解包括肺、肝、骨、脑、肾上腺、颈部淋巴结、锁骨上淋巴结等转移情况。根据 TNM 国际分期标准明确临床分期。

四、中西医结合治疗

(一)中医辨证施治

1. 辨证原则

(1)辨明邪正盛衰:肺癌一旦明确诊断,病情险恶,变化多端,辨明邪正盛衰,有利于把握病情轻重,权衡扶正与祛邪的利弊,合理地遣方用药。病程初期,虽见肺部癌瘤,但临床症状尚不十分明显或症状较轻,生活起居、体力和饮食状况均未受到影响,此时以邪实为主;病情进一步发展,邪气日盛,进入邪正斗争相持阶段;若肺癌日久,肿瘤发生全身广泛转移,患者一般情况差,消瘦、乏力、肢软、食少或不欲食、卧床不起,表明邪毒内盛且正气已衰,为邪盛正衰之象。

(2)辨明正虚性质及所属的脏腑:根据患者的临床症状、体征等情况,首先辨别正虚是属于气虚、阴虚、气阴两虚还是阴阳两虚。其次,辨明虚在何脏,在肺、在脾、还是在肾,或者是数脏俱虚。然后将两方面的内容综合起来,辨明正虚的性质和所属脏腑。一般而言,肺癌的正虚主要有气阴两虚、肺阴虚、肺脾气虚最为常见,肺阴虚日久可以及肾,出现肺肾阴虚,脾虚日久及肾可以出现脾肾两虚,晚期患者也可出现阴阳两虚之证。

(3)辨明邪实情况:肺癌的邪实有"气滞""痰凝""毒聚""血瘀"的不同,临床中"痰毒内结"是肺癌邪实的基本病机。在肺癌邪实的辨证中可以根据咳嗽的性质,痰的色、质、量、味,胸痛的性质,以及检查体表有无肿块、有无肿大的淋巴结等可有助于辨别邪实属于四种病机表现的哪一种,或是几种病机兼见并存。如咳嗽痰白,胸闷时作,胸胁胀痛,随情志变化而增减,痛无定处为气机阻滞;咳嗽痰多色白,胸闷,颈胸等处扪及痰核,或某局部扪及肿块,舌苔白腻,此为痰凝;毒聚的辨证要点为壮热久稽、咳嗽痰黄、咯吐鲜血、胸中烦热,局部肿块扪之热,按之痛,或有溃烂;血瘀表现为胸部刺痛,痛有定处,面色黧黑,肌肤甲错,皮肤瘀点、瘀斑,舌质紫暗有瘀斑等。

2. 治疗要点　肺癌病因病机复杂,临床常虚实夹杂、标本互见,属于本虚标实之证,正气虚损为病之本,"气滞""痰凝""血瘀""毒聚"为病之标,在治疗过程中应根据病程的长短、病情的轻重、伴随症状来确定扶正和祛邪的主次。疾病早期,病程尚短、病情较轻,以标实为主,治当攻邪为主。中期邪盛正虚,治当攻补兼施,扶正与祛邪并重。晚期患者多以正虚为主,治当扶正为主,祛邪为辅。治疗上应注意以下几点:

(1) 扶助正气、顾护胃气:肺积日久易耗伤人体正气,应权衡攻补的利弊,时时注意扶助正气、顾护胃气。扶正时,不要过用滋腻之品,以免碍胃;祛邪时,不应一味地攻邪而应用大量的祛邪药,应控制清热解毒等祛邪药的药味和剂量,以免苦寒伤胃,或祛邪太过,损伤人体正气。

(2) 辨证与辨病相结合,用药力求精准:在辨证用药时,应结合现代药理研究结果,尽可能地选用具有提高机体正气,又能抑制癌瘤生长的中药,扶正中兼有祛邪,扶正与祛邪并举,这样可以增加中医药的治疗效果。

3. 辨证分型与治疗

(1) 阴虚内热

主症特点:咳嗽无痰或少痰,或泡沫痰,或痰中带血,气急,胸痛,低热,口干,盗汗,心烦失眠,舌质红或红绛,少苔或光剥无苔,脉细数。

治法:养阴清肺,解毒软坚。

方药:沙参麦冬汤加减。

沙参麦冬汤用沙参、麦冬、玉竹、天花粉、桑叶、甘草、生扁豆养阴清热,可加用银花、黄芩清肺热,酌情配合石上柏、石见穿、白花蛇舌草等清热解毒。

若咯血不止,可选用生地榆、白茅根、仙鹤草、茜草根、参三七等凉血止血;大便干结加瓜蒌仁、火麻仁润肠通便;低热不退加地骨皮、白薇、银柴胡等清虚热。

(2) 脾虚痰湿

主症特点:咳嗽痰多,胸闷气短,纳少便溏,神疲乏力,面色少华,舌质淡红,舌体胖有齿痕,苔白腻,脉濡缓或濡滑。

治法:益气健脾,肃肺化痰。

方药:六君子汤合二陈汤加减。

六君子汤健脾益气化痰,二陈汤理气燥湿化痰,可加用夏枯草、海藻、昆布、生牡蛎等化痰散结,加用石上柏、石见穿、白花蛇舌草等清热解毒。痰多者加百部、紫菀、款冬、贝母等化痰止咳;痰郁化热,痰多色黄者可选用鱼腥草、黄芩、山海螺、野荞麦根清肺化痰;食少纳呆者可加用鸡内金、谷麦芽、焦山楂等健脾助运。

(3) 气滞血瘀

主症特点:咳嗽不畅或有痰血,胸闷气急,胸胁胀痛或剧痛,痛有定处,颈部及胸壁青筋显露,唇甲紫暗,大便干结,舌质暗红,舌有瘀斑,苔薄黄,脉弦或涩。

治法:理气化瘀,软坚散结。

方药:复元活血汤加减。

桃仁、红花、穿山甲、当归活血通络,柴胡、瓜蒌皮理气宽胸。若反复咯血,带有血块、颜色暗红者加仙鹤草、茜草根、藕节祛瘀止血;瘀热伤津者加生地、玄参、沙参、天花粉等养阴生津;食少气短、舌暗红有齿痕者,加用黄芪、党参、白术以益气健脾。

（4）气阴两虚

主症特点：咳嗽少痰或带血，咳声低弱，神疲乏力，气短，自汗或盗汗，口干不多饮，舌质红或淡红，有齿痕，苔薄，脉细弱。

治法：益气养阴，清热化痰。

方药：四君子汤合沙参麦冬汤加减。

四君子汤益气健脾，沙参麦冬汤养阴清肺，可酌情加用清热解毒的石上柏、石见穿、白花蛇舌草等清热解毒，加夏枯草、生牡蛎、干蟾皮等化痰散结。

气虚明显者，加用黄芪以益气补肺，偏于阴虚者加用玄参、百合以养肺阴。痰少而黏、咳痰不利者加杏仁、贝母、桑白皮等利肺化痰。

（5）阴阳两虚

主症特点：咳嗽气急，动则气促，胸闷乏力，耳鸣，腰膝酸软，畏寒肢冷，夜间尿频，或并见消瘦、口干不欲饮，面时潮红等症，舌质淡红或质淡而胖，苔薄白或白腻，脉细沉。

治法：滋阴温肾，消肿散结。

方药：沙参麦冬汤合赞育丹加减。

取南沙参、北沙参、天冬、麦冬、生地、玄参等以滋阴，取赞育丹中巴戟、肉苁蓉、仙茅、仙灵脾温补肾阳，酌情配伍清热解毒的石上柏、石见穿、七叶一枝花、白花蛇舌草，以及化痰散结的夏枯草、生牡蛎、干蟾皮等组成方剂。

喘甚者加用地龙、蚕蛹以平喘，腰膝酸软、畏寒肢冷、夜尿频数者加用金樱子、锁阳、胡芦巴以温肾缩泉。

（6）脾肾两虚型

主症特点：咳嗽气短，动则喘促，咳痰无力，胸闷，腹胀，腰酸，耳鸣，自汗，便溏，神疲乏力，舌质淡红，舌体胖有齿痕，苔薄白，脉沉细无力。

治法：健脾温肾，化痰散结。

方药：四君子汤加减。

四君子汤益气健脾，加仙灵脾、胡芦巴等温肾健脾，可酌情加半夏、天南星、夏枯草、生牡蛎、蛇六谷等化痰散结。

（二）综合治疗

肺癌根据其分类，小细胞肺癌和非小细胞肺癌的治疗原则并不完全相同。小细胞肺癌采用以化疗为主的多学科综合治疗，而非小细胞肺癌早期以手术治疗为主，根据肺癌的临床分期决定化疗与否，除Ⅰ期肺癌术后不主张化疗外，一般肺癌术后推荐行化疗4周期。晚期无法手术切除的肺癌，根据病理类型、肺癌驱动基因检测结果并综合患者的体质情况确定化疗、放疗或者靶向治疗。如晚期肺腺癌，检测到 EGFR 基因19或21外显子突变，且无肝功能异常者可以首选分子靶向治疗，若为肺鳞癌，体质状况尚能耐受化疗，首选化疗。分子靶向治疗或者化疗期间，应该定期评估疗效，并根据疾病控制情况、不良反应及患者的体质状况确定疗程，必要时可以分子靶向治疗与化疗序贯应用。当患者出现咯血、胸腔积液、心包积液、骨转移、脑转移等应根据病情采取相应的治疗措施，如放射治疗、介入治疗等。

值得一提的是，当前中医药治疗已经成为多学科综合治疗中重要方法之一，也就是说，患者在围手术期、化疗、放疗或者靶向治疗期间均可以有中医药的联合应用，形成中西医结合的治疗方案。中西医结合治疗时，基于西医治疗以攻邪为主，中医药则以扶正为主，减毒增效,改善生活质量。如化疗多引起食欲下降、恶心呕吐、乏力等不良反应,化疗期间可以采用和胃养血之法。当西医治疗疗程结束,或者患者身体状况不能耐受西医治疗时,中医药作为预防肺癌复发转移、改善生活质量、延长生存期的主要手段,治疗以扶正与祛邪兼顾,依据正邪盛衰、标本缓急、随证治之。

五、临床研究进展

中西医结合是我国深具特色的肿瘤治疗模式,在长期临床实践中摸索和积累了许多经验,取得了一定疗效,其中肺癌的中西医结合治疗已成为患者普遍选择的综合治疗手段。根据恶性肿瘤疾病特点,临床治疗需要综合化、阶段化和个体化,而中医药基于辨证论治的个体化、与西医学方案相结合的综合化、立足整体针对肿瘤治疗不同阶段的阶段化治疗,符合临床的需求,因此随着临床实践逐步深入形成了中西医结合的治疗体系。

中医药干预作用和机制也是近年研究的重要方向,如:细胞毒作用,诱导肿瘤细胞分化、凋亡,抑制肿瘤新生血管生成,调控肿瘤炎性微环境等,但由于中医药理论体系不同于西医学,具有立足整体,多方位、多靶点的效用特点,很多作用机制仍不十分明确,因而更加需要结合西方西医学先进技术与科学方法,积极推动中西医结合临床及基础研究进展和成果转化,取长补短,发挥更多优势。

近50年的临床实践为中医药治疗肺癌,尤其非小细胞肺癌提供了坚实的治疗依据。国家"六五"至"十一五"中医肿瘤科技攻关研究期间,采用随机对照等临床研究方法,共开展了5 432例非小细胞肺癌的循证医学研究,证实了中医药能够与西医放、化疗等治疗方法有机结合,发挥减毒增效作用;对于晚期、老年及不适于放化疗的患者,中医药存在一定疗效优势,安全性较好;中医药通过扶正与祛邪兼顾,辨病与辨证相结合,整体调节与局部治疗相结合等,能够实现患者"带瘤生存",成为了肿瘤治疗的重要手段之一。

目前肺癌中西医结合临床研究主要包括:配合手术、放化疗及分子靶向治疗等减轻其不良反应;稳定晚期患者肿瘤病灶,改善症状,提高生活质量,延长带瘤生存时间;术后改善机体肿瘤相关内环境,防治转移、复发等方面。根据治疗方案与阶段的不同,肺癌中西医结合治疗研究主要体现在以下几个方面,并获得了一定的科学数据支撑。

(一)中医防护治疗

中医防护治疗适应人群为围手术期、放化疗、靶向治疗期间的患者,以扶正为主,减轻手术、放化疗、靶向治疗等治疗手段导致的不良反应和并发症,促进机体功能恢复,改善临床症状,提高生活质量。

在国家"十一五"科技支撑计划"非小细胞肺癌中医综合治疗方案"的研究中,通过大样本、多中心、前瞻性队列研究显示,Ⅰ~Ⅲa期NSCLC术后患者,中西医结合治疗方案具有改善体重、体力状况、临床症状,提高生活质量,减少放化疗引起的骨髓抑制、消化道不良反应,减少肿瘤复发转移率的作用趋势。

1. 围手术期 减少并发症,促进康复。

目前,非小细胞肺癌未发生转移、且患者一般情况符合手术指征的条件下首先考虑手术。中医药在围手术期(手术前、后1~2个月内)的辅助治疗能够使患者受益,以扶正的防护治疗为主。

(1)手术前给予中医药治疗:①改善患者的一般症状,为创伤性治疗提供条件促进手术顺利进行;②配合术前新辅助化疗,减轻化疗不良反应,控制肿瘤进展。

(2) 术后给予中医药治疗:促进康复,减少并发症。

【术后常见证候】气血亏虚,脾胃虚弱。

【主要治疗原则】扶正为主,兼以祛瘀。

主要采用扶正培本法,如补肾健脾,益气滋阴,补血养血等,酌情配合活血化瘀法,改善食欲,增强营养精微的吸收利用,防治气血亏虚,有利于创伤快速恢复,减少并发症,并为术后辅助治疗创造条件。

【常用中成药及注射剂】贞芪扶正颗粒,健脾益肾颗粒,生血丸,参芪扶正注射液等。

有临床试验随机对照观察了72例肺癌术后患者,探讨了扶正中药十全大补汤(组成:人参 6g,黄芪 12g,当归 9g,茯苓 9g,白术 9g,熟地黄 12g,川芎 6g,肉桂 3g,甘草 3g)联合肠内营养支持对肺癌手术患者免疫功能及临床疗效的影响。72例患者均给予肠内营养支持,中西医结合组加予十全大补汤,治疗后对2组患者手术前后血液免疫指标水平变化、治疗后中医证候评分及免疫功能评价结果进行比较分析。结果显示:①两组患者术后第1天血液免疫各项指标水平均较术前明显降低,而在术后第8天升高且高于术前水平($P<0.05$);中西医结合组患者术后第8天 IgM、$CD3^+$、$CD4^+$ 及 $CD4^+/CD8^+$ 水平均较对照组升高($P<0.05$);②中西医结合组患者术后第4天、第8天的中医证候积分均较对照组患者降低($P<0.05$);③与对照组相比,术后中西医结合组免疫功能提高患者增加,而免疫功能下降患者减少($P<0.05$)。提示扶正培本法代表药物十全大补汤可有效提高患者免疫功能并改善其临床症状,相比常规肠内营养支持更加有利于患者术后恢复。

2. 放化疗期间　减毒增效。现阶段肺癌的治疗思路,已显示综合化 + 阶段化 + 个体化的总趋势,肿瘤的中西医结合临床研究,应将西医学与中医学作为一个整体,依据矛盾的主要方面,即不同的临床定位,寻找中西医结合治疗优势,这也是目前肿瘤学临床研究深入挖掘的一个合理趋势和创新方向。

对于直接缩减或消除实体瘤病灶,可以通过手术、放化疗等手段;不宜手术者以消减实体肿瘤、封闭肿瘤血供等为目的,除放、化疗外还可以通过射频消融、氩氦刀等靶向消融方式以及介入栓塞等方法实现……这些都是西医学不容置疑的优势,而中医药疗效如何得到最大的发挥,如何寻找中西医结合的合理切入点,是需要不断研究的课题。

现阶段肺癌中西医结合治疗体现临床价值的重要方向之一是中医药配合西医学治法减毒增效,提高生存质量,使患者临床受益。

(1) 中医药辅助化疗

【化疗期间常见证候】气血亏虚,脾胃不和,肝肾阴虚。

【主要治疗原则】扶正为主。

中医药配合化疗,以扶正培本(包括健脾和胃,降逆止呕,补气养血,滋补肝肾)为主,减轻化疗所引发的多种不良反应及并发症,缓解症状,降低化疗带来的风险,改善患者生存质量,是中西医结合治疗肺癌研究的重要方面。

化疗可分为根治性化疗及姑息性化疗,根治性化疗是指某些恶性肿瘤经积极化疗后有可能治愈,因而所给予的早期、规范、足量、足疗程化疗,并采用必要的巩固和强化治疗,最大限度地消灭肿瘤细胞,此种根治性治疗毒副作用较为严重。姑息性化疗是指在不能彻底治愈的前提下,以提高患者生活质量、带瘤生存为目的,以低风险、低痛苦为特点的化疗手段,其毒副反应相对较小。

一般情况下,中医药辅助治疗需贯穿化疗的全过程,多采用扶正培本法,或合并活血化瘀法发挥减轻化疗毒副反应的作用。例如:通过益气生血、健脾益肾等法减轻肺癌患者化疗后骨髓抑制、贫血、乏力气短、感冒样综合征等表现;通过养阴清热等法,改善口干、潮热盗汗、干咳、便秘等不良反应;通过补阳理中等法,缓解阳虚多汗、雷鸣腹痛等表现;通过健脾和胃、制酸止痛等法,减轻恶心呕吐、消化道溃疡等不良反应;通过补益肝肾等法减轻肝肾损害,等等。此外,化疗常导致机体发生血瘀证,产生血液流变学异常,出现血液高凝、高黏状态,及局部循环障碍,临床表现为肌肤色暗无华,肌肤甲错,肢端麻木,局部刺痛等,运用活血祛瘀法,可结合外用泡洗、贴敷,以缓解手足麻、痛,皮肤瘙痒等表现。

一项 Meta 分析通过检索中国生物医学文献数据库(CBM)、中国知识基础设施(CNKI)数据库和维普中文科技期刊数据库(VIP)(1993~2012 年)中发表的有关中医"专病专方"联合含铂双药联合方案化疗治疗Ⅲ~Ⅳ期 NSCLC 患者的临床随机对照研究,对其疗效和安全性进行 Meta 分析,共纳入 17 项随机对照试验(1 163 例受试者),结果显示,与单纯化疗对照,中医专病专方联合化疗治疗Ⅲ~Ⅳ期 NSCLC 可提高治疗有效率,并减少不良反应,改善受试者生存质量,该研究提示中医药可发挥对化疗增效减毒的作用。

【常用中成药及注射剂】健脾益肾颗粒,贞芪扶正颗粒,生血宝颗粒,益血生胶囊,百令胶囊,参芪扶正注射液。

(2) 中医药辅助放疗:放射治疗通过电离辐射对生物体产生一系列损伤而发挥作用,细胞受到一定剂量照射后死亡是辐射的主要生物效应。中医理论认为放射治疗对机体产生的主要不良反应为"热毒",能够耗伤机体阴液,阴亏易致血瘀,出现阴虚血瘀证的临床表现。

【放疗期间常见证候】气阴两虚,热毒瘀结。

【主要治疗原则】扶正为主,兼清热毒。

常用治法为益气养阴,清热化痰,活血解毒。中医药针对放疗的物理特点及对机体的损伤机制,在整个放疗过程中及放疗后根据不同治疗部位有的放矢,以扶正培本为基础维护机体元气;通过清热解毒、益气养阴、活血、化痰等治法减轻不良反应,如:凉血清热解毒,减轻溃疡及梗阻;健脾和胃缓解恶心呕吐及腹泻等消化道反应;益气健脾,改善疲劳乏力、气短等。且外用清热化湿中药可缓解皮肤黏膜的不良反应。在确保顺利完成放疗疗程的同时,提高患者生活质量,发挥对放射治疗的减毒作用。

有研究随机对照观察复方苦参注射液联合放疗治疗局部晚期 NSCLC 的近期疗效与减毒作用。纳入 128 例确诊为Ⅲ/Ⅲb 期的 NSCLC 患者,结果显示与单纯放疗(西医对照组)相比,Ⅱ°以上急性放射性肺炎发生率,中西医结合组(复方苦参注射液联合放疗)为 12.5%(8/64 例),对照组 26.6%(17/64 例)($P<0.05$);Ⅱ°以上急性放射性食管炎发生率,中西医结合组 20.3%(13/64 例),对照组 43.8%(28/64 例)($P<0.05$);Ⅱ°以上骨髓抑制发生率,中西医结合组 6.3%(4/64 例),对照组 18.8%(12/64 例)($P<0.05$);采用 RECIST 实体瘤疗效评价标准,中西医结合组总有效率 81.3%,对照组总有效率 76.6%($P>0.05$)。提示清热解毒类中药复方注射剂联合放疗治疗晚期非小细胞肺癌具有减毒作用。

【常用中成药及注射剂】养阴生血合剂,安多霖胶囊,养阴清肺膏,生脉注射液,苦参注射液等。

(3) 中医药辅助分子靶向治疗:肺癌的分子靶向治疗研究近年来已取得较大突破和进

展。分子靶向治疗是针对可能导致细胞癌变的环节,如细胞信号传导通路、原癌基因和抑癌基因、细胞因子及受体、肿瘤血管形成、自杀基因等,从分子水平来逆转这种恶性生物学行为,从而抑制肿瘤细胞生长,甚至使其完全消退的一种全新的生物治疗模式,在多种肿瘤的姑息治疗和维持治疗中发挥重要作用。其中,吉非替尼(gefitinib)及厄洛替尼(erlotinib)目前临床较为常用,是针对EGFR酪氨酸激酶的小分子抑制剂,用于EGFR基因突变晚期或转移性非小细胞肺癌的治疗。常见不良反应为腹泻、皮肤反应,如皮疹、痤疮、皮肤干燥瘙痒等,中药配合分子靶向治疗可有效减轻其不良反应。

【靶向治疗期间常见证候】血热毒盛,脾虚湿盛。

【主要治法】健脾利湿,涩肠止泻,凉血解毒。

有学者随机对照观察参一胶囊联合吉非替尼治疗Ⅲb~Ⅳ期化疗失败的非小细胞肺癌的临床疗效,治疗组(中西医结合组)为参一胶囊(培元固本,补益气血)联合吉非替尼(50例),对照组(西医组)为单纯吉非替尼治疗(50例),结果显示,治疗组无进展生存期(PFS)为(132.00±6.22)天,对照组(112.00±9.39)天($P<0.05$);治疗组腹泻发生率显著低于对照组($P<0.01$);治疗组Ⅲ~Ⅳ级皮疹、恶心呕吐、肝功能异常发生率低于对照组;治疗组生活质量改善率为91.8%,对照组为66.7%($P<0.05$);治疗组肿瘤治疗有效率为26.53%,控制率为59.18%,对照组分别为22.92%和50.0%($P>0.05$)。提示体现中医药扶正培本法的参一胶囊联合分子靶向治疗晚期NSCLC能够一定程度延长患者PFS,减轻不良反应,使患者临床受益。

【常用中成药】参一胶囊、参苓白术散、四神丸、清瘟败毒饮、健脾益肾颗粒、百令胶囊等。

(二)晚期:改善症状,提高生活质量,延长生存期

中西医结合治疗晚期肺癌主要优势在于稳定瘤灶、改善临床症状、提高生存质量、延长带瘤生存时间等方面。"带瘤生存"及生活质量的提高已成为近年来中西医结合治疗晚期肺癌的主要疗效特点。

在一项"十五"国家科技支撑计划—非小细胞肺癌中医综合治疗方案的研究中,采用随机、双盲、安慰剂对照、多中心临床研究方法,共观察Ⅲa~Ⅳ期原发性非小细胞肺癌初治患者414例,随机分为中西医结合组和西医治疗组,结果显示,在中医症状改善、体力状况改善情况及化疗毒副反应方面比较,中西医结合组均明显优于单纯西医治疗组,最有说服力的是在中位生存期比较中,中西医结合组为12.03个月,疗效最好,中医治疗组10.92个月,而西医治疗组为8.46个月。其中,中西医结合组与单纯西医治疗组相比较有显著性差异($P=0.011\,8$)。

在国家科技部"十五"重点攻关课题—中医药对非小细胞肺癌近期疗效、提高生活质量及中位生存期等作用研究中,研究者采用多中心、随机对照试验(294例)观察,中医组使用鹤蟾片及参一胶囊配合辨证汤剂,西医组使用VP或NP化疗方案,中西医结合组在西医组化疗方案基础上服用中药。结果显示,三组瘤体稳定率分别为66.7%、76.1%、81.6%($P=0.049$),治疗90天后中医组与中西医组卡氏评分值上升,西医组卡氏评分值下降($P<0.05$);在咳嗽、气促、胃纳、乏力等肿瘤主要相关症状改善方面,中西医组和中医组优于西医组。不良反应观察,中医组、中西医组比西医组较少出现Ⅲ、Ⅳ度血液毒性,在白细胞、粒细胞、血小板及血红蛋白等方面三组差异亦有显著性($P<0.01$)。提示中西医结合治疗中晚期非小细胞肺癌近

期疗效优于单纯化疗组和中医组,显示了中西医结合治疗优势,可作为晚期非小细胞肺癌的有效、低毒的治疗方案。中医药扶正祛邪法(参一胶囊、鹤蟾片)配合化疗(中西医结合组 vs 西医组)可延长中位生存期 3.9 个月、TTP1.9 个月,ORR 提高 12.1%(26.2% vs 14.1%),同时可改善临床症状、KPS 和体重,减少化疗不良反应发生率,提高躯体、情绪、功能领域生活质量。

此外,针对晚期患者的治疗定位,一些临床研究也分别提供了一定的试验数据。

1. 稳定肿瘤病灶　晚期肺癌患者具备放化疗指征且机体状态允许时尽可能以西医学手段为主消减、控制肿瘤病灶。单独应用中医药,直接抑制癌细胞增殖控制肿瘤病灶并非其优势所在,但配合西医治疗,可能发挥提高稳定瘤灶疗效的作用。

有学者通过计算机检索 PubMed、中国生物医学文献数据库(Chinese Biomedical Literature Database,CBM)、中国知识基础设施(China National Knowledge Infrastructure,CNKI)数据库、万方数据库、维普中文期刊全文数据库(VIP)、Cochrane 等电子数据库(截至 2013 年 12 月)中关于晚期非小细胞肺癌的中医药联合同步放化疗与单纯放化疗治疗的随机对照试验(RCT),进行纳入文献的资料提取和质量评价,观察了中西医结合治疗晚期 NSCLC 的临床客观疗效。Meta 分析结果显示:采用实体瘤的疗效评价标准(RECIST)评价临床客观疗效,试验组有效率高于单纯放、化疗组[RR=1.93,95% CI(1.24,3.01),P=0.004],中药口服类亚组有效率高于对照组[RR=1.90,95%CI(1.17,3.09),P=0.010],提示中医药联合同步放化疗治疗晚期 NSCLC 可增加治疗效果。

2. 改善症状　中医药单纯辨证治疗及配合放化疗能够改善部分肺癌临床症状,如咳嗽、神疲乏力、气短、疼痛、呕吐、口干、胸胁胀满、自汗盗汗、五心烦热、腹胀、食欲不振、失眠、腰膝酸软、便秘等表现,体现了中西医结合的治疗优势。

例如有医者随机对照观察中医药抗瘤增效方(益气化湿法)联合 NP 化疗方案治疗晚期非小细胞肺癌患者的临床疗效。将 61 例确诊为Ⅲa-Ⅳ期 NSCLC 患者随机分为中西医结合组(化疗加中药)32 例及西医对照组(单纯化疗组)29 例,均采用 NP 方案化疗 2 个周期,中西医结合组在化疗同时口服中药抗瘤增效方。结果显示,中西医结合组能够改善神疲乏力、腰膝酸软、食欲不振等临床症状(P<0.05),减轻骨髓抑制(P<0.05)和消化系统不良反应(P<0.05),提高患者生活质量,与对照组差异具有统计学意义。

有研究观察复方苦参注射液联合介入化疗治疗 NSCLC 伴癌痛患者的临床疗效。中西医结合组采用复方苦参注射液联合介入化疗(30 例),西医对照组采用单纯介入化疗(30 例),每间隔 4 周治疗 1 次,2 次治疗后评价近期疗效、疼痛改善率、生活质量改善情况及化疗药物不良反应。结果显示,中西医结合组疼痛缓解率明显高于对照组(P=0.010),化疗药物不良反应发生率低于对照组(P<0.05)。提示中医药清热解毒法复方苦参注射液联合介入化疗治疗 NSCLC 伴癌痛患者可缓解癌性疼痛,降低化疗药物不良反应。

另有研究通过随机对照观察中医、中西医结合辨证与辨病治疗 91 例Ⅲ-Ⅳ期老年 NSCLC 的近期疗效、临床症状改善情况,结果显示中医组和中西医结合组在气短、乏力、胃纳、口干等临床症状的改善方面优于西医组(P<0.05)。不良反应观察中,中西医结合组与西医组比较,较少出现Ⅲ、Ⅳ度骨髓抑制。

3. 延长生存期　临床实践显示,中医药治疗肿瘤的主要优势不在于直接抑制肿瘤增殖,而是通过对机体脏腑气机、各系统发挥综合调节作用,以达到机体内环境的动态平衡。

因此延长无进展生存期、延长带瘤生存时间、提高患者生活质量成为近年来中西医结合抗肿瘤的主要研究方向。其中"带瘤生存"客观上推动并反映了肿瘤中西医结合治疗策略的转变,尽管无法治愈,亦可使患者临床受益。

在一项"十五"国家科技支撑项目中通过随机、双盲模拟、对照、多中心临床试验观察参一胶囊辅助长春瑞滨 + 顺铂(NP 方案)治疗 106 例Ⅲ~Ⅳ期 NSCLC 的疗效和患者的耐受性。结果显示,参一胶囊配合化疗 NP 方案近期有效率为 33.3%(17/51),单纯化疗西医对照组为 14.5%(8/55)($P=0.011$);中西医结合组平均生存期为 15.3 个月,西医组为 9.7 个月;中西医结合组中位生存期为 10.0 个月,西医组为 8.0 个月,差异均有统计学意义($P=0.008\ 8$)。提示参一胶囊辅助化疗可能提高患者的近期疗效和中位生存期。

另一项研究通过随机对照研究观察华蟾素注射液(解毒散结法)联合吉西他滨与顺铂(GP 方案)治疗 NSCLC 的临床疗效。所有受试者均予 GP 方案化疗,中西医结合组为华蟾素注射剂联合化疗(109 例),西医对照组为单纯化疗组(108 例),28 天为一个周期,治疗 3 个周期后对临床疗效、肿瘤进展时间、生存质量及不良反应进行评估。结果显示,中西医结合组与西医组的有效率分别为 55.96% 和 37.96%($P<0.05$);中位肿瘤进展时间(TTP)分别为 30 周和 24 周($P<0.05$);与西医组相比,中西医结合组患者 6 个月、1 年、2 年的生存率均上升($P<0.05$);而中西医结合组不良反应发生率下降($P<0.05$)。结果提示中西医结合治疗有助于 NSCLC 患者提高临床疗效、延长肿瘤进展时间。

另外,随着全球人口老龄化趋势日益明显,老年肺癌的发病率及死亡率呈升高趋势,大于 65 岁者肺癌发病率和死亡率分别是小于 65 岁者的 9.8 和 16.5 倍。近年来研究适用于老年肺癌患者的"高效低毒"的个体化治疗方案成为热点。有研究通过分析国内外老年肺癌的研究成果,总结出老年肺癌的临床特点以虚实夹杂、虚证为主,具有合并症多,治疗耐受性差,功能状况和营养状况减退,治疗相关不良反应发生率高等特征,提出中医药联合单药或含铂化疗、中医药联合放疗、中药巩固治疗老年肺癌中医治疗方法。提示临床医生应熟悉老年肺癌人群特点,治疗以守为主、以攻为辅,实施规范化、个体化的治疗方案,以实现减轻患者痛苦,延长生存时间的目的,临床工作者需要科学权衡治疗的有效性和安全性。

有研究观察中西医结合治疗对老年晚期非小细胞肺癌临床疗效的影响,随机对照观察 91 例老年晚期 NSCLC 患者,分为中医组(31 例)、化疗组(30 例)及中医加化疗组(30 例)。中医组行中药汤剂(阴虚内热证方用沙参麦冬汤加减,脾虚痰湿证用六君子汤合二陈汤加减,气阴两虚证用四君子汤合沙参麦冬汤加减,气滞血瘀证用复元活血汤加减)加中药注射剂滴注(华蟾素注射液,消癌平注射液,艾迪注射液,复方苦参注射液)治疗,化疗组单纯化疗(NP/NC/TP/TC/GP/GC 等方案)治疗,中医加化疗组采用化疗同时服用中药汤剂,28 天为一个周期,治疗 2 个周期。以中医原发性肺癌症状分级量化表、骨髓抑制评分、疾病无进展生存期(PFS)等作为疗效评价指标,并建立 Cox 回归模型分析对患者 PFS 产生影响的因素。结果显示中医组与中医加化疗组治疗后中医症状积分优于治疗前($P<0.01$);疾病无进展生存期中医加化疗组优于化疗组(202 天 vs 129 天)($P=0.015\ 7$);中医加化疗组骨髓抑制发生率较化疗组低($P>0.05$);影响老年晚期 NSCLC 患者 PFS 有统计意义的预后因素包括:治疗因素(中医治疗和中医加化疗为有利因素)、手术史(无手术史为有利因素)及治疗前行为状态评分(performance status,PS 评分)。提示中医药治疗可有助于改善老年晚期 NSCLC 患者的症状,中医加化疗对老年患者 PFS 可能存在优势。

（三）术后、放化疗后：巩固和维持治疗，延长生存期

1. **巩固治疗**　肿瘤中西医结合巩固治疗是指在肿瘤手术后、放化疗等主体治疗取得疗效后，对于已经获得疾病控制的患者继续给予药物治疗，目的是巩固临床疗效，延长疾病控制时间。可采用配合中医药个体化辨证施治，巩固其治疗效果。

【适应人群】手术后无需辅助治疗，或已完成辅助治疗的患者。此期肺癌常见证候为气阴两虚、痰湿瘀阻、热毒壅肺等。

【治疗原则】扶正祛邪

主要治法为益气、活血、解毒，改善临床症状，提高生活质量，防止复发转移，延长生存期。一般 3 个月为一个治疗周期。

【常用中成药及注射剂】益肺清化颗粒 / 膏，金复康口服液，参一胶囊，威麦宁胶囊，复方斑蝥胶囊，平消胶囊 / 片，消癌平片 / 注射液，艾迪注射液，康莱特注射液，复方苦参注射液，榄香烯注射液等。

有研究采用随机对照方法观察中医药结合化疗防治非小细胞肺癌术后复发转移的临床疗效。纳入 191 例患者均为Ⅱa~Ⅲb 期 NSCLC、中医辨证属精气亏虚型术后患者，中西医结合组（97 例）在化疗期间服用抗瘤增效方（益气化湿法），化疗结束后服用肺岩宁方（益气解毒法）；对照组（94 例）单纯采用吉西他滨 + 顺铂化疗。观察两组无瘤生存期、复发转移情况、生活质量等变化。结果显示，中西医结合组与西医组中位无瘤生存期分别为 33.13 和 20.87 个月（$P<0.05$），两组 1 年、2 年、3 年复发转移率分别为 27.84% vs 29.79%、43.30% vs 55.32%（$P<0.05$）、57.73% vs 73.40%（$P<0.05$）。中西医结合组在生活质量等方面的改善亦优于对照组（$P<0.05$）。提示中医药结合化疗能够延长非小细胞肺癌术后的无瘤生存期，抑制其术后复发转移，改善患者生活质量。表明术后中西医结合巩固治疗可能起到延长无进展生存期、抑制转移的作用。

2. **维持治疗**　中医药维持治疗是指放化疗后病情相对稳定的带瘤患者，其后续采用中医药治疗，目的是维护机体内环境的平衡，以最大程度地延长病情稳定时间，成为近年来中西医结合肿瘤临床研究的新热点。中医药在此阶段需辨病、辨证，维持前期治疗效果，也可以与分子靶向治疗或小剂量化疗相交替，尽可能延长无进展生存期或整体生存时间。

【适应人群】放化疗后疾病稳定的带瘤患者。此期肺癌常见证候为肺脾气虚、痰湿瘀阻、热毒壅肺及气阴两虚。

【治疗原则】扶正祛邪

临床常以健脾补肺，益气化痰，清热解毒，益气养阴，化痰祛湿，化瘀散结等法治疗，控制肿瘤生长，延缓疾病进展或下一阶段放化疗时间，提高生存质量，延长生存时间。一般 2 个月为一个治疗周期。

【常用中成药及注射剂】贞芪扶正颗粒，健脾益肾颗粒，益肺清化颗粒 / 膏，金复康口服液，参一胶囊，威麦宁胶囊，复方斑蝥胶囊，平消胶囊 / 片，消癌平片 / 注射液，参芪扶正注射液，艾迪注射液，康莱特注射液，复方苦参注射液，榄香烯注射液等。

有学者采用前瞻性、随机对照试验方法观察中医综合方案维持治疗晚期非小细胞肺癌对疾病进展时间和生活质量的影响（50 例）。维持治疗组为中药制剂静脉滴注（华蟾素注射液 / 复方苦参注射液）+ 中药汤剂口服（滋阴生津解毒 / 益气健脾解毒 / 益气养阴解毒）+ 穴位敷贴联合应用的中医综合方案（25 例），西医对照组为单药维持化疗（25 例）。结果显示：

维持治疗组较西医组疾病进展时间(TTP)延长 23 天,(87 天 vs 64 天,P>0.05);维持治疗组患者生活质量明显改善,生活质量量表 EORTC QLQ-LC43 中的各功能领域及总健康状况得分上升,各症状领域得分下降,除社会功能、认知功能、咽下困难、其他部位痛外,与对照组比较,差异均有统计学意义(P<0.05),提示中医综合方案维持治疗晚期 NSCLC 在延长 TTP 方面具有与单药维持化疗相当的疗效,在提高生活质量方面具有优势。

中国中医科学院广安门医院肿瘤科制定的诊疗规范中提出,手术后需要化疗,因体质问题无法进行或完成化疗的,建议术后 2~3 年采用辨证中药 + 抗癌中药注射剂联合治疗,术后 3~5 年病情稳定者,可采用单纯辨证中药汤剂 + 中成药;完成主体治疗者,术后 2~3 年采用单纯辨证中药汤剂 + 中成药为主,术后 3~5 年病情稳定者可减量或者按照季节服用中药等,是大量临床实践基础上对维持治疗的探索和应用。中医药巩固和维持治疗的规范化研究,将为今后更加客观、系统地进行疗效评价,特别是关于防治转移的效用,展现重要临床意义。

六、问题与思考

近年来,在肺癌临床实践过程中,中西医结合治疗方式因其优势互补的特点受到广泛关注,然而随着临床的发展、科研水平的提高和研究层面的深入,中西医结合临床研究所面临的问题也逐渐显露出来,如:如何体现"病证结合"的优势,中医疗效评价的标准化,以辨证论治为基础的个体化诊疗深化研究等。现就此几方面做简要探讨。

(一)如何体现病证结合的优势

病证结合,是中西医结合临床研究的重要模式,也是最常采取的诊断和治疗方法,"病"是指西医学的疾病,即西医疾病范畴,"证"是指在中医理论指导下选择符合临床定位的证候。病证结合是中西医结合的重要切入点,具有里程碑的意义。肿瘤学临床研究中的病证结合,是将西医肿瘤辨病与中医辨证相结合,以西医学理论为辨病基础,明确恶性肿瘤的种类、发病部位、病理类型、临床分期(包括病灶大小及数量、淋巴结转移情况等)、既往治疗及合并症等,在此基础上依据中医理论辨证分型,立足整体,体现病情的全身性特点,不同角度使整体与局部有机结合。

1. 疾病证候的合理选择　当临床试验对病、证进行定位时,研究者面对肺癌复杂的证候宜抓"主证",主证是在疾病中占主导地位的证候,通过掌握主证来认识病机本质,以确立方证关系。主证应具备两个基本特点:首先最能反映病机的证才能称其为主证;其二,最有可能反映疾病的祛除途径,提示我们该用何种治法为主。

西医学体系依据国际最新诊断标准,而中医证候判别目前已逐步统一主要证候要素,如肺癌:临床上肺癌虚实夹杂,可数型并见。在既往研究基础上,结合文献报道及国内中医肿瘤专家意见,将肺癌分为以下 5 种证候要素:①气虚证(主症:神疲乏力,少气懒言,咳喘无力);②阴虚证(主症:五心烦热,口干咽燥,干咳少痰);③痰湿证(主症:胸脘痞闷,恶心纳呆,咳吐痰涎);④血瘀证(主症:胸部疼痛,刺痛固定,肌肤甲错);⑤热毒证(主症:口苦身热,尿赤便结,咳吐黄痰)。中西医结合临床试验中证候选择的合理与否,对疗效评价可产生直接影响。

2. 疗效指标的选择　中西医结合临床研究评价的重点,是在中、西医两个体系下选择与试验目的相一致的公认、合理的指标作为主要疗效指标或称主要结局指标,这是进行客观、科学疗效评价的重要前提。中医肿瘤疗效评价专家共识提出:1)中医药是有确切疗效的,任何自然的东西都是适合生存规律的;2)建议中医肿瘤治疗用以下评价标准:①PFS/TTP(肿瘤无进展生存期)作为第一评判标准;②生存质量作为第二评判标准;③其他:中位生存期、有效率、一年生存期等。

提高生存质量和改善证候体现了中医药治疗的优势,然而评价方法以量表为主,尤其证候评价量表尚缺乏公认性,欠缺客观评价技术,因此为科学、合理的评价患者的受益程度,仍需对证候评价方法进一步完善,尽可能获得专家共识。

（二）适合中医疗效评价体系的建立

1. 循证医学的指导　现阶段仍缺乏按多中心、双盲、随机对照原则设计的中西医结合肿瘤临床试验,前瞻性随机对照研究较少,回顾性资料分析、临床实践经验为多,且质量控制多有不足。依据循证医学原则,在肿瘤临床试验中设计高水平的多中心、随机、双盲对照试验,对高质量的临床试验进行收集、整理;采用系统评价的方法对以往发表的中西医结合肿瘤临床试验进行荟萃分析,全面掌握该领域研究动态,可有效提高中西医结合临床研究水平。

疗效评价能否科学、全面地反映试验药物的有效性或安全性迫切需要循证医学的指导。采用循证医学方法有利于提高病证结合研究的客观性,能以更为科学、合理的证据取得国际认同,从而进一步发展中西医结合肿瘤学。

2. 中医疗效评价以"软指标"为主　对于中医证候的疗效评价,目前绝大多数临床研究以证候量表为主,虽然有《中药新药临床研究指导原则》等中医药疗效评价标准在推进,但仍有未涵盖的适应证及不完善之处,效度和信度不足,如各项目在整体评价标准中的意义及权重未达成共识,尤其当权重改变,则统计学差异有可能出现变化。中医肿瘤疗效评价方法的改进,仍是影响中医药研究、中西医结合临床研究的关键问题。

3. 具有代表性的中医特色肿瘤疗效评价标准的建立　中西医结合临床研究迫切需要中医特色肿瘤疗效评价标准的建立,近年来在实践中进行了深入探索,以林洪生和周岱翰两位教授提出的中医肿瘤疗效评价标准为代表:林洪生教授等在国内首先提出了以瘤体变化、症状、生活质量(卡氏评分)、体重、免疫功能为综合评价指标的针对晚期非小细胞肺癌的疗效评价方法"中医治疗中晚期肺癌患者近期临床受益(疗效)评定标准"。周岱翰教授等拟订了《实体瘤的中医肿瘤疗效评定(草案)》。该标准分两部分:①Ⅰ~Ⅱ期(早、中期)疗效评定标准为:总疗效评定标准(100%)= 瘤体变化(40%)+ 临床症状(15%)+ 体力状况(15%)+ 生存期(30%);②Ⅲ~Ⅳ期(晚期)疗效评定标准为:总疗效评定标准(100%)= 瘤体变化(30%)+ 临床症状(15%)+ 体力状况(15%)+ 生存期(40%)。均采用前瞻性、多中心、随机、对照的临床试验方法进行验证,结果提示,两种疗效评价标准分别通过与 WHO、RECIST 等实体瘤疗效评价进行比较,更能反映中医药治疗肿瘤的特色与优势,值得进一步深入研究。

（三）中医诊断的客观化发展

中医辨证诊断是中医个体化诊疗的重要特点,但同时存在着缺乏客观性、标准化等信度、效度方面的不足。国内学者借鉴现代多学科的技术和方法,从诊断手段、微观量化指标等方面开展了广泛研究,取得了一定进展。

有学者进行了中医面色诊、舌诊、脉诊、闻诊、问诊及四诊综合检测系统的研究,取得了阶段性成果,研制开发了中医面色识别分析软件、舌象数字化信息采集装置、脉象采集系统、四诊信息融合分析等技术将多源信息融合技术运用到中医四诊海量信息处理中,对生物信息特征提取和分类分析,获取更多有效特征指标,提高临床诊断准确率,有力推动了中医四诊客观化发展。

中华中医药学会中药临床药理分会主办了中医药临床研究证候测量客观化专题研讨会(2013.11.16,上海),达成了如下共识:①中医四诊客观化是规范中医临床辨证过程、客观描述辨证结果的必要前提;②首先建立统一的中医四诊临床信息采集及其报告行业标准/规范;③注重中医四诊客观化应用于中医证候观察内容记录与测量质量控制的结合,如应用的仪器应采用公认的标准;新药注册资料中应提供舌脉象原始采集图像及其相关特征参数,保证其可溯源性;相关原始记录保存应符合国家药监管理部门原始研究资料保存要求,应能够有效接受现场核查;等等。

目前,我国发布的《中药新药临床研究指导原则》《中医病证分类与代码》《中医病证诊断疗效标准》《中医临床诊疗术语-证候部分》等规范可以实现肺癌半定量化的中医辨证诊断,但要达到国内国际可以通用的辨证标准还有很长的距离。

(四)展望

中西医结合研究需要我们紧密结合中医学与西医学两个理论体系与研究方法,立足于肿瘤疾病,系统掌握中医学与西医学二者的优势,探索多学科相结合的切入点,为了更加明确肺癌发病机理及干预机制进行更深入的挖掘。

临床医学已进入循证医学时代,为肿瘤中西医结合临床研究的发展提出了挑战,也提供了机遇。中医学与西医学的有机结合需要循证医学的思路和方法,制定基于循证依据的中西医结合临床疗效评价体系,科学、客观地对中医药、中西医结合干预方法的有效性、安全性做出合理评价;我们希望通过应用循证医学研究的证据,提高中西医结合诊疗效率,促使肿瘤临床研究的水平不断提高,开创肿瘤治疗的新时代。

现阶段需要广大的中医、中西医结合临床医师、研究者等培养循证医学理念,提高科研素养,破除思维定式,促使中医药与西医学优势互补,将综合与分析、宏观与微观辩证统一。依据肿瘤疾病特点,探索适合中西医结合的临床研究道路,从实际出发,以提高肺癌患者生活质量、延长生存时间为重要立足点,以图将患者的临床受益最大化。

第二节　食　管　癌

一、食管癌概述

食管癌是指下咽部到食管胃结合部之间食管上皮来源的癌,包括鳞癌、腺癌,我国前者占90%以上。食管癌起病隐匿,多在体检时才发现,部分患者可出现咽下食物哽噎感、胸骨后烧灼样、针刺样、牵拉摩擦样疼痛等临床症状,但这些症状无特异性,常常被忽视,故食管癌一旦确诊大多属于中晚期。随着病情的进展,病变可透壁侵犯邻近器官,也可通过淋巴道及血道远处转移至肝、肺、脑和骨等,出现相应的临床症状。本病预后较差,5年生存率低于20%。

食管癌在中医文献中,多属"噎膈""噎塞""关格""反胃"等范畴,早在《黄帝内经》中就有"三阳结谓之膈""饮食不下,膈噎不通,食则呕",以及"微急为膈中,食饮入而还出,后沃沫"的记载;《景岳全书·噎膈》曰:"噎膈一证,必以忧愁思虑,积劳积郁,或酒色过度,损伤而成,盖忧思过度则气结,气结则施化不行,酒色过度则伤阴,阴伤则精血枯涸;气不行则噎膈病于上,精血枯涸则燥结病于下。"将本病病因归为饮食不节、情志内伤、年老体虚。《临证指南医案·噎膈反胃》云:"噎膈之症,必有瘀血、顽痰、逆气,阻隔胃气。"认为气、痰、瘀血等病理产物阻塞食管,导致气机不畅乃本病病机,为后世祛痰、化瘀、散结、降气治疗奠定了理论基础。

二、病因病机

食管癌主要是由于忧思伤脾,或因饮食劳倦,伤及脾气,脾伤则气结,气结则津液不得输布,聚而为痰,痰气交阻食管,渐生噎膈,或郁怒伤肝,肝郁气滞,血行不畅,血脉瘀阻,瘀痰互结,阻于食管,久瘀成积,或发为本病。

(一)情志抑郁

长期忧思恼怒,情志失调,肝失疏泄,气机不利,木横克土,中焦运化失职,不能化生水谷精微,水湿内停,聚津成痰,痰气互结,阻塞食管。或因肝郁日久,气滞血瘀,痰瘀互结,阻塞食管而成噎膈。正如明·李中梓《医宗必读》所描述的"大抵气血亏损,复因悲思忧恚,则脾胃受伤,血液渐耗,郁气生痰,痰则塞而不通,气则上而不下,妨碍道路,饮食难进,噎塞所由成也。"现代心身医学理论也证实,长期的负性情绪刺激,可使患者的免疫内分泌系统调节失去平衡,引起机体免疫力下降,从而诱发体内原癌基因的激活而导致癌变的发生。

(二)饮食失节

长期饮食失节,过食醇酒甘肥厚味,损伤脾胃,中焦失运,水谷不化,痰浊内生,酿痰阻气,痰气交阻,咽隔不下。或恣食辛辣热饮以及嗜烟酒无度,灼伤胃津,津伤血燥,食管干涩,饮食难下。如《医碥·反胃噎膈》说:"酒客多噎膈,饮热酒者尤多,以热伤津液,咽管干涩,食不得入也。"现代流行病学调查发现,进食粗糙生硬之品,进食过快,或喜热食的人群,其食管癌发病率较高。

(三)年老肾虚精亏

年老肾虚,精血渐枯,阴血亏虚,谷道失于濡养,无以生津助运则干涩枯槁,发为此病。如《金匮翼·膈噎反胃统论》曰:"噎膈之病,大都年逾五十者,是津液枯槁者居多。"若阴损及阳,命门火衰,脾胃失于温煦,脾胃阳虚,运化无力,痰瘀互结,阻于食管,也可形成噎膈。

综上所述,食管癌病位在食管,属胃气所主,但与肝、脾、肾三脏密切相关。病因以内伤饮食、情志,年老肾虚,脏腑失调为主,且三者之间常相互影响,互为因果,共同致病,形成本虚标实的病理变化。实者乃痰、气、瘀互结,阻塞谷道而出现的各种梗阻证候。虚者多因体质素虚或病程延久转虚而出现津液、气液亏耗的各种证候。

三、诊断与分期

食管癌是中西医学共同的疾病名称,食管癌的诊断参照西医食管癌的诊断标准和方法。食管癌按组织细胞学分类,大多数为鳞状细胞癌和腺癌,少数为未分化癌、癌肉瘤等。根据细胞分化程度可分为不能确定(Gx)、高分化癌(G1)、中分化癌(G2)、低分化癌(G3)和未分化癌(G4)。

（一）诊断

确诊主要依赖内镜检查和组织病理学检查。

1. 内镜检查　色素内镜利用正常食管上皮和癌组织对染色剂的反应不同,从而发现早期病灶,提高病灶的早期检出率。常见的染色法有:卢戈液染色法、亚甲蓝染色法、双重染色法、激光荧光检测法等。超声内镜是了解病变浸润深度及邻近转移程度最准确的诊断手段,但其无法检测远处转移情况。

2. 组织病理学检查　内镜检查刷片细胞学或活检阳性是食管癌诊断十分常用的方法。若患者出现胸腔积液或心包积液,可行胸腔或心包积液穿刺引流,积液涂片找癌细胞;若发现有颈部或锁骨上等部位肿大淋巴结,或皮下结节等,可行局部穿刺或活检。

3. 影像学检查　食管钡餐造影、胸腹部 CT 平扫加增强及 PET-CT。不同的影像学检查方法可以协助了解食管癌的病灶大小、局部淋巴结及远处转移情况,有助于食管癌的诊断和分期。

4. 其他相关诊断方法　血清肿瘤标志物,如 CEA、CyFRA21-1、NSE 等对食管癌的早期诊断、疗效评价和判断预后有一定的参考价值。

（二）分期

食管癌的分期需要完善影像学的检查,如胸部 CT,腹部可以选择 B 超、CT 或者 MRI,头颅可以选择 CT 或者 MRI,以及全身骨扫描(ECT)等,以明确食管及身体其他部位的转移情况。也可以根据患者的具体情况直接选择 PET-CT 检查,全面了解包括肝、肺、脑、骨、颈部淋巴结、锁骨上淋巴结等转移情况。根据 TNM 国际分期标准明确临床分期。

四、中西医结合治疗

（一）中医辨证施治

1. 辨证原则

(1)辨清脏腑:本病病位在食管,与脾、胃、肝、肾有关。吞咽困难,梗阻不顺,胸膈痞闷,随情志变化而有所增减者,病在食管、胃与肝;食物难下,艰涩不顺,形体消瘦,口咽干燥,舌红少津者,病在食管、肝与肾;病变日久,吞咽困难日重,呕吐清水,面白肢冷,面浮肢肿者,病在食管、脾与肾。

(2)辨清虚实:病初多实,继则虚实夹杂多见,终致气衰阳微,正气大虚。吞咽梗阻不顺,胸脘痞闷,痰多食少,苔腻脉滑者,证属痰气阻隔;饮食难下,呕吐物色如赤豆汁,胸膈疼痛,肌肤枯燥,舌紫有瘀点、瘀斑,脉细涩者,证属瘀血阻膈;食入不下,入而复出,形体消瘦,口干咽燥,烦热便干,舌红少津,脉细弦数者,证属津亏热结;水饮不下,呕吐黏液,畏寒肢冷,面浮肢肿,舌胖脉弱者,证属气虚阳微。

(3)辨明在噎在膈:噎以食物吞咽受阻为特征,或食物尚可咽下。膈是由噎逐渐发展而成,饮食物格拒不下,由不能咽下固体食物发展到不能咽下流质食物,胸骨后疼痛,大便不通,以及神衰消瘦、面容憔悴等全身衰竭表现。

2. 治疗要点　根据食管癌的病机,其治疗原则为理气开郁,化痰消瘀,滋阴养血润燥,分清标本虚实而治。初起以标实为主,重在治标,以理气开郁,化痰消瘀为法,可少佐滋阴养血润燥之品;后期以正虚为主,或虚实并重,但治疗重在扶正,以滋阴养血润燥,或益气温阳为法,也可少佐理气开郁,化痰消瘀之品。治疗上应注意以下几点:

（1）注意标本缓急：食管癌的病理性质表现为本虚标实，故治当急则治其标，缓则治其本。当疾病过程中邪实为主，饮食哽噎不下，痰涎浓稠且多，此时可以祛邪攻伐药物为主，祛实邪以顾护正气。在疾病缓解期，邪实不甚，正气未复，当以扶正培本为主，增强机体的抗病能力。

（2）顾护胃气津液：治标往往应用大量消肿散结之品，在使用时当顾护津液，不可过用辛散香燥、祛邪伤正之药；同样治本时补益之药众多，使用时应保护胃气，不宜过用甘酸滋腻之品。存得一分津液，留得一分胃气，在食管癌的辨证论治过程中有着特殊重要的意义。

3. 辨证分型与治疗

（1）痰气交阻

主症特点：吞咽梗阻，泛吐清涎，梗阻时与情绪有关，头晕目眩，食欲不振，胸胁胀痛引及背胁，舌质暗红，苔薄黄腻，脉弦细而滑。

治法：理气降逆，燥湿化痰。

方药：旋覆代赭汤加减。

旋覆花、代赭石、半夏等为旋覆代赭汤主药，以降逆化痰，益气和胃。方中旋覆花苦辛性温，下气化痰，降逆止噫；代赭石甘寒质重，重镇降逆；半夏化痰降逆止呕；可用太子参代替人参健脾益气生津。

治疗时配柴胡以疏肝理气，茯苓健脾利湿，急性子、威灵仙以增强活血散结之功。若大便溏薄，次数频，加白扁豆、诃子；若大便秘结加全瓜蒌、枳实。

（2）痰瘀互结

主症特点：食不能下，或食入易吐，黏涎较多，甚则滴水不入，胸膈疼痛，固定不移，肌肤焦枯，大便坚硬，形体消瘦，舌有瘀斑或带青紫苔腻，脉细涩或弦滑。

治法：理气化痰，活血散瘀。

方药：二陈汤合桃红四物汤加减。

半夏、陈皮为二陈汤主药以理气化痰，桃仁、红花、当归等为桃红四物汤主药以活血化瘀。临床应用可配党参、白术、木香、麦芽、白豆蔻、青皮、厚朴、沉香以加强健脾化湿，理气化痰。

加丹参、急性子以加强活血化瘀之功，加蜂房可加强抗癌之效。若嗳气频频，加八月札、枸橘李；若呕吐反酸，加姜川连、石打穿。若气滞血瘀，胸膈胀痛者，可用血府逐瘀汤。

（3）津亏热结

主症特点：吞咽困难，咽干痛，梗阻较重，胸背灼痛，唇焦舌燥，心烦不寐或烦躁盗汗，大便干涩，小便短赤，舌红少津或紫绛或裂纹，苔黄燥或黄腻，脉弦细。

治法：清热解毒，养阴生津。

方药：沙参麦冬汤加减。

沙参、麦冬、玉竹滋养津液，桑叶、天花粉养阴泄热，扁豆、甘草安中和胃。可加玄参、生地、石斛以助养阴之力，加栀子、黄连、黄芩以清肺胃之热。临床上可加银花、山豆根、蜂房清热解毒以增强抗癌之功。若肠燥失润，大便干结，可加火麻仁、瓜蒌仁润肠通便；若腹中胀满，大便不通，胃肠热盛，可用大黄甘草汤泻热存阴，但应中病即止，以免重伤津液。

（4）气虚阳微

主症特点：饮食不下，病日长久，面色苍白或萎黄，甚则滴水难进，或形寒气短，或胸背疼痛,或声音嘶哑,形体枯瘦,头晕心悸,咯吐清涎。舌苔薄白,舌质淡,脉细弱无力。

治法:温补脾肾,益气回阳。

方药:温脾用补气运脾汤,温肾用右归丸加减。

前方以人参、黄芪、白术、茯苓、甘草补脾益气,砂仁、陈皮、半夏和胃降逆。可加旋覆花、代赭石降逆止呕,加附子、干姜温补脾阳;若气阴两虚加石斛、麦冬、沙参以滋阴生津。后方用附子、肉桂、鹿角胶、杜仲、菟丝子补肾助阳,熟地、山茱萸、山药、枸杞子、当归补肾滋阴。加用生牡蛎、夏枯草、海藻、昆布以软坚化痰散结,以加强抗癌之效。

若中气下陷,少气懒言,可用补中益气汤;若脾虚血亏,心悸气短,可用十全大补汤加减。

(二)综合治疗

目前对食管癌的西医治疗手段仍然是手术治疗、放射治疗、药物治疗等方法。提高食管癌的治疗效果,最关键的措施在于早期诊断和早期治疗,食管癌治疗方案的选择要根据病史、病变部位、病理类型、肿瘤范围及患者全身情况来决定,临床上一般采用分期治疗模式。对于Ⅰ期(T1N0M0)、Ⅱ期(T2~3N0M0、T1~2N1M0)患者,首选手术治疗。如心肺功能差或不愿手术者,可行根治性放疗。完全性切除的T2~3N0M0食管鳞癌,术后不行辅助放疗或化疗;对于完全性切除的T1~2N1M0食管鳞癌,术后行辅助放疗可提高5年生存率。对于完全性切除的T2N0M0食管腺癌,术后不行辅助放疗或化疗;对于完全性切除的T3N0M0和T1~2N1M0食管腺癌,可以选择术后放化疗。对于R1(切缘镜下可见癌组织残留)、R2(切缘肉眼可见癌组织残留)切除的患者,选择术后放化疗。Ⅲ期患者中,对于T3N1M0和部分T4N0~1M0(侵及心包、膈肌和胸膜)患者,目前仍首选手术治疗,有条件的医院可以开展新辅助放化疗。对于术前检查发现肿瘤外侵明显,外科手术不易彻底切除的食管癌,通过术前放疗可以增加切除率。对于R1、R2的患者,选择术后放化疗。对于不能手术的Ⅲ期患者,目前的标准治疗是同步放化疗。Ⅳ期患者以姑息治疗为主要手段,对于一般状况较好者可加用加化疗,治疗目的为延长生命,提高生存质量。

中医中药在治疗食管癌中有着独特优势和作用,可以贯穿整个食管癌疾病各个阶段之中。

中医药联合手术可提高患者的术后生存质量及远期生存率。术前联用中药可为肿瘤切除做好准备,术后联用中药可帮助患者减轻术后不良反应,如低热、多汗、食欲不振、腹部胀气、大便不畅等。

在放化疗治疗期间应用中医药治疗可以起到减毒增效的作用。大量临床和实验研究表明,中医治疗在改善患者放化疗时消化道反应、骨髓抑制、肝功能损害、免疫功能低下均有明显疗效。化疗期间中医治疗的目的是尽量减少化疗所引起的毒副作用,如骨髓抑制、消化道反应等。同时增强患者体能状况,使患者顺利完成化疗,增加化疗的通过率。消化道反应为主者健脾和胃、清热化湿,骨髓抑制为主者益气养血,补肾生髓。放疗联合中药一方面可提高肿瘤细胞对放射线的敏感度,另一方面可减轻放疗引起的副作用。食管癌放疗常见的副反应有放射性肺炎、食管炎、骨髓抑制等。单用抗生素效果不佳,而配以具有清热解毒、益气养阴、消肿生肌、祛痰散结、清热除湿效果的中药可取得一定疗效。

对于不能行手术、放疗和化疗的患者或手术、放疗和化疗结束后,应用中药治疗主要目的是改善患者生存质量、延长生存期。期间的治疗原则为扶正祛邪。根据患者体能状况决定扶正和祛邪的侧重点,如果体力状态尚佳,则扶正祛邪并重;如果体力状态较差,则以扶正治疗为主,兼以祛邪。长期扶正祛邪辨证施治能提高远期疗效,减少肿瘤复发和进展。

五、临床研究进展

中医药作为食管癌治疗中的重要组成部分,众多学者进行了大量的临床研究和观察,在早期干预、结合手术及放化疗以及晚期维持治疗等方面取得了一些有益的经验。

(一)中医防护治疗

1. 中药围手术期干预　手术是治疗食管癌的主要手段,但是可切除食管癌的5年生存率仅有15%~34%,大部分患者在术后3年内出现局部复发或转移。术后也常出现不能耐受后续治疗、机体虚弱等症状,严重影响术后康复,中医药的及早干预可以起到明显改善症状作用,提高患者生存质量,安全度过围手术期。

【术后常见证候】气血双亏、痰瘀毒结。

【主要治疗原则】扶正固本、化痰解毒散结。

【常用中成药及注射剂】贞芪扶正胶囊、百令胶囊、参芪扶正注射液、平消胶囊、参一胶囊等。

利用针灸、中药口服、中药灌肠等中西医结合的方法能有效改善食管癌术后恢复肛门排气、肛门排便及恢复食欲时间,促进胃肠功能恢复,提高免疫功能,减少术后并发症的产生。

有学者随机对照观察了64例食管癌术后患者,探讨健脾益气方黄芪四君子汤配合早期肠内营养支持对食管癌术后恢复的影响。64例患者均给予肠内营养支持,中西医结合组术后第1天起予以黄芪四君子汤,治疗后对两组患者术后临床症状、前后血液肝功能指标、免疫功能评价的结果进行比较分析。结果显示观察组术后肛门排气平均时间(33±5.6)小时,对照组为(52±5.2)小时,差异有统计学意义;两组患者术前、术后第1、3、7天总蛋白、白蛋白(ALB)变化差异无统计学意义。观察组术后第7天前白蛋白(PALB)和转铁蛋白(TRG)水平高于对照组,差异有统计学意义。两组患者术后第1天$CD3^+$、$CD4^+$、$CD8^+$和$CD4^+/CD8^+$明显下降,第3天达低点,术后第7天回升明显,观察组术后第7天已接近术前平均水平。观察组术后$CD3^+$、$CD4^+$和$CD4^+/CD8^+$水平明显高于对照组,差异有统计学意义。

有研究将100例食管癌手术后患者随机分为治疗组和对照组,治疗组给与中药灌肠(党参20g,茯苓15g,白术15g,黄芪30g,陈皮6g,半夏10g,大枣30g,佛手15g,鸡内金15g,白芍15g,熟地15g,砂仁10g),观察到治疗组术后第一次肠鸣音、肠鸣音恢复时间、第一次排气时间、第一次排便时间分别为(34.68±6.92)小时、(60.56±9.188)小时、(58.52±8.986)小时和(90.38±15.379)小时,而对照组分别为(43.04±8.214)小时、(68.72±10.180)小时、(64.64±10.198)小时和(99.28±15.456)小时,两组比较有统计学意义($P=0.002$、$P=0.005$、$P<0.001$、$P<0.001$)。说明食管癌手术后应用中药灌肠治疗,可有效促进胃肠功能恢复。

2. 中药辅助放疗治疗　放疗是非手术治疗的食管癌患者的重要治疗手段,但在杀伤肿瘤细胞的同时也会使部分正常细胞受到损伤,加重机体的损害。单纯放疗主要不良反应是放射性食管炎、放射性气管炎、胃肠道反应以及骨髓抑制等。中药与放疗配合可以达到减毒增效,改善生存质量的目的。

【放疗期间常见证候】热毒瘀结、气阴亏虚。

【主要治疗原则】清热化痰、活血解毒、益气养阴。

【常用中成药及注射剂】复方苦参注射液、鸦胆子油乳注射液、康莱特注射液、艾迪注射液等。

有研究者采用清热解毒、养阴生津、滋养肺肾、活血化瘀等组方防治放射性食管炎、放射性肺炎等不良反应,取得了良好的疗效。一方面可推迟放射性食管炎的发生时间,减少症状持续时间,降低其严重程度,保证治疗的持续进行;另一方面也可减轻放疗的急性放射反应,提高患者生存质量。

有研究将食管癌放疗患者 76 例,随机分为两组,均采用 3 野或 4 野三维适形放疗,DT 60~64Gy/(6.0~6.2) 周(30~32 次)。治疗组从放疗开始给予青地合剂 125ml(由生地黄、麦冬、玄参、黄芩、连翘、赤芍、丹皮、党参、茯苓等组成),每日 2 次;对照组给予思密达 3g 加维生素 B_{12} 1mg,每日 3 次。观察两组患者放射性食管炎发生的时间、反应程度、持续时间及放疗的近期效果。结果显示治疗组和对照组 2 级以上放射性食管炎的发生率分别为 39.5% 和 68.4%($P<0.05$),食管炎平均持续时间分别为 7 天和 13 天($P<0.05$),放疗有效率分别为 94.7% 和 81.6%($P<0.05$)。说明青地合剂具有良好的防治放射性食管炎的作用,还可能增加放射敏感性,提高食管癌的放射治疗效果。

另一研究将 52 例行放射治疗的食管癌患者随机分为治疗组和对照组,每组各 26 例。治疗组自放疗开始口服中药汤剂甘露饮加味(生地 15g,天冬 10g,麦冬 10g,石斛 10g,茯苓 15g,苡仁 20g,枇杷叶 10g,枳壳 6g,白及 10g,甘草 5g)4~7 周;对照组放疗时无预防性给药,对发生放射性食管炎的病例采用普鲁卡因、地塞米松、庆大霉素口服 4 周~7 周,至症状消失。结果显示治疗组降低了放射性食管炎的严重程度,推迟了食管炎的发生时间,减少了症状持续时间,保证了治疗的持续进行,治疗组较对照组有更多患者顺利完成放疗,并且改善了患者的生存质量。

有学者随机对照 40 例食管癌患者,探讨中药联合放疗对中晚期食管癌患者 T 细胞亚群和 IL-2 表达的影响。两组均予以放疗,治疗组给予中药复方守宫散(守宫、生晒参、三七、制何首乌、没药等)治疗。分别采用单克隆抗体碱性磷酸酶法、ELISA 放射免疫分析法对两组患者的 T 细胞亚群和 IL-2 进行检测。结果显示治疗组在治疗后 $CD4^+$、$CD4^+/CD8^+$ 均较治疗前有显著提高($P<0.05$),治疗后 $CD8^+$ 水平较治疗前有明显下降($P<0.05$)。对照组在治疗后则与之相反。治疗组治疗后细胞亚群改善情况明显优于对照组($P<0.05$),IL-2 表达明显高于对照组($P<0.05$)。因此得出复方守宫散不仅可调节、提高中晚期食管癌放疗患者的免疫功能,亦可减轻放疗对机体免疫功能的损害。

另有研究将 80 例晚期食管癌患者随机分为单纯放疗组 42 例和放疗联合中药七子免疫汤组(女贞子 45g,太子参 30g,麦冬、枸杞子、茯苓各 15g,沙参 12g,石斛 10g,桃仁 15g,红花 10g,开金锁 21g,甘草 6g)38 例。结果放疗联合中药组的远期疗效优于单纯放疗组,两组患者 5 年生存率有显著性差异($P<0.05$)。

3. 中药辅助化疗治疗 化疗在中晚期食管癌中,是缓解病情、延长生存期的主要治疗手段,其主要不良反应有消化道反应、骨髓抑制、肝肾功能损害等。中医药在减轻化疗的不良反应上有其独特的优势,不仅可以提高患者对化疗的耐受性,也可以改善肿瘤患者的生存质量,延长生存期。

【化疗期间常见证候】脾胃不和、气阴两亏。

【主要治疗原则】扶正培本、健脾和胃、降逆止呕。

【常用中成药及注射剂】康莱特注射液、参芪扶正注射液、贞芪扶正胶囊 / 颗粒、八珍颗粒等。

研究发现采用扶正培本、清热解毒、化瘀散结的方法配合化疗治疗食管癌患者,如涤痰汤、启膈散、桃红四物汤化裁联合化疗,可以减轻患者吞咽困难、吐黏液等症状,改善近期疗效,减轻骨髓抑制、肝肾功能损害及胃肠道反应,甚至使部分患者可长期荷瘤生存。

有研究随机对照 40 例食管癌患者,探讨桃红四物汤联合 MVP 方案化疗治疗瘀血内结型食管癌的疗效,两组均给予 MVP 方案化疗,治疗组加用桃红四物汤(桃仁 20g,红花 10g,当归 20g,生地 20g,赤芍 20g,川芎 10g)治疗。分析比较治疗前后的吞咽梗阻感的改善情况、治疗前后的胸骨后疼痛的改善情况及治疗前后的吐黏液的改善情况。结果显示两组治疗前后进食哽噎症状、吐黏液症状、有效率比较差异有统计学意义($P<0.05$);胸骨后疼痛症状比较差异无统计学意义($P>0.05$)。治疗组较对照组在治疗效果上有一定优势,特别是吞咽哽噎、吐黏液等症状的改善较为明显。

有学者利用计算机检索万方数据库、中国学术期刊全文数据库(CNKI)、中文科技期刊数据库(VIP)、中国生物医学文献服务系统(SinoMed),搜集参芪扶正注射液治疗恶性肿瘤的随机对照试验(RCTs),按照 Cochrane 协作网推荐的方法评价纳入研究的方法学质量并提取有效数据,应用 RevMan5 软件对符合要求文献进行汇总分析,评价参芪扶正注射液联合放疗或化疗治疗恶性肿瘤的增效减毒作用。结果符合纳入标准的文献共 16 篇,共计 1 539 例,其研究质量均为 C 级。Meta 分析结果显示:相比于常规放疗、化疗,参芪扶正注射液联合放疗、化疗能提高放疗、化疗的近期疗效[$OR=2.11,95\%CI$ 为($1.71,2.60$),$P<0.000\ 01$]、改善生活质量[$OR=3.07,95\%CI(2.15,4.39),P<0.000\ 1$]、减轻骨髓抑制(白细胞降低)[$OR=0.33,95\%CI(0.24,0.47),P<0.000\ 01$]、减轻血红蛋白减少[$OR=0.35,95\%CI(0.22,0.57),P<0.000\ 01$]、减轻血小板减少[$OR=0.48,95\%CI(0.31,0.73),P=0.000\ 7$])、降低毒副反应(恶心呕吐)的发生率[$OR=0.21,95\%CI(0.13,0.34),P<0.000\ 01$]。说明恶性肿瘤患者放疗、化疗过程中应用参芪扶正注射液能起到良好的增效减毒作用。

另有学者通过全面检索 2004 年 1 月 1 日至 2014 年 5 月 1 日中医药联合化疗治疗中晚期食管癌的临床试验文献,按照纳入标准对文献进行筛选,对单纯化疗作为对照组,化疗加中医药治疗作为治疗组的随机对照试验进行 Meta 分析。共纳入 12 个试验。治疗组和对照组的总例数分别为 541 例和 424 例。结果显示治疗组比对照组能明显增加近期疗效,改善生存质量,提高 1 年生存率,减少转氨酶升高、肌酐升高、白细胞下降、血小板下降、恶心呕吐等不良反应,差异具有统计学意义($P<0.05$)。可见化疗加用中医药治疗中晚期食管癌疗效优于单纯化疗,且能明显改善化疗后的生活质量,延长生存期,减少化疗后的毒副反应及肝肾损害。

4. 辅助放化疗治疗 多项临床研究表明,同步放化疗治疗食管癌明显减少死亡风险,1 年和 2 年绝对生存获益可达 9% 和 4%,局部复发也可减少 12%,但同时放化疗治疗的不良反应也较单纯放疗或单纯化疗明显增加。

扶正固本类、清热解毒类药中成药联合放疗或化疗,可起到改善患者症状,降低放化疗带来不良反应的作用,中成药联合放化疗治疗食管癌可减轻放化疗的骨髓抑制、放射性肺损伤、放射性食管炎等不良反应,提高晚期食管癌患者的放化疗耐受性。放化疗完成后疾病稳定的带瘤患者,采用中医维持治疗,能够控制肿瘤生长,延缓疾病进展或顺利进入下一阶段放化疗时间,提高生存质量,延长生存时间。

单纯放疗或化疗很难提高患者的生存期,以化学药物作为放疗的增敏剂,在提高射线加强对肿瘤局部控制的同时,杀灭靶体积之外的肿瘤细胞和全身微转移性瘤灶,同时放化疗可以获得单一治疗无法获得的抗肿瘤效果,但是同时放化疗治疗的不良反应也较单纯放疗或化疗明显增加,发生骨髓抑制、胃肠道反应、肝肾功能损害等反应显著增多。通过中药联合放化疗治疗,可以减轻放化疗对机体的损害,提高患者生存质量,延缓复发、转移时间,延长生存期。

有研究随机对照 48 例晚期食管癌患者,探讨六神丸联合同步放化疗治局部晚期食管癌的临床疗效。两组患者均予以顺铂 + 紫杉醇化疗方案同步放疗,治疗组加用六神丸治疗。对比两组近期疗效、KPS 评分变化及不良反应发生率。结果显示:治疗组和对照组比较,生存质量的改善较明显,差异有统计学意义($P<0.05$)。治疗组的不良反应发生率明显低于对照组,与对照组相比差异有统计学意义($P<0.05$)。因此采用六神丸口服联合同步放化疗治疗局部晚期食管癌,疗效无差异但能明显改善生存质量,减少其不良反应的发生率。

5. 中医药早期干预　食管癌上皮增生是食管癌变过程中的必经阶段,食管上皮重度增生是食管癌的癌前病变主要表现。我国食管癌高发区采用取食管上皮细胞进行细胞学检查诊断癌前病变。长期研究证明对食管上皮重度增生的治疗可有效防止其癌变,中医药干预可以在一定程度上防治食管癌的癌前病变。有研究利用解毒散结类的中药复方可诱导癌前病变的细胞凋亡,改善食管上皮细胞的重度增生,起到预防癌变的作用。也有利用六味地黄汤治疗食管上皮重度增生患者,随访观察到癌变率明显低于对照组。

有临床试验随机对照 120 例食管癌前病变患者,观察中药天龙合剂治疗食管癌前病变及其对食管癌前病变细胞凋亡的影响。将食管癌前病变患者随机分为两组,治疗组服用天龙合剂(天龙 4g,冬凌草、菝葜、藤梨根、人参、黄芪各 30g,云苓 20g,生薏苡仁 30g,山楂、莪术各 15g,八月札 30g)20ml,3 次 / 日;对照组口服雷尼替丁 150mg,1 次 / 日,睡前服用,3 个月为一个疗程。结果显示:中药组临床疗效总有效率为 86.7%;对照组为 66.7%,两组相比差异有显著性($P<0.05$);两组细胞凋亡指数比较差异有显著性($P<0.05$)。天龙合剂治疗食管癌前病变确有疗效,其机理与诱导细胞凋亡有关。

(二)晚期患者改善症状、维持治疗

手术后已完成辅助治疗的患者,采用中医巩固治疗,能够防止复发转移,改善症状,提高生存质量;对于不适合或不接受手术、放疗、化疗等治疗的食管癌患者,采用单纯中医治疗,发挥控制肿瘤、稳定病情、提高生存质量、延长生存期的作用。

有临床试验将 88 例食管癌患者随机对照成两组,评价升阳益胃汤加减水煎服与西药对照治疗食管癌贲门癌术后出现腹泻的治疗作用,观察该药的毒副作用和不良反应,对其安全性做出评价。对照组 44 例采用传统止泻西药思密达(蒙脱石散)、多酶片,疗程为 4 周;治疗组 44 例用升阳益胃散(黄芪 60g,人参 30g,白术 9g,甘草 30g,柴胡 9g,防风 15g,羌活 15g,独活 15g,半夏 30g,陈皮 12g,茯苓 9g,泽泻 9g,黄连 6g,白芍 15g)治疗。治疗效果以包宗昭"临床诊断及疗效判断的四级加权评分法介绍"进行综合分析评价。结果显示治疗组的痊愈率及总有效率均优于对照组,差异有统计学意义($P<0.05$)。升阳益胃汤加减水煎服治疗食管癌术后腹泻可以明显减轻腹泻症状,且能改善患者腹泻的伴随症状,不易复发,无西药长期服用所带来的毒副作用,安全有效。

另一临床试验运用丁香透膈汤(丁香 5g,砂仁 3g,生黄芪 20g,白花蛇舌草 30g,夏枯草 20g,制半夏 10g,制南星 10g,生瓦楞子 30g,急性子 20g,蜣螂虫 10g,制守宫 10g,威灵仙 20g,石打穿 20g,露蜂房 10g,全蝎 5g,蜈蚣 2 条)治疗晚期食管癌 80 例,治疗后症状好转者 72 例,占 90.5%,转移灶缩小 6 例,占 33.13%。食管钡片显示治疗后病灶缩小或消失者 6 例,食管镜下所见病灶成类瘢痕组织 2 例,治疗后存活 6 个月以上者 38 例,占 47.15%;1 年以上者 28 例,占 35%;2 年以上者 5 例,占 61.25%;3 年以上者 2 例,占 2.15%。

有学者采用中医辨证论治方法将食管癌分为肝气郁结、热毒伤阴、气滞血瘀、气血双亏 4 型,配合中成药金龙胶囊治疗食管癌 60 例,其总有效率为 75%,病灶缩小率为 33%,平均生存期为 25.4 个月。另有学者将本病分为气滞痰阻、痰瘀胶结、气阴两亏兼痰瘀互结,气虚阳微 4 个证型,运用瓜蒌薤白半夏汤加减(瓜蒌 9g~12g,薤白 9g~12g,制半夏 9g,生姜 3 片,玄参 9g~30g,夏枯草 9g,地龙干 9g,威灵仙 9g,蚤休 9g,白花蛇舌草 9g~30g)治疗 399 例,临床症状、体征、病灶变化明显改善者 205 例,占 51%,有效者 276 例,总有效率达到 69.2%。

六、问题与思考

食管癌起病隐匿,早期可无症状。当出现食管内异物感、梗噎感、进行性吞咽困难等症状时提示病情已经发展到中晚期,此时治疗效果欠佳。虽然近些年随着手术方式不断改进、放疗设备技术不断革新以及新的化疗药物不断出现,取得了一些进展,但总体的疗效仍然不能令人满意,也存在着诸多问题。

(一)早期诊断仍然是难点

食管癌有着较高的死亡率,五年生存率很低。主要原因是确诊时已经属于晚期,以致肿瘤无法手术切除。在中国,晚期患者的存活率低于 10%,而早期诊断的存活率可高达 85%。因此,对于可治愈病灶,如果有合适的早期筛查方法,就有可能降低食管癌的死亡率。

1960 年,国内学者利用"双腔管带网气囊"进行食管脱落细胞学检查,发现大量早期食管癌患者并得到根治,开创了食管癌早期诊断的新阶段。食管癌的筛查和早诊早治从此开始,并在全国食管癌高发区推广应用。食管拉网脱落细胞学检查是实现食管癌"早发现、早诊断、早治疗"的里程碑,不仅推动了食管癌病理组织学、X 线影像学和外科学的发展,同时还推动了食管癌发病学和病因学研究的进展。20 世纪 80 年代后,随着纤维内镜、电子内镜的推广和普及,食管拉网脱落细胞学方法的应用逐渐减少。

在最近的《中国早期食管癌筛查及内镜诊治专家共识意见》中提出,内镜及病理活检是目前诊断早期食管癌的金标准。内镜下可直观地观察食管黏膜改变,评估癌肿状态,拍摄或录制病变影像资料,并可通过染色、放大等方法评估病灶性质、部位、边界和范围,一步到位地完成筛查和早期诊断。内镜下食管黏膜碘染色加指示性活检的组合操作技术已成为我国现阶段最实用有效的筛查方法。电子染色内镜等内镜新技术在早期食管癌筛查中的应用价值尚处评估阶段,既往使用的食管拉网细胞学检查和上消化道钡餐等筛查方法因诊断效能及接受度等问题,已基本被淘汰,不做推荐。

(二)术前术后辅助化疗的总体有效性需要进一步评价

新辅助化疗可以不同程度的减轻肿瘤负荷,使患者临床分期下降,提高手术率和根治率,并且控制术前存在的微小病灶,防止远处转移。目前在进行的有很多Ⅱ期和Ⅲ期的临床试验,得出的结论不尽相同,是否应该进行术前新辅助治疗处于争议之中。已经得出肯定结论的是新辅助化疗对于淋巴结转移有抑制作用,而出现淋巴结转移提示食管癌预后较差。

术前化疗对于胃食管交界处的腺癌也有肯定的作用，可以提高手术R0切除率并减少术后微转移。

在鲁文君等的比较新辅助化疗与单纯手术的Meta分析中，一共纳入13个RCTs，新辅助化疗组（CS组）、单纯手术组（S组）共3 295例，Meta分析结果显示两组患者的根治切除率差异有统计学意义，其RR（95%CI）为1.20（1.13，1.27）。3年生存率、5年生存率方面差异有统计学意义，其RR（95%CI）分别为1.16（1.03，1.30）、1.21（1.06，1.39）。无病生存期差异有统计学意义，其RR（95%CI）为1.33（1.22，1.46）。1年生存率、围手术期死亡率差异无统计学意义。与单纯手术相比，新辅助化疗提高了食管癌患者的根治性切除率，可使患者生存获益。

多年来对于食管癌术后辅助化疗能否改善患者预后一直存有争议，目前还没有前瞻性随机对照研究证实对可切除性食管癌行术后放化疗可以改善生存期，术后5-FU和DDP化疗仅可以延长无病生存。到目前为止，术后辅助治疗还没有成为可切除性食管癌的治疗标准。

两项日本JCOG试验比较了食管鳞状细胞癌术后患者行辅助化疗与单纯手术的疗效。在第一项研究中，205例食管鳞状细胞癌术后患者被随机分入两个组，一组接受2个周期的顺铂+长春地辛辅助化疗（105例），另一组为观察组（100例），结果显示辅助化疗组并没有显著的总生存获益（5年生存率分别为48.1%和44.9%，$P=0.55$）。进一步对151例淋巴结阳性患者（辅助化疗组77例，对照组74例）进行分析，5年生存率分别为43.7%和35.5%，辅助化疗组有生存获益趋势，但两组差异无统计学意义（$P=0.15$）。另一项JCOG9402研究，将242例食管鳞状细胞癌术后患者随机分入两个组，一组接受2个周期的顺铂+5-FU辅助化疗（120例），另一组为观察组（122例），结果显示辅助化疗显著提高了患者的5年无病生存率（DFS）（从45%提高到55%，$P=0.037$）和pN1亚组的5年生存率（从38%提高到52%，$P=0.041$），然而5年总生存两组差异无统计学意义（辅助化疗组为61%，观察组为52%，$P=0.13$）。

在某一比较辅助化疗与单纯手术治疗食管鳞癌的Meta分析中，一共包括了11个随机和非随机的对照研究2 047例食管癌术后患者，辅助化疗组患者无显著的3年生存率获益（RR=0.89，95%CI，0.72~1.09，$P=0.25$），但辅助化疗能显著延长1年的无病生存（RR=0.68，95%CI，0.51~0.89，$P=0.006$），进一步分析发现Ⅲ~Ⅳ期患者能从辅助化疗中获得更长的3年总生存期（RR=0.43，95%CI，0.31~0.61，$P=0.000 01$），此外，淋巴结阳性的患者辅助化疗后也能显著延长5年无病生存率（RR=0.79，95%CI，0.64~0.99，$P=0.04$）。

（三）需要进一步体现中医对食管癌重症急症的治疗特色

食管癌的病因复杂，临床表现多端，所以临证抓住主要矛盾，分清标本缓急，这对临床治疗十分重要。在食管癌的发病过程中也应该按照中医学"急则治其标，缓则治其本"和"间者并行，甚者独行"的原则进行治疗。在疾病发展过程中如果出现紧急危重的证候，影响到患者的安危时，就必须先解决主要矛盾。如食管癌发展到晚期将出现两大危证，一是食管梗阻，滴水难下，方用启膈散合桃红饮加减；二是大便坚如羊屎状，此乃胃气衰败，津枯源竭所致。此时急以开关，缓解梗阻，润通大便。有报导用通道散或单味紫硇砂治疗往往可取得一定疗效，也有临床使用通道化噎丸（黄药子、硼砂、冰片、板蓝根、硇砂、肉苁蓉等）具有较好的开关通道作用。

（四）展望

中医药治疗食管癌有其特色和优势，许多临床观察和研究发现了其较为良好的疗效，而且不良反应相对较少。从临床文献上来看仍然强调辨证论治进行治疗,选方用药倾向于基本方随证加减,也有根据证型选择固定方药。专方治疗有一定的优点,可实现其工业化生产,便于推广使用,故专方的使用数量呈逐年上升趋势。但专方与中医临证诊治实践之间所存在的一些差异,因此也不能全面体现中医药的临床疗效。目前食管癌的治疗以手术、放疗或/和化疗为主,中医药施治为主要的辅助治疗方式。中医药不但能增强其临床疗效,而且还能减轻甚至消除其部分毒副反应,从而使患者更加顺利地完成放、化疗治疗。因此,充分发挥中医药的特色和优势,不摒弃其他治疗手段的优点,是今后中医临床治疗食管癌的发展方向和必然趋势。

第三节 胃 癌

一、胃癌概述

胃癌是发生在胃黏膜上皮组织的恶性肿瘤,可分为早期胃癌与进展期胃癌。早期胃癌浸润深度仅限于胃黏膜层或黏膜下层,多无明显症状,或仅有非特异性的、类似胃炎或者胃溃疡的症状,包括上腹部饱胀不适或隐痛、嗳气泛酸、恶心、食欲减退、黑便等。进展期胃癌浸润突破黏膜下层,除了出现早期胃癌具有的症状外尚可出现上消化道出血、吞咽阻噎、食后饱胀、呕吐宿食等症状,严重者伴有贫血、下肢水肿、发热、恶液质等。本病具有起病隐匿、易转移与复发、预后差等特点。

中医历代虽无胃癌这一病名,但是诊治胃癌具有悠久历史,以"伏梁""胃脘痛""胃反""噎膈""积聚"等为病名的相关治疗在历代中医著作中多有记载。如《灵枢·邪气脏腑病形》曰:"胃病者,腹膜胀,胃脘当心而痛……膈咽不通,饮食不下。"《金匮要略》曰:"朝食暮吐,暮食朝吐,宿谷不化,名曰胃反。"这些症状与胃癌十分相似。又如《诸病源候论·噎候》曰:"由忧恚所致,忧恚则气结,气结则不宣流,使噎。"《景岳全书·明集》曰:"治反胃之法,当辨其新久,及所致之因,或以酷饮无度,伤于酒湿;或以纵食生冷,败其真阳;或因七情忧郁,竭其中气,总之,无非内伤之甚,致损胃气而然。"分别说明了胃癌的发病与情志不畅、饮食不节等因素有关。

二、病因病机

胃癌病位在胃,与脾、肝、肾密切相关。病因多认为与忧思郁怒、饮食不节、正气内虚有关,最终导致痰凝气滞,热毒血瘀,胶结于胃,日久形成积块。

(一)忧思郁怒

忧思伤脾,脾失健运则气结,气行不畅则津液输布无权,聚湿成痰,痰气交阻于食道胃脘,渐成肿块。《医宗必读·反胃噎膈》曰:"大抵气血亏损,复因悲思忧恚,则脾胃受伤,血液渐耗,郁气生痰,痰则塞而不通,气则上而不下,妨碍道路,饮食难进,噎塞所由成也。"或因郁怒伤肝,肝气郁结,克伐脾土,脾伤气结,水湿失运,聚而成痰,肝郁则血行不畅,久之积而成瘀,痰瘀二者,往往相互搏结,阻塞胃脘,则食不得下。如同徐灵胎评《临证指南医案·噎膈》说:"噎膈之证,必有瘀血、顽痰、逆气,阻膈胃气。"

（二）饮食不节

过食生冷,伤败脾胃阳气,不能温化水饮,则水湿内生,易酿成痰浊,发为肿块。《临证指南医案·噎膈反胃》曰:"夫反胃乃胃中无阳,不能容受食物,命门火衰,不能熏蒸脾土。以致饮食入胃,不能运化,而为朝食暮吐,暮食朝吐。"或因饮食不节如烟酒过度,恣食辛香燥热、熏制、腌制、油炸之品,或霉变、不洁之食物等,使得脾失健运,不能运化水谷精微,气滞津停,酿湿生痰,同时辛香燥热等物易导致津伤血燥,两者均能妨碍咽食而见饮食难下之症。《临证指南医案·噎膈反胃》曰:"酒湿厚味,酿痰阻气。"《景岳全书·噎膈》曰:"酒色过度则伤阴,阴伤则精血枯涸,气不行则噎膈病于上,精血枯涸则燥结病于下。"皆说明饮食不节可致痰阻津伤血枯而发为胃癌。

（三）正气内虚

如有胃痛、痞满等病证者,久治未愈,正气亏虚,痰瘀互结;或因年老体虚及其他疾病久治不愈,正气不足,脾胃虚弱,复因饮食失节、情志失调等因素,使痰瘀互结为患。总之为久病体虚导致脾胃虚弱,运化失权,导致痰凝气滞,热毒血瘀,形成积块。

总之,本病发病一般较缓,早期病机以胃失和降,脾失健运,中焦水湿输布不力,痰气交阻于胃为主,或因气机郁滞,进而血行不畅,瘀血内结,多为湿阻、痰凝、气滞、血瘀等实证。病至中晚期,久病则本虚标实,本虚以胃阴亏虚、脾胃虚寒、气血两虚和脾肾阳虚为主。气血瘀积日久,化热伤阴,造成胃阴亏损。若病久脾胃虚弱,气血生化乏源,可导致气血双亏。脾气虚日久,伤及脾阳,或久病及肾,导致肾阳亏虚,出现脾肾阳虚。标实则以痰瘀互结多见。总之胃癌多为虚实夹杂之证,病情变化过程中可出现"痰""热""瘀""毒"等多种病理产物。

三、诊断与分期

早期胃癌癌组织局限于黏膜层或黏膜下层,分为Ⅰ型(隆起型)、Ⅱ型(浅表型,包括Ⅱa浅表隆起型、Ⅱb浅表平坦型、Ⅱc浅表凹陷型三个亚型)和Ⅲ型(凹陷型)。进展期胃癌癌组织突破黏膜下层,浸润肌层或浆膜层,不仅可发生直接浸润性扩散,还可伴有淋巴、腹膜和/或血行转移,也被称为中晚期胃癌,国际上广泛采用Borrmann分型法分为Ⅰ型(结节蕈伞型)、Ⅱ型(局限溃疡型)、Ⅲ型(浸润溃疡型)和Ⅳ型(弥漫浸润型)。胃癌的组织学分型(WHO 2000年)包括乳头状腺癌、管状腺癌、黏液腺癌、印戒细胞癌、腺鳞癌、鳞癌、未分化癌和小细胞癌。

（一）诊断

1. 病理学诊断 胃癌皆应根据术后病理或者胃镜活检病理加以确诊。对于胃镜见符合胃癌恶性表现但未取到病理者,建议诊断为胃恶性肿瘤,并继续取病理以明确。若患者出现腹腔积液,高度怀疑为胃癌转移所致者,应积极进行腹腔积液找脱落细胞检查,以取得病理证实。

2. 临床诊断 全面的病史询问、体格检查、组织活检,特别是完整的上消化道内镜检查对临床诊断具有重要意义,同时全血细胞计数、血清生化分析、大便常规加隐血也是必要的检查手段。对于有可能切除肿瘤的患者,超声内镜具有重要参考价值。不同的影像学检查方法可以协助了解胃癌的病变范围、浸润深度、淋巴结转移、腹腔以及盆腔种植以及脏器转移情况,有助于胃癌的诊断和分期,因此多种影像学方法包括CT、MRI、胃镜/超声胃镜、B超、消化道造影等可以被采用,必要时也可进行正电子发射断层成像(PET-CT)检查。由于腹膜种植在影像学诊断中常难以发现,诊断性腹腔镜检查结合腹腔镜超声能够发现常规影像学检查无法显示的转移灶,因此可为明确术前诊断提供参考信息。

3. 其他相关诊断方法　目前常用的胃癌血清肿瘤标记主要包括酶类标记和蛋白类标记,如胃蛋白酶原(PGI、PG/PGⅡ)、CEA、FSA、CA12-5、TAG72、CA19-9、CA72-4、CA50等,研究发现几乎所有的肿瘤标志物都与预后相关,对判断胃癌患者的病情、预后、疗效及检测术后复发具有一定意义,但是用于胃癌诊断的敏感性与特异性均不理想。

4. 胃癌的分子病理分型　对于已经确认的转移病灶或者怀疑为转移的病灶,可以进行人表皮生长因子受体2(HER2)基因表达检测,为采用曲妥珠单抗靶向治疗提供依据。近年来随着对雷莫芦单抗(ramucirumab,cyramza)的深入观察与发现,对胃癌血管内皮细胞生长因子受体2(VEGFR-2)基因表达的检测受到关注,采用雷莫芦单抗治疗胃癌已经被证实有效,并被写入了2015年NCCN胃癌治疗指南。

(二)分期

目前尚无单一方法可以保证胃癌诊断及手术前分期的绝对准确性,因此推荐采用胃镜/超声内镜结合影像学检查作为首选检查,明确原发病灶及转移情况,为分期提供依据。对于积极要求手术的患者PET-CT和腹腔镜超声检查具有参考价值,可帮助寻找转移灶。根据TNM国际分期标准明确临床分期。

四、中西医结合治疗

(一)中医辨证施治

1. 辨证原则　大多数胃癌患者因早期无明显症状,故发现时多处于中晚期,临床症状多样,病情较重,单纯的虚证或者实证较为少见,多为虚实夹杂之证。因此胃癌的辨证首先应根据病程长短、病情轻重、病变范围及全身状况,了解疾病所处的早、中、晚期,辨明邪实与正虚的主次。其次,对于邪实应分清气滞、痰浊、血瘀、热毒的偏性;对于正虚应分清气血阴阳的亏虚,以及涉及的脏腑。

(1)辨明邪正盛衰:胃癌变化多端,病情凶险,所以首先需要辨明邪正盛衰,把握病情轻重,从而确立扶正与祛邪主次,为合理遣方用药奠定基础。病程初期,临床症状尚不明显或只有轻微胃脘不适,多为体检时发现,饮食起居和体力状况皆如常人,此时多以邪实为主,正气不衰;患病日久,邪气渐盛,邪正交争,症状进一步明显,且可因为转移部位的不同出现相应症状,此时正气已损,但是尚可与邪气相持,因此饮食起居和体力状况虽有影响但尚可自理;到疾病后期,胃癌发生广泛转移,正气耗损严重,无法抵抗邪气,患者一般情况较差,出现卧床不起、消瘦乏力、肢软食少,甚者纳食不进,频频呕吐,多出现邪气亢盛正气衰败之象。

(2)辨明邪实性质:胃癌病情变化过程中可出现"痰""热""瘀""毒"等多种病理产物,这些病理产物同时也是致病因素,因此在胃癌邪实辨证中应根据临床症状与体征辨别邪实属性,是肝气郁结、瘀血内阻还是痰湿为患等,才可针对性的遣方用药。若出现纳少,厌食,食后饱胀,胃脘隐痛,嗳气恶心,呕吐痰涎等症多为痰气交阻;若出现胃脘刺痛拒按,触及质硬肿物,呕血,黑便等症多属瘀血内阻;若出现胃脘灼热疼痛,食欲减退,口干咽燥等症则多为热毒为患。

(3)辨明正虚脏腑:由于邪正盛衰伴随着疾病全程,邪气不同耗伤的正气也不同,因此辨别正气虚衰时应辨明气血阴阳哪方面虚损。临床常见胃癌的正气虚损多为脾气不足、脾阳虚衰、胃热阴亏,日久及肾,则可见脾肾阳虚,若脾气虚,生化无源,或便血日久,则可见气血两亏之证。

2. 治疗要点 中医中药治疗可贯穿于胃癌治疗的全过程,治疗原则应紧扣"本虚标实"的病机,攻补兼施。攻法有理气宽中、化痰散结、降逆和胃、清热解毒、活血化瘀等,以达到调畅气机、减轻或消除塞滞的目的。补法有益气健脾、养阴生津、温补脾肾、益气养血等,使得正气恢复,气血充沛,提高机体的抗病能力。治疗上应注意以下几点:

(1) 时时顾护胃气:在胃癌任何阶段,无论采用攻法或是补法,顾护胃气是一个关键的问题,这是因为胃癌本就是脾胃病变,脾虚胃弱多见,若补法用药过于滋腻,或者祛邪时采用清热解毒等苦寒药物太多,都会碍胃伤胃,反而加重病情。

(2) 辨证辨病结合:由于古代并无胃癌这一病名,因此在遣方用药时众多医者往往根据现代研究的结果,将辨证用药与辨病相结合,在辨证用药的基础上或加入既能提高机体正气又能抑制肿瘤生长的中药,或加入具有明显抑制肿瘤作用的清热解毒药物等,辨证与辨病并举,多能达到满意的效果。

(3) 扶正祛邪兼顾:由于各家学术思想的不同,对于胃癌的中医治疗往往具有不同侧重,有以健脾扶正为重的,也有以消痰散结为本的,同时胃癌本就多见本虚标实,正虚邪实常常并存,只是程度差异,因此在治疗时要认真辨别正虚与邪实的主次,根据不同情况判别扶正与祛邪的力量轻重,达到最佳效果。

3. 辨证分型与治疗

(1) 肝胃不和

主症特点:胃脘痞满,时时作痛,窜及两胁,嗳气频繁或进食发噎,舌质红,苔薄白或薄黄,脉弦。

治法:疏肝理气,和胃降逆。

方药:柴胡疏肝散加减。

柴胡疏肝散方中柴胡疏肝理气解郁,配以枳壳、香附理气消胀,川芎活血行血,白芍、甘草柔肝缓急止痛。酌情可加具有抗肿瘤效应的藤梨根、野葡萄藤、菝葜等。

若胃纳欠佳,嗳气频多,或伴有恶心者,可加代赭石、旋覆花、法半夏、陈皮、鸡内金、山楂等健脾消食,降逆助运;若口苦口干,胃脘痞胀伴有灼热感,属于郁热不宣,酌加吴茱萸、黄连、黄芩,以清热消痞;疼痛加川楝子、延胡索理气活血;大便干结者加瓜蒌仁、郁李仁、火麻仁以润燥通便;大便秘结,腹胀痞满,体质尚实者,进而可加生大黄、芒硝以峻下通腑泄实。

(2) 瘀毒内阻

主症特点:胃脘疼痛拒按,痛有定处,上腹触及质硬肿块,脘胀不欲食,肌肤甲错,呕血或黑便,舌暗紫或有瘀斑,脉弦涩。

治法:理气活血,化瘀解毒。

方药:膈下逐瘀汤加减。

膈下逐瘀汤用桃仁、红花、当归、川芎、赤芍养血活血;枳壳、延胡索、香附、乌药理气止痛,瘀血显著者加失笑散、莪术等祛瘀散结。可加藤梨根、野葡萄藤等清热解毒抗肿瘤药物。口干加生地、麦冬养阴生津;神疲乏力加黄芪、党参补气健脾;呕血、黑便去桃仁、红花、赤芍、五灵脂,加生地榆、侧柏叶、三七粉化瘀止血;腹块明显加夏枯草、生牡蛎、海藻软坚散结;纳差加鸡内金、生山楂消食开胃。

（3）脾虚痰湿

主症特点：脘腹痞闷，呕吐痰涎，进食发噎，口淡乏味，乏力纳呆，大便溏薄，舌淡红，苔白腻，脉濡滑。

治法：健脾利湿，化痰和胃。

方药：香砂六君子汤加减。

香砂六君子汤方中人参、白术、茯苓、甘草益气健脾；陈皮、半夏、木香、砂仁燥湿理气和胃。可加山楂、神曲、鸡内金消食助运。胃脘胀痛，酌加枳壳、延胡索；大便溏薄，改用煨木香，加补骨脂；呕吐明显者加姜竹茹、枇杷叶，改法半夏为姜半夏。

（4）脾肾阳虚

主症特点：胃脘隐痛，绵绵不断，喜按喜暖，食生冷痛剧，进热食则舒，时呕清水，或朝食暮吐，暮食朝吐，面色无华，形寒肢冷，小便清长，大便溏薄，舌质淡而胖，有齿痕，苔白滑润，脉沉细或濡细。

治法：温中补肾，健脾益气。

方药：附子理中汤合吴茱萸汤加减。

附子理中汤以党参、白术、茯苓健脾益气，干姜、熟附块、吴茱萸补火生土，温阳散寒。若需加强益气之力可改党参为人参，加黄芪；大便溏薄或水样便，脾肾阳虚明显者，酌加山药、芡实、赤石脂、禹余粮、补骨脂、肉豆蔻等温补脾肾、止泻之品；若脘胀嗳气，呕恶，苔白厚腻，酌加藿香、苍术、草果等行气燥湿止泻。

（5）胃热伤阴

主症特点：胃脘灼热，嘈杂隐痛，食欲减退，口干咽燥，形体消瘦，五心烦热，大便干燥，舌质红少津苔剥，或苔少，脉细数。

治法：清热和胃，养阴润燥。

方药：益胃汤加减。

益胃汤中沙参、麦冬、玉竹、生地均为甘寒凉润之品，能滋阴养液；冰糖养胃和中。不思饮食者加生山楂、谷麦芽、鸡内金消食开胃；津亏较甚者加石斛、天花粉滋养胃阴；大便干结者加火麻仁、柏子仁等润肠通便；为清解癌毒，还可加具有抗肿瘤作用的野葡萄藤、藤梨根、七叶一枝花等清热解毒之品。

（6）气血两虚

主症特点：神疲乏力，面色苍白，头晕目眩，心悸气短，自汗盗汗，纳少，虚烦不寐，舌质淡，舌边有齿痕，苔薄白，脉沉细无力或虚大无力。

治法：益气养血，健脾和营。

方药：十全大补汤加减。

十全大补汤方中人参、白术、茯苓、甘草益气健脾；熟地、川芎、当归、白芍补血调血；黄芪、肉桂补气温阳。可加入半边莲、半枝莲等清热抗癌之品。若药后脘腹作胀，因胃气弱，滋补易滞，加法半夏、砂仁，减熟地黄、黄芪用量，以行胃气，除痰滞；若畏寒肢冷，面浮肢肿为脾肾阳虚，加桂枝、熟附子、猪苓、泽泻、生姜皮温肾利水，加大黄芪用量，以补气行气，温阳化水。

（二）综合治疗

经过询问病史、体格检查、上消化道内镜及活检、影像学检查等手段获得初步诊断后，胃癌可分为局灶性胃癌(Tis 或 T1a 期)、局限性胃癌(M0、Ⅰ~Ⅲ期)和转移性胃癌(M1、Ⅳ期)三类。对于局灶性胃癌可通过内镜下黏膜切除术(EMR)、内镜黏膜下剥离术(ESD)或者手术切除。对于局限性胃癌,若身体状况良好具有手术指征的患者,可进行手术,或者在进行术前化疗或放化疗后进行手术切除肿瘤。若身体状况良好,但是肿瘤无法切除的患者,或者身体状况较差无法耐受手术的患者,同期以氟尿嘧啶或紫杉醇为基础的放化疗、化疗或姑息治疗。对于转移性胃癌,多根据患者肿瘤负荷、进展情况、脏器功能、患者体力,结合肿瘤病理类型、分子病理特征等情况,采取姑息性切除术、姑息化疗、放疗、分子靶向治疗等。

胃癌化疗可参照 NCCN 胃癌指南进行,针对不同的胃癌阶段,如术前放化疗、围手术期化疗、术后放化疗、转移性或局部晚期胃癌等可首选不同的化疗方案,如 DCF 方案、ECF 方案等,这些方案基本是以紫杉醇、伊立替康、氟尿嘧啶类药物、铂类药物为核心,根据 HER2-neu 过表达情况可适当联合靶向药物使用,如曲妥珠单抗。另外,阿帕替尼作为小分子抗血管生成靶向药物近年来用于晚期胃癌患者,在标准化疗失败后明显延长了患者的生存期。

中医药治疗已经被多层面证实了对肿瘤治疗的有效性,包括胃癌,因此中医药治疗多被胃癌临床所采用,并且往往贯穿于胃癌治疗全程,即不管是可手术患者还是不可手术患者、术前还是术后、已转移还是未转移患者都可以采用中医药治疗方法配合放化疗或者单独使用,对抑制胃癌生长、预防胃癌复发转移、减轻放化疗副反应、增加放化疗疗效都可起到显著作用,可作为改善生存质量、延长生存期的有效手段。

五、临床研究进展

目前对于恶性肿瘤已进入个体化综合治疗阶段,手术、放疗、化疗、生物免疫治疗、内分泌治疗、靶向治疗、中医中药治疗等多种方法的结合与适当选用可达到扬长避短、增效减毒的多种目的。现代研究与临床观察表明中西医结合治疗中晚期胃癌具有不可替代的优势,中西医结合较单一西医或单一中医的治疗效果为好,具体体现在中西医结合治疗可提高肿瘤患者机体免疫力,抑制癌细胞的增殖、侵袭、分化和转移,减轻放化疗副反应,增强放化疗敏感性,提高生存期和生存质量,同时也为手术创造良好条件,加快术后康复。2014 年王海燕等通过频数分析和关联分析方法,对全国 20 家三级甲等综合医院 HIS 数据库中住院患者诊断信息及医嘱信息进行分析后发现对于胃恶性肿瘤患者扶正和祛邪中药是最常用的联合使用药物,因此可以看出中西医结合治疗胃癌已经被普遍接受与认可。

目前对于胃癌的临床研究主要体现在胃癌中医病因病机的研究、胃癌中医证型的研究和胃癌中医临床疗效观察几个方面,并且取得了一定的进展。

(一)胃癌中医病因病机理论的创新与发展

以往对于胃癌病因病机的认识多依据辨证结果进行分析认识,病因病机多样,而近年来部分医家开始尝试从一个特定病因病机阐述胃癌发生发展的过程,即认为胃癌具有共性的病因病机,临床不同阶段不同的证候表现只是这一根本病因病机在特定情况下的变证,从而形成了独具特色的胃癌病因病机理论。

1. 脾虚理论 当代部分医者通过多年临床实践与实验研究认为脾虚是胃癌发生的主要病因病机。

邱佳信教授认为脾胃虚弱为胃癌发生发展的一个基本因素,治疗上以健脾为基础并辨证结合清热解毒、软坚散结、活血化瘀、益气养阴、补肾培本等治法防治胃癌,并且从实验角度证实了脾虚与胃癌发生发展各阶段病变之间呈等级正相关,验证了脾虚证及健脾法在胃癌诊断及治疗中的作用。有学者采用前瞻性的同期对照研究,评价接受健脾为基础的中药复方辨证治疗组和未接受中药的同期对照组老年胃癌病例的生存期,结果以健脾为基础的中药复方辨证治疗是老年晚期胃癌预后的独立保护性因素,可延长老年晚期胃癌的生存期,延长Ⅲ~Ⅳ期老年胃癌根治术后的无病生存期和总生存期。

2. 痰浊理论　中医中的"痰"有其特殊的内涵,它既是一种致病因素又是一种病理产物,具有逐渐蓄积、凝结积聚、秽浊腐败、黏滞胶着、流动不测和致病怪异的特性,与胃癌部分属性相近,因此部分医家提出胃癌从痰论治理论,以痰作为胃癌的根本病因病机。

魏品康教授在古代文献研究和多年临床实践与基础研究的基础上,采用取象比类和以方测证的方法,从胃癌病因、病位、症状、病势、转移、治疗等角度分析认为痰与胃癌密切相关。其建立的胃癌从痰论治理论体系,以痰作为胃癌发生发展的根本病因病机,以痰浊污染作为核心来阐述胃癌发生、复发和转移的机制,以消痰散结作为胃癌治疗的根本治法,并根据胃癌不同阶段症状差异存在不同兼证的情况创立了消痰散结八法。

(二)胃癌中医证型的观察与分析

辨证论治是中医的基本特点之一,胃癌的治疗也遵循辨证施治的原则。胃癌证型的研究与观察近年逐步被重视和探讨,相关进展主要集中在胃癌的辨证分型、证型分布变化规律和证型本质研究三个方面。

临床上胃癌的症状多样,表现各异,医家往往根据自身的临床经验对胃癌证型进行不同的划分,可谓百家争鸣,各抒己见。虽然众多医家对胃癌的辨证分型从2型到7型皆有,而且证型名称也有差异,但是从证的本质来考虑部分证型虽然名称不同而内涵相同,如脾胃虚弱与脾胃虚寒,气血双亏与气血亏虚等,因此按照证型的实质内涵进行归类合并可以发现胃癌辨证分型不出肝胃不和、脾胃虚寒、瘀毒内阻、胃热伤阴、痰湿凝滞、气血双亏、湿热瘀毒、肝郁脾虚、气阴两虚、痰凝气滞、脾肾阳虚、脾胃气虚这12个证型。

中医的证是疾病过程中某一阶段或某一类型的病理概括,随着疾病的发展,证型会发生相应的变化,因此众多医者不仅关注胃癌的辨证分型,同时还关注不同证型的分布变化规律,如手术或化疗前后的变化,不同地域、不同胃癌分期、不同性别的证型分布差异等,取得了一定的研究进展,对胃癌治疗具有一定的参考价值。

证的本质研究是近年来的热点,即寻找不同证型其内在的物质基础差异或相关因素差异以阐明不同证型的内涵,对于胃癌证型的本质研究也是胃癌领域的关注点之一,大量研究提示胃癌中医证型不仅与预后相关因素相关,同时与化疗疗效、免疫功能、肿瘤标志物的水平、肿瘤相关基因表达等存在密切联系。

(三)胃癌中医临床疗效的观察与实践

目前临床疗效评价方法正从以病灶变化为主的评价方法向延长生存时间、提高生存质量为主的评价方法转变,随着评价方法的逐步完善,"带瘤生存"得到重视,而这恰恰是中医药或者中西医结合的优势所在。中西医结合或中医药在胃癌治疗上的运用体现在以下几个方面:

1. 中医药延长了胃癌患者的生存期　有学者在141例进展期胃癌病例的前瞻性配对对比临床研究中发现,采用健脾为基础,结合清热解毒、软坚散结中药组成的胃肠安复方(太子参12g,炒白术12g,茯苓30g,姜半夏9g,青皮5g,陈皮5g,牡蛎30g,夏枯草12g)治疗的胃癌患者1、2、3年生存率分别为82.44%、62.49%、37.12%,远较MMF方案化疗组的41.39%、27.59%、7.62%为高,中药组生存曲线与化疗组相比差异有显著性。中药组中位生存期为23.5月,化疗组仅为8个月,生存质量的比较显示中药组也优于化疗组。另一项有关148例进展期胃癌根治术后患者的前瞻性随机对照研究显示,饮用上述胃肠安复方的中药组的术后1、2、3年生存率分别为93.23%、79.34%、71.78%,明显高于采用FAM、MMF方案的化疗组的83.86%、59.33%、49.43%,中药组生存曲线与化疗组相比差异有显著性,1、2、3年转移率胃肠安组分别为15.25%、28.81%、33.90%,明显低于化疗组的35.48%、45.16%、51.61%。有研究观察消痰散结方对胃癌术后患者5年复发转移的影响,将300例胃癌术后患者随机分为西医对照组和中医治疗组,西医对照组单纯西医治疗,中医治疗组在西医治疗基础上同时服用消痰散结方(制半夏、制南星、山慈菇、全蝎、蜈蚣、天龙、干蟾皮、鸡内金、炙甘草),随访5年发现中医治疗组2年、3年、5年复发转移率明显低于西医对照组(P<0.05),提示了消痰散结方可控制胃癌术后复发转移率。

2. 中医药提高了胃癌患者的生存质量　有研究观察消痰散结中医治疗方案(金龙蛇颗粒 + 华蟾素注射液)对于胃癌术后患者临床疗效、毒性反应及生存质量的影响。83例胃癌术后患者随机分为消痰组(消痰散结中医治疗方案)41例、化疗组(OFL化疗方案)42例,治疗3个月,结果消痰组与化疗组CA19-9、CA12-5、CA72-4、CEA治疗前后差异无统计学意义(P>0.05)。毒性反应:白细胞降低、感觉性神经病、呕吐、厌食化疗组高于消痰组(P<0.01),静脉炎则反之(P<0.01)。生活质量化疗组低于消痰组,卡氏评分差异有统计学意义(P=0.006 1);QLQ-30评分:总体健康状况(P=0.003 2)、情绪功能(P=0.001 5)、疲倦症状(P=0.004 9)、恶心与呕吐症状(P=0.001 2)、食欲丧失症状(P=0.000 9)子量表差异有统计学意义,提示消痰散结中医治疗方案用于胃癌术后毒性小,患者生存质量优于单纯化疗。

3. 中医药改善了胃癌患者的免疫功能　有学者采用前瞻性、随机、单盲、对照研究,使用中药四君子汤联合肠内营养观察对胃癌患者围手术期患者免疫状况的影响。将59例胃癌手术患者随机分为对照组20例、研究A组21例和研究B组18例。研究A组患者术后第2天开始给予等热量、等氮肠内营养支持8天,对照组术后给予等热量、等氮肠外营养支持9天。研究B组在A组干预措施基础上术后第2~9天经鼻饲管给予中药四君子汤,结果发现3组患者IgG,IgA,IgM和CD3、CD4、CD4/CD8水平术后均较术前有显著的降低。术后第10天T细胞亚群及IgG、IgM水平,应用肠内营养的A、B两研究组均较使用肠外营养支持的对照组有不同程度提高,且四君子汤辅助肠内营养的研究B组在IgG和T细胞亚群水平均较单纯肠内营养的研究A组有显著提高(P<0.05),提示健脾益气中药四君子汤辅助的肠内营养能进一步改善胃癌术后机体的细胞免疫功能及部分体液免疫功能。有学者运用扶正抗癌方(党参、生黄芪、生白术、生米仁、仙鹤草、白英、白花蛇舌草、土茯苓、石见穿)根据辨证结果加减运用,结合不同的化疗方案先后治疗进展期中晚期胃癌患者407例,结果发现扶正抗癌方结合化疗对晚期术后胃癌有较好的远期疗效,同时患者免疫球蛋白、E-玫瑰花环、淋巴母细胞转化率均较治疗前恢复正常或者高于正常,提示了具有明显提升机体免疫功能的作用,实验研究同样证实扶正抗癌方能明显提高机体的细胞免疫功能,调整T细胞亚群的平衡,增强NK细胞活性,并能通过协调免疫调节因子之间的平衡达到增强机体免疫抗癌能力。

4. 中医药联合化疗减毒增效　随着RCT大型临床研究的结果不断被公布,西医的胃癌化疗方案在不断的更新发展中。化疗作为胃癌治疗的常规方法之一在临床被普遍使用,但是化疗毒副反应,如骨髓抑制、恶心呕吐、乏力、脱发等,是治疗受限的重要原因。中医药联合化疗是临床常用的方法,具有减毒增效的作用。

有研究对近年来中医药联合化疗治疗胃癌的疗效进行 Meta 分析,纳入 13 篇随机对照试验文献,病例 1 505 例,结果发现中医药联合化疗与单纯化疗比较,胃癌病灶缓解率(合并效应量检验 $Z=4.88$,$P<0.000\ 01$)、生存质量改善率($Z=5.90$,$P<0.000\ 01$)、三年生存率($Z=3.93$,$P<0.000\ 1$)和五年生存率($Z=3.52$,$P<0.001$)皆显著提高,提示了中医药联合化疗治疗胃癌疗效肯定,与单纯化疗比较,在病灶缓解率、改善生存质量、提高三年和五年生存率四方面均有明显优势。郑英兰等将胃癌术后化疗患者 60 例随机分为 2 组。对照组 30 例单纯化疗(MF方案)6 个疗程;治疗组 30 例配合固本降逆汤(黄芪 30g,党参 15g,炙甘草 6g,当归 10g,炒白术 12g,茯苓 18g,半夏 10g,陈皮 10g,黄连 10g,苏梗 15g,枸杞子 15g,女贞子 15g,鸡血藤 30g,菟丝子 15g),结果 2 组治疗后体质量、胃肠道反应、白细胞计数比较差异均有统计学意义($P<0.05$),提示胃癌术后化疗配合固体降逆汤治疗可明显减轻化疗药物的副作用,改善患者的生存质量。

(四)胃癌癌前病变的防治

胃癌前病变是一个病理学概念,通常包括肠上皮化生和异型增生,是正常胃黏膜向胃癌转化过程中的一个重要阶段。胃癌前病变的干预是胃癌防治研究的关键领域,近年来随着诊疗技术的飞速发展,西医学对胃癌前病变的诊断与治疗取得了一定的成果,但尚未显示出突破性进展,临床仍缺乏理想的阻断或逆转这种病变的手段和有效药物。有临床报道证实,中医药对治疗胃癌前病变具有优势,并且不良反应少,中医药能够在改善患者的临床症状的同时,使部分肠上皮化生和异性增生减轻甚至消失,改变了胃癌前病变难以逆转的传统观点,,使胃癌的二级预防成为可能,因此受到广泛重视。

从病因病机角度出发,目前对胃癌前病变存在正气虚损、气机不畅、毒瘀交阻等不同学术观点,也有根据临床辨证观察认为胃癌前病变多属于胃阴亏虚、气阴两虚或者脾胃虚弱,尚没有统一的定论。

从临床角度来看,对于胃癌前病变的中医治疗大致可分为辨证分型治疗、基本方加减治疗和单方单证治疗 3 种方法。有学者采用随机双盲的研究方法评价中医分型治疗胃癌前病变 54 例,结果临床总有效率、病理疗效、症状改善等指标均优于西药对照,其中病理改善以肝胃不和型最佳。另有学者研究罗英化浊解毒方(罗勒 12g、砂仁 10g、石菖蒲 12g、茵陈 6g、白英 15g、蒲公英 15g、冬凌草 12g、叶下珠 12g、藤梨根 15g、八月札 15g、莪术 4g、元胡 12g、郁金 9g、隔山消 15g、红景天 12g)治疗浊毒内蕴型胃癌前病变的疗效,将 124 例患者随机分为 3 组:治疗组 63 例予罗英化浊解毒方;对照 1 组 31 例予三九胃泰胶囊;对照 2 组 30 例予黄连温胆汤。结果发现治疗组临床证候、病理疗效均优于对照 1 组、2 组($P<0.05$);胃镜疗效:治疗组颗粒增生、血管透见及糜烂均优于对照 1 组、2 组($P<0.05$),充血水肿优于对照 1 组($P<0.05$),与对照 2 组比较,差异无显著性意义($P>0.05$),3 组出血斑比较,差异无显著性意义($P>0.05$)。结果提示罗英化浊解毒方治疗浊毒内蕴型胃癌前病变有显著疗效。

六、问题与思考

中医药在抑制肿瘤发展、改善胃癌患者生存质量、延长生存期和提高综合治疗效果等方面的独特优势已经被逐渐证实,在胃癌的防治工作中发挥了积极的作用。但是在研究工作中尚存在一些急需解决的问题,如中医在非化疗适应证胃癌患者姑息治疗中是否同样有效、针对胃癌不同兼证或并发症如何发挥中医治疗的优势、如何正确评价中医在胃癌治疗过程中的作用等。现就这几方面做简要探讨。

(一)合理评价中医在非化疗适应证胃癌患者姑息治疗中的作用

除手术以外,化疗在胃癌的治疗中占有重要地位,5-FU、铂类药物、伊立替康及紫杉醇等化疗药物单用或者联合使用的化疗方案已经作为一线、二线胃癌化疗方案被国际多种指南所推荐,循证医学证据也证实了这些化疗方案的有效性。由于胃癌早期缺乏症状,胃癌的早期筛查尚未达到广泛性,因此胃癌发现时往往已经是中晚期,已经失去了手术根治的机会。而大量的中晚期患者由于饮食的障碍或者长期肿瘤的消耗,多出现恶病质表现,体质虚弱,形体消瘦,对于化疗往往无法耐受或者无法完成指南推荐的化疗疗程,只能进行相应的姑息治疗。

中医药以提高机体免疫力,延长生存时间,提高生存质量的"带瘤生存"见长,对于无法耐受化疗的中晚期患者恰恰应该是发挥中医药优势的重要患者群体,相对于单纯姑息治疗理应具有明显的优势,取得理想的效果。但是从目前临床研究来看,大量的临床观察皆是以化疗作为对照,以化疗与中医药的联合使用作为手段进行疗效的观察,对于中晚期患者姑息治疗中医药疗效的观察与评价非常少见,这使得中医药在中晚期胃癌姑息治疗中的作用处在"言而无据"的尴尬局面,因此如何采用现代临床研究科学方法对中医药在非化疗适应证胃癌患者中的治疗作用进行观察,取得严谨科学的观察结果,为中医药在姑息治疗中的使用提供数据支持成为值得深入探索的方向。

(二)充分发挥中医在胃癌兼证或并发症中的优势

世界卫生组织报道2014年胃癌已经是我国发病率第三位的恶性肿瘤。胃癌由于原发灶和转移灶位置的不同可出现不同的临床表现,随着病情的加重,转移的出现,胃癌患者会出现多样的伴随症状,除了嗳气、泛酸、呕血、黑便、恶心、呕吐、腹泻或便秘等消化道症状外还可出现肺转移累及胸膜的胸水、咳嗽、胸痛症状、肝转移腹膜转移的腹胀、腹水、黄疸症状、骨转移的癌性疼痛症状、中枢神经系统转移的头痛、偏瘫症状等,这些兼证或者并发症严重影响了患者的生活质量,加重了患者患病的痛苦。针对伴随症状的治疗也是中医药干预的重要方向之一,是提高患者生存质量的有效保证。

同时胃癌常见的治疗方法,包括手术、放疗、化疗等措施对患者机体存在严重影响,会出现程度不同的并发症或不良反应,如手术以后的倾倒综合征;化疗以后的白细胞下降、乏力、脱发、恶心呕吐、手足综合征;放疗以后的放射性肺炎、放射性肠炎等。对于这些兼证和并发症,西医目前按照最佳支持治疗或给予对症治疗,如采用格拉司琼止呕、利尿剂利水消腹水等,部分兼证或并发症西医尚缺乏有效的治疗手段,如化疗后手足综合征等。

由于中医不仅包括了内服药、外用药,还包括了针刺、艾灸等多种治疗方法,在减轻或者治疗胃癌兼症或并发症等方面可以发挥作用,与化疗或者放疗优势互补,如中药外治化疗后手足综合征。当前该领域的中医药应用和研究还有待深入挖掘。

(三)梳理研究切入点,分析中医治疗胃癌的优势人群

当前胃癌的中医药或者中西医结合研究,大多以临床分期来筛选研究对象,以生存质量、生存期为研究终点,尽管提示了中医药在胃癌治疗中的作用。但是没能体现中医药辨证

施治个体化治疗的优势。随着分子水平诊断技术的发展,胃癌的分类必将越来越体现个体化,我们应着眼于中医辨证与西医学对胃癌的阐释,各种治疗方法包括化疗、放疗、靶向治疗等对患者影响的中医认识,重新梳理研究切入点,分析中医治疗胃癌的优势人群、分析中医治疗方案最佳应用时机,逐步实现中医或中西医结合胃癌的全程精细化管理。

(四)展望

中西医结合胃癌的研究需要将中医药与西医学优势互补,吸取西医学的科学观察方法,探索多学科相结合的具有中医自身特色的胃癌治疗模式,并制定中医公认或者标准的辨证分型,建立基于循证医学的中西医结合胃癌临床疗效评价体系,科学地对中医药、中西医结合干预胃癌方法进行客观合理的评价,寻找中医药在胃癌治疗中的优势靶点,以提高中西医结合治疗胃癌的有效率,进而为提高胃癌患者生存质量、延长生存时间奠定基础。

第四节 肝　癌

一、肝癌概述

原发性肝癌简称肝癌,是指发生于肝细胞或肝内胆管上皮细胞的恶性肿瘤,为我国常见恶性肿瘤之一。早期肝癌常无明显症状,中晚期肝癌患者可表现为肝区疼痛、腹胀、纳差、乏力、消瘦、上腹部包块等,部分患者伴低热、黄疸、腹泻、上消化道出血,肝癌结节破裂后可出现急腹症表现。随着病情的进展,病变可侵犯远处组织器官或发生肝内转移,出现相应的临床症状。肝癌具有起病隐匿、恶性程度高、进展快、侵袭性强、预后差、死亡率高等特点,且其发病率有逐年上升趋势。

在中医学中肝癌属于"肝积""癥瘕""积聚""臌胀""黄疸""痞气""癖黄"等病证范畴,古代医籍中记载的"肝积""肥气""脾积""伏梁"等与本病相符合。

历代医家对本病的主要论述有:《灵枢·邪气藏府病形》曰:"肝脉……微急为肥气,在胁下,若覆杯。"《难经·五十六难》曰:"肝之积名曰肥气,在左胁下,如覆杯,有头足,久不愈,令人发咳逆,疟疾,连岁不已。"《脉经》曰:"诊得肝积,脉弦而细,两胁下痛,邪走心下,足胫寒,胁痛引小腹……身无膏泽,喜转筋,爪甲枯黑,春瘥秋剧,其色青。"可见肝积为胁下的肿块,伴见胁痛、消瘦等症,这些描述都与肝癌证候极为相似。明代戴思恭在《秘传证治要诀》中曰:"脾积在胃脘,大如覆杯,痞塞不通,背痛心疼,饥减饱见,腹满吐泄,足肿肉消,久则四肢不收。"可见脾积为上腹部较大肿块,伴见黄疸、乏力、消瘦、双下肢水肿诸症,与肝部肿块表现极为相似。宋代严用和《济生方》曰:"伏梁之状,起于脐下,其大如臂,上至心下,犹梁之横架于胸膈者,是为心积。诊其脉沉而芤,其色赤,其病腹热面赤,咽干心烦,甚则吐血,令人食少,肌瘦。"可见伏梁也是指上腹部较大的肿块,影响进食,消瘦,甚至可引起呕血,与现代肝癌晚期并发上消化道出血症状极为相似。

二、病因病机

中医学认为,本病病因病机主要为饮食不节,疲劳过度,脾胃损伤或情志郁结,肝郁脾虚,脏腑失和,气机阻滞,瘀血内停,毒邪内蕴,积而成块。

（一）肝气不疏，脾失健运

肝性喜条达而恶抑郁，情志不遂，郁怒寡欢，日久不解，则肝气不疏，可见胸胁或少腹胀满窜痛。"气为血之帅"，气滞日久，血停瘀滞，肝络瘀阻，日久可形成肿块结于胁下。脾主运化，"肝木乘脾土"或因饮食劳倦伤脾，脾失健运，则湿从内生，土壅侮木，则肝脾互损。

（二）气滞血瘀，痰凝成积

气为血之帅，气行则血行，气滞则血停，日久肝络瘀滞，聚为癥瘕结于胁下。痰湿内停，影响气机运行，痰气交阻，痰瘀互结，结于胁下，日渐成积。肝主疏泄，癥瘕结聚于肝，影响肝气之调畅，气血运行不畅，"不通则痛"，则见胁下胀痛或刺痛。

（三）郁结发黄，水聚成臌

积久不去，湿蕴化热，熏灼胆汁溢于肌表而发黄；肝脾不调，殃及肾水，终致肝脾肾功能失调，气血水互结，聚于腹中，形成臌胀。

本病病位主要在肝，易累及脾土和胆腑，病久损及肾脏。基本病机为正气亏虚，邪毒凝结于内。本病初起，气滞血瘀，邪气壅实，正气未虚，病理性质多属实；日久病势渐深，正气耗伤，可转为虚实夹杂之证；病至后期，气血虚少，体质羸弱，则往往转以正虚为主。疾病失治、误治或病进不治，热毒蕴久，耗气伤阴，气虚不摄，或血热妄行，血溢脉外可致吐血、便血等血证；脾肾亏虚，水湿不行，内聚腹中，而见腹大胀满；湿浊内蕴，日久化热，湿热熏蒸，胆汁外溢而见黄疸；热扰心神，则可出现神昏危象。

三、诊断与分期

肝癌是中西医学共同的疾病名称，肝癌的诊断参照西医肝癌的诊断标准和方法。肝癌按组织细胞学分类，可分为肝细胞型、胆管细胞型和混合型，按病变大体型态又有巨块型、结节型、弥漫型和小癌型之分。

（一）诊断

1. 细胞病理学诊断　在 B 超或 CT 引导下进行病灶穿刺，获取病变组织进行细胞学或组织病理学检查，可确诊肝癌。必要时，可考虑行剖腹探查取肿瘤组织进行病理学检查。

2. 临床诊断　患者有慢性乙型和 / 或丙型病毒性肝炎、肝硬化等慢性肝病病史，或有原发性肝癌家族史等；或见肝区疼痛、腹胀、进行性消瘦等临床症状；或甲胎蛋白明显增高或持续较高水平；结合影像学检查，如 B 超、CT、MRI、肝血管造影、PET-CT 等，可进行临床诊断和分期。

3. 血清肿瘤标志物　甲胎蛋白（AFP）、糖类抗原（CA19-9）、癌胚抗原（CEA）、异常凝血酶原（DCP）、AFP 异质体（AFP-L3）等对肝癌具有辅助诊断意义。其中，AFP 是特异性较高的具有诊断价值的肝癌标志物，结合影像学检查时具有重要诊断意义。如未发现肝脏局部病灶而仅有 AFP 增高时，应对患者进行每 3 个月 1 次的随访；若 AFP>200ng/ml，同时在肝脏发现 >2cm 病灶且在增强 CT 扫描时有"快进快出"强化现象，则高度支持肝癌的诊断。

4. 其他相关诊断方法　肝功能指标、HBV 或 HCV 病毒检测结果对肝癌的辅助诊断、治疗方法选择亦有一定的参考价值。

5. 肝癌的分子病理分型　随着对原发性肝癌发生、发展的分子生物学机制研究不断深入，针对其病程进展的分子靶向药物在原发性肝癌治疗中异军突起。目前对靶向治疗较有指导意义的基因主要包括 Ras/Raf/MEK/ERK 信号通路、VEGFR-2 和 PDGF-β、c-KIT 等。

（二）分期

肝癌分期有利于指导治疗方案的选择和预后评估，国际上先后有多个肝癌分期系统，如TNM分期系统、Okuda分期系统、意大利肿瘤计划（CLIP）分期系统、巴塞罗那（BCLC）分期系统等。其中，BCLC分期系统比较全面考虑了局部肿瘤、肝功能和全身的总体状况，并具有多项循证医学证据，是目前全球范围内较公认的肝癌分期方法。该分期需要借助影像学检查了解肿瘤大小及分布状况、检测肝功能指标进行肝脏功能评分，并需进行全身总体状态测试评分。

四、中西医结合治疗

（一）中医辨证施治

1. 辨证原则

（1）辨标本：肝癌属本虚标实之证，本虚即脾气不足，正气亏损。标实即指邪毒内蕴，气血瘀滞，湿浊蕴结。发病之初多为肝郁脾虚，气滞血瘀；日久则气郁化火，湿热内生，瘀毒互结，临床见肿块、黄疸、臌胀、疼痛等症；晚期由于邪毒耗气伤阴，正气大损，致肝肾阴虚，气虚不摄，或血热妄行，血溢脉外而见吐血、便血等血证。邪毒内蕴，日久化热，热扰心神，可出现神昏危象。

（2）辨腹胀：腹胀为肝癌最常见症状，临床中应注意分清是气胀、水胀还是臌胀，一般气胀时消时长，叩之如鼓，治当疏肝健脾、理气消胀；水胀则缓慢增长，腹如蛙状，持续难消，治以通利二便为主兼以温阳化气；臌胀腹大如鼓，多伴有疼痛，固定不移，可触及包块，腹壁青筋暴露，呃逆频作，影响进食，治以健脾益肾，软坚散结。

（3）辨血瘀与出血：血瘀为肝癌的基本病机之一，而中晚期肝癌又多出现鼻衄、齿衄及黑便等，甚至呕血、便血等出血证候，故要谨慎合理使用活血化瘀之剂。有些患者虽有明显的血瘀征象，常须兼顾健脾摄血，化瘀止血，不宜重用多用久用活血化瘀之品，慎用破血攻伐药物，以免引起出血。

（4）辨舌脉：肝癌患者早中期多见淡暗舌、紫暗舌；中晚期患者舌体一侧或两侧可出现条纹状或者不规则形状的青紫色瘀斑或瘀点，均为肝瘀之象；晚期伤阴，舌质红绛、舌苔光剥为其特点。脉象以弦细也可见弦滑脉、濡脉、细数脉；若病者大肉尽脱，舌红神疲，而脉象反呈弦数有力，乃邪重病进之征，须防血证之变，晚期出血后可见芤脉。

2. 治疗要点　肝积的病机在于正虚、气滞、血瘀、毒结，故治疗中应遵循《素问·至真要大论》所谓"坚者削之""结者散之""留者攻之""逸者行之""衰者补之"法则，贯穿调气理血、扶正祛邪的基本大法。一般而言，积证初期重在攻邪，中期宜攻补兼施，末期则重在培补元气。治疗上应注意以下几点：

（1）病证兼顾：将辨病治疗与辨证论治结合起来。坚持中医传统理论的同时，结合现代药理研究，有针对性地选用具有抗癌作用的中药，并根据脏腑病机辨证使用。

（2）分期治疗：肝癌初期治宜急攻猛攻；中期治宜攻补兼施，或攻多补少；晚期治宜寓攻于补。正如《医宗必读·积聚》谓："邪气日昌，正气日削，不攻去之，丧亡从及矣。然攻之太急，正气转伤，初中末之法不可不讲也。"

（3）既病防变：《金匮要略》曰："见肝之病，知肝传脾，当先实脾"。脾气的升降依赖肝气的疏泄正常，肝气不疏，则脾失健运，清阳不升，浊阴不降；若肝气疏泄太过则横逆犯脾。故肝病最易犯脾,肝积患者每多出现纳呆、疲倦等脾虚症状,因而治疗应时时注意疏肝气而益脾气。

3. 辨证分型与治疗

(1) 气滞血瘀

主症特点:胁腹结块,固定不移,两胁窜痛或胀痛,胸闷腹胀,纳呆乏力,舌淡或暗红或边有瘀斑,苔薄黄或薄白,脉弦。

治法:疏肝理气,活血化瘀。

方药:四逆散合大黄䗪虫丸加减。

四逆散疏肝理气,大黄䗪虫丸中桃仁、莪术、䗪虫等活血化瘀,配合半枝莲、白花蛇舌草、石见穿等清热解毒。

若腹胀胁痛甚者,加延胡索、川楝子、青木香行气止痛;纳呆乏力者去黄芩、大黄,加党参、黄芪、茯苓、炒麦芽健脾和胃;低热者,加鳖甲(先煎)、青蒿、地骨皮、银柴胡以养阴清热。

(2) 肝郁脾虚

主症特点:上腹肿块,胀痛或刺痛,纳呆恶心,腹大胀满,气短乏力,便溏,形体消瘦,舌质紫暗,或有瘀点、瘀斑,苔薄,脉沉细或涩。

治法:疏肝健脾,化瘀软坚。

方药:柴芍六君子汤加减。

柴芍六君子汤中党参、茯苓、白术益气健脾,柴胡行气疏肝,白芍养血柔肝,法夏消痞散结,酌加枳壳、郁金行气活血散结,配合石见穿、半枝莲、白花蛇舌草清热解毒。

纳呆乏力甚者,加炒麦芽、炒山楂、薏苡仁;便秘者加大黄、厚朴;痛甚者加延胡索、川楝子、田三七、制乳香、制没药。

(3) 湿热毒结

主症特点:身目发黄,两胁胀痛,口苦纳呆,恶心,胸闷腹胀,大便不爽,小便短赤,舌红,苔黄腻,脉弦滑。

治法:清热利湿,泻火解毒。

方药:茵陈蒿汤加减。

茵陈蒿汤清热利湿、退黄,加金钱草、虎杖、泽泻、木通增强清热利湿之功,酌情配伍半枝莲、蚤休等清热解毒。

大便干结者加芒硝(冲服)、枳实,腹胀甚者加木香、厚朴;高热者加生石膏(先煎)、知母、柴胡。

(4) 脾虚湿困

主症特点:腹大胀满,如囊裹水,上腹结块,身重纳呆,神疲乏力,大便溏稀,小便短少,下肢浮肿,舌淡胖,苔白腻,脉弦滑或濡。

治法:健脾益气,利湿消肿。

方药:四君子汤合五皮饮加减。

四君子汤益气健脾、扶助正气,五皮饮利水消肿,可加用丹参、鳖甲化瘀散结,酌情配伍半枝莲、半边莲等清热解毒。

恶心呕吐者加法半夏、砂仁、竹茹,腹泻较甚者加炮姜、苍术、薏苡仁、炒吴茱萸,身目发黄者加茵陈、金钱草、炒栀子、郁金,腹水较甚者加泽泻、猪苓、车前子、牵牛子。

（5）肝肾阴虚

主症特点：上腹肿块，胁肋隐痛，绵绵不休，纳少消瘦，低热盗汗，头晕目眩，大便干结，舌红苔少，脉弦细或细数。

治法：滋养肝肾，化瘀软坚。

方药：一贯煎加减。

一贯煎中生地、沙参、麦冬养阴生津，当归、枸杞养血柔肝，川楝子疏肝泄热，酌加女贞子、墨旱莲滋补肝肾，龟甲、鳖甲养阴、软坚散结，配伍全蝎、蚤休解毒攻邪。

低热、口干咽燥者加青蒿、银柴胡、天门冬，齿龈及鼻出血者加白及、白茅根、仙鹤草，呕血、便血者加大黄炭、云南白药（冲服）、白及。

（二）综合治疗

外科治疗仍是肝癌取得长期生存最主要的治疗方法。早期手术切除是目前治疗肝癌最有效的手段之一。原则上肝癌手术治疗均应争取根治性切除，术后应定期复查，并采取综合干预治疗，预防复发。姑息性切除的患者，术后均应及时积极进行其他抗肿瘤治疗，清除残癌或控制肿瘤生长，延长患者带瘤生存时间。对于不能手术切除的患者，宜积极采取综合治疗措施，争取肿瘤缩小后获得二期切除机会，提高生活质量、延长生存期。肝移植主要适用于小肝癌合并严重肝硬化的患者，但血管侵犯、淋巴结或肝外器官转移者应列为禁忌。

肝癌的非手术治疗在原发性肝癌的治疗中发挥着重要作用。影像指导下的消融技术在肝癌治疗中发挥着重要作用，尤以射频消融及微波消融为代表的局部消融治疗为佳。肝癌局部消融治疗主要适用于直径 <5cm 的单个肿瘤、或直径 <3cm 且不超过 3 个病灶无血管或胆管侵犯、无远处转移的早期患者。肝动脉化疗栓塞（TACE）是肝癌最常用的非手术治疗方法，主要适用于不能切除的中晚期肝癌，特别是以右叶为主的多发病灶、或术后复发而不能手术切除者。放射治疗对于全身情况较好，肝功能基本正常的局限性肿瘤有一定疗效，病情较重者可用以缓解症状，但应强调放疗技术的准确应用。分子靶向药物如索拉非尼适合于肝功能 Child-Pugh A 的不能手术切除或远处转移的肝癌患者，对于 Child-Pugh B 患者，治疗时需严密观察。对于无禁忌证的晚期肝癌患者，化疗仍不失为可供选择的治疗方法。但常规的化疗药物治疗肝癌有效率低、不良反应明显、生存获益不明显，迄今尚无标准的化疗方案。

肝癌的治疗必须同时关注基础肝病的治疗。应注意检测乙型肝炎病毒（HBV）和（或）丙型肝炎病毒（HCV）载量，针对患者的具体情况选用核苷（酸）类似物或干扰素，制订合理的治疗方案，及时采取有效的抗病毒治疗抑制 HBV/HCV 的复制和再激活，以改善肝功能，降低根治性治疗后的复发率，控制肝癌的发生和病情进展。

中医药治疗以"整体观念"和"辨证论治"为基本原则，可通过多环节、多途径、多靶点起效，在改善肝癌患者临床症状、结合放化疗增效减毒、提高机体免疫力、防止术后复发转移等方面发挥重要作用，已成为肝癌多学科综合治疗的重要组成部分。在患者围手术期、介入治疗或射频治疗前后、靶向治疗期间均可配合中医药治疗，形成中西医结合的治疗方案。中西医结合治疗时，基于西医治疗以攻邪为主，中医药则以扶正为主，减毒增效，改善临床症状，提高生存质量。当西医治疗疗程结束，或者患者身体状况不能耐受西医治疗时，中医药作为预防肝癌复发转移、抗癌抑瘤、改善生存质量、延长生存期的主要手段，治疗则应兼顾扶正祛邪。

五、临床研究进展

中医药防治肝癌的优势主要包括:促进手术后恢复、对放化疗减毒增效、改善生存质量、延长生存期、缓解并发症等总体提高临床疗效。

(一)中医防护治疗

1. 肝癌围手术期的中医治疗　肝癌的首选治疗方法是包括肝脏移植及外科切除在内的根治性疗法。肝癌术后不外乎虚证、实证和虚实夹杂三种。虚证主要是术中失血加之术后脾胃虚弱,气血亏虚;实证主要是术后胃肠功能尚未恢复,术后瘀血留滞,气滞血瘀,亦有湿邪内困,郁而化热。临床常见虚实夹杂,故在治疗上需标本兼顾,综合治疗。

【围手术期常见证候】气血亏虚证、气滞血瘀证、肝气郁结证、脾虚湿困证、肝胆湿热证。

【主要治疗原则】益气养血、活血化瘀、疏肝理气、健脾化湿、清热利湿。围手术期气血不足,先拟固护正气,补益气血。若术后出现肝区疼痛,腹痛、腹胀,为瘀血留滞之象,可以在扶正的基础上联合应用活血化瘀、疏肝理气之品,若出现身目俱黄,小便黄赤,大便秘结等症状,宜兼用清利肝胆湿热之药。

【常用中成药及注射剂】贞芪扶正胶囊、强力康颗粒、肝复乐胶囊、华蟾素注射液、复方斑蝥胶囊、消癌平注射液、复方苦参注射液等。

2. 肝癌术后防复发　肝癌根治性切除术后肝癌复发的机理目前尚未明确,一般认为机理有两类:一是多中心发生,即肝癌术后由于肝癌生长的土壤(肝硬化)和其他促癌因素的继续存在,再发生新的肝癌;二是单中心发生,即原先切除病灶术前、术中癌细胞经门静脉途径播散,发生肝内复发和肝内转移。

有研究采用 Meta 分析方法系统评价了中西医结合疗法预防原发性肝癌术后复发的效果,采用计算机检索 The Cochrane Library、PubMed、EMbase、中国期刊全文数据库(CNKI)、中文科技期刊数据库(VIP)、万方数据库(Wanfang Data)等数据库,收集所有中西医结合预防原发性肝癌术后复发的随机对照试验(RCT),检索时限均从建库至 2013 年 6 月。由 2 名评价员严格按照纳入标准筛选文献、提取资料和评价质量后,采用 RevMan5.2 软件对数据进行 Meta 分析,纳入文献共 5 篇,总病例数 367 例。结果发现,中西医结合组在 1、2、3 年复发率控制方面均优于对照组(单纯西医治疗组)。

有医者提出中医药分三阶段防治恶性肿瘤术后复发转移,第一阶段为术后 1 周至放化疗前,主要进行中医药扶正治疗,以提高免疫能力;第二阶段为放化疗期间,用扶正或调理中药,以减轻放化疗的毒副作用,使患者能顺利完成整个西医治疗方案;第三阶段为强调扶正祛邪并重,运用中医药对抗复发转移。

总之,中医治疗可以提高患者对手术的耐受性,改善微循环,提高机体免疫功能和患者生存质量,在预防肝癌复发方面有独特优势,在肝癌综合治疗中的地位也越来越突出。同时,与西医联合用药可进一步提高防治肝癌术后复发的疗效。

(二)中西医结合治疗,减毒增效

中医药在原发性肝癌放疗、化疗、介入治疗中对生存质量的维护作用,其主要在于减轻因治疗所致的毒副反应,改善患者生存质量,延长生存期。在介入治疗领域,除作为介入治疗的药物外,更重要的作用,是改善肝脏功能,减轻介入治疗所致的肝功能损害,提高介入治疗效果。发挥中医药的扶正优势,与西医学的祛邪手段相结合,是提高肝癌治疗效果、维护

患者较高生存质量的关键之一。

(1) 中医药联合介入治疗:肝复乐胶囊主要成分由柴胡、香附、党参、鳖甲等组成。具有健脾理气,化瘀软坚,清热解毒之功效,有学者研究肝复乐胶囊与 TACE 联用对原发性肝癌Ⅱ期患者生存期预测的影响。采用回顾性分析法,选取 2012 年 3 月—2014 年 3 月间诊治的接受 TACE 治疗并且临床资料完整的原发性肝癌Ⅱ期 57 例,将其分成联用组(n=27)和非联用组(n=30),随访日期 2014 年 8 月 31 日截止。联用组患者 TACE 术前 1 周给予口服肝复乐胶囊与肝动脉化疗栓塞术联用治疗,非联用组患者给予单纯肝动脉化疗栓塞术治疗。运用 Kaplan-Meier 方法对治疗后的两组患者进行单因素生存分析,并绘制生存曲线。结果显示联用组患者平均生存时间(21.44 ± 1.69)月(95% CI:18.14,24.75)和中位生存期时间(24.00 ± 4.71)月(95% CI:14.78,33.22)高于非联用组患者平均生存时间(15.98 ± 1.82)月(95% CI:12.41,19.54)、中位生存期时间(12.00 ± 1.43)月(95%CI:9.20,14.80),经 Log-rank 检验其差异有统计学意义。两组患者生存曲线显示联用组患者生存期和累计生存率均大于非联用组。提示肝复乐胶囊与 TACE 联用对原发性肝癌Ⅱ期患者生存期长于非联用组,肝复乐胶囊对肝癌患者生存期的预测具有一定的影响。

有研究采用多中心、回顾性队列研究方法,将中医药治疗作为一种暴露因素,按照肝癌患者接受中医药治疗的暴露程度不同划分为中医队列(中医组)、中西医结合队列(中西医组)和西医队列(西医组)。其中中医组治疗方案采用国家中医药"十一五"重点专科肝癌协作组拟定《肝癌病中医诊疗方案》的辨证分型治疗,与选用国家药典批准的具有抗肝癌作用的中成药进行辨病治疗相结合的方法;西医组依据原发性肝癌诊疗规范,按患者的具体情况选择经肝动脉化疗栓塞(TACE)、消融治疗(RFA)、氩氦刀、粒子植入、放射治疗和化疗、靶向治疗等;中西医组严格遵照国家中医药管理局"十一五"重点专科肝癌协作组拟定的《中医原发性肝癌临床路径图》拟定治疗方案,中医治疗同中医组,西医治疗同西医组。纳入来自国内 15 家医院且按肝癌国内分期标准分为Ⅱb、Ⅲa 或Ⅲb 期的肝癌患者共计 489 例,主要观察指标为中位生存期(MST)及生存率,分析中医药治疗、微创治疗 2 个施加因子对 MST 的影响。结果显示中医组半年生存率、1 年生存率、2 年生存率依次为 50%、9%、1%,中西医组依次为 70%、30%、6%,西医组依次为 50%、10%、0。中西医组在Ⅱb、Ⅲa、Ⅲb 期的 MST 均较另外两组显著延长;中医组在Ⅲa、Ⅲb 期的 MST 较西医组延长,西医组与中医组在Ⅱb 期的生存时间方面,中医药、微创治疗因子的施加均可延长患者的生存期。经 COX 回归分析,Karnofsky 功能状态评分、中医药治疗、微创治疗是预后保护因素。由此可见,中西医结合队列的远期疗效最好,中西医结合治疗可提高中晚期肝癌患者的中位生存期及远期生存率。Ⅱb、Ⅲa 或Ⅲb 期的患者,均能从中西医结合治疗方案中获得生存受益,提示中医药治疗及微创治疗可明显延长患者生存期。

有临床试验收集了 67 例原发性肝癌患者,其中 35 例在肝动脉化疗栓塞术前加服活血化瘀中药汤剂(桃仁 15g,红花 10g,当归,15g,川芎 10g,赤芍 30g,连翘 20g,忍冬藤 30g,野菊花 15g,鸡内金 10g,郁金 20g,枳壳 6g,川楝子 15g,白茯苓 30g,淡竹叶 6g,合欢皮 8g,柴胡 10g,白芍 30g,陈皮 8g,青皮 8g,炙甘草 6g,随症加减),结论显示加服中药汤剂组患者疼痛、恶心、呕吐等症状较对照组有明显缓解,且肿瘤病灶也有所缩小,生存期延长,中药内服联合介入手术协同作用治疗原发性肝癌Ⅲ期患者临床疗效显著,说明了中医药全身治疗对介入治疗起到了增效减毒作用。

（2）中医药联合放化疗：中医联合放疗治疗肝癌主要以养阴健脾化瘀等扶正祛邪方法为主。养阴扶正的康艾注射液具有提高生存质量、增效减毒及防治肝癌复发转移作用，联合射波刀方案治疗原发性肝癌疗效肯定，效果明显优于单纯射波刀治疗。健脾化瘀合剂（党参、白术、炙甘草、陈皮、莪术、绞股蓝、丹参和白花蛇舌草）加全肝移动条放射治疗原发性巨块型肝癌，能缓解肝癌患者局部症状，减轻放疗毒副作用，并有稳定瘤体作用，从而控制病情及延缓病情进展，提高生存质量并延长生存时间。中医治疗能改善晚期肝癌症状，减轻放疗毒副作用，保护机体正常功能并提高生存质量及细胞免疫功能。

有医者应用健脾理气（四君子汤、香砂六君子汤、四磨饮加减）、疏肝解郁（枳实消痞丸、四逆散、逍遥散、柴胡疏肝散加减）、化湿和中（平胃散、二陈汤或茵陈蒿汤、龙胆泻肝汤加减）、益气养血（补中益气汤、黄芪建中汤、归脾汤、四物汤加减）等中药为主，及中药结合放化疗治疗 110 例原发性肝癌术后残留和复发、转移患者，结果 110 例患者中，1 年生存率为（70.78 ± 8.53）%，3 年生存率为（33.82 ± 9.25）%，5 年生存率为（16.00 ± 7.43）%（寿命表法），有 4 例已生存 10 年以上，认为以扶正健脾为主的治疗原则对原发性肝癌术后延长生存期有重要意义。

（3）引入西医介入治疗方法，采用中医药介入治疗：肿瘤的介入治疗具有微创、靶向性好、并发症少、操作简便等特点。部分学者认为中医药直接作用于肿瘤局部，发挥清热解毒，软坚散结的作用，也有一定的疗效。

肝动脉栓塞化疗（TACE）是经皮穿刺股动脉，在 X 线透视下将导管插至肝固有动脉或其分支，注射抗肿瘤药和栓塞剂。TACE 能有效阻断肝癌动脉供血，同时在栓塞局部持续释放高浓度化疗药物打击肝癌细胞，使其缺血坏死并缩小，而对正常肝组织损伤较小。应用中成药制剂复方苦参注射液配合肝动脉介入治疗原发性肝癌 107 例，与对照组的显效率 11.5% 相比较，联合治疗组 42.4% 的显效率有明显统计学差异，且治疗后 ALT 水平、KPS 评分（从 85.7 提高到 93.3）方面取得显效。说明复方苦参注射液配合肝动脉介入治疗原发性肝癌可以缓解疼痛，改善肝功能，提高患者生存质量，且用药安全。

肝动脉灌注化疗是直接将导管插至肝癌组织供血的动脉，并灌注抗肿瘤药物，使局部药物浓度提高，而对正常肝组织损伤较小。目前除采用化疗药物灌注治疗外，也有中药静脉注射液灌注的研究，如将中药华蟾素注射液和榄香烯乳注射液注入肝癌供血动脉，此疗法可显著延长患者生存期，相比较于抗肿瘤西药，中药制剂对肝肾功能损害作用及不良反应小。

（三）晚期肝癌，带瘤生存

中医饮食干预对改善终末期肝癌患者营养不良状况有积极疗效。有学者将 120 例患者按随机分为治疗组与对照组各 60 例，对照组患者积极给予肠内肠外营养干预，治疗组患者在此基础上给予中医饮食干预，将常见的谷物、果蔬、肉类、蛋类食物按照中医性味理论和作用进行分类整理，然后进行干预。食物的选择为温补性，主食选择温性，包括小麦、高粱等；肉食用精瘦肉等；菜选用茴香等，避免苦瓜、辣椒等。干预周期为 12 周。比较两组患者营养状况、实验室检查、肝功能状况和并发症发生情况。结果显示干预后治疗组的营养不良比例、丙氨酸氨基转移酶值与天门冬酸氨基转移酶值、并发症总体发生率低于对照组，用于评价营养状况的欧洲营养风险筛查法（NRS2002）评分、血清前清蛋白与血清清蛋白值高于对照组。由此可见，中医饮食干预能有效改善终末期肝癌患者的营养状况，促进肝功能的恢复，减少并发症的发生。

六、问题与思考

（一）肝癌中医辨证的规范化

当前各医家对中医证候的描述还欠规范。如对"肝盛脾虚""肝瘀脾虚"证候的描述，一方面这种描述偏向个体化，很难得到公认；另一方面含义上与"肝郁脾虚"很难区别，使文献中的证型统计无法进行，给明确肝癌的中医证型带来了很大困扰。对证的临床表现描述也欠规范，很多禀承了医家各自习惯上的描述，过于模糊，与西医学临床表现的描述差别很大，如"赤缕横布"，实际上是西医学中的"蜘蛛痣"，后者已为医学界公认，前者除在少数中医文献中偶尔提到外，已很少作为医学术语应用，基本上不为临床医生所熟悉，导致制定的标准很难得到临床医生的认可，更不利于中医、中西医结合及西医之间的学术交流，我们在进行临床表现规范整理过程中必须要注意这种情况。中医临床表现描述上的不规范也常表现在对一个"症状"的描述往往包含几个临床表现的内容，如"发热烦渴"实际包含了"发热""心烦""口渴"三个临床表现的信息。另外，中医文献中相同或类似的"症状"在描述上也不尽相同，如"胃脘胀满"与"上腹饱胀"，"小便黄赤"与"小便红赤"等。症状是证候的基本组成单位，因而对中医症状的不规范描述也必然会对各证型中症状的统计分析产生一定程度的影响，进而影响制定标准的准确性。症状描述的规范化是制定证候标准必须要解决的问题。

（二）扶正祛邪，合理使用破血软坚中药

《血证论》有云："瘀血在经络、脏腑之间，结为癥瘕"；《医林改错》曰："肚腹结块，必有形之血也，血受寒则凝结成块，血受热则煎熬成块"。可见"血瘀""积聚"是肝癌的重要病理基础与临床表现。因此，针对肝癌病机特点，破血软坚中药已成为临床肝癌中医药治疗的常用药物。但值得注意的是，大量或不合理的破血软坚中药使用，不但不能够祛除病邪，反而常因为正气受到攻伐受伤，而导致病情的进一步进展加重。正气不足是肝癌发病的内在条件，尤其肝癌晚期患者，机体功能包括免疫功能严重下降。诚如《医宗必读》记载："积之成者，正气不足而后邪气踞之"。因此，"扶正"成为在现代肝癌中医治疗遣方用药不可缺少的部分。即使拥有抗癌作用，单纯破血软坚药物的使用在临床很难取得满意疗效，临床就有使用活血化瘀重剂诱发肝癌急性破裂的报道。正确分辨肝癌的分期，对邪正盛衰准确地把握，扶正为先，适时祛邪是提高肝癌生存期与生活质量，降低肝癌术后复发率的关键，也是中医"整体观念"思想的具体体现。活血化瘀中药，即使可以通过抗炎等途径抑制肝癌细胞生长，也需要扶正药物的配合协同才能发挥出最佳疗效。对于"扶正"，《景岳全书》中关于"若积聚渐久，元气日虚，越攻越虚，就不死于虚，而死于攻"的记载，可谓对其必要性的精辟解释。

肝癌的"本虚"，可责之为脾虚，而肝癌邪毒易耗伤人体正气，加重脾虚，恶性循环。因此，肝癌的扶正当以"健脾"为要，临床上常以扶正健脾与破血软坚药物联合使用，可取得满意的疗效。

（三）保肝护肝，最大限度地保护肝功能

肝脏是人体最重要的解毒器官，参与到人体糖代谢、蛋白代谢、脂肪代谢等重要的能量代谢过程中，大部分的肝癌患者死于肝功能衰竭或因肝功能导致门脉高压引起的消化道大出血。除了保肝护肝西药的使用，中医对肝功能的保护方法也应着眼于辨证论治，在此基础上根据患者的个体体质差异，综合遣方用药。后期患者多伴有肝硬化、腹水，表现为气虚血

瘀、血虚水盛等本虚标实之证，特别注意要慎用大戟、芫花、甘遂、黑白丑等攻伐逐水之品，或使用蜈蚣、全蝎等有毒的虫类中药，此时肝功能已衰竭不堪，不能耐受这些毒性药物的刺激，孟浪使用，常常会造成肝功能的进一步受损引起全身器官功能的衰竭甚至死亡。此时的药物运用，应以益气养血养肝保肝为主，祛瘀利水治标为辅，利水之法，应以淡渗利水，缓缓消息，鼓舞正气，从而维护肝功能的稳定。

（四）展望

虽然手术治疗是目前根除肝癌的唯一手段，但由于早期缺乏临床表现，至出现临床症状常为中晚期而失去手术机会，病势凶险，进展迅速，预后极差，即使治疗缓解率也很低，自然生存期一般不超过3—6个月，因此中医药的临床运用不应以减小肝癌实体瘤为目的，而应以如何延长患者生存期，改善生存质量，保护肝功能及减缓并发症作为重点，最大限度地延长带瘤生存的时间。此外，许多肝癌患者由肝硬化发展而来，肝功能极差，根本不能够承受手术或者化疗药物的毒性伤害，这也给中医药的运用提供了广阔的空间，在临床应用中能坚持做到扶正固本，佐以祛邪的原则，根据个体差异辨证论治，从而达到改善患者生存质量，延长生存期的目标。

第五节　大　肠　癌

一、大肠癌概述

大肠癌是指起源于肠黏膜上皮的恶性肿瘤。其发病部位包括了盲肠、升结肠、横结肠、降结肠、乙状结肠、直肠和肛管，是消化道常见恶性肿瘤。早期大肠癌可无明显症状，病情发展到一定程度才出现下列症状：排便习惯改变；大便性状改变，如变细、血便、黏液便等；腹痛或腹部不适；腹部肿块；肠梗阻；贫血及全身症状：如消瘦、乏力、低热。中晚期大肠癌可出现腹部肿块、肠型、肠蠕动波等，如发生远处转移时，根据转移部位，可出现相应的体征。大肠癌在中医文献中属于"积聚""脏毒""肠澼""锁肛痔"等范畴。

历代医家对本病的主要论述有：《素问·太阴阳明论》说："饮食不节，起居不时，阴受之……阴受之则入五脏……入五脏则䐜满闭塞，下为飧泄，久为肠澼。"《灵枢·五变》曰："人之善病肠中积聚者，皮肤薄而不泽，肉不坚而淖泽。如此，则肠胃恶，恶则邪气留止……蓄积留止，大聚乃起。"描述了"肠澼""积聚"的形成过程。《血证论》说："脏毒者，肛门肿硬，疼痛流血。"《外科正宗·脏毒论》中记载："又有生平情性暴急，纵食膏粱，或兼补术，蕴毒结于脏腑，火热流注肛门，结而为肿。其患痛连小腹，肛门坠重，二便乖违，或泻或秘，肛门内蚀，串烂经络，污水流通大孔，无奈饮食不餐，作渴之甚，凡犯此未得见其有生。"文中关于脏毒主症及病机的记载与大肠癌极为相似，并指出其预后极差。《外科大成·论痔漏》说："锁肛痔，肛门内外如竹节锁紧，形如海蜇，里急后重，便粪细而带匾，时流臭水，此无治法。"这里所述之"痔"不仅包括普通之痔，还包括一部分直肠、肛管癌。《景岳全书·积聚》提到："凡积聚之治，如经之云者，亦既尽矣。然欲总其要，不过四法，曰攻，曰消，曰散，曰补四者而已"，对积聚的治法做了高度概括。《医学心悟·积聚》则进一步详细记载了分阶段进行论治："治积聚者，当按初中末之三法焉，邪气初客，积聚未坚，宜直消之，而后和之。若积聚日久,邪盛正虚,法从中治,须以补泻相兼为用。块消及半,使以末治,即住攻击之药,但和中养胃,导达经脉,俾荣卫流通,而块自消矣。更有虚人患积者,必先补其虚,理其脾,增其饮食,然后用药攻其积,斯为善治,此先补后攻之法。"这些治疗的基本原则,至今仍为临床所沿用。

二、病因病机

中医认为大肠癌主要是由于正气不足,脾胃虚弱,饮食不节,恣食肥腻、醇酒厚味;或饮食不洁之品,久染肠疾,损伤脾胃,运化失司,致湿毒内生,邪毒湿热蕴结,乘虚流注肠道,导致气滞血瘀,湿毒瘀滞结为癌肿。现将大肠癌的主要病因病机分述如下:

(一)正气亏虚、邪毒侵袭

先天禀赋不足,后天脾胃虚弱,失于调养,正气亏虚,脾胃运化失司,气机升降失常,精微不化,湿邪内生,日久成积,或正气亏虚,加之邪毒侵袭,久染肠疾,邪毒留滞,结于肠腑日久成积。正如《景岳全书·积聚》所描述的:"凡脾肾不足及虚弱失调之人多有积聚之病。盖脾虚则中焦不运,肾虚则下焦不化,正气不行,则邪滞得以居之。若此辈者,无论其有形无形,但当察其缓急,皆以正气为主。"

(二)饮食伤脾,湿热蕴结

饮食不节,恣食肥甘、烟酒等燥热之品,或久染肠疾,日久则脾胃受损,脾失健运,痰湿内生,气血不畅,气、血、痰、湿相互搏结,大肠传导失司,日久成积。积聚内生,蕴久而化热,湿热蕴毒,下迫大肠。

(三)情志失和,气机失调

长期情志失调,肝失疏泄,肝逆犯胃,肝胃失和,肝脾气滞,由气及血,凝结成块,滞于肠道,日久蕴结成积,如宋代严用和《济生方·积聚论治》所说:"忧、思、喜、怒之气,人之所不能无者,过则伤乎五脏……留结而为五积。"

(四)气血两虚

久病体虚,或术后气血耗损,脾胃受损,摄入不足,气血生化乏源,气虚则摄纳推动无力,气血津液亏损。湿热邪毒内蕴日久,最易损伤正气,而致气血两虚。

综上所述,大肠癌病位在肠,与脾胃密切相关,涉及肝肾两脏。脾虚为病之本,湿热瘀毒为标,常常正气亏虚在先,加之饮食情志邪毒所伤,正邪交争,常呈本虚标实、虚实夹杂之证。正气亏虚是大肠癌形成的内在因素,是影响预后的关键。若大肠癌失治误治,或邪毒炽盛、正不束邪,癌毒可周身流窜,变证丛生,直致不治。

三、诊断与分期

(一)诊断

大肠癌的诊断按照卫生部《中国常见恶性肿瘤诊治规范》《结直肠癌诊疗常规(2010年版)》的诊断标准和方法。按组织细胞学分类,可分为腺癌、未分化癌、腺鳞癌、鳞状细胞癌、小细胞癌、类癌。腺癌又可分为乳头状腺癌、管状腺癌(高、中、低分化)、黏液腺癌及印戒细胞癌。根据发生的部位分为结肠癌和直肠癌。

1. 细胞病理学诊断

(1)由于内窥镜的普及,内镜检查和超声内窥镜等技术的提高,临床绝大多数可以获得病理学诊断,纤维或电子结肠镜目前是诊断大肠癌最有效、最安全、最可靠的检查方法。它不但可以进行细胞涂片和活组织检查取得诊断,且能对病灶的定位、浸润范围做出诊断,还可发现大肠多种原发肿瘤。随着大肠癌分子病理学研究的进展,在临床中,不但需要明确大肠癌的组织学分型,还应尽可能明确大肠癌基因突变情况,主要基因包括 K-RAS、N-RAS、B-RAF 以及 APC、P53、DCC、微卫星不稳定性等,为大肠癌的靶向治疗提供依据。

(2) 剖腹探查:肿瘤急腹症或肿瘤无法手术切除者,剖腹探查可以直观了解肿瘤和转移的具体情况,进行活检明确病理诊断,同时进行姑息性治疗。

(3) 对于有转移性肿大淋巴结、皮下结节或腹水等者,可进行穿刺获得病理学诊断。

2. 临床诊断

(1) 对于晚期或高龄无法耐受内窥镜检查,可采用依靠影像学检查临床诊断,如钡灌肠 X 线检查、立位或侧卧位 X 线片、CT 仿真结肠镜技术(CTVC)、CT、MRI 及 PET-CT 等,协助了解大肠癌的病灶范围、局部淋巴结和远处转移的情况,有助于大肠癌的临床诊断和分期。

(2) 直肠指检:疑似大肠癌者需要常规做肛门直肠指诊。

3. 其他相关诊断方法

(1) 血、尿和便常规和大便隐血:了解贫血状况,观察有无血尿,隐血试验针对消化道少量出血的诊断有重要价值。

(2) 常规血生化检查和肿瘤标志物检查:评估手术和放化疗风险,对肿瘤的诊断、疗效评估、预后转归有参考价值。肿瘤标志物主要有 CEA、CA19-9、CA12-5、AFP、CA242、CA72-4、CA50 等。

(二)分期

大肠癌的分期需要完善影像学的检查,如腔内超声(ERUS)能清楚显示肠壁结构及周围组织器官,气钡双重对比灌肠对于发现小的结肠癌和小的息肉有帮助,B 超可发现 1cm 以上的肝转移病灶,胸、腹及盆腔部 CT 可评价大肠癌原发病灶及转移灶的情况,MRI 可清晰显示肿瘤与周围软组织之间的关系,也可以根据患者的具体情况直接选择 PET-CT 检查,全面了解包括全身淋巴结及脏器的转移情况。大肠癌目前采用的是美国癌症联合会(AJCC)和国际抗癌联盟(UICC)即 UICC/AJCC 大肠癌 TNM 分期和 Dukes 分期。

四、中西医结合治疗

(一)中医辨证施治

1. 辨证原则

(1) 辨明邪正盛衰:手术切除是大肠癌的主要治疗方法,大部分大肠癌都可手术切除,手术耗伤气血,化疗损伤脾胃。晚期肠癌一旦明确诊断,病情复杂,患者食少或不欲食,消瘦、乏力、腹水、腹部肿块等。一般大肠癌早期手术,正气尚强,正气易复;术后化疗,脾肾受损,运化乏权,气血亏虚,正虚益甚。晚期大肠癌正不束邪,毒邪走窜,表明邪毒内盛且正气已衰,为邪盛正衰之象。故临证时须抓住其本质,分辨标本虚实,辨明大肠癌的邪正盛衰,有利于把握病情轻重,权衡扶正与祛邪的利弊,扶正与祛邪并举。

(2) 辨明正虚性质及所属的脏腑:首先辨别正虚是属于气虚、血虚、阴虚、阳虚。其次,辨明虚在何脏,在脾还是在肾、肝,或者是数脏俱虚。临床上应根据患者的临床症状、体征等,四诊合参,将两方面的内容综合起来,辨明正虚的性质和所属脏腑。一般而言,临床上大肠癌主要以脾胃气虚、气血两虚、肝肾阴虚、脾肾阳虚最为常见,初期以气血亏虚为主,脾气虚日久损伤脾阳,久病及肾;血虚日久,暗耗阴液,出现肝肾阴虚,日久也可及肾,甚至晚期患者也可出现阴阳两虚之证。

(3) 辨明邪实属性:大肠癌的邪实有"气滞""痰湿""湿热""血瘀"等不同,临床中痰、湿、瘀、毒是大肠癌邪实的基本病机。在大肠癌邪实的辨证中可以根据饮食、二便、尤其是大便的色、质、量、味,腹部疼痛的部位和性质等,结合舌脉进行四诊合参,辨明寒热属性,明确气滞、痰湿、湿热、血瘀、热毒等以何为主,还是几种病机兼见并存。一般而言,大便黄褐恶臭、黏液脓血,里急后重,肛门灼热,腹痛拒按,多属实热证;病程日久不愈,大便赤白而有黏液,肛门下坠,腹痛隐隐而喜按,多属虚寒证。气滞证以脘腹胀满、痛无定处、或情绪抑郁、嗳气吞酸等,舌苔薄白或薄黄,脉弦为辨证要点;痰湿证以胸脘痞闷,恶心纳呆,腹痛便溏等,舌体胖,苔白腻或白滑,脉缓弱或沉细为辨证要点;湿热证以腹痛,暴泻如水或大便黄稠秽臭、下利脓血等,舌质红,苔黄腻,脉滑数为辨证要点;热毒证以大便脓血,口苦身热,尿赤便结等,舌红或绛,苔黄而干,脉滑数为辨证要点;血瘀证以固定疼痛、肿块、出血与瘀血症状,舌质紫暗或见紫斑、紫点,或舌下脉络曲张,或舌边有青紫色条状线,脉象多细涩,或结、代、或无脉为辨证要点。临床上大肠癌中医证候错综复杂,寒热虚实夹杂,需详加辨证。

2. 治疗要点 大肠癌属于本虚标实之证,脾胃气虚为癌正虚的根本,"气滞""痰湿""血瘀""热毒"为病之标,在治疗过程中应根据病程的长短、病情的轻重、伴随症状来确定扶正和祛邪的主次。疾病早期,病程尚短、病情较轻,多以标实为主,治当攻邪为主。中期邪盛正虚,治当攻补兼施,扶正与祛邪并重。晚期患者多以正虚为主,治当扶正为主,祛邪为辅。治疗上应注意以下几点:

(1) 处处顾护胃气:脾胃为后天之本,气血生化之源。大肠癌患者,邪毒内蕴,日久伤正,或手术,或放化疗伤正,其中以最易损伤脾胃。在扶正补虚时切不可心急而施以滋腻峻补,补益之中,勿忘醒脾开胃为先,使补而不腻,滋而不滞,可伍以陈皮、八月札、砂仁之类流通药物,或炙鸡内金、炒谷芽、炒麦芽、焦神曲等健胃消食以助脾胃之运化。祛邪时,不可一味地解毒攻伐,应控制祛邪药,如清热解毒药的药味和剂量,以免苦寒伤胃,或祛邪太过,损伤脾胃正气。古人云:"有胃气则生,无胃气则死",只有胃气来复,纳食馨香,才能正气充盛,这也是中医药优势之一。

(2) 灵活运用升提固涩,导下通腑:便秘和泄泻是大肠癌的常见症状,大肠癌病位在肠,属六腑,以通为用,以通为补,临床湿热、热毒内蕴,腑气不通,大便秘结可予以通腑泻下;若脾运不健,中气下陷可出现腹泻,甚则大便滑脱,便意频频,中医属肾阳衰微,无力温煦脾阳,可用黄芪、党参、补骨脂、仙灵脾等补气温阳之品,配合升麻、柴胡等升提之品,若出现大便滑脱,可予以固涩收敛之品乌梅、赤石脂、诃子肉等;对有些大肠癌患者肛门胀痛,里急后重,分泌物流出较多,味恶臭难闻,不能单纯升举固涩,宜通因通用,泻下通腑,酌加生川军、瓜蒌仁、枳实等。

3. 辨证分型与治疗

(1) 脾虚气滞

主症特点:腹胀肠鸣,腹部窜痛,纳呆,神疲乏力,面色萎黄,大便溏薄,舌质淡红,苔薄腻,脉濡滑。

治法:健脾理气。

方药:香砂六君子汤加减。

方中人参、白术、茯苓益气健脾;木香、陈皮、理气止痛;半夏、砂仁燥湿醒脾。加野葡萄藤、藤梨根等清热解毒。

若脘腹作胀,腹部窜痛者,加青皮、八月札、沉香、乌药、枳壳以行气宽肠止痛;乏力明显,酌情加用生黄芪以补气;久泻不止,加柴胡、升麻以益气升清。

(2) 湿热蕴结

主症特点:腹胀腹痛,里急后重,下迫灼热,大便黏滞恶臭或黏液血便,纳少,口渴,舌红,苔黄腻,脉滑数。

治法:清热利湿解毒。

方药:白头翁汤合槐角丸加减。

方中白头翁清热活血解毒;黄连、黄柏、秦皮清热化湿,并可加红藤、野葡萄藤、藤梨根、败酱草、凤尾草等增强清热解毒之功;槐花、地榆等加强清热凉血之功。

发热、口渴者加生地、牡丹皮以清热凉血;小便短赤,加车前子、泽泻利水泻热;腹痛较甚,加延胡索、枳壳以理气止痛。

(3) 瘀毒内阻

主症特点:腹胀腹痛拒按,腹部扪及包块,里急后重,便下黏液脓血,舌质紫暗,有瘀斑,苔薄黄,脉弦或涩。

治法:行气活血,化瘀解毒。

方药:膈下逐瘀汤加减。

方中桃仁、红花、当归、川芎、赤芍养血活血、化瘀散结;枳壳、延胡、香附、乌药行气止痛。可加红藤、野葡萄藤、白花蛇舌草等以清热解毒抗癌。

便血不止,去桃仁、红花,加生黄芪、参三七益气化瘀止血;腹部扪及肿块,加夏枯草、生牡蛎、海藻、昆布软坚散结;食欲不振,加生山楂、莱菔子、鸡内金以健脾消食。

(4) 脾肾阳虚

主症特点:腹痛绵绵,喜温喜按,消瘦乏力,面色少华,畏寒肢冷,胃纳减少,大便溏薄,次数频多,或五更泄泻,舌淡,苔薄白,脉沉细。

治法:温补脾肾。

方药:理中丸合四神丸加减。

本方以党参、白术、茯苓补脾胃之气;熟附子、补骨脂补命门之火而益脾土;肉豆蔻、炮姜、吴茱萸暖脾肾,温中散寒;五味子酸涩收敛以涩肠止泻。

如患者食欲不振、脘腹胀闷、痰涎壅盛者,属脾阳不振、痰湿中阻,可加木香、砂仁、陈皮、半夏,以化痰除湿;大便频数,加赤石脂、禹余粮、乌梅、诃子肉、方儿茶;久泻脱肛者加黄芪、升麻、柴胡以益气固脱;便血绵绵不止者,可合黄土汤加减。

(5) 肝肾阴虚

主症特点:五心烦热,头晕目眩,低热盗汗,口苦咽干,腰酸腿软,便秘,舌质红少苔或无苔,脉细弦或细数。

治法:滋养肝肾,清热解毒。

方药:知柏地黄汤加减。

方中熟地、山药、山萸肉滋补肾阴;丹皮、茯苓、泽泻利湿清热活血;知母、黄柏滋阴降火,并可加野葡萄藤、半枝莲等清热解毒。

低热不退者,加地骨皮、银柴胡,以清虚热;头晕目眩者加当归、墨旱莲、枸杞子、女贞子以滋养阴血;腹胀,加大腹皮、八月札以理气;夜寐梦多者加远志、珍珠母以养心安神;大便不通者加火麻仁、郁李仁、瓜蒌仁润肠通便。

(6)气血两虚

主症特点:神疲乏力,面色苍白,头晕目眩,唇甲色淡,食欲不振,反复便血,脱肛,便溏,舌质淡,苔薄,脉细弱。

治法:补气养血。

方药:补中益气汤合四物汤加减。

方中黄芪补中益气,升阳固表;党参、白术、甘草甘温益气,补脾益胃;陈皮理气化滞;升麻配柴胡升举清阳,使下陷之气得以提升;四物汤养血和营益气。并可加红藤、野葡萄藤、藤梨根清热解毒。

若久泻不止,加赤石脂、花蕊石涩肠固脱;便血量多者,加仙鹤草、侧柏叶,槐花炭收敛止血;便秘者加肉苁蓉以温阳通便。

(二)综合治疗

应当采取综合治疗的原则,即根据肿瘤临床分期及分子病理学分型,结合患者一般状况和器官功能状态,采取多学科综合治疗(multidisciplinary team,MDT)模式,有计划、合理地应用手术、化疗、放疗和生物靶向等治疗手段,达到根治或最大幅度地控制肿瘤,延长患者生存期,改善生活质量等目的。

1. 手术治疗　外科手术为大肠癌的主要根治性治疗方法,应争取根治性手术治疗。手术完全切除肝转移灶仍是目前能治愈大肠癌肝转移的最佳方法,故符合条件的患者均应当在适当的时候接受手术治疗。对于可切除的肝转移灶术后的复发病灶,可进行二次、三次甚至多次的肝转移灶切除。

2. 内科治疗

(1)化学治疗及靶向治疗:依据手术类型分为辅助化疗和姑息化疗,对于早期(Ⅰ,Ⅱa期)无高危因素者无需化疗;对于Ⅱ期有高危因素者及Ⅲ期必须予辅助化疗,化疗时限应当不超过6个月;晚期或转移性大肠癌患者(Ⅳ期)以综合治疗为主要治疗方法,联合化疗应当作为能耐受高强度化疗的转移性大肠癌患者的一、二线治疗,三线以上化疗的患者推荐进入临床研究,对在一、二线治疗中没有选用靶向药物的患者也可考虑伊立替康联合靶向药物治疗。晚期患者若一般状况或器官功能状况很差,推荐最佳支持治疗,不建议化疗。如果转移复发局限于肝,建议考虑针对肝病灶的局部治疗。大肠癌局部复发者,推荐进行多学科评估,判定能否有机会再次切除,是否适合术前放化疗。

(2)大肠癌的新辅助治疗:新辅助治疗目的在于提高手术切除率,提高保肛率,延长患者无病生存期。推荐新辅助放化疗仅适用于距肛门<12cm的直肠癌。除结肠癌肝转移外,不推荐结肠癌患者术前行新辅助治疗。结直肠癌患者合并肝转移和/或肺转移,可切除或者潜在可切除,推荐术前化疗或化疗联合靶向药物治疗。治疗后必须重新评价,并考虑是否可行手术。

(3)局部/区域化疗:术中或术后区域性缓释化疗与腹腔热灌注化疗目前不常规推荐应用。

3. 直肠癌的放射治疗　直肠癌放疗或放化疗的主要目的为辅助治疗和姑息治疗。辅助治疗的适应证主要针对Ⅱ~Ⅲ期直肠癌;姑息性治疗的适应证为肿瘤局部区域复发和 / 或远处转移。对于某些不能耐受手术或者有强烈保肛意愿的患者,可以试行根治性放疗或放化疗。

直肠癌患者常常出现出血、肠梗阻、肠穿孔、急性肠出血等并发症,应根据病情采取相应的治疗措施。

中医药在大肠癌多学科综合治疗中发挥重要作用,拥有独特的优势。不论在围手术期、放疗、化疗或者靶向治疗期间均可以加入中医药治疗。大肠癌放化疗及分子靶向治疗中使用中医药可起到增效与减轻毒副反应的效果。对于无法耐受化疗或者化疗结束的大肠癌患者,中医药作为主要治疗手段,使患者在生存期、生活质量和低复发转移等方面获益。

五、临床研究进展

目前大肠癌中西医结合治疗主要应用于以下几个阶段:早期患者围手术期、新辅助或辅助治疗阶段,晚期患者姑息化疗阶段,以及西医学治疗结束后的巩固或维持治疗阶段。中医药治疗的加入提高了抗肿瘤疗效,并减轻了手术、放化疗、靶向治疗等治疗手段导致的不良反应和并发症。

（一）早期患者: 围手术期及辅助治疗阶段

早期结直肠癌目前西医学的治疗方法是以手术为主,辅以术前或术后放化疗(直肠癌)以及术前或术后化疗(结肠癌)。大量的临床与实验研究显示,中医药在早期大肠癌减毒增效、提高手术耐受性、减轻患者痛苦等方面是得到业界公认的,其在提高有效率及延长患者生存期方面也发挥了积极的作用。

1. 围手术期——中医药辅助治疗　随着现代影像学的进步和外科手术技术的提高,做好大肠癌患者围手术期处理,对提高手术成功率、减少术后并发症,保证生存质量及延长术后远期存活率有积极的作用。中医药在围手术期以扶正固本的防护治疗为主,其辅助治疗能够使患者受益。

（1）术前辅助中医药治疗:配合术前新辅助放化疗,控制肿瘤,抑制转移,减轻不良反应。术前予大承气汤、小承气汤、大黄附子汤等起通腑宽肠之效,减少癌性粘连,做好术前准备;予扶正固本中药,可提高患者对手术的耐受性。

有研究观察 83 例胃癌、结直肠癌手术患者术前应用扶正培本中药(党参、黄芪、白术、菟丝子、陈皮、炒谷芽、炒麦芽、补骨脂、山茱萸、淮山药、赤芍、炒枳壳、甘草)的临床效果,结果治疗组术前状态,术后恢复情况均明显优于对照组($P<0.05$)。指出扶正培本中药术前应用,能在短期内改善患者营养状况,增加手术的安全性;增强机体正气,改善胃肠功能,从而提高机体抗病、耐受手术能力,利于患者术后恢复,并为下一步治疗创造良好条件,在一定程度上提高癌症的治愈率及生存质量。

（2）术后辅助中医药治疗:预防及改善肠粘连、吻合口狭窄等术后并发症,促进身体恢复,缩短住院时间。

有研究采用同期对照研究方法,收集 70 岁及以上老年大肠癌根治术后Ⅱ、Ⅲ期病例,全部病例均行西医常规治疗,以是否自愿接受中医药辨证治疗分为综合治疗组和西医治疗组。运用 Cox 多因素比例风险模型分析表明,影响老年大肠癌根治术后Ⅱ、Ⅲ期患者无病生存期

(DFS)的因素是临床病理分期(P=0.001)和中药治疗(P=0.021)。服用中药的风险比是0.0393,95%可信区间为(0.178,0.870)。西医治疗组中位DFS为41.293个月,综合治疗组中位DFS尚未达到,两组差异有统计学意义(P=0.012)。西医治疗组和综合治疗组的1、2、3、4、5年无病生存率分别为87.7%、69.6%、63.4%、46.5%、29.6%和100%、86.3%、74.6%、74.6%、74.6%。结果显示,中医药辨证治疗是改善老年肠癌预后的有效保护性因子。

【术后常见证候】脾肾阳虚证。

【主要治疗原则】温补脾肾。

术后脾失健运,气血生化不足,则见形体消瘦,面色苍白,不荣则痛。正气不足,肾阳亏虚,五脏失其所养,则见畏寒肢冷,声低气怯。临床上主要采用补肾健脾的方法,术后患者常兼有余毒未清等邪实症状,可加用化痰、祛瘀、解毒法,药用苦参、山慈菇、猫爪草、败酱草、蚤休、蜈蚣、全蝎、草河车、露蜂房、白花蛇舌草、半枝莲、白英等。

【常用方剂】四神丸加减、健脾化生汤及扶正解毒汤等四神丸组成:肉豆蔻、补骨脂、五味子、吴茱萸、大枣、生姜。

健脾化生汤组成:黄芪、党参、白术、茯苓、姜半夏、陈皮、当归、阿胶、丹参。

扶正解毒汤组成:蒲公英、野菊花、马齿苋、苦参、黄连、丹参、五味子、地榆、槐花、西洋参、黄芪、女贞子、枸杞子、八味锡类散(后下)。

【常用中成药及注射剂】贞芪扶正颗粒、健脾益肾颗粒、参芪扶正注射液、补中益气丸、八珍颗粒、十全大补丸等。

2. 中医药辅助化疗 早期肠癌患者辅助化疗分为:①新辅助化疗,即术前化疗,有利于使肿瘤原发灶和转移灶缩小甚至消失,便于手术切除,降低术后转移发生率等;②术后化疗,能抑制和杀死肿瘤的残留和转移灶,延长患者术后的生存期。

(1) 术前化疗:中医药配合新辅助化疗,可早期治疗微小转移灶,令肿瘤缩小,有利于随后的手术的施行。中医认为化疗期间会损伤气血,使肝肾亏损,脾胃失调,累及骨髓。治疗多补益气血、健脾和胃、滋补肝肾法。患者接受多疗程的化疗,往往会引起很多毒副反应及合并症。常见化疗不良反应及并发症主要包括:胃肠道反应、骨髓抑制、外周神经毒性等。中医药以健脾和胃等法,减轻恶心呕吐等不良反应;以补气养血、补肾健脾等法减轻化疗后骨髓抑制。

有研究为了观察中医扶正培本治疗(黄芪30g,当归6g,西洋参5g,白术12g,败酱草30g,白花蛇舌草30g,茯苓30g,山药30g,薏苡仁30g,甘草6g)对结直肠癌新辅助化疗患者细胞免疫功能的影响,将40例结直肠癌患者按治疗方案分成A组(单纯新辅助化疗)20例,B组(新辅助化疗+扶正培本治疗)20例,比较治疗前后患者细胞免疫功能的变化。结果经治疗后,A、B两组CD3、CD4、NK细胞,CD4/CD8均下降,CD8升高,但下降幅度A组大于B组,提示新辅助化疗使结直肠癌患者细胞免疫功能明显下降,联合扶正固本治疗能使细胞免疫功能改善。

(2) 术后化疗:中医药配合术后化疗,以扶正培本(包括补益气血、健脾和胃、滋补肝肾)为主,能够不同程度上减轻化疗所引发的多种不良反应及并发症,缓解症状,改善患者生活质量。

有研究对38例大肠癌术后患者采用扶正抑癌汤(薏苡仁60g,生晒参、灵芝、三七各10g,黄芪、白术、苦荞头、无花果、猪苓、山慈菇各15g,北豆根10g,丹参30g,败酱草30g)加化疗治疗(治疗组),并与 31 例单纯化疗(对照组)进行对照。研究结果发现治疗组患者体力状况好于对照组($P<0.01$),中位生存时间(31.4 个月)长于对照组(18.0 个月),毒副反应发生率低于对照组($P<0.05$),治疗组治疗后免疫功能改善($P<0.05$)。因此,扶正抑癌汤配合化疗在大肠癌术后巩固治疗中,其免疫调节、抑癌抗复发、延长生存期等作用优于单纯化疗。

此外,有医者观察了益气养阴中药联合化疗对大肠癌术后患者免疫功能的影响后认为,益气养阴中药能提高肠癌患者术后辅助化疗期间的免疫功能,同时能减轻化疗期间的不良反应。

【化疗期间常见证候】气血亏虚、脾胃失调。

【主要治疗原则】益气养血、健脾和胃。

化疗后气血化生不足可致气血亏虚,见面色苍白,体倦乏力,头晕眼花。同时,临床上常因化疗伴发反胃呕吐等脾胃失调的症状。主要采用益气养血兼健脾和胃的方法。

【常用方剂】八珍汤、归脾汤。

八珍汤:党参、白术、白茯苓、当归、川芎、白芍药、熟地黄、甘草。

归脾汤:白术、人参、黄芪、当归、茯苓、远志、木香、龙眼肉、酸枣仁。

【常用中成药及注射剂】贞芪扶正胶囊、参一胶囊、健脾益肾颗粒、参芪扶正注射液、八珍颗粒、艾迪注射液、康莱特注射液等。

3. 中医药辅助放疗　放疗对直肠癌的治疗处于举足轻重的地位。放疗可成为早期直肠癌的根治方法,可以配合化疗行术前新辅助治疗,也可以在术后对高危患者加做盆腔放疗以预防复发。放疗的原则是最大程度消灭肿瘤,同时又最大程度保护正常组织和器官。然而,放疗又会损伤到正常组织器官,患者在放疗期间可能会发生乏力、疲倦、食欲减退、恶心呕吐及骨髓抑制、放射性膀胱炎、放射性肠炎等并发症。

有研究证明,中医药辅助放疗既可以提高疗效,又能减轻患者放疗后的并发症。有医者将 60 例直肠癌术后的患者随机分为 2 组,各 30 例,对照组单纯予放疗治疗,治疗组除放疗外,在放疗开始前 3 天,每天静脉滴注参芪扶正液注射液 250ml,直到放疗结束。结果治疗组在中性粒细胞减少、消化道反应方面明显低于对照组。参芪扶正液注射液能明显减轻气阴两虚的症状,提高患者的自然杀伤细胞(NK 细胞)、T 淋巴细胞及其亚群的活性,保护了肝功能,很好地稳定了白细胞及血红蛋白。

有医者通过观察研究认为,患者服用复方中药制剂(桃仁 10g,丹皮、苍术、皂角刺、黄柏及薏苡仁各 15g,泽泻 20g),对直肠癌术后放疗引发的放射性膀胱炎有显著作用,且中药成本低,无副作用,为中医药防治放射性膀胱炎提供了新途径。

总之,围手术期大肠癌患者行放射治疗时,联合中医药治疗,既可以防治放疗所产生的不良反应,又能提高放疗的疗效,减轻患者的痛苦及经济负担。

【放疗期间常见证候】瘀毒内结,气阴两虚。

【主要治疗原则】化瘀软坚,固本养阴。

湿毒内蕴,下迫大肠,阻遏气机,则见下腹疼痛,痛处拒按,固定不移;热伤肠络,则见便血黏液。湿阻肠道,气机不畅,大便不通,则里急后重。患者主要有腹痛固定不移,大便脓血,血色紫暗,口唇暗紫。

【常用方剂】扶正养阴汤。

扶正养阴汤:生黄芪、党参、生地黄、熟地黄、天门冬、麦门冬、玄参、升麻、鱼腥草、土茯苓、漏芦。

【常用中成药及注射剂】安多霖胶囊、养阴生血合剂、复方苦参注射液、康莱特注射液等。

（二）晚期患者：姑息治疗阶段

中西医结合治疗大肠癌与单纯西医治疗相比，其主要优势在于能够改善患者症状且减轻放化疗毒副作用，提高患者的生存质量，延长肿瘤无进展生存期。近年来中西医结合治疗晚期大肠癌的独特疗效，使得中西医结合治疗成为晚期大肠癌的主要治疗方式之一。

1. 改善症状 中医药的辨证治疗结合放化疗既能够提高放化疗的敏感度，又能减轻放化疗后的不良反应。中医辨证论治个体化的治疗对改善晚期大肠癌患者临床症状，如疼痛、腹胀、便秘、腹泻、神疲乏力、失眠等方面有独特优势。

有医者观察晚期大肠癌患者 66 例，采用非随机配对研究的方法分为治疗组（32 例），对照组（34 例），治疗组口服扶正抗癌中药汤剂（黄芪 30g，白术 9g，茯苓 15g，红藤 15g，藤梨根 30g，土茯苓 15g，半枝莲 15g，夏枯草 12g，白花蛇舌草 30g，菝葜 15g，木馒头 15g，鸡内金 15g，六神曲 9g，山楂 9g。腹泻者加黄连 6g、木香 9g、苦参 12g；便血者加仙鹤草 30g、茜草 15g；腹胀者加大腹皮 15g、莱菔子 9g；腹痛者加白芍 20g、甘草 6g、延胡索 15g），对照组服用平消片，结果示扶正抗癌法在晚期结直肠肿瘤治疗中能明显提高中位生存期；在比较 QLQ-C30 量表时发现，在躯体功能、情绪功能、角色功能方面治疗组优于对照组，可明显改善晚期大肠癌患者的生活质量；KPS 比较，以及在改善中医证候疼痛、恶心呕吐、便秘、腹泻、疲倦、失眠等方面，治疗组亦均优于对照组。

有医者对 73 例晚期大肠癌患者按随机数字表法分为治疗组 38 例与对照组 35 例，对照组为单纯采用 FOLFOX4 方案化疗，治疗组在化疗同时联合健脾扶正汤（药物组成：黄芪、党参、白术、茯苓、薏苡仁、女贞子、枳壳、半夏、石斛、竹茹、陈皮、甘草。随症加减：纳差者加神曲、麦芽；腹胀痛者加延胡索、木香（后下）；大便秘结者加大黄（后下）；大便溏泄者加芡实，石榴皮；便血者加三七粉（冲服）；口干者加天花粉、芦根治疗，结果发现与对照组相比，治疗组在中医临床证候方面改善率升高（$P<0.05$）；在生存质量量表 EORTC-QLQ-SF-36 调查问卷评价中躯体功能、情绪功能、角色功能、物理症状及整体状况方面均优于对照组（$P<0.05$）；治疗组不良反应发生率低于对照组（$P<0.05$）。

2. 提高生存质量 晚期大肠癌治疗要重视患者的生存时间和质量，治疗的最终目的是让患者有一个最佳生活状态。中医药治疗大肠癌的优势主要不在于快速抑制肿瘤的增殖，而在于把机体作为整体调理，使患者在带瘤生存状态下获得最佳生存质量。

有研究在国家公益性行业科研专项资助项目中通过计算机检索中国生物医学文献数据库、中国期刊网、万方数据库、重庆维普和灰色文献，并配合手工检索所有文献全文，对纳入资料进行质量评价，观察中西医结合治疗大肠癌对实体瘤近期疗效、生活质量、不良反应的疗效。结果表明中西医结合治疗大肠癌的近期疗效优于单纯西药[合并效应量 OR=1.48,95% CI(1.01,2.08),$P<0.05$]；中西医结合治疗组患者生存质量显著优于单纯西药组[OR=3.48,95%CI(2.17,5.58)]；不良反应发生方面，白细胞减少及神经毒性中西医结合治疗组显著低于单纯西药组。

有学者观察中西医结合治疗的 65 例老年Ⅲ、Ⅳ期大肠癌患者进行回顾性研究，以西医治疗病例为对照组，观察主要指标为生存期，其他指标包括无进展生存期、肿瘤缓解、体重变化、CEA 变化等。研究结果提示中西医结合治疗可延长Ⅲ、Ⅳ期一般情况较差的老年大肠癌的生存期,提高生存率。中医药治疗对于老年大肠癌患者的预后有积极影响,并在一定程度上拮抗化疗的毒性反应。

3. 延长患者生存期　中医药继承了中国传统"和"思想,治疗疾病方面也更为缓和、平和,虽不能如西医直达病灶抑制肿瘤细胞增殖,却能通过调节全身阴阳气血平衡、脏腑经络功能,使人与瘤达到共存状态。中西医结合治疗方案汲取西医所长专攻病灶,又能同时兼顾机体内环境的稳态,延长了患者肿瘤无进展生存期。"带瘤生存"即使不能完全抑制肿瘤,但同样让患者从中获益,这一事实客观反映了中西医结合治疗晚期大肠癌的临床策略,也是中医临床研究的重点。

有学者通过计算机检索中国生物医学文献数据库、CNKI、VIP、万方数据库,收集扶正中药联合化疗与单用化疗比较对Ⅲ~Ⅳ期大肠癌患者生存期影响的随机对照试验。对资料进行质量评价,系统评价扶正中药联合化疗对Ⅲ~Ⅳ期大肠癌患者生存期的影响。Meta 分析显示一年生存率 OR 3.10,95%(2.10,4.57),$P<0.0001$;两年生存率 OR 2.38,95%(1.53,3.70),$P=0.0001$;三年生存率 OR 2.32,95%(1.35,3.98),$P=0.002$;差异具有统计学意义。但四年、五年生存率差异无统计学意义。

有研究通过回顾性调查对 685 例接受中西医治疗(中西医组)和 510 例接受西医治疗(西医组)的中晚期大肠癌患者进行回顾性研究,观察患者的中位生存期及影响生存预后相关因素。结果中西医组中位总生存期 64.97 个月,西医组中位总生存期 23.6 个月;中西医组无病中位生存期 66.2 个月,西医组无病中位生存期 34.8 个月。中西医组的中位总生存期、无病中位生存期较西医组显著延长,提示中西医结合治疗能提高大肠癌患者的远期生存率。

(三)巩固治疗及维持治疗:减少复发转移

1. 巩固治疗　在早期大肠癌患者经手术、放化疗等西医常规治疗中取得疗效后,此时肿瘤负荷降到最低,多数患者达到无瘤状态。中医药可通过个体化的辨证施治,发挥着改善患者的临床症状、提高患者的免疫功能、防治肿瘤的复发转移等作用,以达到巩固临床受益、延长疾病控制时间的效果。

【适应人群】手术后未进行辅助治疗,或已完成辅助治疗的患者。此期大肠癌常见证候为肠燥津亏、脾胃不足、肝阴亏虚,肝胃不和、湿热内蕴、肾气亏虚及阳虚湿停等。

【治疗原则】扶正祛邪。

临床常以清热解毒、补血养阴、温阳健脾等法治疗,以期达到改善临床症状、防止复发转移、延长生存期的目的,巩固治疗效果。

【常用中成药及注射剂】根据病情选择应用鸦胆子油乳口服液、消癌平片、华蟾素片、平消胶囊、安替可胶囊等。

有研究采用随机对照方法观察藤龙补中汤加减对大肠癌术后化疗后患者临床证候、免疫功能的影响,藤龙补中汤组成:藤梨根 30g,龙葵 15g,蛇莓 15g,白术 15g,茯苓 15g,薏苡仁 30g,半枝莲 30g,槲寄生 15g;根据患者实际情况进行加味:如乏力加党参 15g;食欲减退加鸡内金 12g;恶心呕吐加姜半夏 12g;腹泻、便溏加芡实 15g;便秘加熟地 15g;腹胀加陈皮 12g;肠鸣加防风 6g;阳虚加补骨脂 15g;血虚加白芍 15g;白细胞低加鸡血藤 15g;血小板低加花生衣 15g。入选病例随机分成三组,分别给予胸腺肽 α1(西药组,28 例)、复方斑蝥胶囊(中成药组,29 例)、藤龙补中汤加减治疗(中药组,29 例)。结果显示,中药组患者临床症状及生活质量显著改善（$P<0.01$）；中药组显著提高大肠癌术后化疗后患者 IL-2、IL-4 水平（$P<0.01$），可提高 CD3$^+$、CD8$^+$、CD28$^+$ T 细胞以及 NK 细胞数量，优于中成药组（$P<0.01$）。以上结果提示中医药可以提高大肠癌术后化疗后患者的免疫功能，改善其临床症状，提高其生存质量。

2. 维持治疗　对于中晚期的大肠癌患者，即使接受多疗程放化疗后，往往难以得到完全缓解，此时患者处于带瘤状态。在放化疗治疗期间，患者可能会出现许多毒副反应及合并症。中医药在中晚期大肠癌患者的维持治疗中起着扶正培本、抑瘤减毒的作用，在改善生存质量、延长生存时间、提高远期生存率具有重要意义。

【适应人群】放化疗后疾病稳定的带瘤患者。此期大肠癌常见证候为湿热内蕴、瘀毒结阻、脾肾阳虚、气血两虚、肝肾阴虚证。

【治疗原则】扶正祛邪。临床常以化瘀软坚、清热利湿、益气养血、温阳健脾、滋补肝肾等法治疗，控制肿瘤生长，延缓疾病进展，提高患者生活质量，延长生存时间。

【常用中成药及注射剂】根据病情选择扶正祛邪中成药如贞芪扶正颗粒、健脾益肾颗粒、参芪扶正注射液、鸦胆子油乳注射液/胶囊、榄香烯乳注射液、复方苦参注射液、华蟾素注射液、复方斑蝥胶囊、艾迪注射液、康莱特注射液等。

有医者采用随机对照方法观察中医辨证维持治疗晚期大肠癌中的疗效，共纳入 120 例患者，随机分为中药组 60 例和卡培他滨组 60 例。脾（气）虚证者用健脾益气之四君子汤（人参、白术、茯苓、炙甘草）；肾（阳）虚证者用温补脾肾之右归丸（熟地黄、附子、肉桂、山药、山茱萸、菟丝子、鹿角胶、枸杞子、当归、杜仲）；阴虚证者用滋养肝肾之知柏地黄汤（知母、熟地黄、黄柏、山茱萸、山药、牡丹皮、茯苓、泽泻）；血虚证者用补血生血之四物汤（当归、川芎、熟地、白芍）；气滞证者用疏肝理气、和胃降逆之大柴胡汤（柴胡、黄芩、大黄、白芍、枳实、半夏、大枣、生姜）；湿阻证者用健脾利湿之苓桂术甘汤（茯苓、桂枝、白术、炙甘草）；瘀血证者用活血化瘀之桃红四物汤（当归、熟地、川芎、白芍、桃仁、红花）；癌毒证者用抗癌解毒之龙蛇羊泉汤（龙葵、蛇莓、土茯苓、白英等）。结果显示，中药组的中位无疾病进展时间（PFS）为 5.4 个月，卡培他滨组中位 PFS 为 2 个月，两组比较差异有统计学意义（$P<0.05$）；与卡培他滨组比较，中药组可以明显提高晚期大肠癌患者的 NK 细胞及 CD4/CD8（$P<0.05$），可以明显改善患者的卡氏评分（$P<0.01$），提示在晚期大肠癌患者中，中医辨证维持治疗具有延长患者 PFS、改善免疫功能、提高生活质量的作用。

有医者在 2007 年 10 月至 2010 年 4 月间，采用祛瘀解毒法治疗中晚期大肠癌患者，共纳入合格病例 91 例，其中中医组 30 例，中西医组 33 例，西医组 28 例。生存分析显示单纯中药对老年晚期大肠癌有较好的临床受益，中医组中位生存期和 1 年累积生存率优于西医组。采用大肠癌患者生存质量测定量表（FACT-C）调查结果表明中医药治疗可较好地改善老年中晚期大肠癌患者的生存质量，中西医结合治疗组生存质量显著优于西医组，提示中医药对于化疗的毒副作用有一定的拮抗作用，在一定程度上维护了患者的生存质量。

（四）中医药防治大肠癌癌前变化的相关研究

世界卫生组织 1980 年专家会议将癌前变化（precancerous change）分为两个范畴：①癌前状态（precancerous condition）：属临床范畴，指某些具有癌易发倾向的疾病，现在普遍公认的大肠癌前状态有溃疡性结肠炎、Crohn 病、腺瘤性息肉等。②癌前病变（precancerous lesions）：乃病理范畴，指容易发生癌的一组病理组织学变化，即上皮内瘤变（intraepithelial neoplasia，IN）。目前认为畸形腺窝灶（abrant crypt foci，ACF）是大肠癌变过程中可在光镜下观察到的最小最早期的大肠黏膜病变。流行病学研究表明大肠癌密切相关的癌前状态之一为慢性非特异性溃疡性结肠炎。有关资料报道,溃疡性结肠炎患者发生大肠癌的机会比正常人高 5~10 倍。

中医药防治大肠癌癌前状态及病变的研究目前还处于起始阶段。研究发现黄连、吴茱萸能够显著抑制大肠癌癌前病变 ACF 的形成,提示其对大肠癌癌前病变可能具有抑制和临床治疗作用。有研究对脾胃虚弱、湿热内蕴型溃疡型结肠炎患者,采用口服中药(由生黄芪、炒党参、苍术、白术、白茯苓、川黄连、广木香、姜半夏等组成),同时保留灌肠方(川黄柏、虎杖、五倍子、白及)。结果显示治疗组显效率以及随访 1 年后持续显效率均优于对照组(口服 SASP,锡类散灌肠),差别有显著性意义($P<0.01$)。目前中医药在防治大肠癌前状态及病变方面探索刚刚起步,研究范围仅仅局限于溃疡型结肠炎,对常见的癌前病变类型如腺瘤样息肉病等尚无深入研究。即使对于溃疡型结肠炎,虽然中医药在改善临床症状方面展示出一定优势,但由于缺乏严谨科学的临床科研设计,使一些研究结果可信度下降,今后在此方面仍需进一步加强。

(五)中医特色疗法

1. 中药外敷治疗腹痛　中药硬膏贴敷是中医外治药物疗法中的一种,临床多用芳香走窜、气味浓烈的药物及穿透性强的矿物类药物配以介质(或加用透皮剂)而成。中药硬膏双柏散是广东省已故名老中医黄耀燊结合多年临床经验总结出的验方,临床应用研究报道较多,相关疗效肯定。有学者观察穴位埋线联合中药硬膏双柏散(由侧柏叶、大黄、黄柏、薄荷、泽兰组成)外敷治疗癌性疼痛的临床疗效。80 例癌性疼痛住院患者随机分为观察组 40 例,对照组 40 例。观察组以穴位埋线(1 个疗程埋线 1 次)及中药硬膏(双柏散)外敷癌痛处止痛,每日 1 次,每次外敷时间为 4~6 小时,7 天为一个疗程。对照组口服奥施康定,按照癌痛标准滴定法进行滴定。结果发现观察组患者癌性疼痛缓解率优于对照组,差别有统计学意义($P<0.05$)。

2. 中药保留灌肠治疗大肠癌　对于治疗后复发的晚期患者,尤其是合并进食困难及肠道粘连梗阻致大便不畅等症状者,不能口服中药,采用直肠滴注中药联合化疗治疗晚期大肠癌取得一定疗效。有研究将确诊的 62 例晚期大肠癌患者随机分为中西医组及化疗组,中西医组应用解毒得生煎直肠内滴注(组成:大黄 20g,黄柏 15g,山栀子 15g,蒲公英 30g,金银花 20g,红花 15g,苦参 20g)联合 FOLFOX2 方案化疗,化疗组单纯应用 FOLFOX2 方案化疗,21 天为一个疗程,2 个疗程后进行疗效评价。结果两组临床症状较治疗前均有改善,与化疗组比较,中西医组的腹痛、腹胀、便血、纳呆症状缓解情况更加显著($P<0.05$),治疗后中西医组的生活质量(KPS 评分)明显优于化疗组,差异有统计学意义($P<0.05$)。因此作者认为中药解毒得生煎联合化疗可有效改善晚期大肠癌的临床症状,提高患者的生活质量。

六、问题与思考

经过多年的临床研究,中医药治疗已成为我国大肠癌多学科综合治疗必不可少的组成部分,并在治疗的各个阶段得到广泛的应用,对于提高大肠癌的临床疗效,延长患者生存期起到了积极作用。但在多年的临床应用和发展中也存在着相应的问题。比如中医证型及辨证论治的标准,疗效评价的标准、中医治疗切入点的选择(由晚期向早期发展)、研究方法和中医药抗肿瘤研究机制的局限性等。现简要介绍如下:

（一）中医证型及疗效评价

1. 中医辨证分型 目前中医在治疗大肠癌时，较多的把大肠癌作为一种同质性疾病进行辨证论治，却忽视了该病不同阶段、不同状态下中医辨证的异质性规律。比如大肠癌的治疗存在围手术期、辅助治疗期和姑息治疗期等阶段，代表了大肠癌从发生、发展、演变直至归宿的整个过程，这个过程的每个时期患者的状态（带瘤或者无瘤）都存在差异，因此中医证候也应该不尽相同。目前关于大肠癌分阶段中医辨证分型的研究还处于初级阶段，能够动态研究不同阶段证候变化规律的研究更少，可以作为日后中医辨证治疗大肠癌的一个研究方向。

2. 中医疗效评价

（1）中医肿瘤疗效评价标准：中医治疗恶性肿瘤（实体瘤）的疗效评价既往一直采用西医的国际标准如 WHO 或 RECIST 实体瘤疗效评价标准，而中医药治疗恶性肿瘤的对象多数为晚期患者，其治疗特点是辨病和辨证相结合，重视患者的主观感受和临床受益，包括"带瘤生存"。因此，上述西医的标准难以反映中医药的疗效，建立恰如其分反映中医肿瘤疗效的评价标准势在必行。

在 1999 年中华中医药学会肿瘤分会贵州会议所拟定的《中医药治疗常见恶性肿瘤临床诊断与疗效标准》基础上，2003 年周岱翰教授等拟订了《实体瘤的中医肿瘤疗效评定（草案）》。该评价体系目前在晚期非小细胞肺癌中已经得到多项临床研究的验证，认为其兼顾了客观瘤体与主观症状、生存质量的变化，纳入了近期疗效与远期疗效指标，较之仅着眼于瘤体变化的 RECIST 标准，更具客观性和全面性，显示出该标准的临床应用价值，也为其进一步完善与推广提供了理论和临床依据。令人遗憾的是，尚无大宗临床研究评价该疗效标准在大肠癌中的应用价值，值得各中医肿瘤科研单位引起重视和关注。

（2）生存质量评价：世界卫生组织（WHO）生存质量研究组认为，生存质量是不同文化和价值体系中的个体对于他们生活的目标、期望、标准，以及所关心的事情、有关生存状况的体验，即某个人在社会、心理及精神、职业、躯体 4 个基本方面的功能状态，同时这 4 个方面是前后延续且相互依赖的。中医药治疗肿瘤的特点是通过稳定瘤体，改善临床症状，提高生存质量，延长总的生存期来达到"带瘤生存"的目的。其中生活质量的提高在中医肿瘤的治疗中越来越受到重视，因此将生存质量评价应用于中医肿瘤疗效评价将更有利于体现中医治疗的特色与优势。

近年来，中医对肿瘤患者生存质量的研究已成为热点，但目前的研究大多停留在肿瘤患者症状改善方面，而症状的改善只能代表生活质量改善的一个方面。基于对生存质量不同内涵的定义和认识，目前已经发展了许多用于肿瘤患者生存质量的测量方法，其中量表成为评价肿瘤患者生存质量的常用手段。欧洲肿瘤治疗研究组于 1980 年制定出反映肿瘤患者共性的生存质量核心量表（QLQ-C30），以及适用于不同肿瘤的特异性量表，包括肺癌（QLQ-LC13）、大肠癌（QLQ-CR38）等。这些量表已经在临床应用多年，得到大量科研数据的验证和支持。中医肿瘤评价患者生活质量应该选择国际公认的有关生活质量的特异性量表，结合本国和中医特色，适当改良及发展，并通过大量的病例观察，不断完善和充实量表评价内容。目前国内在中医肿瘤生存质量评价方面已经做出了一些前期的研究，但尚需总结规范并形成统一的共识，为中医药肿瘤生存质量的客观评价提供科学依据。

（二）中医治疗的切入点

大肠癌的中西医结合治疗是一个包含多步骤和多阶段的系统工程。中医药的切入点一直以来主要放在晚期姑息治疗的减毒增效和维持治疗上，而在大肠癌的预防及减少术后复发转移方面未能充分发挥其应有的作用。

"上医治未病"，其中心思想在于未病先防和既病防变。目前中医药在防治大肠癌前病变如腺瘤性息肉等方面的研究刚刚起步，尚需从基础和临床等方面进行深入探索，以期从源头上遏制大肠癌的发生和发展。从国内的治疗现状来看，手术及放化疗是早期大肠癌的主要治疗方法，这是已经被普遍接受的观点。但Ⅱ~Ⅲ期直肠癌根治术后的局部复发率为 15%~65%，即使是行全直肠系膜切除术的Ⅲ期患者，局部复发率仍可达 20%~30%。在降低复发转移方面，西医学治疗指南建议高危大肠癌术后患者主要以放化疗为主，放化疗结束后进行随访观察。如在随访观察期中医药参与其中疗效如何，可否起到抗转移复发的作用？目前研究较少，使得中医药在大肠癌防止复发转移方面的疗效未得到充分的体现。

中西医结合治疗大肠癌的切入点后置，是目前临床中普遍存在的问题。中西医结合往往应用在姑息性术后及晚期患者当中，虽取得了较好疗效，但由于患者生存期有限，生存期的延长和生存率的提高并不显著。如果中医药介入点能前移，对早期大肠癌患者甚至尚未手术者及时应用，能否对大肠癌的疗效有一个根本性的改善，非常值得临床思考和探索。中西医结合在大肠癌的防治过程中早期介入及全程参与将是未来发展的趋势。

（三）中医药抗肿瘤机制研究

随着分子生物学、生物化学、病理、基因技术及蛋白组学技术的飞速发展，中药抗癌机制的实验研究得到逐步深入。以大肠癌为例，从中西医结合抗癌的机制，包括诱导肿瘤细胞凋亡、影响细胞增殖、抑瘤及抗转移、逆转多药耐药、改善免疫功能、减毒增效等方面，为中西医抗癌提供了科学实证。

但目前对中药抗肿瘤机制的分子水平研究尚存在很多问题。比如中药单体研究的内容较多，未能与中医复方及治则治法结合。单味药物或中药单体研究脱离了中药理论，不能体现中医辨证观，反而成为植物或者化学成分的研究；其次，越来越多的学者提出中药的多靶点效应，但阐述的靶点部位过于宽泛，特异性不强，靶点之间是否存在主次之分尚不明确，导致不同的研究单位其实验结果鲜有重复。另外，实验条件的标准化也是亟待解决的难题。建立试验标准是保证实验结果客观准确的前提。如中医实验用药的标准化，中医实验模型的标准化等。如果对实验用药和实验模型限定不严格，则难以准确反映药理机制，也无法阐明其物质基础，而且致使他人无法重复研究结果，降低了实验结果的可信度。

未来中医抗肿瘤研究应借鉴西医学的实验方法，引进先进的实验手段，加强临床与实验研究的联系，注重实验标准体系的建立，进一步阐明中医药抗肿瘤主要机制，为中西医结合临床论治肿瘤筛选更为有效的中药及复方制剂。

（四）展望

中西医结合肿瘤学半个世纪的研究和实践确定了其在肿瘤综合治疗中的位置和优势，虽然尚存在很多问题，但它的实用性和科学性已经毋庸置疑。病证结合辨证可能是中西医治疗肿瘤最佳的结合模式之一。中医的证是动态变化的，西医的病是相对恒定的，中西医结合肿瘤的研究出发点应在中医理论的指导下，加以研究，从而制订一个合理的、有计划的、科学的中西医结合治疗方案。

21世纪大肠癌防治的模式是根据肠癌的发病机制、分子指标和临床特点,将中西医结合的理念和方法引入临床治疗,强调微观与宏观、局部与整体、治标与治本、祛邪与扶正相结合,自主康复与社会环境相结合,做到中西医结合在大肠癌的防治过程中早期介入及全程参与,制定体现中西医结合优势的客观疗效评价方法,提高癌症患者的生活质量与生存时间。中西医结合的治疗理念将在全球抗击大肠癌的战斗中为人类健康做出应有的贡献。

第六节 胰 腺 癌

一、胰腺癌概述

胰腺癌(cancer of pancreas)恶性程度极高,约半数以上发生在胰头部位,约90%起源于腺管上皮的管腺癌。其发病率和死亡率近年来明显上升。5年生存率<5%,是预后最差的恶性肿瘤之一。胰腺癌早期的确诊率不高,手术死亡率较高,而治愈率很低。本病发病率男性高于女性,男女之比为1.5~2:1。

胰腺癌在中医学中称谓不一,在中医学中属"腹痛""黄疸""癥瘕""积聚""伏梁"等范畴。

历代医家对本病的主要论述:对胰腺的认识始于金、元时期,《脾胃论》记载:"脾长掩一尺,掩太仓。"《十四经发挥》也有:"脾广三寸,长五寸,掩手太仓,附于脊之第十一椎。"其实都是对于胰腺的描写。到清代,随着中医解剖学的发展,对胰腺有了进一步的认识,王清任的《医林改错》写到:"津管一物……总提俗名胰子,其体长于贲门右,幽门之左……接小肠""胃外津门左名总提,肝连于其上"。然而,中医对胰腺癌的病症表现及其病因病机的认识却早在《黄帝内经》及以后的历代医籍中都有所记载和描述。如《难经·五十五难》中所说:"积者,阴气也,其始发有常处,其痛不离其部,上下有所终始,左右有所穷处。聚者,阳气也,其始发无根本,上下无所留止,其痛无常处,谓之聚。"《外台秘要》曰:"心腹积聚久症癖。块大如杯碗。黄胆。宿食朝起呕变。支满上气。时时腹胀。心下坚结。上来抢心。旁攻两胁。彻背连胸。"此外,巢元方著《诸病源候论》中说:"癥瘕者,皆由寒温不调,饮食不化,与脏气相搏结所生也。"《医学入门·丹台玉案》也云:"有寒客之则阻不行,有热内生郁而不散,有食积、死血、湿痰结滞妨碍升降,有怒气伤肝木来克土,有伤劳倦、血虚、气虚则运化自迟,皆能作痛。"如《素问·腹中论》说:"病有少腹盛,上下左右皆有根……病名伏梁……不可治,治之每切按之致死""其气溢于大肠而着于肓,肓之原在脐下,故环脐而痛也",《难经·五十四难》云:"心之积名曰伏梁,起脐上,大如臂,上至心下"等。

二、病因病机

胰腺癌的形成,在病因上与情志、饮食关系最为密切,在病机上主要表现为湿热、痰结、血瘀相互搏结,影响气机的畅达,而形成癌肿。胰腺癌初起多表现为实证,而中、晚期则以虚实相夹,本虚标实为主要表现,甚至可以表现为以虚证为主。本病病位在脾,凡外感六淫,内伤七情,饮食不节,均可伤脾生积成胰腺肿瘤。

（一）外感湿邪

湿气通于脾，脾性恶湿，职司运化。外感湿毒，损伤脾气，脾运失调，水湿不化，郁而化热，湿热内蕴，酿毒结瘤。《金匮要略·黄疸病脉证并治》篇指出："黄家所得，从湿得之。"；朱丹溪认为"疸不用分其五，同是湿热"，强调了湿热在黄疸发病中的重要性；《丹台玉案》指出："黄疸之证，皆湿热所成，湿气不能发泄，则郁而生热，热气不能宣畅，则固结而生湿，湿得热而益深，热因湿而愈炽，二者相助而相成，愈久愈甚者也。"关幼波认为"湿热仅仅留在气分，甚至弥漫上、中、下三焦，虽有恶心、纳呆，腹胀，身重胁痛，乏力，甚至发热等证，但一般不会出现黄疸，而热瘀阻血脉才会出现黄疸。"《诸病源候论·积聚病诸候》说："诸脏受邪，初未能成积聚，留滞不去，乃成积聚。"《景岳全书·积聚》："积者，积累之谓，由渐而成者也；聚者，聚散之谓，作止不常者也。"

（二）情志失常

脾居中州，为气机升降之枢纽。内伤忧思，抑郁伤脾，脾气郁结，升降失常，水津不运、血行不畅，津停为痰，血停而瘀，痰血阻脾，结聚成瘤。《诸病源候论·逆气候》："夫逆气者，因怒则气逆，甚则呕血，及食而气逆上。"《养生方·导引法》云："偃卧，以左足踵拘右足拇指，鼻纳气，自极七息，除癖逆气"。《血证论·脏腑病机论》："以气滞疼痛为主，小肠者⋯⋯上与胃接，故小肠燥屎，多借胃药治之；下与肝相近，故小肠气痛，多借肝药治之。"《血证论·腹痛》："血家气痛，不甚，但觉胸腹之中，不得和畅，有郁滞结聚之形，宜逍遥散加姜黄、香附子、槟榔、天台乌药治之。"《血证论·瘀血》："腹痛胁痛，腰脐间刺痛着滞，血府逐瘀汤治之。小柴胡汤加香附姜黄桃仁大黄亦治之。瘀血在下焦，则季胁少腹，胀满刺痛，大便黑色，失笑散加醋军桃仁或膈下逐瘀汤。"。

（三）饮食失宜

饮食不节，内伤酒食，伤脾损胃，聚湿生痰，痰湿瘀血结聚于脾，日久不散，酿生癌瘤。《景岳全书·痢疾·论积垢》说："饮食之滞，留蓄于中，或结聚成块，或胀满硬痛，不化不行，有所阻隔者，乃为之积。"食滞肠道，脾运失司，湿痰内生，痰湿互阻，气机不畅，故见胀痛，便秘，纳呆。痰食阻滞，气聚不散，故腹部有条状物出现。苔腻，脉弦滑均为湿痰和气滞之征象。《金匮要略·五脏风寒积聚病脉证并治》："积者，脏病也，终不移；聚者，腑病也，发作有时，辗转痛移，为可治。"《难经·五十三难》："积者五脏所生，聚者六腑所成。积者，阴气也，其发有常处，其痛不离其部，上下有所终始，左右有所穷处，聚者，阳气也，其始发无根本，上下无所留止，其痛无常处，故以是别知积聚也。"

（四）正气亏虚

先天禀赋不足或患有宿病，脏腑功能失调，正气不足，气血不调，血脉阻滞，瘀血内阻而成积块。《医宗必读·积聚》："积之成也，正气不足，而后邪气踞。"《景岳全书·积聚》："积者，积累之谓，由渐而成者也；聚者，聚散之谓，作止不常者也。"《医林改错·膈下逐瘀汤所治之症目》："无论何处，皆有气血⋯⋯气无形不能结块，结块者必有形之血也。血受寒则凝结成块，血受热则煎熬成块。"《杂病源流犀烛·积聚癥瘕痃癖痞源流》："壮盛之人，必无积聚。必其人正气不足，邪气留着，而后患此。"

三、诊断与分期

胰腺癌的诊断参照西医胰腺癌的诊断标准和方法。胰腺癌的组织学类型以导管腺癌最为多见,约占90%,其他包括浆液性囊腺癌、黏液性囊腺癌、导管内乳头黏液腺癌、腺泡细胞癌、胰岛细胞癌等。根据癌肿发生的部位又分为胰头癌、胰体、胰尾部癌。

（一）诊断

1. 细胞病理学诊断 组织病理学或细胞学检查可确定胰腺癌诊断。可通过术前/术中细胞学穿刺、活检,获取组织或细胞行病理学诊断的途径包括超声或CT引导下经皮穿刺活检、ERCP胰液细胞刷取、EUS引导细针穿刺活检(EUS-FNA)等,首选EUS途径获取组织标本,其有效性、安全性高于其他途径,亦可避免经皮穿刺导致的出血、感染及针道种植等并发症。

对于术中探查为不可切除拟行姑息治疗的患者,须获取组织标本进行病理学诊断,以指导后续治疗。

2. 临床诊断 主要依靠影像学检查,消化道造影、腹部超声、CT、MRI及PET-CT。不同的影像学检查方法可以协助了解胰腺癌的部位、病灶大小和局部淋巴结的转移情况,有助于胰腺癌的诊断和分期。

(1) 超声检查:是胰腺癌诊断的首选方法。其特点是操作简便、无损伤、无放射性、可多轴面观察,并能较好地显示胰腺内部结构、胆道有无梗阻及梗阻部位、梗阻原因。局限性是视野小,受胃、肠道内气体、体型等影响,有时难以观察胰腺,特别是胰尾部。

(2) CT检查:是目前检查胰腺最佳的无创性影像检查方法,主要用于胰腺癌的诊断和分期。平扫可显示病灶的大小、部位,但不能准确定性诊断胰腺病变,显示肿瘤与周围结构的关系较差。增强扫描能够较好地显示胰腺肿物的大小、部位、形态、内部结构及与周围结构的关系。能够准确判断有无肝转移及显示肿大淋巴结。

(3) MRI及磁共振胰胆管成像(MRCP)检查:不作为诊断胰腺癌的首选方法,但当患者对CT增强造影剂过敏时,可采用MRI代替CT扫描进行诊断和临床分期;另外,MRCP对胆道有无梗阻及梗阻部位、梗阻原因具有明显优势,且与经内镜逆行胰胆管造影(ERCP)、经皮肝穿刺胆管造影(PTC)比较,安全性高,对于胰头癌,MRI可作为CT扫描的有益补充。

(4) 上消化道造影:只能显示部分晚期胰腺癌对胃肠道压迫侵犯所造成的间接征象,无特异性。目前已为断面影像学检查所取代。

3. 其他相关诊断方法

(1) 血液生化检查:早期无特异性血生化改变,肿瘤阻塞胆管可引起血胆红素升高,伴有谷丙转氨酶、谷草转氨酶等酶学改变。胰腺癌患者中有40%出现血糖升高和糖耐量异常。

(2) 血液肿瘤标志物检查:CA19-9可异常表达于多种肝胆胰疾病及恶性肿瘤患者,虽非为肿瘤特异性,但血清CA19-9的上升水平仍有助于胰腺癌与其他良性疾病的鉴别,其他肿瘤标志物包括CEA、CA50及CA242等,联合应用有助于提高诊断的敏感性及特异性,对胰腺癌的早期诊断、疗效评价和判断预后有一定的参考价值。

（二）分期

胰腺癌的分期需要依据临床体征、影像学的检查,如腹部B超、CT或者MRI,了解病变的部位、大小、邻近组织器官的浸润情况尤其是了解胰头对胆管以及十二指肠的压迫情况。根据患者的具体情况直接选择PET-CT检查,全面了解全身脏器的转移情况。根据TNM国际分期标准明确临床分期。

四、中西医结合治疗

（一）中医辨证施治

1. 辨证原则

（1）辨明正气盛衰及病期：胰腺癌由于病变部位隐匿，早期不易发现，临床就诊时多数晚期，病情进展较快，病变部位在中焦，直接影响脾胃功能。脾为后天之本、气血生化之源，脾胃虚弱易致正气衰竭。辨明正气盛衰，有利于确定治疗的攻补原则。疾病早期，正气尚强，临床表现症状不明显，体力状况尚可，此时治疗以攻伐为主兼顾脾胃功能；病情中期正气渐衰，患者出现消瘦乏力、胃脘部疼痛、顽固性食欲不振，此时治疗宜攻补兼施，扶正抗癌为主。疾病晚期正气衰竭，出现黄疸、腹水、恶病质，治疗以扶正为主，注意调理脾胃。

（2）辨明病变涉及部位及脏腑：中上腹部疼痛是胰腺癌早期最常见临床表现，由于其疼痛位置与一般胃痛、胆痛相似，而且其疼痛往往在饭后 1~2 小时加剧，少进食或不进食可减轻疼痛，伴随恶心、呕吐、腹胀胃肠道症状，胰腺癌易被误诊为胃病。中医临床辨病属"胃脘痛""腹痛""黄疸""积聚""伏梁"。中医认为胰为脾之副脏，所以胰病当从脾治。病变部位在中焦，涉及脾胃肝胆，临床治疗根据不同脏腑制定不同的治疗法则。

（3）辨明病邪性质：历代医家对胰腺癌病因认识大体可以归结为几个方面：外感湿邪、情志失调、饮食失节、后天失养。脾胃虚弱是根本，肝气不舒是关键，最后导致的病邪性质为"痰、湿、瘀、毒"，临证治疗根据不同的病邪性质制定不同的治疗法则。

2. 治疗要点　胰腺癌病情进展快，病机复杂，最易影响脾胃功能，临床以虚为主，虚实夹杂，属于本虚标实之证，"湿热""痰结""血瘀"为病之标，治疗上应注意以下几点：

（1）注重整体观念：将胰腺癌看成是全身性疾病在局部的表现，治疗时注意考虑全身的整体情况与局部瘤体的关系。并与现代治疗手段相配合；在疾病中、晚期，正气已损，邪气器张，扶正培本治疗，寓攻于补。治疗过程尤其注意固护胃气，扶助正气。

（2）注重综合治疗：胰腺癌目前缺乏有效的治疗手段，临床宜采用多种方式，融合中药内服、中药外敷、针法与灸法相结合的指导思想。中医药临床辨证灵活，根据症状、体征临证加减；外敷法是根据中医内病外治的方法，使用特定中草药研制成的镇痛贴，能有效控制癌瘤、缓解疼痛；针法是把毫针刺入患者特定的穴位，通过针法来疏通经络，激活气血，有效治疗癌症；而灸法是把燃烧着的艾绒按一定穴位熏灼皮肤，利用热的刺激来鼓舞正气、疏通经脉，用于胰腺癌治疗可达到改善生活质量、延长生存期的目的。

3. 辨证分型与治疗

（1）脾虚气滞

主症特点：上腹部不适或疼痛，按之舒适，面浮色白，纳呆，消瘦，便溏，恶风自汗，口干不多饮，舌质淡，苔薄或薄腻，脉细或细弦。

治法：健脾理气。

方药：香砂六君子汤加减。

疼痛较甚可加元胡、徐长卿；气短乏力较甚可加黄芪；食欲不振较甚者可加焦山楂；腹部包块明显可加莪术、三棱。

（2）湿热蕴结

主症特点：上腹部胀满不适或胀痛，发热缠绵，口渴而不喜饮，或见黄疸，小便黄赤，口苦口臭,便溏稀味重,心中懊恼,舌红苔黄或腻,脉数。

治法:清热化湿。

方药:三仁汤合茵陈五苓散加减。

疼痛较甚可加元胡、青皮;腹胀明显者可加木香、厚朴;发热明显者可加知母、半枝莲;黄疸较甚可加茵陈、车前草。

(3)气虚血瘀

主症特点:上腹疼痛,扪之有块,痛处固定,疼痛彻背,攻及两肋,夜间尤甚,面色无华,赢瘦乏力,纳少,舌质暗,见瘀斑,苔厚腻,脉虚弦。

治法:益气活血、软坚散结。

方药:香砂六君子汤合膈下逐瘀汤加减。

腹部肿块坚硬可加三棱、莪术;疼痛明显可加木香、青皮、全蝎。

(4)气阴两虚

主症特点:低热缠绵,神疲乏力,消瘦纳呆,心烦易怒,口干津少,便干溲赤,上腹胀满,肿块日增,胁肋隐痛,舌红少津,脉细弦数。

治法:益气养阴、清热。

方药:生脉散合青蒿鳖甲汤加减。

腹部肿块坚实可加三棱、莪术;大便秘结可加火麻仁、酒大黄、芒硝;纳呆食少加砂仁、白豆蔻;腹胀明显者,加大腹皮、厚朴;血虚者加白芍、首乌。

(二)综合治疗原则

胰腺癌的治疗主要包括手术治疗、放射治疗、化学治疗、介入治疗、中医药治疗等。综合治疗是任何分期胰腺癌治疗的基础,但对每一个病例需采取个体化处理的原则,根据不同患者身体状况、肿瘤部位、侵及范围、黄疸以及肝肾功能水平,有计划、合理的应用现有的诊疗手段,以其最大幅度的根治、控制肿瘤,减少并发症和改善患者生存质量。

1. 手术治疗　手术切除是胰腺癌患者获得最好效果的治疗方法,然而,超过80%的胰腺癌患者因病期较晚而失去手术机会,对这些患者进行手术并不能提高患者的生存率。因此,在对患者进行治疗前,应完成必要的影像学检查及全身情况评估,以腹部外科为主,包括影像诊断科、化疗科、放疗科等包括多学科的治疗小组判断肿瘤的可切除性和制定具体治疗方案。

手术中应遵循以下原则:无瘤原则,包括肿瘤不接触原则、肿瘤整块切除原则及肿瘤供应血管的阻断等;足够的切除范围;安全的切缘,胰腺的切缘要大于3cm,为保证足够的切缘可于手术中对切缘行冰冻病理检查;淋巴结清扫,理想的组织学检查应包括至少10枚淋巴结。胰腺周围区域包括腹主动脉周围的淋巴结腹主动脉旁淋巴结转移是术后复发的原因之一。

对术前判断不可切除的胰腺癌患者,如同时伴有黄疸,消化道梗阻,全身条件允许的情况下可行姑息性手术,行胆肠、胃肠吻合。

2. 放射治疗　主要用于不可手术的局部晚期胰腺癌的综合治疗,术后肿瘤残存或复发病例的综合治疗,以及晚期胰腺癌的姑息减症治疗。放射治疗原则:采用5-氟尿嘧啶或吉西他滨为基础的同步化放疗;远处转移的局部晚期不可手术切除胰腺癌,如果患者一般情况允许,应当给予同步化放疗,期望取得可手术切除的机会或延长患者生存时间;非根治性切除有肿瘤残存患者,应当给予术后同步化放疗;如果术中发现肿瘤无法手术切除或无法手术切净时,可考虑术中局部照射再配合术后同步化放疗;胰腺癌根治性切除术后无远处转移患者可以考虑给予术后同步化放疗;不可手术晚期胰腺癌出现严重腹痛、骨或其他部位转移灶引起疼痛,严重影响患者生存质量时,如果患者身体状况允许,通过同步化放疗或单纯放疗可起到姑息减症作用;术后同步化放疗在术后 4~8 周患者身体状况基本恢复后进行;放疗应采用三维适形或调强适形放疗技术以提高治疗的准确性以及保护胰腺周围重要的正常组织和器官,骨转移患者姑息减症治疗可考虑使用常规放疗技术。

3. 化学治疗 胰腺癌的化疗有效率较低,化学治疗的目的是延长生存期和提高生活质量。胰腺癌术后辅助化疗可延长生存。辅助化疗注意事项:胰腺癌的辅助化疗应当在根治术 1 月左右后开始;辅助化疗前准备包括腹部盆腔增强 CT 扫描,胸部正侧位片,外周血常规、肝肾功能、心电图及肿瘤标志物 CEA,CA19-9 等。化疗中及时观察并处理化疗相关不良反应。

4. 介入治疗 介入治疗适应证包括影像学检查估计不能手术切除的局部晚期胰腺癌;因其他慢性疾病失去手术机会的胰腺癌;胰腺癌伴肝脏转移;控制疼痛、出血等疾病相关症状;介入治疗可行灌注化疗;伴有阻塞性黄疸的患者可通过介入治疗行梗阻性黄疸引流术、内支架置入术。

5. 支持治疗 支持治疗的目的是减轻症状,提高生存质量。

(1) 控制疼痛:疼痛是胰腺癌最常见的症状之一。首先需要明确疼痛的原因,对于消化道梗阻等急症常需请外科协助。其次要明确疼痛的程度,根据患者的疼痛程度,按照癌痛三阶梯治疗原则进行治疗。

(2) 改善恶液质:常用甲地孕酮、沙利度安等以改善食欲,注意营养支持,及时发现和纠正肝肾功能不全和水、电解质紊乱。

五、临床研究进展

胰腺癌是恶性程度极高的消化道肿瘤,其发病率在全球范围内呈逐渐升高的趋势。病因与吸烟、饮食因素、糖尿病、慢性胰腺炎、肥胖、基因突变等有关。目前,手术是西医根治胰腺癌的唯一手段,但由于胰腺癌早期容易侵犯周围组织器官和远处转移,加上早期常无明显的特异性症状和体征,以及缺乏简单、可靠的早期诊断方法,确诊时多属中晚期,患者根治性切除率低。近几年中医药治疗胰腺癌的研究已有较大进展,中医药治疗胰腺癌已成为胰腺癌综合治疗中的主要手段之一,并得到了国内外肿瘤学界的共识。国内学者对胰腺癌的病名、病因病机、证型分类、治则治法、处方用药进行了较为深入的探索研究,包括天然抗胰腺癌药物的开发、中药有效成分以及复方研究。中药在胰腺癌治疗中以其毒副作用小、疗效确切占据独特优势。中药与传统的手术、放疗、化疗有良好的优势互补作用,与放、化疗联合应用时可增强疗效、减轻毒副反应、提高生存质量和机体免疫力、延长生存期,在手术后应用中药治疗能对肿瘤的复发转移起到防治作用,因此中药治疗胰腺癌有很大的研究和应用价值,值得我们进一步探索。

(一)中医药对中晚期胰腺癌缓解症状、延长生存期

胰腺癌临床发现多属中晚期,失去了手术的机会,西医学缺乏有效的治疗手段。采用中西医结合治疗胰腺癌优势在于改善晚期患者症状,提高生存质量。

有医者观察以清胰化积方为主的中西医综合疗法治疗晚期胰腺癌的生存改善情况及其治疗影响因素。回顾性分析以清胰化积方为主的中西医综合治疗的晚期胰腺癌患者(治疗组 64 例)的生存情况,并与同期其他中西医综合治疗(对照组 70 例)的患者进行比较,分析各种临床因素和化疗、放疗对生存的影响。结果显示治疗组 1 年、3 年、5 年的生存率分别为 25.0%、14.1%、8.4%,中位生存期 7.6 个月,较对照组患者明显延长($P<0.05$)。治疗前 CA19-9≥500U/ml、KPS<80 者预后较差($P<0.05$)。在治疗组中,不同辨证分型者的生存差异无统计学意义($P>0.05$),而化放疗联合组生存情况优于单纯化疗组($P<0.05$)。说明以清胰化积方为主的中西医综合治疗可能对晚期胰腺癌患者生存的延长具有重要作用。

有研究通过临床回顾性研究对以清胰化积方为主的中西医综合治疗老年胰腺癌进行疗效评估,探讨可行性治疗模式。采用 Kaplan-Meier 方法计算生存期,Log-rank 检验进行组间比较,并通过应用 Cox 比例风险模型对接受中西医结合治疗的 190 例老年胰腺癌患者进行多因素分析。结果显示本组 190 例老年胰腺癌患者中 1 年生存率 28.42%;3 年生存率 6.32%;5 年生存率 2.11%。中位生存期为 7.1 个月。其中清胰化积组 102 例,中位生存期 8.7 个月;非清胰化积方 88 例,中位生存期 4.7 个月,差异有统计学意义($P<0.05$)。KPS 评分 <80、CA19-9≥500U/ml、消瘦(体重在 6 个月内减轻≥10%)、肝转移、手术方式、全身化疗和清胰化积中药是影响该治疗模式预后的独立影响因子。结论提示根治手术、全身化疗和清胰化积中药是老年胰腺癌长期生存保护因素。老年胰腺癌Ⅲ期患者可化疗结合清胰化积方中药治疗,Ⅳ期老年胰腺癌患者则应以中药及最佳对症支持治疗为主。

(二)中医药防护治疗

中医防护治疗适应人群为手术恢复期、放疗、化疗、介入治疗期间的患者,以调理脾胃功能为主,减轻手术、放化疗、介入治疗等治疗手段导致的不良反应和并发症,促进机体功能恢复,改善临床症状,提高生存质量。

1. 术后恢复期的中医药治疗　辨证治疗,培补元气,促进机体康复,减少术后并发症,延长生存期。

【术后常见证候】元气亏虚,脾胃虚弱。

【主要治疗原则】培补元气,调理脾胃。

手术易耗伤元气,而元气虚衰,致人体的免疫功能低下,不利于术后的康复。元气虽然来源于先天肾气,但必须依赖于后天脾胃精气的不断滋养、充实,所以又有"脾胃为元气之本"一说。在胰腺癌术后的治疗中要注重培扶元气,凡阴阳、气血、五脏虚损者均可以调理的方法,纠正偏离、补益不足,重建机体内部的平衡。主要采用培补元气法,如益气养血,调理脾胃功能等,使后天之本得以恢复,有利于手术创伤的快速恢复,减少术后并发症,延长生存期。

【常用中成药及注射剂】十全大补丸,香砂养胃丸,参麦注射液,黄芪注射液等。

【艾灸】足三里、神阙等。

有研究采用中药复方辨证治疗对胰腺癌 R0 切除术后的影响,观察 161 例胰腺癌 R0 切除术后患者,运用非随机同期对照研究方法,将患者分成中药治疗组(84 例)和非中药治疗组(77 例)。中药治疗组采用中医辨证,脾虚证:健脾益气,以四君子汤为主;阴虚证:养阴生津,以益胃汤为主;血虚证:补血益气,以四物汤为主;肾虚证:益肾补虚,以二仙汤为主;热毒证:清热解毒,以四藤方为主;痰湿证:化痰利湿,以化痰散结汤为主;血瘀证:活血化瘀,以膈下逐瘀汤为主;气滞证:理气疏导,以四逆散为主;非中药治疗组采用西医常规治疗,根据患者的病理分期、体能状况等临床病理情况选择相应的西医治疗措施,包括静脉化疗、区域性动脉灌注化疗、放射治疗、物理治疗、分子靶向药物治疗及免疫治疗等,记录患者的无病生存期(DFS)及1、2、3、5年无病生存率;采用Cox多因素比例风险模型分析患者DFS的相关预后因素。结果显示入组时KPS评分($P=0.000$)及中医药治疗($P=0.000$)是胰腺癌R0切除术后DFS的独立预后因素。中药组中位无病生存期(MDFS)为15.8个月(95%CI:12.545~19.055),非中药组MDFS为8.2个月(95%CI:6.062~10.338),中药组的无病生存期较非中药组明显延长($P=0.000$)。中药组患者的1、2、3、5年无病生存率分别为64.0%、29.3%、21.9%、15.6%,非中药组分别为29.9%、2.8%、1.4%、0%,中药组的1、2、3、5年无病生存率均高于非中药组($P<0.05$,$P<0.01$)。研究表明中药复方辨证治疗是影响胰腺癌R0切除术后患者预后的独立保护因素,在延长胰腺癌R0切除术后患者DFS方面具有一定的优势。

2. 放疗期的中医药治疗　益气活血,减少放疗不良反应及并发症,改善症状,延长生存期。

【放疗期间常见证候】气虚血瘀,气阴两虚,湿热蕴结。

【主要治疗原则】益气活血,益气养阴,清热化湿。

【常用中成药及注射剂】生脉饮,大黄䗪虫丸,参麦注射液,丹参注射液,复方苦参注射液。

有研究观察益气活血中药对三维适形放疗联合吉西他滨化疗治疗中晚期胰腺癌疗效的影响,将106例中晚期胰腺癌患者随机分成两组,第1组48例,行三维适形放疗联合吉西他滨化疗;第2组58例,在第1组放化疗基础上,给予益气活血中药(黄芪30g,太子参30g,茯苓15g,白术10g,丹参30g,赤芍30g,三棱10g,鸡血藤30g,茜草30g,甘草10g)。观察两组上消化道反应、腹泻、腹痛、骨髓抑制及生存质量改善情况,同时通过疗效评价法观察近期有效率,分析患者的1、2年生存率。结果显示第1组上消化道反应、腹泻、腹痛、骨髓抑制及生存质量改善情况分别为45.83%、18.75%、56.76%、58.33%、35.42%,第2组分别为24.14%、5.17%、24.14%、84.44%、53.45%,两组差异均有统计学意义($P<0.05$)。第1组、第2组近期有效率分别为56.3%、67.2%,两组差异有统计学意义($P<0.05$)。1、2年生存率第1组分别为36.8%、16.6%,第2组分别为75.3%、28.2%,第2组总体生存率优于第1组($x^2=9.205$,$P=0.002$)。结果表明益气活血中药能减轻放化疗所致的消化道反应,提高临床症状有效率,延长1~2年生存期。

有文献报道复方苦参注射液联合体部伽玛刀治疗晚期胰腺癌的临床观察50例,全部病例均为首次治疗,分为综合治疗组(30例)和单纯放疗组(20例),综合组复方苦参注射液20ml静脉滴注,1次/天,覆盖放疗全程,持续至放疗结束后1周。结果显示疼痛缓解情况单放组有效率30.0%,综合组有效率61.5%,两组差异具有统计学意义($x^2=4.506$,$P<0.05$);生存质量改变状况单放组生活质量改善5例,改善率25.0%,综合组生活质量改善14例,改善率53.8%,差异具有统计学意义($x^2=3.880$,$P<0.05$);不良反应发生情况白细胞降低、反射性肠炎、恶心呕吐、肝肾损害等不良反应,单放组共14例(20.0%),综合组共10例(38.5%)。按不良反应发生的有无进行x^2检验分析,两组差异具有统计学意义($P=0.034$)。提示复方苦参注射液在抗肿瘤、减轻放疗毒副作用方面具有较好功效。

3. 化疗期的中医药治疗　中药联合化疗可减轻化疗毒副反应,改善症状,延长生存期。

【化疗期间常见证候】脾胃不和,湿热蕴结,瘀血内结。

【主要治疗原则】调和脾胃,清热化湿,活血化瘀。

【常用中成药及注射剂】香砂养胃丸,复方苦参注射液等。

有学者探究中药清胰汤[生大黄10g$^{(后下)}$,木香10g,白芍15g,芒硝10g$^{(冲服)}$,柴胡10g,黄芩10g,茵陈30g,丹参30g]联合西药治疗中晚期胰腺癌的临床效果。选择68例中晚期胰腺癌患者,按照随机数字表法分组为治疗组和对照组。对照组采用TP方案静脉滴注化疗。治疗组在对照组治疗基础上加用中药清胰汤治疗。结果治疗3天、7天、10天后,治疗组APACHEⅡ评分分别为(7.02±1.21)分、(5.67±0.99)分、(4.52±0.75)分,对照组则分别为(7.04±1.19)分、(6.47±1.07)分、(5.48±0.98)分;与治疗前比较,总体上均出现明显下降,$P<0.05$;治疗3天后,两组APACHEⅡ评分比较,$P>0.05$;治疗7天和10天后,两组APACHEⅡ评分比较,$P<0.05$。此外,两组患者实验室指标恢复时间以及临床症状、体征恢复时间、临床近远期疗效以及不良反应比较,P值均<0.05。表明相比单纯西药治疗中晚期胰腺癌来说,采用中药清胰汤联合西药治疗的临床效果更佳,且不良反应发生少。

有文献回顾性分析74例胰腺癌血瘀证患者临床资料,所有患者采用随机数方法随机分成两组,对照组患者采用临床化疗方法进行治疗,观察组患者在对照组治疗方法的基础上联合采用大黄䗪虫丸进行治疗,比较两组患者的治疗前后病灶的变化情况,临床症状改善情况以及不良反应等。结果两组患者连续治疗两个疗程后,临床症状和病灶大小均得到改善,观察组患者的临床效果显著优于对照组患者,两组差异具有统计学意义($P<0.05$);对照组患者不良反应发生率为24.32%(9/37),观察组患者的不良反应发生率为10.81%(4/37),两组数据差异显著,具有统计学意义($P<0.05$);两组患者的治疗后凝血四项差异显著,具有统计学意义($P<0.05$)。提示临床上对胰腺癌血瘀证患者采用大黄䗪虫丸配合化疗能取得较为理想的治疗效果,该方法能显著降低患者临床不良反应的发生,改善患者的生存质量。

有医者通过中药清热化积法(白花蛇舌草15g,半枝莲15g,薏苡仁15g,六䑏15g,麦芽15g,大枣15g)联合HAI/TACE治疗Ⅲ~Ⅳ期胰腺癌患者70例的随机对照Ⅱ期临床研究,探讨清热化积法的临床疗效以及血清CA19-9水平在胰腺癌预后中的价值。两组均接受HAI/TACE治疗,比较清热化积中药与对照中药分别联合HAI/TACE治疗3、6、9和12个月生存情况,治疗前后的患者主要症状变化,采用RECIST标准评价治疗前后B超、CT或MRI等影像学中胰腺肿瘤大小的变化。结果显示,清热化积组中位生存期为6.94个月优于对照组的4.24个月($P<0.05$)。清热化积中药治疗前后肝肾功能的变化、骨髓抑制情况与对照组比较差异无统计学意义($P>0.05$)。清热化积组的患者中血清CA19-9<500U/ml和CA19-9>500U/ml的中位生存期分别为(9.40±2.28)个月和(4.07±0.53)个月,两者差异有统计学意义($P<0.05$)。同时观察到清热化积中药能明显减低胰腺癌患血清CA19-9水平,改善患者KPS和疼痛症状评分。提示清热化积法联合HAI/TACE治疗中晚期胰腺癌,可降低胰腺癌患者血清CA19-9水平,改善患者KPS评分和生存质量,并缓解疼痛症状,延长生存期。

4. 胰腺癌中晚期　中药外用止痛胰腺癌的疼痛控制是胰腺癌姑息治疗不可缺少的重要组成部分。胰腺癌疼痛与所有疼痛病机相仿,不外"不通则痛""不荣则痛",临床胰腺癌部位的不同,以及病程发展变化所需,将药物制成不同的剂型施于患处,能达到更直接的治疗效果。对于其机理,清朝徐灵胎指出:"若其病既有定处,在皮肤筋骨之间,可按而得着,用膏药贴之,闭塞其气,使药物从毛孔而入腠理,通经达络,或提而出之,或攻而散之,较服药尤有力。"中医外治法具有止痛迅速、使用安全、毒副作用小、无成瘾性及戒断性、辨证灵活、剂型及外治方法多种多样、临床疗效确切等优点。

有研究外用"癌痛灵"贴膏治疗胰腺癌癌性疼痛,60 例随机分为治疗组和对照组各 30 例。治疗组按胰腺癌取穴,使用癌痛灵膏(麝香、冰片、鸡血藤、土鳖虫、血竭、乳香、没药、山慈姑、黄药子、川乌、玄胡、重楼)敷贴结合中药熏蒸治疗仪蒸气加热治疗,对照组则采用 WHO 推荐的三阶梯药物止痛法治疗。结果显示治疗组与对照组相比止痛起效时间短、止痛持续时间长,且疼痛程度及级别改善均优于对照组,差异均有统计学意义($P<0.05$)。说明癌痛灵贴膏治疗癌性疼痛起效快、止痛时间长,疗效确切。

六、问题与思考

胰腺癌的预后较差,治疗手段较少,中医药在胰腺癌的治疗方面可以改善患者的临床症状,提高生存质量,延长生存期。但是临床研究方面仍存在较多的问题,目前研究资料存在着研究样本较小,分层次研究较少等问题。中医对胰腺癌病因病机、证型分布规律的研究以及有效中药单药、复方制剂的研究仍不够深入。

(一)中医对胰腺癌病因病机、证型分布、治则治法的研究仍缺乏标准

有学者认为中医药是胰腺癌综合治疗中的主要手段之一,各家对胰腺癌的病名、病因病机、证型分类、治则治法、处方用药的文字表述不尽相同,但认识上基本趋于一致。中医药治疗胰腺癌在生存期、生存质量、临床受益率等临床主要终点指标方面临床报告具有一定优势,其辨证论治的观念充分体现了个体化的治疗方案,但目前对胰腺癌的中医药治疗没有统一的辨证分型标准,中医药临床对照研究少,缺乏前瞻性,大样本,多中心的临床研究。中医药治疗胰腺癌目前文献涉及的病例数较少,也较为散在,文献中涉及的病例可能因为时间、地域、各家经验不同而表述不一,体现了胰腺癌诊治的复杂性。中医药治疗胰腺癌临床研究没有统一的辨证分型标准,缺乏严格的循证医学证据,临床科研质量有待提高。

有学者采用计算机检索与人工检索结合的方法,对胰腺癌中医证候进行文献分析,数据应用 Frequencie 法进行处理。按照入选标准和排除标准,共纳入 26 篇论文和 25 部专著,分析结果显示多认为胰腺癌为实证;常见类型为气滞血瘀证、湿热蕴结 / 湿热毒蕴证、脾虚湿热 / 湿困证、阴虚证(含阴虚内热、气阴两虚);多认为病位在脾(脾胃),其次为肝(肝胆);病理因素以湿和瘀血多见。因此,目前对胰腺癌中医证候的证型研究尚属初始阶段,在今后的实践中,有必要开展大样本的中医证候调查。

(二)中医药治疗胰腺癌有效中药单药、复方制剂的研究仍较少,缺乏大样本、多中心的临床观察

有学者对近几年治疗胰腺癌的中药研究进行了总结,无论从天然药物的开发还是提取中药有效成分以及复方研究,中药以其毒副作用小、疗效确切占据独特优势。确定了中药治疗在胰腺癌治疗中的地位。中药与传统的手术、放疗、化疗有良好的优势互补作用,与放、化疗联合应用时可增强疗效、减轻毒副反应、提高生活质量和机体免疫力、延长生存期,在手术后应用中药治疗能对肿瘤的复发转移起到防治作用,但这方面的研究仍较少,缺乏大样本、多中心的临床观察。

(三)展望

中西医结合治疗胰腺癌的研究需要我们肿瘤学界深入开展多学科的协作治疗模式,促

使中医药与西医学优势互补。进一步开展中医对胰腺癌病因病机、证型分布规律、治则治法的研究。探索寻找中医药治疗胰腺癌有效的单药及复方制剂,开展大样本、多中心的临床观察,制定基于循证依据的中西医结合胰腺癌临床疗效评价体系,科学、客观地对中医药、中西医结合干预胰腺癌方法的有效性、安全性做出正确评价,以提高中西医结合治疗胰腺癌的有效率。

第七节　乳　腺　癌

一、乳腺癌概述

乳腺癌是发生在乳腺腺上皮组织的恶性肿瘤,临床以乳腺肿块为主要表现。与其他恶性肿瘤相比,乳腺癌具有发病率高,侵袭性强但病情进展缓慢,自然生存期长等特点。目前乳腺癌已成为威胁女性身心健康的常见肿瘤,并且其发病率还在逐年递增。乳腺并不是维持人体生命活动的重要器官,原位乳腺癌并不致命;但由于乳腺癌细胞丧失了正常细胞的特性,细胞之间连接松散,容易脱落。癌细胞一旦脱落,游离的癌细胞可以随血液或淋巴液播散全身,形成转移,危及生命。

乳腺癌在中医文献记载为乳岩、石痈等。由于肿物位于体表,不需特殊仪器即可细致观察,中医古籍中相关记载较多。《诸病源候论》提到“有下于乳者,其经虚,为风寒气客之,则血涩结……无大热,但结核如石”;《医宗金鉴》中记有“乳岩由肝脾两伤凝气血结而成”;《疮疡经验全书》则曰“阴极阳衰,血无阳安能散,致血渗入心经而生乳岩”,认为肝肾不足,冲任失调,月经不调,气血运行不畅,经络阻塞而发病;《外科正宗》认为“忧郁伤肝,思虑伤脾,积虑在心,所愿不得者,致经络痞涩,聚结成核”,指出情志内伤、忧思郁怒是发病的重要因素;吴谦《外科心法》也指出“乳岩由肝脾两伤,气郁凝结而成”其发生多与情志郁结有关。《格致余论》载“忧怒抑郁,昕夕积累,脾气消阻,肝气横逆,遂成隐核,如大棋子,不痛不痒,数十年后方疮陷,名曰乳岩,以其疮形嵌凹似岩穴也,不可治矣。”对于其治疗,《医学正传》作了较详尽的论说:“初便宜多服疏气行血之药,须情思如意,则可愈。如成疮之后,则如岩穴之凹,或如人口有唇,赤汁脓水浸淫胸胁气攻疼痛,用五灰膏、金宝膏去其蠹肉,生新肉,渐渐收敛。此疾多生于忧郁积忿中年妇人,未破者尚可治,成疮者终不可治。”陈述了早期治疗的重要性。《外科证治全生集》载:“大忌开刀,开则翻花最惨,万无一活。男女皆有此证。”我国古代限于当时历史条件,难以施行手术,治疗多有困难,故常延至晚期溃烂翻花。但在这些记载中,可以看出古代医家对这一病种的细致观察和治疗体会,丰富了中医对乳腺癌的认识,对今日中西医结合治疗乳腺癌有一定的帮助。

二、病因病机

乳腺癌病位在乳房,与肝、脾、肾有关;按《外科大成》中述“乳头属足厥阴肝经,乳房属足阳明胃经,乳外属足少阳胆经”。乳房为阳明经所司,乳头为厥阴肝经所属,因而乳腺癌与肝脾两脏关系尤为密切。其主要病因为正气内虚,并与邪毒外袭、七情怫郁、饮食失调、宿有旧疾及年老体衰等密切相关。本病以缓慢发病为多,病理属性本虚标实,脾肾虚弱为本,痰凝、气滞、血瘀、毒结为标,初起多因气滞痰凝,中期虚实夹杂,晚期则以脾肾气血大亏为主。

（一）邪毒外侵，脏腑受损

外源性因素如化学致癌物、电离辐射、致瘤性病毒、霉菌毒素等或六淫之邪入侵，影响脏腑功能，机体气机升降失调，开合失司，气血运行受阻，痰湿毒瘀交结；或毒邪入络，气血凝滞，成积成聚。如《华佗中脏经·论痈疽疮肿第四十一》曰："夫痈疽疮肿之作者，皆五脏六腑蓄毒不流，非独因营卫壅塞而发"；《诸病源候论·卷四十·石痈候》中说："有下于乳者，其经虚，为风寒气客之，则血涩结……无大热，但结核如石。"近年来许多学者通过临床观察，许多疑难杂症包括癌症是由于环境因素如大气污染，化肥，农药污染等毒邪蓄积凝聚，毒邪入络，气血痰湿凝滞而成。

（二）七情怫郁，肝脾失调

所愿不遂、忧郁愤闷等引起体内气血失调、脏腑功能紊乱。导致肝气失疏，气机郁滞，脾失健运，痰浊内生，痰浊易于凝滞，致血行不畅为瘀，痰瘀互结，脉络受损。历代医家对此有着详尽阐述，如《医学正传》中云"此症多生于忧郁积忿中年妇女"；《景岳全书》提出"乳岩属肝脾二脏郁怒"；《外科十三方考》记载"乳岩则因七情气郁而成"；《立斋外科发挥》认为乳岩"乃七情所伤肝经，血气枯槁之症"；《外科正宗》"又忧郁伤肝，思虑伤脾，积想在心，所愿不得志者，致经络痞涩，聚结成核"；《外科全生集·乳岩》认为"此因哀哭忧愁，患难惊恐所致"。可见，怒、忧、思、悲、恐、惊皆可导致乳岩的形成，损伤脏腑主要为肝、脾二脏。

（三）饮食不节，损伤脾胃

平素嗜食厚味炙煿则湿热蕴结，损伤脾胃，运化失司，水湿不化，凝聚为痰，酿痰生热，随气流窜，结于乳中，阻塞经络，日久成岩。正如《医宗必读·痰饮》所说："脾土虚弱，清者难升，浊者难降，留中滞膈，淤而成痰。"同时，脾虚日久，气虚血瘀，进而痰浊、气滞、瘀血等积聚成癌。

（四）久病年老体衰，气血不足

年老体虚，正气不足，无力推动血行，气虚血瘀；或气虚水湿不化，凝聚成痰，痰阻血瘀；或正虚外邪乘虚而入，留滞不去，气机不畅，终致痰浊，气滞，血瘀结而成块。正如《医宗必读·积聚》所说："积之成者，正气不足，而后邪气踞之"，正气本虚，驱邪无力，或外邪乘虚而入，加重或诱发病理产物凝结阻滞体内，气机不畅终致血行瘀滞，壅结成块；《素问·评热病论》亦有云"邪之所凑，其气必虚"，"正气存内，邪不可干"，强调了正气的重要性。又有治不得法或失于调养，病邪久羁，损伤正气，或正气本虚，驱邪无力，加重或诱发气、痰、食、湿、水、血等凝结阻滞体内，邪气壅结成块。《诸病源候论》曰："积聚者，由阴阳不和，脏腑虚弱，受于风邪，搏于脏腑之气所为也。"指出脏腑亏虚，功能失调，气血运行失常，或者久病宿疾，脏腑虚损，均是导致乳腺癌发生的重要病理机制。

综上所述，本病病机重点在于"虚""痰""毒""瘀"等四个方面，上述病理因素往往相互交叉，互为因果，相互联系。在正气亏虚基础上，加之邪毒外袭、所愿不遂或饮食失调等，引起体内气血失调、脏腑功能紊乱，进而导致邪毒内蕴、气滞血瘀、痰浊交结滞于乳中而发病。痰瘀互结，毒邪日耗，久而脾肾亏虚、肝肾阴虚，气血亏虚又易致肿块溃破，久不敛口。

三、诊断与分期

（一）诊断

1. 临床症状 早期乳腺癌往往不具备典型的症状和体征，不易引起重视，常通过体检或乳腺癌筛查发现。

(1) 局部肿瘤表现:乳房肿块常为就诊的首发症状,多为单发,质地较硬,增大较快,可活动,如侵及胸肌或胸壁则活动差或固定。皮肤橘皮样改变和乳头内陷为癌侵及皮肤和乳头的表现。

(2) 区域淋巴结转移表现:腋窝和锁骨上淋巴结肿大、质硬、活动差、融合或固定。

(3) 晚期乳腺癌表现:血行转移至肺、肝、骨、脑而出现相应的临床表现。

(4) 乳头溢液:血性或浆液性,有此症状的患者适宜行乳腺导管内镜检查。

(5) 炎性乳腺癌:表现为乳房皮肤炎症样改变,由局部扩大到全乳房,皮肤颜色由浅红到深红,同时伴有皮肤水肿、增厚、表面温度升高。

2. 病理学诊断

(1) 细胞病理学诊断:乳头分泌物细胞学检查,无创且操作简便;肿块穿刺检查,即细针针吸细胞学涂片或 B 超引导下穿刺活检是十分常用的方法。

(2) 组织病理学诊断:乳腺癌的病理类型很多,有的以组织来源命名:如小叶腺癌、导管腺癌;有的以病变组织特点命名:如髓样癌、硬癌、单纯癌;有的以病变程度命名:如原位癌、早期癌、浸润癌;有的以癌细胞的分化程度命名:如未分化癌、低分化癌、中分化癌、高分化癌。随着病理组织学与临床医学的密切结合,病理类型逐渐向依据癌细胞对周围组织的侵犯程度和远处转移可能性的大小而归类。大体分为:非浸润性癌、早期浸润癌、浸润癌。

1) 非浸润性癌包括导管内癌(癌细胞未突破导管壁基底膜)、小叶原位癌(癌细胞未突破末梢乳管或腺泡基底膜)及乳头湿疹样乳腺癌。此型属早期,预后较好。

2) 早期浸润性癌早期浸润是指癌的浸润成分小于10%。包括早期浸润性导管癌(癌细胞突破管壁基底膜,开始向间质浸润),早期浸润性小叶癌(癌细胞突破末梢乳管或腺泡基底膜,开始向间质浸润,但仍局限于小叶内)。此型仍属早期,预后较好。

3) 浸润性特殊癌:包括乳头状癌、髓样癌(伴大量淋巴细胞浸润)、小管癌(高分化腺癌)、腺样囊性癌、黏液腺癌、大汗腺样癌、鳞状细胞癌等。此型分化一般较高,预后尚好。

4) 浸润性非特殊癌:包括浸润性小叶癌、浸润性导管癌、硬癌、髓样癌(无大量淋巴细胞浸润)、单纯癌、腺癌等。此型一般分化低,预后较上述类型差,且是乳腺癌中最常见的类型,占80%,但判断预后尚需结合疾病分期等因素。

3. 影像学检查

(1) 乳腺 B 超检查:非创伤性,可同时检查双腋下淋巴结。B 超下可见形状不规则的低回声区,准确率80%~85%,如能同时发现腋窝淋巴结肿大、融合、固定则提示乳腺肿块很可能是乳腺癌。

(2) 乳腺 X 线照相检查:可见密度增高、边缘不规则的肿块阴影,有时中心可见钙化,如 $1cm^2$ 范围内钙化点超过 5 个则应警惕恶性。

(3) 钼靶 X 线或干板照相:根据乳腺肿块密度与周围组织对比有无毛刺或钙化等帮助诊断。

(4) 对有病理性溢液的患者,可行导管造影或导管镜检查,以观察导管有无中断扩张、受压移位和占位性病变。

4. 实验室检查

(1) 肿瘤标志物检查:CA15-3 和 CEA 增高与乳腺癌有一定相关性。

（2）乳腺癌内分泌受体检查：雌激素受体（ER）、孕激素受体（PR）检查是乳腺癌病理检查必须包括的项目，阳性者内分泌治疗有效，检测结果决定术后治疗方案的选择和患者的预后。

（3）C-erbB-2（Her-2/neu）：结果阴性者，预后相对好，阳性者靶向治疗有效。准确的检测很重要，是否阳性影响到化疗方案和生物治疗方案的选择以及患者的预后。

（4）*BRCA* 基因检查：遗传性乳腺癌约占全部乳腺癌的 5%~10%。*BRCA* 基因突变发生于 70% 的遗传性乳腺癌中。

（二）分期

分期需要完善影像学的检查，如胸部 CT，腹部可以选择 B 超、CT 或者 MRI，头颅可以选择 CT 或者 MRI，以及全身骨扫描（ECT）等，以明确原发乳腺及身体其他部位的转移情况。也可以根据患者的具体情况直接选择 PET-CT 检查，全面了解包括肺、肝、骨、脑、肾上腺、颈部淋巴结、锁骨上淋巴结等脏器的转移情况。分期参照美国癌症联合委员会（AJCC）及国际抗癌联盟（UICC）乳腺癌 TNM 分期系统。

四、中西医结合治疗

（一）中医辨证治疗

1. 辨证原则　根据病程阶段，分清标本虚实的主次。乳腺癌病理属性本虚标实，是一种全身属虚，局部属实的疾病。初期邪盛而正虚不明显，故以气滞、血瘀、痰结、湿聚、热毒的实证为主要病机，中晚期由于癌症患者素体多虚，加之癌症病变耗伤人体之气血，故多出现气血两虚、阴阳两虚等病机转变。

2. 治疗要点　肿瘤不仅仅是局部问题，还是一种全身性疾病，所致人体病理变化错综复杂，因此，必须遵循中医学"辨证求因，审因论治"和"必伏其所主而先其所因"的原则，明辨其主要病因及所属症状，充分掌握邪正盛衰的演变，分清局部与整体，邪正之消长及标本缓急，辨而施治，这里既包含"辨病"又包含"辨证"。

治疗的基本原则是扶正祛邪，攻补兼施，做到"治实当顾虚，补虚勿忘实"。初期邪盛而正虚不明显，当先攻之；中期宜攻补兼施；晚期正气大伤，不耐攻伐，当以补为主，扶正培本以抗邪气。扶正之法主要采用健脾、益肾、补气、补血、补阴、补阳等治法；祛邪主要采用理气除湿、化痰散结、活血化瘀、清热解毒等法，并应适当配伍有抗肿瘤作用的中草药。

3. 辨证分型与治疗

（1）肝郁气滞

主症特点：发病与情绪因素有关，乳房肿块胀痛，两胁作胀，心烦易怒，口苦咽干，头晕目眩。脉弦滑，舌苔薄白或薄黄。

治法：疏肝理气，散结通滞。

方药：丹栀逍遥散加减。

方用丹皮、炒栀子、柴胡、青皮、当归、白芍、茯苓、炙甘草、白术、山慈菇、浙贝母。

若胁痛较重，可酌加郁金、威灵仙以增强理气活血止痛之功；若兼见胁肋掣痛，口干口苦，烦躁易怒，尿黄便秘，舌红苔黄，脉弦数等气郁化火之象，酌加黄芩、夏枯草、龙胆草清肝调气止痛之品；若肝气横逆犯脾，脾失健运，兼见肠鸣腹泻者，可酌加白扁豆、泽泻、薏苡仁以健脾止泻；若肝郁化火，耗伤阴津，症见胁肋隐痛不休，心烦，眩晕少寐，舌红少津，脉细者，可酌配枸杞、首乌、麦冬、生地、玄参等滋阴清热;若肝胃不和,胃失和降,兼见恶心呕吐者,可酌加代赭石、鸡内金、生麦芽、旋覆花等以和胃降逆止呕。

(2) 气郁痰瘀

主症特点:发病与情绪因素有关,乳房肿块刺痛,或翻花溃烂,渗流黄水或血水,两胁作胀,胸肋胀闷,颈项肿块,烦躁失眠,月经不调,口干咽燥。舌暗红或绛,有瘀点瘀斑,无苔或少苔,脉弦细或涩。

治法:理气解郁,化痰消积。

方药:桃红四物汤合四海舒郁丸加减。

方用当归、熟地、川芎、白芍、桃仁、红花、青木香、陈皮、海蛤粉、海带、海藻、昆布、海螵蛸。

可酌加姜黄、莪术、鳖甲、炮山甲等,以增强活血消积的作用;如积块疼痛,加五灵脂、玄胡索、路路通活血行气止痛;如痰瘀互结明显,舌苔白腻者,可加全瓜蒌、半夏、薤白等化痰散结药物。自汗明显者加浮小麦;患侧上臂肿胀加络石藤、桑枝、路路通;便秘者加制大黄,柏子仁;眠差者加夜交藤、炒枣仁。

(3) 毒热蕴结

主症特点:乳房肿块迅速增大,疼痛或红肿甚至溃烂翻花,分泌物臭秽或乳腺癌术后多发转移,消瘦乏力或发热,心烦,口干,便秘。舌质暗红,舌苔黄白或黄厚腻,脉弦数或滑数。

治法:解毒化瘀、扶正祛邪。

方药:银花甘草汤加减。

方用当归、赤芍、丹皮、泽泻、金银花、蒲公英、紫花地丁、土贝母、夏枯草、刘寄奴、生黄芪、青蒿、元参、生地、甘草。

可酌加玫瑰花、合欢花、白蒺藜、代代花理气止痛而无伤阴之弊;若阴亏过甚,舌红而干,可酌加石斛、玄参、麦冬;若心神不宁,而见心烦不寐者,可酌配酸枣仁、炒栀子、合欢皮;若肝肾阴虚,头目失养,而见头晕目眩者,可加菊花、女贞子、熟地、钩藤、天麻等;若阴虚火旺,五心烦热,骨蒸潮热者,可酌配知母、地骨皮、青蒿以滋阴退热等。若两目干涩,视物昏花,可加枸杞子、女贞子。

(4) 气血亏虚

主症特点:病历日久,中气大伤,运化无权,故饮食大减。气血生化乏源,机体失养,故体弱,肌肉瘦削,神倦乏力;血瘀日久,新血不生,颜面失养,故面色萎黄。中气大伤,运化无权,水湿泛溢,故面肢浮肿;舌脉见舌质淡紫,或光剥无苔,脉细数或弦细均为气血耗伤之象。

治法:气血双补。

方药:四君子汤合归脾汤加减。

方用生黄芪、太子参、炒白术、当归、茯苓、远志、生甘草、炒枣仁、广木香、龙眼肉、生姜、大枣、白芷、蜂房、浙贝母、山慈菇、炮山甲、鳖甲。

若阴伤较甚,头晕目眩,舌光无苔,脉象细数者,可加生地、麦冬、石斛;如牙龈出血,鼻衄,酌加山栀、丹皮、白茅根、三七等凉血化瘀止血;若畏寒肢肿,舌淡白,脉沉细者,加黄芪、肉桂、泽泻等以温阳益气,利水消肿。如见善悲欲哭、情绪不宁者多合用甘麦大枣汤。

(二) 综合治疗

目前乳腺癌的治疗采用以手术为主的综合治疗模式，包括放疗、化疗、内分泌治疗、中医药治疗以及分子靶向治疗。近年来，乳腺癌的基础研究和临床领域不断产生新的研究成果，改变并指导肿瘤医生的临床实践，使得当今乳腺癌的治疗进入全方位发展时期。

中医药治疗已成为我国乳腺癌综合治疗的重要组成部分并广泛涵盖到了乳腺癌治疗的各个阶段。中医治疗乳腺癌的手段主要包括中药辨证汤剂、中成药、中药注射剂和外用制剂以及非药物疗法如针灸等。客观地说，乳腺癌的主导治疗仍以西医学手段为主，中医治疗主要起到辅助和配合作用，其主要作用体现在配合西医手术、放疗、化疗、内分泌治疗，减轻不良反应，预防或延缓肿瘤的复发转移；针对晚期乳腺癌，中医药配合放化疗以增效减毒或中医药综合治疗延长生存，提高生活质量；针对乳腺癌及治疗中的相关并发症，中医治疗可以改善患者的症状进而提高生活质量。

综合治疗分期治疗原则：

Ⅰ期：改良根治或局部广泛切除加放疗。下列高危因素时辅助以化疗：细胞分化差；DNA 呈异倍体；肿块生长迅速；未闭经，ER(−)者。肿瘤位于内象限或中央区术后行放疗。ER(+)者术后服三苯氧胺(TAM)5 年。术后及放、化疗期间以中医药调理。

Ⅱ期：一般先行手术治疗，术后 4 周内开始辅助化疗，术后辅助化疗一般进行 6 个周期。有放疗适应证的患者行放疗。放疗一般安排在两次化疗之间进行。ER(+)或绝经后患者服用他莫昔芬(TAM)5 年即内分泌治疗。术后及放、化疗期间以中医药调理。

Ⅲ期：先做术前化疗(新辅助化疗)，以后做改良根治术或乳腺单纯切除加腋窝淋巴结清扫术。术后 4 周内开始辅助化疗、放疗。ER(+)或绝经后患者服用 TAM 5 年进行内分泌治疗。诊断即开始中医药调理。

Ⅳ期：化疗和内分泌治疗为主。必要时做局部放疗或姑息性局部手术切除，诊断即开始中医药调理。

由于乳腺癌是激素依赖性肿瘤，癌细胞的生长受体内多种激素的调控。其中，雌激素在大部分乳腺癌的发生发展中起着至关重要的作用，内分泌治疗通过降低体内雌激素水平或抑制雌激素的作用，达到抑制肿瘤细胞的生长。临床对于乳腺癌细胞的 ER 和 PR 阳性或任一为阳性患者，推荐辅助内分泌治疗；如两者皆阴性，则术后应以化疗为主。选择性雌激素受体调节剂代表药物他莫昔芬的分子结构类似于雌激素，可以与乳腺癌细胞表面的激素受体结合，从而阻止体内正常雌激素和孕激素与受体的结合，癌细胞无法接受激素的刺激，肿瘤停止生长。芳香化酶抑制剂代表药物氟隆、瑞宁得、依西美坦可以有效降低体内雌激素水平，因而减少其对癌细胞的刺激作用。激素受体调节剂代表药物氟维司群主要功能是破坏雌激素受体和阻断雌激素和雌激素受体之间的相互作用，因而起到内分泌治疗的作用。靶向治疗用于 Her-2 阳性早期乳腺癌术后辅助治疗，可明显降低患者的复发率和死亡率。紫杉类(紫杉醇或者多西紫杉醇)+ 曲妥珠单抗作为含曲妥珠单抗化疗辅助治疗的首选方案。TCH(多西紫杉醇/卡铂/曲妥珠单抗)也被推荐为可选方案，尤其是对于那些有心脏毒性风险因素的患者。在辅助治疗阶段使用曲妥珠单抗过程中应注意其心脏毒性，定期监测患者心脏功能，必要时给予暂停或者终止用曲妥珠单抗。对于 Her-2 阳性的转移或复发乳腺癌患者，首选含曲妥珠单抗为基础的联合化疗。对于蒽环类失败的 Her-2 阳性需要化疗患者，首选方案是曲妥珠单抗联合紫杉类药物，但对于紫杉类药物也失败的患者，曲妥珠单抗可以联合长春瑞滨、卡培他滨、铂类、吉西他滨等化疗药物。

五、临床研究进展

中药治疗包括乳腺癌在内的恶性肿瘤可以划分为 3 个主要阶段,即围手术、放疗、化疗期,随访观察期以及晚期患者姑息治疗期。

(一)中医防护治疗

中医治疗肿瘤的优势领域包括多个方面,如可以减少手术并发症和继发症;配合放化疗,减毒增效;改善机体内环境,调整免疫;当肿瘤患者已接受手术或放、化疗缓解后,运用中药可促进机体功能恢复,改善临床症状,提高生存质量,并防止其复发或转移等。

1. 围手术期 减少并发症,促进康复。

(1)术前的中医药治疗:手术前的中医药治疗多为扶正治疗,术前给患者以中药调理,纠正机体的阴阳失衡,改善患者的身体素质,为手术的肿瘤切除做准备,利于手术顺利进行,并有助于减少手术的并发症和后遗症。也有手术前中医药抗癌治疗以控制癌症发展,但这种短期的手术前用药只是次要的辅助手段。

(2)术后的中医药治疗:手术后短期应用中药,目的是加速术后的康复,尽早地为以后的治疗如放疗、化疗创造条件,更主要的是改善或减轻术后并发症和不良反应。手术是一种创伤性治疗手段,乳腺癌根治术创面较大,故术后极易出现多种并发症。常见的并发症有皮瓣坏死、淋巴漏、皮下积液、上肢水肿等,皮瓣坏死率国外报道为 10%~60%,国内报道高达51%~71%,淋巴漏、皮下积液发生率为 24.6%~40.6%,患侧上肢水肿发生率为 23.7%~34.1%。目前西医暂无理想的治疗手段,而中医治疗乳腺癌术后并发症有明显优势,根据中医辨证施治理论,以活血化瘀为主,治疗术后并发症取得较好的疗效。

有医者认为术后脉络损伤,瘀血内停,气机被阻,血行不畅,加之术后气血不足,局部气血濡养不足,则发生皮瓣坏死,皮瓣坏死使血脉阻塞加重血瘀;术后肌肤脉络受损,局部气血运行不畅,组织充血水肿,水湿内停,水液潴留,发为皮下积液,皮下积液可使脉络更加不通从而加重血瘀;术后刀伤经脉,瘀血停滞,阻于上肢的经脉,影响津液的输布,而发生上肢水肿,肢体肿胀,水湿停聚使得隧道不通,脉络阻塞,阻碍气血的运行,气血运行不畅,从而加重血瘀。故血瘀是乳腺癌术后并发症的基础。根据《黄帝内经》"坚者削之,结者散之,留者攻之"及"血实宜决之",在治疗上应以活血化瘀为主,血行则瘀祛,瘀去则生肌。另有医者依据"水入于经,其血乃成""血不利则为水"等理论,认为乳腺癌术后瘀血停积,阻滞上肢经脉,影响津液的输布,使水湿外溢,溢于肌肤而发生水肿。乳腺癌疾病本身可以引起许多常见的心理问题,焦虑、抑郁、恐惧和担忧是乳腺癌患者常见的心理反应,加之手术及放化疗等损伤导致患肢淋巴水肿,使机体处于肝气郁结、气滞血瘀的病理状态,容易发生胁肋胀痛、脘痞腹胀、烦躁抑郁、局部感觉活动异常等综合征。故术后的病机特点是瘀血阻络为主,肝气郁滞为辅,阴阳失衡,气血不和。采用疏肝理气、活血通络为治疗乳腺癌术后上肢淋巴水肿的第一大法,中药活血与理气并重,以期全面改善患者的气滞血瘀状态。以疏肝通络汤配合理疗与单纯理疗相比较,从水肿缓解情况、KPS 评分的变化、气滞血瘀证候改善情况以及药物的不良反应等几方面对疏肝通络汤的疗效做出客观评价。结果表明,进行理疗同时口服疏肝通络汤可以缓解水肿、改善患者的生活质量,尤其可以明显改善轻中度水肿及其气滞血瘀证候,疗效明显优于单纯理疗组。两组治疗后血象、肝肾功能、心电图、患肢血流情况等方面无明显变化,提示该治疗方法安全无明显不良反应。另外,中医认为手术容易耗气伤血,所以手术后患者多有气血亏损、脾胃失调等的现象。如有术后患者有低热、乏力、虚汗、纳差、腹部胀气、大便不畅等症状,通过健脾理气、益气固表、补气养血、益气养阴等中医药治疗常有满意的效果。

手术后根据病情可长期服用或间断服用中药,目的除改善体质外,还可避免或减少肿瘤复发,防止肿瘤转移,提高远期效果,延长生存时间。对于早期患者,经过根治术后,以扶正和祛邪相结合,单纯服用中药可达到上述目的;对于非早期患者,需要或无法接受其他治疗者,宜长期中药治疗,辨证论治,多宜益气,补血,滋阴,温阳等扶正为主,清热解毒,活血化瘀,软坚散结,理气化痰等祛邪为辅。临床和实验表明,扶正中药可以改善机体的免疫功能;活血化瘀中药可以降低血液黏度、血小板凝聚、改善血液流变学,抑制肿瘤病灶周围新生血管的形成。

2. 内分泌治疗及放化疗期间　减毒增效。

内分泌治疗及放化疗作为恶性肿瘤的主要治疗手段,在肿瘤治疗学中起重要的作用。但乳腺癌内分泌治疗可以封闭雌激素,因此它会造成类似于绝经期的一些症状;另外,由于放射线及化疗药物缺乏选择性,使放化疗不能完全避免对正常组织细胞的损害,尤其是增殖旺盛的骨髓造血细胞、胃肠道细胞等,对肝肾功能以及免疫功能也有明显的损伤,这些严重的毒副反应给患者带来极大的痛苦,甚至被迫停止治疗,导致化疗的失败。大量的临床实践和文献报告资料均证明,内分泌治疗和放化疗期间或之后,应用中医药治疗,有助于缓解毒副反应,可起到增效减毒作用,同时可以提高患者生存质量,充分地体现出中西医结合的优越性。

如何提高肿瘤组织对内分泌治疗和放化疗的敏感性,减轻其毒副反应,是目前在肿瘤治疗领域中愈来愈引起人们重视、并且值得探讨的问题。中医药对内分泌治疗和放化疗的减毒和增效作用不能孤立地去看待,而应将两者有机结合起来,使之相辅相成。一方面减毒有利于增效,即在减轻放化疗毒副反应的同时,相应地提高了患者的自身免疫力,增强其免疫杀伤能力,有利于杀伤癌细胞;另一方面增效有利于减毒,增效可间接地降低放化疗所需的剂量,从而减轻或避免了毒副反应的发生。因此,以中医理论为指导,将中医药减毒与增效的作用融为一体,才能更好地发挥其综合治疗的效果。

(1) 中医药辅助内分泌治疗:内分泌治疗是通过降低体内雌孕激素水平,达到抑制激素依赖性癌细胞生长的目的。对经过选择的乳腺癌病例,其有效率为 50%~80%。对于受体阳性的乳腺癌患者目前主张大多数患者需要化疗联合内分泌治疗。近年来一项大规模的临床试验结果表明,内分泌治疗应当在化疗和放疗结束后即开始,一方面可以提高乳腺癌患者的生存期,另一方面可以增加化疗效果。三苯氧胺是绝经前早期乳腺癌患者内分泌治疗的首选药物,绝经后的患者也可以使用。芳香化酶抑制剂是绝经后乳腺癌患者辅助治疗的首选药物。对部分不适合用三苯氧胺治疗,或有高危复发转移因素的绝经前患者,可以考虑在有效的卵巢功能抑制后,选择使用芳香化酶抑制剂作为辅助治疗。

内分泌治疗药物在抑制乳腺癌复发、转移的同时,使女性体内雌、孕激素分泌绝对或相对不足,大脑内神经递质 - 儿茶酚雌激素水平下降,中枢自主神经调节紊乱而出现一系列类似更年期综合征表现。临床常见的如性情急躁或精神抑郁、颜面潮红、发热多汗、头晕耳鸣、心烦失眠、外阴瘙痒干涩、阴道不规则流血、白带增多、腰膝酸软等症状。这些表现,可以归属中医学中"心悸""不寐""眩晕""脏躁""百合病"等范畴,严重影响了患者的生活质量,降低了乳腺癌患者规范化治疗的完成率,甚至有的患者不得不放弃内分泌治疗。《金匮要略·妇人杂病》云:"妇人脏躁,喜悲伤欲哭,象如神灵所作,数欠伸,甘麦大枣汤主之。"《金匮要略·百合狐惑阴阳毒病脉证并治》:"百合病者,百脉一宗,悉致其病也。意欲食,复不能食,常默然,欲卧不能卧,欲行不能行;饮食或有美时,或有不用闻食臭时;如寒无寒,如热无热;口苦,小便赤;诸药不能治,得药则剧吐利。如有神灵者,而身形如和,其脉微微。"对于内分泌治疗引起的类更年期综合征,中医认为是药物引起的肾气渐衰,天癸将竭,冲任二脉虚损,气血失调,脏腑功能紊乱,阴阳失去平衡所致。而西医学目前尚无好的处理方法,中医治疗优势明显,治疗多从肾虚出发,以补肾为主,兼以疏肝、滋阴、清热。通过辨证论治,能有效缓解不良反应,提高患者生存质量。

(2) 中医药辅助化疗:中药与化疗配合是中西医治法上扶正与祛邪相辅相成的体现,是目前癌症治疗中中西医结合的最常用的方法之一。NCCN 推荐的联合化疗方案包括 TAC(多西他赛、多柔比星和环磷酰胺)方案、AC(多柔比星和环磷酰胺)方案、AC 序贯紫杉醇方案等。在临床实践中应根据患者不同的复发风险,遵循指南选择合适的化疗方案。在中药与化疗的配合中,有医者强调健脾和胃、滋补肝肾原则的运用,多以升血汤为基础方化裁,其组方为生黄芪、太子参、白术、茯苓、鸡血藤、女贞子、枸杞子、菟丝子等。药理研究证实,党参、女贞子、鸡血藤单味药即有升高白细胞的作用;人参能防止多种原因引起的白细胞下降,增强机体免疫力;黄芪既能增强机体免疫功能,又可促进机体代谢,通过细胞内 cAMP 及 cGMP 的调整作用而使细胞生长旺盛,寿命延长。全方合用,具有补气血、益精髓、恢复造血功能干细胞活性、增强全身免疫功能作用。在临床实践中亦证明该方能减轻化疗所引起的消化道反应;保护和增强患者的免疫功能;患者 NK 细胞活性、TH 细胞活性及 TH/TS 的值均有提高。

(3) 中医药辅助放疗:中医药对放化疗引起的各类毒副反应都显示出明显疗效,尤其是胃肠道反应、骨髓抑制及免疫抑制。目前,临床上多采用扶助正气之法予以治疗,同时根据症状及证型的不同分别进行论治。射线一方面可以杀伤照射野内的肿瘤细胞,另一方面,对人体的正气来讲,是一种热毒之邪,易耗伤人体阴液。治疗应借鉴温病学说的观点,重视滋阴之品的应用。

放疗失败的原因之一是肿瘤内血供不足,致使乏氧细胞形成对放射性的抗拒。现已发现汉防己甲素、地龙提取液、枸杞多糖、川芎、丹参、田七及活血化瘀通窍活血汤、芪甲丹注射液等,有放射增敏功效,可使乏氧细胞存活曲线的肩区消失,对有氧细胞则无此作用。活血化瘀中药可降低血液黏稠度、改善微循环、增进癌细胞的放射敏感性。有人通过微循环试验证实,川芎嗪可以改善微循环,使其血管口径、流速、流态、毛细血管数目等方面均有明显改善,尤以微动脉为主,与放疗配合,可以改善肿瘤周围组织及瘤体微循环、增加瘤体血液灌注量,减少癌组织中的乏氧细胞、从而提高瘤组织对放疗的敏感性。马蔺子甲素(Iq-7611)是从中药中提取的一种含醌类结构的化合物,实验证明具有放射增敏作用,对乏氧细胞更为明显,并有毒性低、增强免疫功能及保护造血细胞的作用,同时具有化学增敏功能。

临床应用中药进行放射增敏的研究开展较多。有研究以活血化瘀中药(黄芪、赤芍、川芎、当归、桃仁、红花、鸡血藤、葛根、陈皮、丹参,随症加减)作为放射增效剂对鼻咽癌患者进行临床研究,研究表明鼻咽病灶消退率优于对照组,远期生存率也比前者为佳($P<0.05$)。另

有研究应用神龙液(生黄芪、女贞子、当归、川芎、红花、丹参、毛冬青、薏苡仁、郁金、地龙、苦参、马钱子、穿心莲、败酱草、白花蛇舌草、白花蛇、半枝莲、麦冬、阿胶、大黄)加热疗配合放疗治疗 35 例鼻咽癌,结果提示神龙液对鼻咽癌的热疗、放疗有增效作用。

(二)晚期:改善症状,提高生存质量

晚期乳腺癌,尤其是三阴性乳腺癌到目前为止认为是不可根治的,化疗是转移性乳腺癌的主要治疗方法,化疗的目标是延长生命,缓减或预防肿瘤相关的症状或并发症,提高生存质量。化疗后需要进一步的维持治疗,临床上有用化疗药维持者,也有用中药维持者。此时,患者大多属于正虚邪实,通过扶正与祛邪相结合,采取积极的个体化治疗,以进一步改善患者的生存质量、延长患者的生存期。扶正者,多健脾补肾;祛邪者,多活血化瘀、抗癌解毒。根据中医“治未病”思想,应该“已病防变”,在乳腺癌术后行积极的巩固性治疗,以预防复发转移。

如有学者认为对每个晚期乳腺癌患者治疗前都要详细了解病史,明确患者的全身功能状况,精神状态,饮食情况,以往及目前进行的治疗,各脏腑、气血的功能情况,作为整体衡量的依据;同时详细掌握肿瘤病灶的情况如:肿瘤的大小、种类、发展浸润情况和肿瘤自然进展快慢等,对患者进行全面的客观评估后,抓住主要矛盾,确立治疗原则。利用中药协助乳腺癌术后恢复、中药配合放化疗减毒增效、巩固期治疗减少复发转移、单纯中药控制肿瘤,以及提高晚期复发转移患者的生存质量,延长生存期。也有学者认为对晚期乳腺癌也注重根据其癌瘤的情况进行施治:癌瘤表面红赤,高肿突起,根盘收束,疼痛剧烈、拒按者属阳证,癌瘤苍白或紫暗或皮色不变,表面不热,平塌下陷,根盘散漫,坚硬如石,疼痛和缓、隐痛、不痛者属阴证。《疡医大全·论阴阳法》曰:“凡诊视痈疽施治,必需先审阴阳,乃医道之纲领。阴阳无谬,治焉有差? 医道虽繁,而可以一言蔽之者,曰阴阳而已。”阳证者,楼教授通常采用五味消毒饮加味治疗,临床上常用蒲公英、天葵子、紫花地丁、野菊花、金银花、丹皮、赤芍等清热解毒消肿。阴证者,用阳和汤加减治疗,临床上常用熟地、炮姜、白芥子、鹿角片、穿山甲、炙麻黄等补肾温经,散寒化痰。

六、问题与展望

虽然近些年乳腺癌的诊治有了长足的进展,中西医结合治疗受到国内外广泛关注,中医药在治疗作用上起着不可忽视的作用,但还有许多问题有待解决。

(一)三阴性乳腺癌规范化诊治

三阴性乳腺癌指 ER、PR 和 Her-2 均为阴性表达的乳腺癌,是乳腺癌的一个特殊的亚型,因其预后差,且缺乏有效的治疗手段,是目前国内外乳腺癌研究的热点。三阴性乳腺癌约占乳腺癌人群的 12%~24%。其组织学分级高、细胞分化差、恶性程度高,容易出现早期复发、内脏转移等,术后 1~3 年为复发高峰,5 年内发生内脏转移的可能性为非三阴患者的 4 倍。然而,因三阴性乳腺癌不表达激素受体和 Her-2 基因,不能从内分泌治疗和针对 Her-2 基因的靶向药物中获益,化疗成为三阴性乳腺癌患者唯一的西医治疗方法。尽管三阴性乳腺癌对化疗敏感,但辅助性化疗结束后多为随诊观察,无更多的序贯治疗,有很高的局部复发和远处转移率。目前,辨证与辨病相结合是中医药治疗乳腺癌的主要方法,中药在症状控制、抑瘤抗转移方面有一定优势,但由于乳腺癌的病情复杂多样,证型也变化多端,不同医家的分型不同,治疗也不尽相同。因此,如何给三阴性乳腺癌患者更加规范的中西医治疗成为一

项迫切需要解决的难题。

（二）乳腺癌术后高危人群预防复发转移

尽管乳腺癌诊疗水平逐步提高,但仍有 30%~40% 的患者在完成规范化治疗后出现复发或转移,尤其是术后高危人群。根据 2007 年 St.Gallen 国际乳腺癌治疗共识中复发转移危险分级标准,高度危险定义为"腋窝淋巴结 4 个或以上转移者;或腋窝淋巴结转移 1~3 个,同时肿瘤组织中癌基因 c-erbB-2 过度表达者"。此外,如前所述,三阴乳腺癌由于其特殊的生物学行为加之无内分泌治疗以及针对 Her-2 的分子靶向治疗选择,局部复发和远处转移率均较高。有学者对 210 例乳腺癌术后高危患者进行生存分析,其中 51 例(24.3%)发生复发转移。分别对人口学资料,包括年龄、月经情况及临床病理特征,包括肿瘤分期、病理类型、肿瘤大小、淋巴结转移数、激素受体水平进行单一影响因素分析。结果显示,与Ⅱa 及Ⅱb 期比较,Ⅲc 期复发转移率明显增高,提示肿瘤分期越晚,复发转移率越高,这与以往文献研究结果相似。进一步对影响分期的两大影响因素肿块大小及淋巴结转移数进行分层统计,结果提示,肿物越大、淋巴结转移越多,3 年复发转移率越高,进一步验证了肿物大小、淋巴结转移数在分期中的重要地位。研究还发现,与非三阴性乳腺癌比较,三阴性乳腺癌 3 年复发转移率明显升高,提示三阴性乳腺癌预后差。而 3 年复发转移率与年龄、月经情况、ER 和 PR 情况、病理分型无明显相关。对化疗方案、化疗周期数、内分泌治疗、赫赛丁治疗、中医辨证方案治疗等治疗因素进行单一影响因素分析,结果显示中医治疗可以明显降低乳腺癌术后高危人群的 3 年复发转移率,尤其对于Ⅲc 期及 Her-2 阴性患者更为受益,初步验证了中医辨证论证方案的有效性。因此,乳腺癌高危患者,可以作为中药预防复发转移研究的目标人群,在接受西医规范化治疗的同时以及此后的随访或内分泌巩固治疗期,给予相应的中药干预,以无复发生存期(DFS)以及生活质量(QOL)作为主要的终点结局指标,遵照循证医学方法,开展多中心、大样本、前瞻性、长期随访的规范化临床研究,动态观察证候演变规律,客观评价中医在乳腺癌康复期治疗中的疗效和特点,逐步建立乳腺癌康复期中医规范化诊疗方案,将有可能在预防乳腺癌的复发转移方面取得突破性进展。

（三）晚期乳腺癌的维持治疗

乳腺癌一旦出现转移,治疗相当困难,治疗目的在于延长患者生存,改善生存质量。西医学主要采用非手术综合疗法,依据患者身体状况、既往治疗的方案、疗效、激素受体和 Her-2 状况等,甚至还要考虑患者的心理、经济等因素,制定适合患者的治疗方案。虽然相对于肺癌、胰腺癌、肝癌等常见实体瘤,晚期乳腺癌治疗手段较多,预后相对较好,但中位生存期也只有 24 个月左右。有相当一部分患者在接受标准的二线、三线甚至四线化疗和 / 或内分泌治疗、靶向治疗后疾病进展,缺少进一步有效手段来进行干预。这类患者往往身体一般状况尚可,预计生存期较长,对于治疗包括中医治疗依从性较好。因此可以将西医治疗后非进展的晚期乳腺癌患者作为中药治疗晚期乳腺癌临床研究的目标人群,以提高远期生存和生存质量为目标,以中医综合治疗方法作为干预手段,观察评价中药作为维持治疗的客观作用。尤其可以将疾病进展时间(TTP)作为中医研究的主要终点指标,因为对于乳腺癌来说,TTP 与总生存呈正相关联系,TTP 的提高一般会伴随总生存(OS)的延长,对于晚期肿瘤患者,生存期是比肿瘤缓解率更有价值的疗效评判指标;而且,在临床工作中,TTP 的数据较 OS 更易获得。另一方面,TTP 直接反应患者目前所接受的治疗手段的效果,最大限度排除其他混杂治疗因素的干扰,更有助于证明中医药独立的抗癌作用。

（四）中医防治乳腺癌相关并发症

在乳腺癌的疾病发展和治疗过程中，几乎每一位患者都会出现数种并发症，由于肿瘤本身进展而导致的并发症包括疲乏、疼痛、贫血、恶病质、恶性体腔积液、血栓等，因肿瘤治疗导致的并发症包括恶心、呕吐、腹泻、便秘、放射性皮炎、骨髓抑制、手足综合征、皮疹等。这些并发症的出现明显降低患者生存质量，影响肿瘤的治疗，某些并发症甚至是影响远期预后的独立因素。因此，肿瘤相关并发症越来越引起国内外肿瘤学界的重视，国内学者在应用中医学手段防治肿瘤相关并发症领域进行了卓有成效的探索，针对肿瘤相关并发症的随证施治恰好能体现中医药治疗"简、便、廉、验"的特色和优势。相对于肿瘤本身治疗而言，针对并发症的临床干预周期相对较短，便于开展研究和产生结果，有利于传统中医药学的对外交流与推广。除了大家熟知的减轻化放疗所致消化道反应、骨髓抑制等结果外，中医药（包括针灸等非药物疗法）还可以在另外一些方面发挥积极作用，例如：中医药缓解乳腺癌患者疲乏、抑郁、焦虑等不良身心状态；中医药防治乳腺癌内分泌相关不良反应，包括潮热、多汗、失眠等围绝经期综合征以及骨质疏松等；中医药防治乳腺癌术后上肢淋巴水肿；中药外用防治化疗药或分子靶向药物所致皮肤黏膜毒性反应（手足综合征、皮疹）、外周神经毒性反应等。于洁等以三苯氧胺加用六味地黄丸合加味逍遥丸与单纯应用三苯氧胺相比较，从 Kuppermann 症状积分改善、卡氏评分的改善、药物的毒副反应、对雌激素水平的影响等几方面进行疗效评价，表明加用六味地黄丸合加味逍遥丸治疗者，Kuppermann 症状积分明显低于治疗前，临床改善明显优于后者。说明六味地黄丸合加味逍遥丸对改善患者围绝经期综合征的疗效是肯定的，尤其对潮热汗出、失眠、易激动、抑郁、疲乏、心悸等症状有明显改善。

（五）展望

乳腺癌的防治是一个系统工程，包含多环节和多靶点。在中西医结合防治乳腺癌的临床研究中我们不应该追求面面俱到，而应重点围绕以上所陈述之问题，扬长避短，在中医基本理论指导下，以提高临床疗效为目标，以既往的研究结果为基础，选择中医传统优势和特色领域，针对制约疗效提高的瓶颈，选择西医学的难点和前沿领域，找准定位，做到有的放矢，优先发展。

中医药在治疗乳腺癌方面体现了一定的优势，尤其在减轻放化疗毒性，促进术后的体质恢复，提高患者的生存期和生存质量，降低复发转移等方面。中医药治疗乳腺癌的优势还在于其广泛的适用性，适用于各种乳腺癌以及临床各个分期。但是要真正使中医治疗乳腺癌为肿瘤临床广泛认可和应用，我们面临的科研工作还极其艰巨。对于中医药在乳腺癌中的切入点，除了现有的减毒增效外，对于乳腺癌癌前病变的防治也越来越受到重视。随着现代生命科学技术的发展和对乳腺癌生物学行为的分子和基因水平了解的加深，随着中药现代化的不断深入研究，中医药在乳腺癌的综合治疗可能会显示出越来越重要的作用。

上述都是基于国内已经完成或正在进行临床观察并有明确效果的研究，实际上中医药能够发挥作用的环节远非上述几点。未来还应当从临床疗效明确的方药或疗法入手，完善中医病因病机认识，进而开展严格的随机对照临床研究，并对效果确切的方药应用现代科技手段进行作用机理、靶点的研究，以期在理论和疗效上均取得突破，最终形成标准操作规程推广应用。

第八节 宫 颈 癌

一、宫颈癌概述

子宫颈癌简称宫颈癌(cervical cancer),通常是指发生在宫颈阴道部或移行带的鳞状上皮细胞及颈管内膜的柱状上皮细胞交界处的恶性肿瘤,是女性最常见的恶性肿瘤之一,约占女性生殖系统恶性肿瘤的50%以上,其发病率在我国妇科恶性肿瘤中居第二位,病死率居妇女恶性肿瘤的首位。宫颈癌早期时常无临床症状,出现症状多为晚期。随着病情的进展,病变可侵犯邻近器官,也可通过淋巴道及血道转移至远处组织器官,出现相应的临床症状,如晚期患者压迫盆腔内神经可能出现放射到下肢的疼痛或者下腹痛;浸润或压迫泌尿系、肠道等,出现排尿、排便困难,或者自阴道排出尿、大便等。其发病与人乳头瘤病毒(HPV)感染、早婚、早育、多产、宫颈糜烂、不适当的性生活及性病、年龄、职业、受教育程度、种族、民族、地区、家族史等有关。本病确诊属早期者一般预后可,而中晚期、中、低分化程度者,预后较差。

在中医学中宫颈癌属于"崩漏""五色带下""带下""癥瘕"等病证的范畴。

历代医家对本病的主要论述有:《备急千金要方》云:"妇人崩中漏下,赤白青黑,腐臭不可近,令人面黑无颜色,皮骨相连,月经失度,往来无常,小腹弦急,或苦绞痛,上至心,两胁肿胀,而食不生肌肤,令人偏枯,气息乏少,腰背痛连胁,不能久立,每嗜卧困懒。"描述了本病的症状,文中所述恶臭的赤白带下,月经失度,小腹弦急症状,符合宫颈癌的局部症状。而食不生肌肤,偏枯,不能久立等符合晚期宫颈癌的临床表现。《黄帝内经》云:"任脉为病,妇带下瘕聚";"盖冲任失调,督脉失司,带脉不固,因而带下"。《诸病源候论》云:"阴中生息肉候,此由胞络空虚,冷热不调,风邪客之,邪气乘于阴,搏于血气变而生息肉也。"《三因极一病证方论》认为,妇科肿瘤的发生,"多因经脉失于将理,产褥不善调护,内作七情,外感六淫、阴阳劳逸,饮食生冷,遂致营卫不输,新陈干忤,随经败浊,淋露凝滞,为癥瘕。"《薛氏医案》认为"妇人阴中生疮,乃七情郁火,伤损肝脾,湿热下注……"《张氏医通·妇人门》亦有类似认识:"皆由其入阳气不足或肝气郁结,不能生发,致阴血不化而为患也。有因经行时饮冷,停经而成者,有郁痰、惊痰,湿痰凝滞而成者,有因恚怒气食瘀积互结而成者。"论述了本病的病因病机。

二、病因病机

宫颈癌的病因机理主要是由于正气虚损,脏腑虚弱,阴阳失衡,冲任失调,风寒、湿浊侵袭脏腑经络,血瘀积结胞门,或多产、房劳、七情损伤、内伤饮食等内因,与湿热外邪相合,聚结于冲任胞宫,积久成毒而发此病。

(一)正气亏虚,冲任损伤,外邪侵袭

《黄帝内经》言:"正气存内,邪不可干。"《医宗必读》云:"积之成,正气不足,而后邪气踞之。"《华佗中藏经》曰:"皆五脏六腑真气失而邪气并,遂万病生焉。"《外科医案》则更明确提出"正气虚则成岩"。说明是由于人体正气内虚,机体免疫力低下,才使外邪长驱直入,

客于体内,变生恶疾。《诸病源候论》云:"崩口之病,是损伤冲任之脉……冲任气虚,不能统制经血,故忽然崩下……伤损之人,五脏皆虚者,故五色随崩俱下"说明冲任损伤也是重要因素之一。《妇人大全良方》云:"产后血气伤于脏腑,脏腑虚弱,为风冷所乘,搏于脏腑,与血气相结,故成积聚症块也。"说明了脏腑虚弱,外感六淫也是发病的重要因素之一。因此,宫颈癌的发病本为正气亏虚,脏腑功能失常,气血失调,冲任损伤,从而导致寒冷、湿浊侵袭胞宫,瘀血、痰饮、湿毒内生,留滞小腹、胞宫、冲任,日久而为癥瘕。

(二)肝郁气滞,气滞血瘀

七情所伤,肝郁气滞,五脏气血乘逆,气滞是宫颈癌的主因之一,怒伤肝,疏泄失常,气血郁滞,冲任损伤,则有心烦郁闷,漏下淋漓,色紫暗或夹血块,久病耗损肝肾之阴,肝肾阴虚,阴虚生内热,虚火妄动崩漏而生,下血未止,而合阴阳,或感受寒冷、湿浊,湿郁化热,久遏成毒,湿毒下注,遂成带下,或感受热邪,血内蕴热,损伤血络而破血妄行,致先期而经多。肝郁气滞,气滞血瘀,外合寒冷、湿热,凝聚而成癥瘕。

(三)内伤饮食,脾虚生湿

饮食不节,或饮食不洁,或嗜食辛辣,肥甘厚味,损伤脾胃,脾虚日久,生湿、生痰,下注胞宫,而为癥瘕。癥瘕阻滞气血运行,瘀毒内生,血溢脉外,则腹痛坠胀,阴道流血;脾虚生痰生湿,则有带下量多,形如痰状,体重身倦,头晕头重如裹;湿郁化热,久遏成毒,湿毒下注,遂带下色黄,或黄赤兼下,其味腥臭;湿热伤津耗气,则尿黄便干,口干口苦,舌质暗红或正常,苔黄或黄腻,脉弦数或弦滑。脾虚则见神疲乏力,四肢困倦,面色少华、气短、少气懒言,大便先干后溏;气不摄血则反复阴道少量出血,色淡;气不化津,则白带清稀而多。

(四)肝脾肾亏虚,阴阳损伤

先天肾气不足,或早产、多产、不节房事、损伤肾气致肾虚而影响冲任功能,或年老肝脾肾诸脏虚损为内因,肾阴亏损、精血不足,或肝肾阴虚、虚火妄动,以致冲任失养,漏下淋漓不断。癥瘕日久,耗伤阴液,阴虚内热,则见低热、口干、盗汗,心烦失眠,舌红少苔,或光剥苔;若兼见气虚,则为气阴两亏,临证常见神疲乏力、自汗盗汗,舌红有齿痕,脉细而弱等与阴虚之状共见。若痰从寒化,肾阳受戕,则带下多而稀,腰膝酸软,畏寒肢冷,面色㿠白,乏力耳鸣,夜尿频多,苔白质淡;肾主水,肾阳不足,不能化气行水,水湿下聚,则可见双下肢水肿,腹水,临证肾阳衰微常与脾阳虚衰同时出现,表现为脾肾阳虚。

综上所述,宫颈癌之病位在胞宫,其发病与肝、脾、肾、冲任密切相关。其病理因素主要为"湿""瘀""毒",属本虚标实、虚实夹杂之证。宫颈癌早期患者正气未损,邪毒盛实,以标实为主,中后期正气耗损,以正虚为主,夹杂标实。若宫颈癌失治或病情发展,邪毒流窜,则变生他证。

三、诊断与分期

宫颈癌是中西医学共同的疾病名称,宫颈癌的诊断参照西医宫颈癌的诊断标准和方法,根据临床症状、体征及影像学检查等,经细胞学和组织病理学检查确认,可诊断为宫颈癌。宫颈细胞学涂片 + 宫颈多点活检 + 颈管刮术已成为早期宫颈癌普遍采用的综合早诊方法。宫颈癌主要组织学类型为鳞状细胞癌(70%~80%),腺癌和腺鳞癌(15%~20%),其余为透明细胞癌、神经内分泌癌、小细胞癌等少见特殊类型。

（一）临床症状

宫颈癌早期时常无临床症状，因此筛查对发现早期宫颈癌非常重要。出现症状多为晚期，常见的症状为阴道异常出血、性交后出血或阴道分泌物增加（水样、黏液样、恶臭甚至为浓性）。晚期患者可能出现放射到下肢的疼痛或者下腹痛，还可能出现肠道或泌尿系症状，如血尿、便血，或者自阴道排出尿、大便等。

1. 阴道出血　是宫颈癌常见的症状，80% 以上患者有不规则阴道出血，早期出血量少，多表现为性交后出血；晚期出血量大，肿瘤菜花型或侵犯大血管时，可大量出血，甚至休克。

2. 白带增多　早期白带量增多，呈黏液或浆液，也可成米汤样，混有血液；晚期因肿瘤坏死及感染，白带混浊或成脓样，有恶臭。

3. 组织浸润及压迫症状　宫颈癌向前浸润膀胱可引起尿频、尿痛、脓血尿等，甚则形成膀胱阴道瘘，向后压迫大肠引起便血，甚则形成直肠阴道瘘；浸润或转移后压迫盆腔内神经可引起下腹部、腰骶部或坐骨神经痛。晚期可出现腹股沟淋巴结肿大和会阴部肿块等。

（二）诊断

1. 细胞组织病理学诊断　巴氏涂片指宫颈脱落细胞涂片，取少量子宫颈部的细胞样品，放在玻璃片上，通过显微镜观察，是诊断筛查宫颈癌的常用方法；新柏氏液基细胞学技术，简称 TCT，是采用液基薄层细胞检测系统检测宫颈细胞并进行细胞学分类诊断，亦是诊断宫颈癌简单易行而且十分有效的方法，新柏氏 TCT 不仅可以 100% 的发现宫颈癌，而且对癌前病变的检出率也比传统巴氏涂片提高了 23.3%，目前运用比较广泛。碘试验或宫颈局部肿块多点活检也是宫颈癌诊断十分常用的方法。

2. 影像学诊断　影像学检查，如阴道镜、膀胱镜、乙状结肠镜、盆腔 CT、MRI、超声、骨扫描以及 PET-CT 等。各种影像学检查方法可以协助了解宫颈癌的病灶大小、侵犯范围、局部淋巴结及远处的转移情况，有助于宫颈癌的诊断和分期。

3. 实验室检查　血清肿瘤标志物，如宫颈癌相关抗原（TA-4）、鳞状上皮细胞癌抗原（SCC）、细胞角蛋白 19 的可溶性片段（CYFRA211）、癌抗原 12-5（CA12-5）、癌胚抗原（CEA）、尿促性腺素片断（UGF）等对宫颈癌的早期诊断、疗效评价和判断预后有一定的参考价值。

4. 宫颈癌的病毒　检查宫颈癌经流行病学调查发现，高危型人乳头瘤病毒（HR-HPV）感染是最主要因素，其中以 HPV16 型及 18 型最为密切。由于 HPV 与宫颈癌密切相关，目前 HPV 病毒检测已成为宫颈上皮内瘤变（CIN）和宫颈癌初筛的重要方法。检测方法有组织学检查、电子显微镜检查、血清抗体测定。

5. 其他相关检查　妇科检查，检查外阴、阴道、子宫颈和子宫、输卵管、卵巢及宫旁组织和骨盆腔内壁的情况。对宫颈癌做出早期诊断，了解宫颈癌的病灶大小、侵犯范围等情况。

（三）分期

宫颈癌的分期需要进行妇科检查，完善影像学的检查，如盆腔可采用 CT 或者 MRI、阴道镜、膀胱镜、乙状结肠镜等，胸部可采用 X 线或 CT，腹部可采用超声，以及全身骨扫描等，以明确宫颈局部及身体其他部位的转移情况。也可以根据患者的具体情况直接选择 PET-CT 检查，全面了解包括盆腔腹腔淋巴结、腹股沟淋巴结、阴道、膀胱、直肠、肺、肝、骨等脏器的转移情况。根据国际妇产科联盟（2018 年 FIGO）分期标准进行临床分期。

四、中西医结合治疗

（一）中医辨证施治

1. 辨证原则

（1）辨明邪正盛衰：宫颈癌确诊后，需辨明邪正盛衰，权衡扶正与祛邪的利弊，合理地遣方用药。宫颈癌初期，常见有阴道接触性出血或血块，带下微黄或夹血性，下腹或臀、骶疼痛，伴有口苦，尿赤，不思饮食或恶心，舌苔厚腻或黄腻等，湿热瘀毒结于宫颈，此时虚象不显，邪实为主；病情发展，邪气日盛，邪正斗争相持；若宫颈癌日久，耗伤正气，或肿瘤发生远处转移，患者可见疲乏、消瘦、纳呆、甚则卧床不起，表明邪盛正衰。

（2）辨明正虚性质及所属的脏腑：根据患者的临床症状、体征等情况，首先辨别正虚是属于气虚、血虚、阴虚、阳虚、气阴两虚、气血两虚或阴阳两虚。其次辨明虚在何脏，在肝在脾还是在肾，或者是数脏俱虚。综合两方面内容，辨明正虚性质和所属脏腑。一般而言，宫颈癌的正虚以气血两虚、肝肾阴虚、脾肾阳虚最为常见，肝阴虚日久及肾，出现肝肾阴虚，脾阳虚日久及肾出现脾肾两虚，晚期患者可出现阴阳两虚之证。

（3）辨明邪实情况：宫颈癌的邪实有"湿热""毒结""气滞""血瘀"的不同，临床中"湿热毒结"是宫颈癌邪实的基本病机。在宫颈癌邪实的辨证中可以根据阴道出血的色、质、量，白带的色、质、量、气味，腹痛的性质，有无扪及肿块等辨别邪实的属性。如阴道流血或血块色暗，少腹胀痛，痛引腰下，白带增多，月经失调，心烦郁闷，消瘦为气滞；白带量多，形如痰状，体重身倦，头晕头重如裹为痰湿，白带色黄，其味腥臭，尿黄便干为湿热；发热，阴道流血，色紫暗，带下黄赤，或色如米泔，或脓液，其味臭秽，局部肿块扪之热，按之痛，或有溃烂等，则为热毒内结；阴道流血或血块色暗，腹部刺痛，痛有定处，或肿块坚硬，面色黧黑，肌肤甲错，皮肤瘀点、瘀斑，舌质紫暗有瘀斑等，则为血瘀。

（4）辨带下及下血情况：阴道出血的色、质、量，白带的色、质、量、气味有助于辨别寒热虚实，脏腑阴阳等。一般而论，量多、色淡质稀为虚证；量多、色黄质稠、有臭秽者为实证；带下量多、色白、质清稀如水，多为阳虚；带下量少、色黄或赤白带下、质稠多为阴虚；若带下量多、色淡黄或白、质稀、如涕如唾、无气味，伴神疲乏力多为脾虚；带下量多、色黄或黄白、质黏腻、有臭味，多为湿热；赤白带下、五色带、质稠如脓样，有臭味或腐臭难闻，多为湿毒；带下量少，甚至阴中干涩无带，则为肾精亏虚。阴道出血量多，色淡、质稀，多为气虚；量少、色淡暗，质稀，多为肾阳虚；出血量多，色深红，质稠，多为有热；色鲜红，质稠，多为阴虚血热；紫暗有块，多为血瘀。还需结合全身症状、舌脉综合辨证，才能抓住病机，用药精准。

2. 治疗要点

宫颈癌的发生发展实则是一个正虚邪实的过程。中医药对宫颈癌的治疗，扶正祛邪为治疗大法。通过扶正来改善机体免疫状态，调节人体阴阳气血平衡，增强对外界恶性刺激的抵抗力；通过祛邪来抑制癌细胞的生长，促进癌细胞凋亡，从而达到抗癌抑癌延长生命，恢复健康的目的。

宫颈癌属本虚标实之证，正气虚损为病之本，"气滞""湿浊""血瘀""毒聚"为病之标。治疗应根据患者的实际情况，辨证施治，或攻补兼施，或先补后攻，攻其有余，补其不足，达到邪去正安的目的。扶正贯穿疾病治疗的始终。祛邪需根据患者体质，临床分期，病理类型，或是否接受手术、放疗、化疗等情况综合分析，决定祛邪强度。在早期主要以祛邪为主，正盛邪实。中期，经历一段系统的攻邪治疗后，人体正气逐渐衰退，脏腑功能受损，即使已经手术，仍余邪未尽,邪毒未清,易于复发转移,此时,重点在于扶助正气,佐以祛邪,攻补兼施。晚期正气极虚,以扶正为主,对于并发症采取"急则治其标"的原则。治疗上应注意以下几点:

(1)扶正培本,调护肝脾肾:宫颈癌日久易耗伤人体正气,治疗应时时注意扶正培本。女子以血为本,肝藏血,若素性忧郁,或七情内伤,则肝失条达,气血不畅,冲任失调,外邪入侵或内邪自生,从而导致宫颈部结块。肾为先天之本,藏精,主生殖,与胞宫关系密切,由于先天不足、房劳多产、久病等导致肾气不固,冲任损伤。脾胃为后天之本,气血化生之源。肝、脾、肾、冲任与宫颈癌的发生有密切关系,因此治疗尤需注意调理肝脾肾及冲任。

(2)病证结合:由于宫颈癌常侵犯膀胱、直肠等邻近器官,出现肛门坠胀,大便不爽,便血,小便淋漓不尽,尿痛,或少尿等,或转移至远处脏器,治疗需综合辨证,根据不同的症状和转移病位选择药物。

(3)内外兼治:根据本病自身特点,中医药宫颈部的局部用药,有利于宫颈癌局部症状的缓解,中医外治法还可以用于防治术后、放化疗并发症等,临床也需谨守病机,辨证用药。

(4)兼顾祛邪:HR-HPV持续感染是CIN发生至进展为宫颈浸润癌的主要原因之一。基于宫颈癌与HPV的密切关系,对于有HPV感染及CIN的患者,需要辨证用药,控制或祛除感染,逆转CIN,常用治法有清热解毒,燥湿化痰,化瘀散结等。

3. 辨证分型与治疗

(1)气滞血瘀证

主症特点:阴道流血、或血块色暗,少腹积块,胀痛或刺痛,痛引腰下,白带增多,月经失调,心烦郁闷,消瘦,舌质暗或有瘀点、瘀斑,苔薄白或黄,脉弦或弦涩。

治法:行气活血,软坚散结。

方药:少腹逐瘀汤加减。

少腹逐瘀汤用当归、赤芍、生地、小茴香、延胡索、蒲黄、五灵脂等活血化瘀,行气止痛,香附、郁金理气疏肝解郁,莪术、桃仁加强行气活血化瘀,蚤休、牡蛎、全蝎清热解毒,软坚散结等。

(2)湿热瘀毒证

主症特点:时有阴道流血,带下量多,色黄,或黄赤兼下,或形如痰状,或色如米泔,其味腥臭,体重身倦,头晕头重如裹,或腹痛坠胀,或尿黄便干,口干口苦,舌质暗红或正常,苔黄或黄腻,脉弦数或弦滑。

治法:清热利湿,解毒化瘀。

方药:黄柏解毒汤加减。

黄柏解毒汤用黄柏、黄连,下行清化湿热,加上败酱草、薏苡仁、蒲公英、半枝莲、蚤休、白花蛇舌草、土茯苓、苍术、苦参等清热解毒,祛湿散结,以川牛膝引药下行,加白术健脾燥湿,泽兰、莪术、蒲黄行气活血,化瘀止痛等。

(3)肝肾阴虚证

主症特点:时有阴道流血,量少,色暗或鲜红,腰骶酸痛,小腹疼痛,头晕耳鸣,目眩口干,手足心热,夜寐不安,易怒形瘦,时有颧红,便干尿黄,舌质红,苔少或花剥苔,脉弦细或细数。

治法:补益肝肾,解毒散结。

方药:二至丸合知柏地黄丸加减。

知柏地黄丸用生地、丹皮、知母、山茱萸、黄柏、茯苓补益肝肾,滋阴清热,二至丸用女贞子、墨旱莲以填精益肾,加上淮山药、枸杞子、草河车以滋补肾阴,加上当归、赤芍、莪术、半枝莲、蚤休、白英清热解毒,活血化瘀等。

(4)脾肾两虚证

主症特点:时有少量阴道流血,色青紫,神疲乏力,腰酸膝冷,纳少,少腹坠胀,白带清稀而多,或有四肢困倦,畏冷,大便先干后溏,舌质淡胖,苔白润,脉沉细或缓。

治法:温补脾肾,化湿解毒。

方药:附子理中汤合补中益气汤加减。

附子理中汤合补中益气汤用黄芪、党参、白术、茯苓、当归、制附子、陈皮、甘草等以健脾益气,温阳益肾,加炮姜、吴茱萸、仙灵脾、薏苡仁加强温补脾肾,莪术行气活血止痛,半枝莲、蚤休清热解毒等。

(5)气血两虚证

主症特点:时有阴道流血,白带量多,质薄味腥,体重身倦,面黄无华,头晕目眩,全身乏力,心悸气短,健忘、失眠、多梦,自汗盗汗,甚则四肢浮肿,神疲纳少,舌质淡,苔薄白,脉沉细弱。

治法:益气养血,补肾填髓。

方药:八珍汤加减。

八珍汤药用党参、白术、茯苓、当归、熟地、白芍、甘草,补益气血,加黄芪加强益气之功,阿胶(烊化)补血;加紫河车、黄精、以补肾填髓化生气血;适当佐以半枝莲、白花蛇舌草等清热解毒之品祛邪。

随症加减:腹胀痛:酌选乌药、川楝子、枳壳等。阴道流血,色或鲜或暗:酌选三七粉(冲服)、丹皮等。带下色黄腥臭:酌选败酱草、鱼腥草等。纳差:酌选神曲、鸡内金、山楂等。乏力:酌选黄芪、党参、薏苡仁等。呕吐:酌选法夏、姜竹茹、砂仁、旋覆花、代赭石等。大便秘结:酌选大黄、肉苁蓉、芒硝、枳实、厚朴等。尿数、尿痛:酌选金钱草、瞿麦、萹蓄等。腰膝冷痛:酌选狗脊、杜仲、牛膝等。

(二)综合治疗

目前西医治疗主要以手术治疗及放化疗为主。

ⅠA 宫颈癌选择手术和放疗具有相同的疗效,多采用手术,除非体弱或有禁忌证。

ⅠB1/ⅠB2 和ⅡA1 期可选择:①根治性子宫切除 + 盆腔淋巴结清扫 ± 主动脉旁淋巴结切除,可考虑行前哨淋巴结显影。②盆腔外照射 + 阴道近距离放疗 ± 含铂同期化疗。

ⅠB3 和ⅡA2 期可选择:①根治性盆腔外照射 + 含铂同期化疗 + 阴道近距离放疗。②根治性子宫切除 + 盆腔淋巴结清扫 ± 主动脉旁淋巴结切除。③盆腔外照射 + 含铂同期化疗 + 阴道近距离放疗,放疗结束后行辅助性子宫切除术。ⅡB、ⅢA、ⅢB、ⅣA 及 ⅠB3 和ⅡA2期通过腹膜外或腹腔镜下淋巴结切除或影像学检查进行分期,观察淋巴结转移情况,若淋巴结阴性,可采用盆腔外照射 + 含铂同期化疗 + 阴道近距离放疗。若淋巴结阳性,应根据阳性淋巴结所处的位置做进一步处理,①盆腔淋巴结阳性但主动脉旁淋巴结阴性者,可行盆腔外照射 + 含铂同期化疗 + 阴道近距离放疗。②主动脉旁淋巴结阳性者,可先行影像学检查,确定无其他远处转移时,行盆腔外照射 + 主动脉旁放疗 + 含铂同期化疗 + 阴道近距离放疗。有远处转移者,行全身治疗 ± 个体化放疗。ⅣB 患者行全身治疗 ± 个体化治疗。同步放化疗应成为 ⅠB3~ⅣA 期患者初始治疗选择。对于 ⅠB3~ⅡA 及少数ⅡB 局部晚期宫颈癌患者,予以行术前新辅助化疗、术前放疗,可缩小肿瘤,降低分期,减少盆腔淋巴结的转移和宫旁及淋巴管受侵,从而提高手术切除率。分子靶向治疗药物联合放化疗在晚期宫颈癌中有一定的疗效,如血管内皮生长因子贝伐单抗、免疫检查点抑制剂帕博利珠单抗。目前临床使用的化疗方案包括顺铂 + 紫杉醇 + 贝伐单抗、顺铂 + 紫杉醇、卡铂和紫杉醇、顺铂 + 托泊替康、托泊替康 + 紫杉醇、托泊替康 + 紫杉醇 + 贝伐单抗、顺铂 + 吉西他滨;常用的单药有顺铂、卡铂、紫杉醇、帕博利珠单抗(用于 PD-L1 阳性或 MSI-H/d MMR 肿瘤)、贝伐单抗、多烯紫杉醇、5- 氟尿嘧啶、吉西他滨、异环磷酰胺、伊立替康、丝裂霉素、托泊替康、培美曲塞、长春瑞滨等。

除了常规治疗,因宫颈癌的发病与 HPV 密切相关,因此也需重视 HPV 的防治。治疗主要包括以下三方面:①疫苗:分为预防性疫苗及治疗性疫苗两类。预防性疫苗已经被证实可有效地预防感染并能减少 70% 宫颈癌的发生。目前国际上使用的有九价预防性疫苗(Gardasil 9,6,11,16,18,31,33,45,52,58 型)及四价预防性疫苗(Gardasil 6,11,16,18 型)及二价预防性疫苗(cervarix,16,18 型),主要目标人群为未发生性行为的女性,尤其是 10~14 岁的女孩。治疗性疫苗用于已感染人群,目前尚在研制当中,其较预防性疫苗种类要多,蛋白质型和基因型在临床试验中都获得了一定的治疗效果。②物理及手术治疗:对于已确认持续感染的患者可采用物理及手术治疗以去除宫颈病变组织,如冷冻、激光、电灼、LEEP 术等。③药物治疗:目前尚无特效治疗药物,临床上常用干扰素,诱导机体产生多种抗病毒蛋白以抑制病毒复制,预防侵袭和感染的发生,但是干扰素的使用仍存在很大的局限性,如治疗周期长、部分患者无效等。

宫颈癌在西医治疗的措施下,其临床疗效有所升高,但是放化疗、手术给患者带来的副反应也影响着患者的生活质量。近年来的研究发现,以辨证内服外用为特点的中医药治疗作为肿瘤综合治疗手段之一,采取扶正与祛邪、治标与治本相结合等措施,使宫颈癌患者的癌灶得到控制、癌肿缩小、复发转移得以抑制、症状减轻、生存质量提高、生存期延长、治愈率提高。内服中药可以配合手术、放化疗,减轻毒副反应,并与放化疗起协同作用,防止复发转移,提高治愈率;对晚期患者姑息治疗,提高患者生存质量,延长生存期等。中药外治即根据患者的病情状况、体质情况等将配制好的中药制剂直接塞、敷、涂、搽于病灶局部,或进行熏洗坐浴等,使药物直达患处,具有起效快速、简便易行、毒副作用少的特点,可改善患者临床症状,减轻痛苦。

五、临床研究进展

宫颈癌是危害女性健康的第二位常见肿瘤,每年造成 30 万人死亡,是造成发展中国家女性死亡的主要原因之一。宫颈癌经流行病学调查发现,HPV 感染是最主要因素,其中以 HPV16 型及 18 型最为密切,宫颈浸润鳞癌以 HPV16 型为主,占 46%~63%,HPV18 型占 10%~14%,宫颈腺癌及腺鳞癌中以 HPV18 型占主要地位,为 37%~41%,而 HPV16 型占 26%~36%。宫颈癌组织类型大部分为鳞癌,其次为腺癌。早期比例逐年上升,余呈下降趋势,随着年龄的增长,早期的比例逐渐下降,余呈上升趋势。

中医药治疗宫颈癌可贯穿病程始终,可与不同西医治疗手段联合应用,包括内服与外用两方面。中药内服能够降低 HPV 阳性率和载量,治疗 CIN;防治手术并发症;改善术后机体内环境,防治转移、复发;配合放化疗及分子靶向治疗等减毒增效;稳定晚期患者肿瘤病灶,改善临床症状,提高生活质量,延长带瘤生存时间。中医药宫颈局部外用,亦能够降低 HPV

阳性率和载量,治疗 CIN;抑制肿瘤组织生长、使肿瘤组织退化脱落、改善局部症状、缓解宫颈水肿、减少或控制出血、抑制局部感染、促进肿瘤溃烂面愈合,可用于保守治疗及放疗的患者以改善临床症状、减轻痛苦;可作为术前准备用药,改善手术条件;可外用治疗宫颈癌并发症,如放射性肠炎,淋巴囊肿等;大量的临床与实验研究数据表明,中西医结合治疗在防治宫颈癌上显示出良好的作用。

(一)"治未病"治疗

HPV 感染是宫颈癌发生发展最主要因素,HPV 的持续感染,可导致 CIN,进而发展为宫颈癌。中医药内、外治疗能够控制及清除 HPV 感染,逆转 CIN,改善局部症状,从而控制其向宫颈癌演变的路径,降低宫颈癌发病率,实现治未病。

1. 控制宫颈局部 HPV 感染 中医药能够降低宫颈局部 HPV 病毒载量,控制及清除感染,并获得了一定的科学数据支撑。

有学者将宫颈 HR-HPV 为阳性的患者 63 例,随机分为治疗组 32 例,应用中药"妇科排毒汤剂"(以清热解毒、健脾益气兼利湿为法,药用板蓝根、贯众、白花蛇舌草、黄芪、白术、野菊花、黄柏、茯苓、石韦、薏苡仁、知母、鸡血藤等)口服,对照组 31 例,不进行任何干预治疗。均于 3 个月后检测宫颈 HR-HPV 病毒的含量,结果显示治疗组的宫颈 HR-HPV 病毒含量的下降率为 81.25%(26/32 例),对照组则为 61.29%(19/31 例)($P<0.05$);治疗组的宫颈 HR-HPV 病毒含量的转阴率为 53.13%(17/32 例),对照组则为 51.61%(16/31 例)($P>0.05$)。说明中药"妇科排毒汤剂"治疗女性宫颈 HR-HPV 感染具有一定的疗效。

有研究将 160 例宫颈 HR-HPV 感染患者,随机分为中药外用 + 中药口服组、中药外用组、西药外用组、西药外用 + 中药口服,每组 40 例,口服中药以扶正解毒立法(石斛 12g,生地 15g,山药 15g,生薏苡仁 30g,黄柏 10g,虎杖 12g,白花蛇舌草 15g,柴胡 6g,生白芍 15g,淮牛膝 15g),外用药主要含莪术、苦参、儿茶、白矾、冰片、黄柏等药物,具有清热解毒,燥湿止痒,活血化瘀的功效,西药用安达芬栓。连续治疗 2 个月后对 HPV 转阴率分析,结果中药外用 + 中药口服组、中药外用组、西药外用组、西药外用 + 中药口服组 4 组治疗后 HPV 转阴率分别为:70.0%,47.5%,45.0%,67.5%,4 组治疗后 HPV 转阴率比较,差别有统计学意义($P<0.05$),说明中药扶正解毒法能有效治疗宫颈 HR-HPV 感染。

2. 治疗宫颈癌前病变 CIN 是宫颈癌癌前病变,因此阻断 CIN 的发展对宫颈癌的发病率、预后有至关重要的影响。研究发现中医药外治对 CIN 有一定疗效,还能改善局部症状。

有研究将宫颈上皮内瘤变及中医辨证为湿毒蕴结型带下病的患者 80 例,随机分为治疗组 42 例,以消疣汤(清热燥湿止痒,活血解毒散结,药用:土茯苓 30g、山豆根 25g、黄柏 25g、苦参 30g、百部 25g、紫草 25g、蛇床子 20g、鹤虱 20g)外用冲洗,对照组 38 例以保妇康栓外用。经期三天后开始用药,隔日一次,每月用药 10 次,3 月为一个疗程,治疗 3 个疗程后,能显著改善湿毒蕴结型带下病的症状,治疗组有效率为 92.9%,对照组有效率为 68.5%($P<0.05$)。组织病理学检查治疗组有效率为 88%,对照组有效率为 68%($P<0.05$)。说明消疣汤治疗宫颈上皮内瘤变临床疗效确切,并能明显改善瘙痒、阴道分泌物异常、接触性出血、小腹疼痛、腰骶酸痛等临床症状。

有研究将 56 例湿热瘀毒型带下病的 CIN Ⅰ~Ⅱ级患者随机分为治疗组(加味蜀羊泉散口服,药用:蜀羊泉 10g,土茯苓 10g,红地榆 10g,紫草 10g,莪术 5g,黄芪 15g,党参 10g,怀牛膝 10g)30 例、对照组(保妇康栓,主含莪术油与冰片)26 例。21 天为一个疗程,3 个疗程后,比较两组对 CIN、HPV 的疗效和治疗前后症状、体征的改善情况。结果显示治疗组 CIN 疗效总有效率 86.7%(26/30),对照组总有效率 61.6%(16/26)($P<0.05$),治疗组中医证候平均改善率 56.3%,对照组平均改善率 37.3%($P<0.05$);治疗组治疗前有 20 例 HPV 阳性患者,治疗后 15 例转阴,HPV 转阴率 75%,对照组治疗前有 16 例 HPV 阳性患者,治疗后转阴 9 例,转阴率 56.3%($P<0.05$);治疗组治疗前宫颈糜烂有 25 例,总有效率 84.0%(21/25),对照组治疗前宫颈糜烂有 23 例,总有效率 78.3%(18/23)($P>0.05$);治疗组 CIN Ⅰ 有效率 91.7%,HPV 转阴率 87.5%,CIN Ⅱ 有效率 66.7%,HPV 转阴率 25%($P<0.05$)。说明中药加味蜀羊泉散具能明显改善带下及全身症状;具有抗病毒的作用,提高 HPV 转阴率;具有抗炎作用,减轻宫颈局部炎症反应,显著改善宫颈糜烂程度;具有抗肿瘤作用,并综合上述因素,消除诱发不典型增生的病因,减缓和阻止病变发展,促使不典型增生向正常组织转化,从而阻断宫颈癌的发生。

(二)中西医结合治疗

目前宫颈癌的中西医结合临床研究主要包括:配合手术、化疗、放疗、靶向药物等减轻不良反应,提高疗效,改善患者临床症状,提高生活质量。

1. 围手术期 减少并发症,促进康复。目前,早期宫颈癌选择手术和放疗具有相同的疗效,若患者未发生转移、且患者一般情况符合手术指征的应首先考虑手术,除非体弱或有禁忌证。手术前给予中医药内服可改善患者一般症状;中医药外治可改善局部症状、缓解宫颈水肿、减少或控制出血、抑制局部感染、促进肿瘤溃烂面愈合,改善手术条件。术后给予中医药治疗可促进康复,防治并发症。

有医者将 76 例宫颈癌术后患者,随机分为两组,各 38 例。对照组进行常规的放化疗及对症处理;治疗组在对照组治疗的基础上予以中药调理(扶正固本、化瘀解毒,药用:黄芪 18g,党参 18g,白花蛇舌草 30g,枸杞 9g,龙葵 9g,五灵脂 12g,川断 12g,土茯苓 28g,蒲黄 12g,半枝莲 12g,苍术 9g,山楂 9g,蜀羊泉 18g,随症加减)。治疗 3 个月后观察疗效,安全性及随访 1 年的复发率。结果显示治疗组在临床症状、阴道分泌物、性生活情况、手术创口感染情况、脱落细胞检查等的总有效率为 94.7%,对照组总有效率为 73.7%($P<0.05$);治疗组不良反应及不良反应发生率低于对照组($P<0.05$);治疗组生活质量高于对照组($P<0.05$);随访 1 年,治疗组生存 35 例,生存率 92.1%,复发 6 例,复发率 15.8%,对照组生存 33 例,生存率 86.8%,复发 14 例,复发率 36.8%,生存率及复发率的比较,治疗组均优于对照组($P<0.05$)。说明中药调理用于术后宫颈癌患者的治疗,能够明显提高临床疗效,降低不良反应,改善生存率和复发率,从而显著改善患者的生活质量。

有医者将 90 例宫颈癌术后盆腔淋巴囊肿患者随机分为治疗组和对照组,各 45 例,对照组给予西医常规治疗(庆大霉素 8 万 U 每天 1 次,肌内注射,囊肿过大者在 B 超引导下行穿刺手术,抽取淋巴液后于囊腔内注入庆大霉素 8 万 U),治疗组在对照组治疗基础上联合使用中药口服和外敷治疗,口服药物组成:当归 10g,芍药 10g,桃仁 10g,泽泻 10g,防己 10g,络石藤 10g,川牛膝 15g,怀牛膝 15g,薏苡仁 15g,蒲公英 15g,金银花 15g,炮穿山甲 5g,生牡蛎 30g,甘草 6g。外敷药物为大黄、芒硝各 50g,研粉,白醋调糊,纱布装袋敷于囊肿部位或压痛点,每天 3 次,每次 30 分钟。两组均以 14 天为一个疗程。1 个疗程后观察两组患者治疗效果。结果治疗组患者有效率为 95.56%(43/45),对照组有效率为 82.22%(37/45)($P<0.05$)。说明西医常规治疗基础上联合使用中药内服加外敷治疗宫颈癌术后盆腔淋巴囊肿,能提高临床疗效。

一项 Meta 分析通过检索中国生物医学文献光盘数据库(CBM)、维普全文数据库(VIP)、万方数据库(WF)、中国知网(CNKI)、PubMed、Cochrane 系统评价资料库、Ovid 等(1990—2012年)中发表的有关中医针灸防治宫颈癌根治术后尿潴留的临床随机对照研究,对其疗效和安全性进行 Meta 分析,共纳入 11 项随机对照试验(709 例受试者),结果显示,与单纯化疗对照,针灸治疗宫颈癌术后尿潴留疗效肯定,能够改善患者生活质量。

2. 中医药辅助化疗 化疗药物治疗近几年发展很快,疗效亦确切。但化疗所引起的毒副作用亦为众所周知,并在一定程度上限制了化疗药物的使用。而中药与化疗结合一方面可以减少或减轻化疗的毒副反应,改善生活质量,另一方面可以增强机体的免疫能力,提高癌细胞对化疗的敏感性,增加临床疗效。

有学者将 68 例宫颈癌患者随机分成对照组 33 例,给予常规化疗;治疗组 35 例,在对照组的基础上加用复方苦参注射液。结果治疗组的瘤体疗效总有效率(19/35)54.3%,对照组为(12/33)36.4%($P<0.05$)。治疗组生活质量改善率为(21/35)60.0%。对照组为(9/33)27.3%($P<0.05$)。各主要系统的毒副反应治疗组较对照组减轻。说明复方苦参注射液联合化疗治疗可以提高宫颈癌疗效和生活质量,减轻毒副反应。

3. 中医药辅助放疗 宫颈癌的放射治疗包括腹部外照射及宫颈腔内放射治疗,常见不良反应及并发症主要有放射性直肠炎,放射性膀胱炎,皮肤黏膜红斑、色素沉着及干、湿性脱皮,口干,乏力,食欲减退等。

中医药与放疗结合可以减少放疗所致的毒副作用,中医药内服可以减轻溃疡及梗阻;防治放射性直肠炎的腹胀,腹痛,腹泻,便血,肛门坠胀,里急后重等;防治放射性膀胱炎的小便增多、尿频、小便困难等。中医药外用可缓解皮肤黏膜的不良反应;中药保留灌肠以防治放射性肠炎。此外,中药与放疗结合还能提高放疗的临床疗效,活血化瘀中药能改善微循环,促进血液循环,增加氧供,使乏氧癌细胞对放射线敏感,从而增加放疗效果,临床常选用桃仁、红花、三棱、莪术、赤芍等。从而提高患者生活质量,发挥对放射治疗的减毒增效作用,提高患者放疗耐受性。

有研究将 128 例宫颈癌患者随机分为 2 组,治疗组 64 例盆腔放疗同时给予调肝健脾解毒汤(黄芪 30g,茯苓、白芍、薏苡仁各 20g,党参、白术、黄芩、车前草、败酱草、莪术、郁金、鸡内金各 15g,柴胡、黄连、当归各 10g,炙甘草 6g),口服 200ml/ 次,2 次 / 日,对照组 64 例单纯给予盆腔放疗治疗,观察 2 组患者急性直肠放射反应的发生情况及腹痛、腹泻的严重程度。结果显示治疗组 64 例中出现急性直肠放射反应者 21 例,而对照组出现 34 例($P<0.05$);治疗组放射剂量到 20~30Gy/10~15 次时开始出现急性直肠放射反应,对照组为 10~20Gy/5~10 次($P<0.05$)。腹泻的发生率治疗组为 31.3%,明显低于对照组的 50.0%($P<0.05$);治疗组Ⅱ度以上腹泻的发生率 4.7%,明显低于对照组的 23.4%($P<0.05$)。腹痛的发生率治疗组为 32.8%,对照组为 53.1%($P<0.05$);其中中度以上腹痛的发生率治疗组 6.3%,明显低于对照组的 28.1%($P<0.05$)。说明中药调肝健脾解毒汤可以推迟急性直肠放射反应发生的时间,降低发生率,减轻腹痛、腹泻的程度,从而增强患者对放射线的耐受性,提高了患者对放疗的依从性。

有研究将 96 例宫颈癌术后患者随机分为中药组及对照组,各 48 例。两组均采用同步放疗及 DF 方案化疗,中药组自放疗第 1 天开始服用中药(中药以清热解毒,健脾补肾,益气养血为主,方药:党参 15g,黄芪 30g,白术 15g,茯苓 15g,当归 15g,熟地 15g,枸杞 15g,补骨脂 10g,川续断 10g,白花蛇舌草 30g,土茯苓 15g,八月札 20g,炙甘草 6g,随症加减)。结果放化疗辅助中药治疗对恶心呕吐、神疲乏力、食欲减退、失眠、头晕、腰膝酸软症状的改善优于单纯放化疗组($P<0.05$);中药组的不良反应小于单纯放化疗组($P<0.05$)。中药组的生活质量评分优于单纯放化疗的对照组($P<0.05$)。说明宫颈癌术后同步放化疗辅以中药内服在减轻放化疗毒副反应,降低不良反应,增强患者免疫力,提高生活质量方面疗效显著。

有研究将 392 例放射性直肠炎患者随机分为两组,治疗组 203 例应用中药煎剂口服加灌肠治疗(方药:黄芪 30g,炒白术 10g,当归 10g,生地 15g,炒白芍 15g,白头翁 15g,蒲公英 10g,木香 6g,槟榔 6g,黄连 6g,甘草 5g,加水煎煮 2 次,共取 250ml,早晚各服 100ml,余 50ml 加温后每晚保留灌肠。对照组 189 例静脉注射抗生素,同时采用普悬液(普鲁卡因 40ml,庆大霉素 8 万 U,地塞米松 5mg,蒙脱石散 3mg,生理盐水 10ml)保留灌肠。每天 1 次,10 天为一个疗程,连用 2 个疗程。观察两组治疗 10 天、20 天的疗效。结果治疗组与对照组在 10 天和 20 天时疗效比较差异均有统计学意义(P 均 <0.01);用药后 20 天时直肠镜检查结果显示,治疗组有 171 例患者有效(直肠黏膜糜烂、溃疡消失 46 例,减轻 125 例),有效率为 84.2%,对照组 128 例有效(直肠黏膜糜烂、溃疡消失 28 例,减轻 100 例),有效率为 67.7%(天 <0.01)。说明中药口服加灌肠治疗放射性直肠炎的疗效显著。

4. 中医药辅助靶向治疗 宫颈癌的靶向治疗研究近年来已取得一定突破和进展。随着分子生物学研究的深入,继手术、放疗、化疗后,分子靶向治疗已成为第 4 种用于恶性肿瘤治疗的方法,也有越来越多集中于宫颈癌靶向治疗的研究,并不断出现针对血管生成、细胞受体、信号转导等的肿瘤细胞特异性靶点的分子靶向治疗药物。目前研究可使用于宫颈癌的靶向药物包括血管生成抑制剂,如贝伐单抗、西地尼布、舒尼替尼、帕唑帕尼;表皮生长因子受体拮抗剂,主要有 EGFR 单克隆抗体和小分子化合物酪氨酸激酶拮抗剂,其中单克隆抗体主要包括西妥昔单抗、曲妥珠单抗等,小分子多靶点酪氨酸激酶抑制剂如吉非替尼和厄罗替尼等;PARP 抑制剂,如奥拉帕利,雷帕霉素等信号通路抑制剂,如依维莫司;免疫检查点抑制剂,如 CTLA-4 抑制剂伊匹单抗以及 PD-1 抑制剂帕博利珠单抗和纳武单抗。国内运用最多的是贝伐单抗,其他很多药物尚是小样本临床试验,免疫治疗也在探索中,取得一定临床疗效。常见不良反应为出血、高血压、蛋白尿、胃肠穿孔/伤口开裂综合征、腹泻、免疫性结肠炎、免疫性肺炎、皮肤反应,如皮疹、痤疮、皮肤干燥瘙痒等,中药配合分子靶向治疗可有效减轻其不良反应。

(三)巩固和维持治疗,延长生存期

1. 巩固治疗宫颈癌患者 手术、放化疗后,瘤体已经去除,已经获得疾病控制,但是患者正气耗损,邪毒潜伏,有复发转移的风险,继续给予药物治疗,目的是巩固疗效,防止复发转移。

2. 维持治疗宫颈癌 中医药维持治疗适用于放化疗后病情相对稳定的带瘤患者,其后续采用中医药治疗,以维护机体阴阳平衡,最大程度延长病情稳定时间。宫颈癌在此阶段的中医药治疗需辨证论治,合理采用口服中药汤剂,中成药,中药外治等,也可以与分子靶向治疗或小剂量化疗相交替,尽可能延长无进展生存期或总生存时间。

(四)晚期患者稳定肿瘤病灶,延长生存期

晚期宫颈癌的治疗目的主要是抑制肿瘤,减轻临床症状,提高生活质量,延长生存期。晚期宫颈癌患者往往失去手术机会,在患者体质耐受的条件下,应积极予以放化疗等

西医治疗措施缩小或控制瘤体,中医药联合西医治疗手段可以稳定瘤体,提高患者生存质量,从而延长生存期。针对晚期患者的治疗定位,一些临床研究也分别提供了一定的试验数据。

有医者将 80 例中晚期宫颈癌患者随机分为两组,治疗组 42 例,对照组 38 例。治疗组于放疗开始时服用平消片,连续服用至放疗结束后 1 个月,对照组单纯放疗治疗。结果治疗组总有效率为 95.23%,对照组为 76.31%($P<0.05$)。3 年生存率治疗组 76.19%,对照组 60.53%;3 年内盆腔复发治疗组 6 例,对照组 10 例;3 年内远处转移治疗组 5 例,对照组 9 例。两组比较差异有显著性($P<0.05$)。说明治疗组较对照组明显提高了总有效率及生存率,降低了复发率及远处转移率。综上,辨证内服外用为特点的中医药治疗作为宫颈癌综合治疗手段之一,采取扶正与祛邪、治标与治本相结合等措施,合理的运用可以使宫颈局部 HPV 感染得到控制、CIN 得到控制、宫颈癌患者的癌灶得到控制或缩小、复发转移率降低、症状减轻、免疫力提高、生存质量提高、生存期延长。

六、问题与思考

近年来,中医药抗肿瘤的基础研究也进一步地深入开展,已经从原来的细胞水平发展到了分子水平及基因水平。总的来说中医药抗肿瘤是通过以下几个方面而发挥临床功效的:诱导细胞分化,促进细胞凋亡,调节免疫功能,直接杀伤肿瘤细胞,抑制肿瘤新生血管的生成,逆转肿瘤细胞的多药耐药,抗突变作用,抗肿瘤细胞的转移。中医药抗肿瘤是多方向、多途径、交叉发挥作用的。现就一些问题做简要探讨。

(一)从HPV病毒、CIN探讨宫颈癌的"治未病"思想

现代医家将"未病"概括为 4 种状态:①健康未病态:即人体没有任何疾病时的健康状态;②潜病未病态:指机体内病理信息隐匿存在的阶段,尚无任何临床表现;③欲病未病态:是潜病未病态的继续发展,已经达到疾病发病的临界状态;④传病未病态:当身体某一脏器出现了明显病变,病邪可以进一步传入其他脏腑而未发生传变时谓之。将"治未病"的原则概括为 4 方面:①未病养生,防病于先;②欲病救萌,防微杜渐;③已病早治,防其传变;④瘥后调摄,防其复发。

高危性 HPV 持续感染是 CIN 发生至进展为宫颈浸润癌的主要原因。研究发现 HPV 的病毒负荷量与宫颈高度病变密切相关,HPV 的病毒负荷量越高,罹患 CIN Ⅱ、CIN Ⅲ 的危险性就越高;而宫颈病变程度越严重,感染 HPV 的型别越多,病毒负荷量就越高。如何有效的控制宫颈 HPV 的感染以及逆转控制 CIN 的发展,一直是国内外研究的方向。临床及实验研究发现中医药能够降低 HPV 病毒载量,控制或清除 HPV 感染,逆转 CIN。中医药治疗 HPV、CIN 的常用治法有清热解毒,燥湿止痒,化瘀软坚,化痰散结,健脾益气等。由于 HPV 感染及 CIN 与宫颈癌的发生发展关系,合理的运用中药进行早期干预,将有利于降低宫颈癌的发病率,实现治未病。

(二)中医药防治宫颈癌放射性直肠炎的优势

宫颈癌的放射治疗包括盆腔放疗和腔内近距离放疗,放射性直肠炎为常见副反应之一。宫颈癌放疗后 4.3%~53.9% 的患者有肠道反应,随着放射剂量的增加,症状逐渐加重,严重者可出现肠梗阻、穿孔、大出血。时有中断放疗,延长疗程,影响疗效。西医治疗放射性肠炎的方法常用普悬液、硫糖铝、福尔马林等灌肠,合并细菌感染时加用抗生素,普悬液

中的地塞米松具有抗炎、抗毒的功效,能降低毛细血管和细胞膜的通透性,减少炎性渗出,减少白三烯 B4 的释放,抑制其中性粒细胞的趋化作用,防止氧自由基的形成。但是西药的运用面临相应的问题,如运用硫糖铝灌肠大部分患者并不能减轻症状,反而加重腹泻症状;福尔马林是一种固定剂,刺激性强,方法不当有可能引起急性结肠炎、大便失禁及较严重的肛门区疼痛,存在一定危险;长期用抗生素导致的菌群失调及耐药菌株的出现等。从中医学角度看,该病属于"泄泻""下痢""肠风""脏毒"等范畴。现代中医认为放射线为热毒之邪,热邪壅滞盆腔,损伤肠络,气血凝滞腐败则为脓血;脾虚失于统摄,下焦湿热,肠道传导失司,脏腑不通,致热瘀阻滞、气机不畅,出现腹痛、腹泻、便血、肛门坠痛、里急后重等症,治疗应补气健脾以摄血,清热养阴以凉血,辅以酸涩之品以止血,佐以行气之品以导滞。

中医药内服、外用灌肠的使用能够改善肿瘤周围的微循环,提高放疗敏感性,提高肿瘤局部控制率,推迟并减少急性直肠放射反应的发生,抑制炎症反应,减轻肠道黏膜损伤,减轻腹痛、腹泻等临床不良症状,不仅减轻了痛苦,还能够提高患者对放疗的依从性。并避免西药治疗放射性肠炎出现的问题。体现了中医药在宫颈癌临床运用中的优势,也值得临床进一步推广运用。

(三)中医外治法在宫颈癌治疗的特色优势

中医外治疗法在宫颈癌的论治中,较早就建立了较为完整理论及方法体系。中药外治即根据患者的病情状况、体质情况等将配制好的中药制剂直接塞、敷、涂、搽于病灶局部,或进行熏洗、坐浴等,使治疗药物经过黏膜吸收或局部渗透而直达病所,具有起效快速、简便易行、毒副作用少的特点。中医药外治可用于宫颈癌的不同治疗时期,如何更好地把握中医药外治介入宫颈癌治疗的时机,将有利于临床疗效的提高,是临床医生应注重的问题。对带瘤患者局部中药治疗,可抑制肿瘤,缓解宫颈水肿,减少或控制出血,抑制局部感染,促进肿瘤溃烂而愈合,改善局部临床症状,也可作为宫颈癌的术前准备用药,以改善手术条件;针灸治疗宫颈癌术后的尿潴留;对术后淋巴囊肿用中药外敷;对进行放疗的患者进行早期干预防治放射性直肠炎;对有放射性肠炎的患者中药保留灌肠治疗放射性直肠炎;穴位贴敷、穴位注射在化疗早期介入防治化疗副反应。

(四)临床研究需进一步深入

目前临床研究还存在很多问题,比如对于围手术期、化疗期、放疗期、稳定康复期,以及晚期患者的中医证候分布规律缺乏研究,而准确的中医辨证,对中医临床疗效至关重要,因此宫颈癌各期的证候分布规律需要进一步探索,以期为临床医生提供科学依据。同时,还有必要开展宫颈癌大样本、随机对照临床研究,加强随访,获得远期生存(无病生存期、总生存期等)的研究证据,将有利于推动中医药在宫颈癌中的有效应用。

(五)展望

"中西医结合治疗癌症"是从中国实际出发,融中西医学各自优势为一体,发挥传统中医特色,结合西医治疗手段,两者相辅相成,实行互补结合的具有中国特色的防癌治癌道路。目前我国在中西医结合治疗恶性肿瘤方面可谓硕果累累,成绩非凡。特别在倡导肿瘤"综合治疗"的今天,中西医结合治疗恶性肿瘤就更显其优势和特色,被公认是继手术、放疗、化疗及生物免疫治疗之后的第五大治疗方法,是癌症多学科综合治疗中的有效方法之一。但是要实现中医药的可持续发展,我们还需要进一步的努力。

第九节　前列腺癌

一、前列腺癌概述

前列腺癌是发生于前列腺腺体的恶性肿瘤,主要原发部位为后侧包膜下腺体及外生部分。临床多表现为小便淋沥、排尿困难、血尿、尿潴留、前列腺硬结及会阴部疼痛等,随着病情的进展还会出现骨、淋巴结的远处转移,是男性泌尿生殖系统常见的恶性肿瘤之一,约占泌尿生殖系统肿瘤的4%。前列腺癌发病隐匿,生长缓慢,有相当一部分属于"潜伏癌",甚至终生不被发现。约75%发生于后叶,前叶和侧叶分别占15%和10%,其中10%为多发。50岁以下男性一般很少发生,50~60岁发病占前列腺癌发病的1/3,70岁以上约占1/2,80岁以上约占3/4。其发病与年龄、种族、高脂肪饮食、输精管切除、遗传、吸烟、接触重金属、不适当的性生活及性病等有关。影响预后的主要因素是临床分期和病理分级,有淋巴结转移者预后差。

在中医经典中本无前列腺癌的记载,但在中医学中可以将前列腺癌归为"肾岩""癃闭""癥积""淋证""腰痛""尿血"等疾病范畴。

历代医家对本病的主要论述有:《素问·气厥》中记载:"胞热移于膀胱,则癃溺血。"《素问·六元正纪大论》称本病为淋。"癃闭"一名首见于《内经》,"膀胱不利为癃,不约为遗尿","膀胱病,小便闭"。汉代张仲景在《金匮要略·消渴小便不利淋病》中对淋证的病状做了描述:"淋之为病,小便如粟状,小腹弦急,痛引脐中。"《丹溪心法》指出尿血和血淋的不同:"尿血,痛者为淋,不痛者为尿血",并且提出血淋分冷热虚实:"血淋一证,须看血色分冷热。色鲜者,心、小肠实热;色瘀者,肾、膀胱虚冷。"王焘《外台秘要》载有治小便不通及小便难的方剂约20首,并有最早用导尿术治疗小便不通的记载。《景岳全书》记载:"小水不通,是为癃闭,此最危最急症之一,不辨其所致之本,无怪其多不治也。"《灵枢·本输》说:"三焦者……实则闭癃,虚则遗尿。"阐明本病病位在膀胱,与三焦气化息息相关。

二、病因病机

中医学认为,前列腺癌病位为肾与膀胱,累及脾、肝,其主要病因为素体肾虚、饮食情志不调、外感邪毒侵袭下焦。病属虚实夹杂。正虚以阴阳失调,脾肾两虚为主,邪实以兼夹湿、痰、瘀、毒为多见,日久诱发癌肿。

(一)素体虚弱,外邪侵袭

《素问·上古天真论》曰:"丈夫八岁,肾气实……七八……天癸竭,精少,肾脏衰,形体皆极。八八,则齿发去。"阐明男性至56岁左右天癸竭,精少而导致肾虚,若素体虚弱,肾气不足,加之下阴不洁,湿热秽浊之邪侵犯下焦;或由肺脏湿热、小肠邪热、心经火热、下肢丹毒等他脏外感之邪传及于下焦,局部气血运行不畅,郁积日久而发病。另外,房劳过度也可引起肾气过早亏耗,正气不足,脏腑失于温养,命门火衰,膀胱气化无权,津液耗伤,而成诸证。

(二)饮食不节,湿热蕴结

平素嗜食肥甘厚味、生冷辛辣之品,或喜嗜烟酒,日久致湿热之邪内蕴,致使太阴脾土失于运化,脾虚生湿,湿阻气血,热蕴成毒,湿热毒邪易结于下焦、膀胱而发病。夏秋之交,雨多湿重,气候炎热,湿热邪胜,或湿邪内侵,蕴遏而酿湿生热,下注小肠,致分清泌浊功能紊乱而传入下焦。前列腺位居下焦,是水湿代谢必经之路,湿热之邪滞留于此,导致排尿不畅,而排尿不畅又使水湿停滞更甚,如此恶性循环,日久而成积聚。

（三）情志不舒,瘀血内阻

急躁易怒,或长期抑郁,情志不畅,气郁经脉,肝经绕阴器,抵少腹,与前列腺癌关系密切,血瘀不行,三焦气化失职,水液代谢失常,水湿瘀浊结于会阴而发病。此外,前列腺癌患者长期受疾病困扰,气机阻滞,气滞则血瘀,瘀血内阻,凝聚精室,更加重病情。瘀结精室,可致癃闭;血不循经则会出现尿血;血行不畅,不通则痛,则可见局部疼痛。

（四）年老久病,气血两虚

年四十而阴气自半,前列腺癌患者大多数年事已高,肝肾阴虚,或因久病失调,气血两虚,肝脾肾三脏虚损,进而导致阴阳失调,加之久受癌毒"恶气"浸淫,耗气伤血。前列腺癌根治术后患者失血较多,致气血两伤,放化疗后,患者多脾胃不和,纳食减少,脾为后天之本,脾胃虚弱,气血生化乏源,进而加重气血两虚。

综上所述,本病病机重点在于"湿""痰""瘀""毒"等方面,上述病理因素往往相互交叉,互为因果,相互联系。在正气亏虚基础上,加之邪毒外袭、所愿不遂或饮食失调等,引起体内气血失调、脏腑功能紊乱,进而导致邪毒内蕴、气滞血瘀、湿热下注于下焦而发病。湿、毒、痰、瘀互结,毒邪日耗,久而脾肾阳虚、肝肾阴虚,气血亏虚。

三、诊断与分期

前列腺癌是中西医学共同的疾病名称,前列腺癌的诊断参照西医前列腺癌的诊断标准和方法。前列腺癌病理类型包括腺癌(腺泡腺癌)、导管腺癌、尿路上皮癌、鳞状细胞癌、腺鳞癌。其中前列腺腺癌占95%以上,因此,通常我们所说的前列腺癌就是指前列腺腺癌。

（一）诊断

1. 临床症状　前列腺癌初起常无症状。当肿瘤增大至阻塞尿路时,常出现与前列腺增生症相似的膀胱颈梗阻症状,可见逐渐加重的尿频、尿急、尿流缓慢甚至中断、排尿不净甚至尿失禁等,血尿并不常见。晚期可出现腰痛、腿痛、贫血、下肢浮肿、骨痛、病理性骨折、截瘫、排便困难等。部分患者常以转移症状就诊。

2. 病理学诊断

（1）细胞病理学诊断:前列腺穿刺活检对于早期前列腺癌的诊断具有重要意义。前列腺按摩液和尿液涂片亦有助于前列腺癌的诊断。

（2）组织病理学诊断:所有前列腺肿瘤都是恶性的,其病理组织分级方法多种多样,绝大多数是发生在腺体外周腺管的腺癌。世界卫生组织(WHO)建议使用Mostofi分级,该分级方法能从核的异型性和腺体的分化程度两方面对前列腺癌的恶性程度做出判断;欧洲泌尿外科学会(EAU)与我国前列腺癌诊疗指南采用的是Gleason分级,该分级由低倍镜下癌的组织结构和浸润程度来确定,而不考虑细胞的异型性。

3. 影像学诊断　主要包括B超、CT、MRI、X线以及ECT。

（1）B超:B超因其简便、无创、价廉、可重复而最常用,可据此初步判断肿瘤的体积大小,但诊断的特异性较低。

（2）CT、MRI：通过 CT 与 MRI 均可了解前列腺邻近组织和器官有无肿瘤侵犯及盆腔内有无肿大淋巴结。但对早期前列腺癌 MRI 诊断的敏感性高于 CT，且 MRI 无放射性辐射，组织分辨率高，在临床分期上有较重要的作用。

（3）X 线、ECT：通过 X 线和 ECT 可对前列腺癌骨转移进行检查，但转移部位 40% 骨组织破坏后才能在 X 线片中表现出来，故有假阴性可能；ECT 可比常规 X 线片提前 3~6 个月发现骨转移灶，敏感性较高但特异性较差。

4. 实验室检查　包括前列腺特异抗原（PSA）、血清酸性磷酸酶（ACP）以及血清碱性磷酸酶（ALP）。

（1）PSA：PSA 敏感度为 77%~86%，在早期诊断和疾病分期中的作用尚待评估。PSA 水平明显升高提示肿瘤向包膜外蔓延或发生转移，测定游离抗原与结合抗原比值的方法可以减少非肿瘤患者的活检次数。

（2）ACP：ACP 检测总阳性率在 70% 左右，晚期患者可达 80%~90%，并可提高早期诊断。

（3）ALP：在除外肝脏病变、骨良性病变的情况下，ALP 活性升高用于前列腺癌骨转移的诊断有重要的临床意义。

5. 其他相关检查方式　直肠指诊（DRE），能早期诊断前列腺癌，方法简便，在癌体尚小时即可发现，但不应单纯依据直肠指诊做出诊断。

（二）分期

1. TNM 分期　前列腺癌的临床分期可通过直肠指诊、CT、MRI、骨扫描、PSA 以及淋巴结切除来明确，由国际抗癌协会（UICC）推荐的 TNM 分期，系统复杂而划分详细，T 分期主要通过 DRE、MRI 和前列腺穿刺阳性活检数目和部位来确定，肿瘤病理分级和 PSA 可协助分期。N 分期的金标准是开放或腹腔镜淋巴结切除术，CT、MRI 和 B 超可协助 N 分期。M 分期的主要检查方法是全身核素骨显像、MRI、X 线检查。一旦前列腺癌诊断确立，建议进行全身核素骨显像检查。如果核素骨显像发现可疑病灶又不能明确诊断者，可选择 MRI 等检查明确诊断。

2. Whitmore-Jewett 分期　目前，我国和美国应用较多的是 Whitmore-Jewett 分期，该分期划分虽粗，但易于掌握，临床应用简便。

四、中西医结合治疗

（一）中医辨证施治

1. 辨证原则

（1）辨明邪正盛衰：古代医家有"万病不出乎虚实两端，万方不越乎补泻二法"的说法。在治疗前列腺癌方面也应遵循"虚则补之"，"实则泻之"原则，但杜绝将攻法与补法截然分开，提倡整体辨证，攻补兼施，最终达到"以平为期"，即追求患者在"带瘤生存"情况下，机体达到平衡状态。《医宗必读》根据病程分期特点，提出"初期者攻，中期者且攻且补，晚期者补"。前列腺癌初期，正气尚盛，虚实夹杂，应以攻法为主，兼顾正气，佐以补法，祛邪存正；中期，正气渐虚，邪气深入，邪正相持，治应考虑攻补兼重，扶正祛邪；到了后期，毒邪严重耗伤人体气血及精微物质，正气大虚，而邪气留恋不去，此时提倡在补法基础上，恰当采用攻药，补正退邪。将攻法与补法完美结合运用，既能改善因攻邪使机体正气削减的情况，也不会因过度扶正，而助邪碍邪，从而发挥抑制肿瘤与增强人体抵抗力的双重作用，最终达到提高患者生活质量,改善症状,延长患者寿命的目的。

(2) 辨明病证进展阶段:根据前列腺癌的不同期别,分析机体状态。前列腺癌前病变向前列腺癌早期发展过程中,属于围手术期,支持手术治疗,手术对早期实体瘤五年生存率已达90%以上,该期间患者邪实为主,常见的证型有湿热蕴结证和瘀血内阻证;前列腺癌中期,患者机体状态允许的前提下,可选择手术,同时重点提倡结合内分泌治疗或放化疗治疗,此期患者多虚实夹杂,治疗上应扶正与祛邪兼顾,配合内分泌治疗时多见肝肾阴虚证,配合放疗时多见阴虚内热证;到疾病晚期,机体会出现正气虚弱、气血津液衰竭之证候,患者通常伴有骨髓抑制、血象低下、免疫功能紊乱,以及内分泌、放化疗治疗所带来诸多等副作用,这些副反应会降低患者生存质量,增加患者的痛苦,从而迫使治疗停止,同时也成为促进肿瘤转移,甚至导致患者死亡。晚期患者多见肝肾阴虚证和气阴两虚证,治疗时以益气养阴扶正为主,可适当选择生物免疫疗法,调动机体内在的抗病能力,发挥机体正气的抗癌作用,养正以祛邪。

2. 治疗要点　结合前列腺癌疾病发展特点,在治疗方面应注意以下要点:

(1) 注意顾护脾胃之气:"内伤脾胃,百病由生",正气的盈亏有赖于肾中之精气的充盈,而肾中之精气又依赖于后天水谷之气的培育,若脾胃之气受伤,则必定影响肾中之精气,进而导致正气亏虚,发为前列腺癌。脾胃虚弱是肿瘤发生的部分原因,而后又因肿瘤各种治疗,进一步影响患者脾胃功能,尤其是化疗严重影响胃肠功能,放疗伤脾胃之阴,导致机体消瘦、乏力、纳差、纳呆、食欲不振、腹胀、恶心、反酸、便溏或大便干结、苔腻或无苔之症。《慎斋遗书》曰:"诸病不愈,必寻到脾胃之中。"在治疗中,从整体出发,通过调理脾胃,疏畅气机来提高机体免疫力,抗肿瘤复发转移有明显的效果,还可以减轻患者因治疗所带来的毒副反应,使患者能更好地完成西医治疗过程。另外,饮食是根本,无论如何要保证患者能进食,才能更好地治疗和康复。

(2) 注重善用理气之品:《黄帝内经》曰:"百病皆生于气"。明·张景岳明确指出:"气之在人,和则为正气,不和则为邪气。"任何疾病的产生源于气,恶性肿瘤也不例外,认为恶性肿瘤是由气不和所致,故在治疗前列腺癌过程中,适当运用理气之法可达到事半功倍之效。肿瘤久病或西医治疗后虽有脾胃虚的表现,但在气滞明显时,若一味补之,往往会滞气生满,导致胀满、疼痛等症加重,所以往往要加用调理气机之品,使气机条达,通则不痛,如乌药、枳实、大腹皮、佛手、木香等,此时常避用苦寒之药,此外,补脾而不碍脾,忌用大剂量滋腻补药,以免影响正常饮食,难以消化。

3. 辨证分型与治疗

(1) 湿热蕴结

主症特点:轻度尿频,排尿不畅,小腹胀满,伴有灼热感,或有胃纳减退,口干口苦,小便赤涩,阴囊潮湿,大便干结,舌质暗红,苔黄腻,脉滑数。

治法:清热解毒,利湿散结。

方药:八正散加减。

八正散由木通、瞿麦、萹蓄、车前子、滑石利湿通淋,栀子、大黄、甘草梢清热解毒散结。

若热伤血络,症见尿血者,加小蓟炭、生地、蒲黄炭、黄柏、白茅根、仙鹤草以凉血活血止血;湿困脾胃,症见纳呆食少者,加党参、茯苓、白术、苍术以健脾燥湿;气虚不足,见神疲乏力者,加生黄芪、陈皮、五味子。

（2）瘀血内阻

主症特点：小便滴沥，尿如细线，或癃闭不通，小腹作痛，腰痛连及少腹，时痛剧难忍，行动艰难，痛有定处，烦躁易怒，口唇紫暗，舌紫暗，有瘀斑、瘀点，脉细涩或脉细。

治法：活血化瘀，散结止痛。

方药：膈下逐瘀汤加减。

膈下逐瘀汤由当归尾、赤芍、桃仁、红花、炮山甲以活血化瘀，丹参、败酱草、瞿麦、马鞭草、猪苓、薏苡仁以散结止痛。

若瘀血内阻，血不归经而出现血尿者，加三七、墨旱莲、花蕊石以化瘀止血；尿少腹胀者加萹蓄、沉香、茯苓以疏调气机，通利水道；疼痛明显者，加三棱、莪术、蜂房以加强活血止痛之力。发热者，加丹皮、丹参清热凉血。

（3）肝肾阴虚

主症特点：排尿困难，尿流变细，排尿疼痛，进行性加重，时有血尿，或有腰骶部及下腹部疼痛，头晕耳鸣，口干心烦，失眠盗汗，大便干燥，舌质红苔少，脉细数。

治法：滋养肝肾，解毒散结。

方药：六味地黄丸加减。

六味地黄丸由熟地、山药、山茱萸以滋补肝肾，茯苓、牡丹皮、泽泻、黄精、益智仁、枸杞子、女贞子以益肾填精。

偏于肝阴虚，阴虚火旺者加栀子、黄芩、龟板以滋阴清热；偏于肾阴虚而火热不慎者，可酌加龟甲、桑寄生、牛膝以滋阴养肾；血尿较重者可加茜草根、大蓟、槐花以凉血止血。

（4）气血两虚

主症特点：小便点滴不通或排尿无力，尿血及腐肉，腰骶部疼痛并向双下肢放射，神疲气短，面色苍白，四肢倦怠，舌淡，苔白，脉沉细无力。

治法：补益气血。

方药：十全大补汤加减。

十全大补汤中人参、茯苓、白术、甘草健脾益气，生地、当归、川芎、赤芍、大枣养血补血。

气虚甚者加党参、黄芪、大枣以益气助阳，纳差者可加炙鸡内金、炒谷芽、炒麦芽；寐差者加夜交藤、酸枣仁、煅龙骨；有骨转移疼痛甚者加香茶菜、延胡索、徐长卿；伴有腰酸加枸杞子、杜仲、生地。

（二）综合治疗

早期前列腺癌以手术为主，包括前列腺癌根治术，目的是完全根治、提高无瘤生存率。常规手术方式包括①根治性前列腺切除术（TLRRP），主要应用于 A_2 期和 B 期前列腺癌病灶局限在前列腺内的患者，手术途径采取会阴部或耻骨后切口两种，现多采用耻骨后切口；②经尿道前列腺切除术（TURP），是减轻膀胱口梗阻的最佳方式，对于 C 期癌肿已侵犯大部分前列腺组织的患者，TURP 只能改善临床症状，对治愈无意义；③扩大的根治性前列腺切除术，即将局部肿瘤广泛切除，并注意切除膀胱基底、精囊和输精管的残余部分、膀胱后筋膜及尿生殖膈。适用于 C 期患者，常与间质放疗联合应用；④双侧睾丸切除术，属于内分泌治疗的一种，主要用于晚期前列腺癌，其只对激素依赖性前列腺癌有效，对激素非依赖性前列腺癌无效；⑤膀胱前列腺切除术和盆腔清扫术，主要是指膀胱前列腺根治术加尿流改道及盆腔内脏器根治性切除，这种手术破坏性大、并发症及死亡率高，故临床应用时应慎重选择。

中期前列腺癌以放射治疗、化疗、内分泌治疗为主,治疗过程中及治疗后辅以中药治疗,不但可以减轻内分泌治疗带来的雌激素样副作用、放化疗后的骨髓抑制等副作用,还能增强放化疗的敏感性,起到减毒增效的作用。

放射治疗在局限期前列腺癌的治疗中占有重要地位,主要适合 $A_2 \sim C$ 期的前列腺癌患者。根据治疗的目的可分为根治性放疗、辅助性放疗和姑息性放疗。对于局限性前列腺癌、偶发性前列腺癌及应用去势和内分泌治疗无效的前列腺癌均应采用根治性放疗;对于术后有残留或 T_2 期前列腺癌术后需要进行辅助性放疗;已有远处转移的前列腺癌需进行姑息性放疗。按照放疗方式不同可分为外照放射和近距离治疗两类。外照射是指将高能量射线直接照射在癌灶,包括常规放疗、三维适形放疗、强调适形放疗等,近距离治疗指将放射性物质直接置入瘤体中,包括腔内照射、组织间照射等。

化疗主要针对晚期激素抵抗性前列腺癌,多适用于手术后的辅助治疗,晚期转移性及内分泌治疗失败后的治疗,但往往不甚敏感,疗效不佳。常用的化学药物主要有磷酸雌二醇氮芥、米托蒽醌、多烯紫杉醇、环磷酰胺等,其中多烯紫杉醇联合磷酸雌二醇氮芥可作为雄激素非依赖性前列腺癌的推荐治疗方案,对于延长生存期具有一定的疗效。此外,近年研发的新药物卡巴他赛,该药属紫杉类,研究显示其可改善多烯紫杉醇治疗失败的转移性去势难治性前列腺癌患者的生存期。

由于前列腺癌的发生与雄激素存在的巨大的关系,故内分泌治疗在前列腺癌治疗方面占据着重要的地位,内分泌治疗常用药物可分为类固醇类和非类固醇类制剂,常用药物如醋酸环丙孕酮、醋酸甲地孕酮、比卡鲁胺、氟他胺、鲁尼米特,近年新研究出内分泌药物阿比特龙,目前仍未推广到临床。内分泌治疗方式多样,主要包括:①去势治疗(castration),即通过减少或阻断体内雄激素分泌水平,而达到抑制前列腺生长的目的,包括外科手术去势和药物去势;②雄激素受体拮抗治疗(androgen receptor antagonist therapy,AR),主要分为类固醇及非类固醇两类,其与内源性雄激素竞争靶器官上的 AR,从而抑制双氢睾酮进入细胞核,阻断雄激素的胞内效应,抑制促性腺激素,降低体内雄激素水平;③最大限度雄激素阻断(maximal androgen blockade,MAB),通过药物或手术去势治疗并联合使用抗雄激素药物,完全阻断睾丸和肾上腺来源的雄激素,从而最大程度地抑制肿瘤生长;④间歇内分泌治疗(intermediate hormonal therapy,IHT),指接受内分泌治疗的患者血清 PSA 降至正常时停止治疗,当再次出现症状加重或 PSA 显著升高时而开始新一轮内分泌治疗,以期延缓前列腺癌进展至激素非依赖性的时间;⑤根治术前新辅助内分泌治疗(neoadjuvant hormonal therapy,NHT),指在前列腺癌根治术前或放射治疗前进行内分泌治疗,以缩小肿瘤体积、创造手术条件;⑥辅助内分泌治疗(adjuvant hormonal therapy,AHT),指局限性前列腺癌患者,在进行根治术后或根治性放疗之前、期间、之后联合内分泌治疗;⑦根治术后辅助内分泌治疗,指根治性前列腺切除术后,针对特定患者进行内分泌治疗。

其他疗法:冷冻治疗,此方法使用于前列腺肿瘤体积较大,全身情况较差的患者,即通过会阴或尿道进行冷冻,使肿瘤组织发生破坏,但目前这种方法并未得到广泛推广。免疫疗法,患者在经过手术、放化疗及内分泌治疗后,加用免疫疗法进而尽可能清除体内残留的肿瘤,肿瘤免疫治疗可应用卡介苗、短棒菌苗、肿瘤疫苗等制剂,其中 Sipuleucel-T 是一种针对前列腺癌的特异性肿瘤疫苗,也是首个被 FDA 批准的肿瘤治疗性疫苗,适合无症状或症状轻微的去势难治性前列腺癌患者,但目前国内仍未得到广泛应用。2014 年 11 月欧盟委员会批准抗癌药物氯化镭-223的使用,该药品被批准用于骨转移症状以及没有已知的内脏转移的去势抵抗性前列腺癌患者。

值得一提的是,在治疗的过程中,中医药治疗可以始终贯穿整个治疗过程,首先,中药属纯天然药物,毒副作用小,前列腺癌患者在经过西医去势治疗后产生诸多不良反应和毒性作用,将中药配合治疗中不仅起到协同增强疗效作用,还可以减少不良反应的产生。其次,中药配伍灵活、作用靶位广泛,肿瘤发展后期,病机复杂,病情多变,中药复方可将补虚、攻邪等多种作用集于一方,中药还可以增强疗效,故中药可起到不容忽视的治疗作用。中医理论特色在于辨证论治,其治疗可以贯穿前列腺癌病情发展的全过程,当疾病终末期,西医治疗无效时,中医仍可以缓解患者病情发展,提高患者生存质量。

五、临床研究进展

前列腺癌是老年男性泌尿系常见的恶性肿瘤,其发病率在美国居男性恶性肿瘤第一位,据统计2014年美国前列腺癌新发病例达233 000例,且病死率高,仅次于肺癌,位居第二位。在亚洲,前列腺癌的发病率虽仍远低于欧美国家,随着预期寿命的不断延长和生活方式的改变,前列腺癌的发病率和死亡率也有逐年上升的趋势,据中国最新的癌症年度报告估计,中国2011年约有49 007例新发前列腺癌患者,其中城市人口发病率35 447例,而大约有13 940人死于此疾病,数据显示呈逐年上升趋势,已位于男性恶性肿瘤前列。与西方国家相比,中国前列腺癌的显著特点是确诊患者中晚期患者比例更高、基数更大,发现时肿瘤多数已经局部或远处转移,故以抗雄激素治疗为主要治疗方法,然而在18~24个月后,几乎所有患者都会转变为去势抵抗性前列腺癌。中医药治疗前列腺癌可贯穿病程始终,可与不同西医治疗手段联合应用,对手术、内分泌治疗及放化疗起到增效减毒的作用,在稳定病灶、延长生存期、提高生存质量等方面中医药治疗显示出一定疗效。

(一)中医临床研究

单纯中医药治疗前列腺癌,适用于预期寿命大于10年的低危患者和激素非依赖性前列腺癌患者,在改善临床症状、降低PSA水平方面一些临床研究提供了一定的试验数据。

有研究应用知柏地黄汤加味(干山药12g、泽泻10g、知母10g、白花蛇舌草20g、半枝莲15g、山萸肉12g、琥珀1g、土茯苓20g、黄柏10g、熟地20g、夏枯草10g、丹皮10g、仙鹤草15g)治疗早期前列腺癌患者78例,以临床症状改变评价疗效,随机分为两组,观察组予知柏地黄汤加味,对照组予中成药鸦胆子油软胶囊治疗。结果显示试验组总有效率为89.74%,对照组总有效率为71.79%($P<0.05$),提示试验组疗效优于对照组。

有医者以川龙抑癌汤[蜈蚣3g,地龙15g,莪术15g,红花10g,灵芝孢子10g(冲服),三七末3g(冲服),大青叶10g]治疗中医辨证为正气亏虚、瘀毒阻络证之激素非依赖性前列腺癌患者,用药3月后评价其疗效。结果显示,与空白对照组相较,治疗组PSA下降总有效率为70%($P<0.05$)。表明川龙抑癌汤对正气亏虚、瘀毒阻络型雄激素非依赖性前列腺癌有明显的疗效,能够抑制其疾病进程。

(二)中西医结合治疗

目前前列腺癌中西医结合临床研究主要包括:配合手术、内分泌治疗及化疗等减轻不良反应,提高疗效,改善患者临床症状,提高生存质量。当前前列腺癌中西医结合治疗研究以中医药配合内分泌治疗为主。

前列腺癌内分泌治疗包括睾丸切除术、雌激素的应用、去势、雄激素最大限度阻断、间断性内分泌治疗、根治术前新辅助治疗、辅助内分泌治疗、二线内分泌治疗、非甾体类抗雄激素药物的单一治疗等。一般情况下,中医药配合内分泌治疗需贯穿内分泌治疗的全过程,以扶正培本为主,减轻内分泌治疗副作用,如潮热、出汗、骨质疏松症、贫血、性功能障碍、疲乏等,并提高内分泌治疗疗效,改善患者生存质量。

1. 中药提取物 丹参酮ⅡA由丹参的干燥根中提取。有研究将96例晚期前列腺癌患者分为对照组46例,每月予醋酸亮丙瑞林3.75毫克皮下注射,加上每天口服比卡鲁胺50毫克;观察组44例,在对照组基础上每天予丹参酮ⅡA注射液60毫克静脉注射。以治疗2周休息2周为一个疗程,总共6个疗程。治疗6个月后,评价治疗效果、PSA、f-PSA、血红蛋白、生活质量调查表(QLQ-C30)、中医证候评分、国际前列腺症状评分(I-PSS)和不良反应发生率。结果显示,观察组和对照组有效率分别为52.3%、28.3%($P<0.05$)。治疗前PSA、f-PSA、血红蛋白差异无统计学意义。两组治疗后PSA、f-PSA均比治疗前降低,且观察组降低更显著($P<0.01$)。观察组血红蛋白治疗后高于治疗前,而对照组则低于治疗前($P<0.01$)。治疗后,生活质量、中医证候评分、国际前列腺症状评分(I-PSS)观察组显著优于对照组($P<0.01$)。实验室检查如血常规、肝肾功能和不良反应发生率无统计学差异。提示常规内分泌治疗结合丹参酮ⅡA可以增强晚期前列腺癌治疗的临床疗效,并改善临床症状评分。

2. 中药复方 有医者应用加味滋水清肝饮(熟地黄10g、山茱萸15g、山药15g、枸杞子10g、茯苓10g、炙甘草10g、醋柴胡10g、当归15g、白术10g、白芍10g、炙龟甲15g、泽泻10g)治疗去势术后雄激素缺乏综合征(烦躁、自汗、焦虑、失眠等),发现该方可使患者血清睾酮水平恢复到手术前相当水平,明显改善患者雄激素缺乏综合征症状。

有研究观察益气解毒祛瘀方联合内分泌疗法治疗晚期前列腺癌的临床疗效,结果显示联合组PSA、f-PSA、Hb治疗后改善优于对照组,且联合组生活质量、情绪功能、中医症状评分及I-PSS症状评分改善均优于对照组($P<0.05$)。提示发现益气解毒祛瘀方联合内分泌治疗能够能增强内分泌治疗的作用,并减少内分泌药物产生的不良反应,同时能够改善晚期前列腺癌患者的生活质量。

3. 中药注射液 鸦胆子油乳是中药鸦胆子的提取物,有研究用其联合内分泌疗法治疗中晚期前列腺癌,结果实验组较对照组PSA有显著降低($P<0.05$),且在改善症状、提高生活质量方面也优于对照组($P<0.05$)。有学者系统评价了鸦胆子油乳联合内分泌治疗前列腺癌的有效性与安全性。纳入鸦胆子油乳联合内分泌对比单用内分泌治疗前列腺癌的随机对照试验371例患者,进行Meta分析,结果表明鸦胆子油乳联合内分泌治疗前列腺癌的疗效优于单独内分泌治疗。

复方苦参注射液是以苦参和白土苓为原料提炼而成,苦参清热燥湿解毒,白土苓解毒祛湿,可以影响肿瘤细胞周期及凋亡、抑制肿瘤侵袭转移、抑制肿瘤血管生成等。研究表明,复方苦参注射液联合间歇内分泌治疗晚期前列腺癌在降低PSA、提高机体免疫力、改善生活质量方面均优于单纯内分泌治疗,取得了较好的治疗效果。

(三)小结

综合看来,中医药治疗前列腺癌可贯穿病程始终,不同西医治疗手段均可联合中医药应用,当前中西医结合治疗前列腺癌的相关临床观察以中医药联合内分泌治疗为主。虽然中药单药及提取物的研究较多,但在前列腺癌的治疗领域尚属起步阶段,单药作用机理仍需进一步探讨。而在中药复方研究方面,不同医家治疗前列腺癌的方药差异较大,但疗效确切。中医药治疗前列腺癌以病灶稳定率较高、生存期较长、生活质量较好为主要特点,可对手术、内分泌治疗及化疗起到增效减毒的作用,但是由于各临床观察所选用的治疗方案不同,以及没有采用严格的随机对照,各临床报道疗效参差不一,而且中医治疗还多局限于晚期病例,病死率仍然很高。随着中药制剂及新型治疗手段的开发,前列腺癌的中医及中西医结合治疗必将取得更好的临床疗效。总之,中医药治疗有其独特的优势,但仍需要深入的研究。

六、问题与思考

近年来,在前列腺癌诊疗实践过程中,中西医结合治疗受到国内外广泛关注,中医药在治疗作用上起着不可忽视的作用,然而前列腺癌的诊治仍面临一些问题,如:如何评价前列腺特异性抗原在筛查前列腺癌中的地位,中医治疗如何延缓前列腺癌去势抵抗发展的时间,如何看待中药中激素成分对前列腺癌的影响、中医药介入前列腺癌的治疗时机等。现就此几方面做简要探讨。

(一)如何评价前列腺特异性抗原在筛查前列腺癌中的地位

前列腺特异性抗原(PSA)是前列腺癌的特异性标志物,血清 PSA 在大多数有临床意义的前列腺癌中都会升高,也是其最重要的早期检测指标。在过去的 30 年中,前列腺特异性抗原(PSA)检测的推广应用已经显著提高了前列腺癌的早期诊断率,使部分患者能够通过早期手术获得治愈机会,但与此同时,血清 PSA 的筛查准确率低、医疗资源的浪费以及过度诊断、过度治疗等问题至今仍具有争议。

对于前列腺癌 PSA 筛查的作用大小,世界各地研究机构说法不一,美国预防服务特别工作组(USPSTF)针对以下几点提出对 PSA 筛查的质疑:①PSA 筛查对于减少前列腺癌致死率帮助甚微;②PSA 筛查不能特异性诊断高侵袭性的前列腺癌,反而会给患者带来心理及生理上的伤害;③超声引导的前列腺癌活检可导致血尿或感染;④前列腺癌根治术可能引起尿失禁和阳痿。此外,加拿大预防医疗护理专责小组 2014 年 11 月在《加拿大医学协会期刊》发表研究报告称,用于筛查前列腺特异性抗原检验(PSA)弊大于利,常会产生不准确的阳性反应,从而导致患者接受不必要治疗及产生不良反应,应予放弃。报告中提到,前列腺特异性抗原检验法最主要的问题是假阳性结果和过度诊断。

而支持 PSA 筛查的意见表示,在模型估算的基础上预测,如果 PSA 筛查取消了,转移性前列腺癌的发病例数将翻倍,并导致每年大约 13%~20% 的患者死于前列腺癌。美国泌尿学会(AUA)年会上,泌尿外科医生认为,USPSTF 专家组成员并没有包含泌尿科医师或癌症专家,而且这一推荐在很大程度上是基于一些没有足够回访时间的、有方法学缺陷的研究。此外,这一推荐分析了 PSA 筛查对前列腺癌致死率的影响,但并没有考虑晚期癌症患者的基础性疾病对其生存期的影响。述评的作者们担心,这一最新推荐会把美国人带回到"前列腺癌一经发现已是晚期而不可治愈的"时代。

我国的前列腺癌人群发病率要远低于欧美国家,除了与种族差异、饮食习惯相关外,与PSA 筛查并未普遍开展相关,即使是在我国多数三级甲等医院,获得确诊的前列腺癌病例中早期局限性病变所占的比例也仅有 50% 左右,如何将 PSA 筛查合理应用于我国是当前的诊疗的难点。目前尚不能明确的是,接受筛查后治疗者是否比不接受治疗者生存时间更长,研究显示,23%~42% 检出的癌症是过度诊断的。中华医学会泌尿外科分会制定的《中国前列腺癌诊断治疗指南 2011 版》建议:应对≥50 岁、有下尿路症状的男性进行常规 PSA 和 DRE 检查,对于有前列腺癌家族史的男性人群,应该从 45 岁开始定期检查、随访。对 DRE 异常、有临床征象(如骨痛、骨折等)或影像学异常等的男性应进行 PSA 检查。结合以上意见,综合考虑患者自身、社会、经济等多方面因素,提高 PSA 筛查技术的精准性、筛选出最佳受试群体、提高筛查的合理性、规范性是未来前列腺癌 PSA 筛查的研究和发展方向。

(二)中医治疗如何延缓前列腺癌去势抵抗发展的时间

目前,内分泌治疗是前列腺癌的主要治疗手段,虽然内分泌治疗能使大多数患者的病情得到控制和改善,但在经过中位时间 18~20 个月的缓解期后,绝大多数患者会发展成为去势抵抗性前列腺癌(CRPC),此类患者对二线内分泌治疗无效或二线内分泌治疗期间病情继续进展,故如何延缓前列腺癌激素非依赖转化的时间成为治疗前列腺癌的重点和难点。目前其发生机制尚未明确,治疗仍缺乏有效手段。2010 年美国 FDA 批准了卡巴他赛、阿比特龙和 Denosumab 等药物治疗 CRPC,但这些新药的临床疗效仍需长期临床进行评价,此外,多数新药其不良反应在很大程度上限制了药物在临床上的使用。

前列腺癌病情日久,迁延不愈,血瘀、痰湿既是病因又是病理产物,与肾虚或正气亏虚相伴而生,在应用去势治疗后,相当于对肾之阴阳的调整,使阴阳再次处于相对平衡的状态,在这段时间内患者病情处于相对稳定水平,但日久肾精不足,肾虚不化,导致雄激素非依赖性的产生。中医学在治疗前列腺癌方面有其独特的优势,有学者研究补肾祛瘀法治疗前列腺癌可以延缓雄激素依赖性转化的时间,应用补肾祛瘀法以延缓 CRPC 的发生,在临床中取得较好成效。现代药理研究表明多数中草药其抗肿瘤作用明确而显著,应用中医药延缓前列腺癌激素非依赖转化的时间、应用中医药治疗去势抵抗性前列腺癌依然具有很大的探索空间,值得深入研究。

(三)如何看待中药中激素成分对前列腺癌的影响

内分泌治疗在前列腺癌中属常用治疗方式,但往往导致疲乏、潮热、自汗等副作用,根据中医辨证此类患者往往给予补益类药物以调整阴阳、扶正补虚,如补骨脂、淫羊藿、鹿茸等。但一些学者认为此类中药或多或少都含有激素,并可能影响到人体的激素水平,含激素类中药在治疗前列腺癌过程中是否违背医学原则,是否与内分泌治疗矛盾,是临床医生普遍关心的问题。吕立国等认为,含激素类药物的辨证应用对人体的激素水平具有双向调节的作用,能减少前列腺癌内分泌治疗的副作用,在肿瘤防治领域,在调节免疫功能、抑制肿瘤细胞增殖、诱导肿瘤凋亡等方面可以发挥一定的积极作用。

(四)中医药参与前列腺癌的治疗时机

由于中药配伍灵活、作用靶点广泛等特点,中医药治疗前列腺癌可以贯穿前列腺癌的治疗始终。但如何更好地把握中医药参与前列腺癌治疗的时机,是临床医生应注重的问题。

在前列腺癌患者确诊初期,往往无明显临床症状,或有些患者单纯出现血清 PSA 升高,NCCN 指南中推荐应对患者进行每 6 个月一次或每 12 个月一次的监测,而并未采取任何相关治疗措施,临床称之为期待治疗。此时将中医药介入治疗中,可以延缓前列腺癌的发病时间,亦是体现中医治未病的特点。

根治术后或放疗后,从中医理论角度出发,前列腺癌导致肾脏真阴受损,封藏之责失司,失不可得,此时中医应以扶正固本治疗为主,补肾阴,益肾阳。去势治疗期,由于内分泌状态的剧烈变化导致的不良反应和毒性作用多见,中医治疗应以壮水以制阳光,辅以软坚散结为主,而乙癸同源、肺为水之上源,肾水不足可累及肝肺,滋水涵木、金水相生皆可作为此阶段治疗的重点,以保护重要脏器、防止并发症。肿瘤发展后期,病机复杂,病情多变,患者阴损及阳,肾阳衰败,寒凝湿滞,筋骨血脉皆为一片虚象,此时应治以温阳补血,散寒通滞从而缓解骨转移的疼痛。此外,中药复方可将补虚、攻邪等多种作用集于一方,亦能凸显其优势。

如何让此类中药更好、更合理的应用于前列腺癌的治疗是发挥中药抗肿瘤的重要组成部分。

（五）展望

中西医结合前列腺癌的研究需要我们紧密结合中医与西医学两个理论体系与研究方法,促使中医药与西医学优势互补,将综合与分析、宏观与微观辩证统一。探索多学科相结合的前列腺癌治疗模式,并制定基于循证依据的中西医结合前列腺癌临床疗效评价体系,科学、客观地对中医药、中西医结合干预前列腺癌方法的有效性、安全性做出合理评价具有十分重要意义;开创前列腺癌多学科综合治疗的新时代,以提高中西医结合治疗前列腺癌的有效率,进而提高前列腺癌患者生活质量、延长生存时间。

第十节　血液系统肿瘤

急性白血病

一、急性白血病概述

白血病是起源于造血干祖细胞的恶性克隆性疾病,因白血病细胞增殖失控、分化障碍、凋亡受阻,而停滞在细胞发育的不同阶段,在骨髓和其他造血组织中大量增生累积,使正常骨髓造血受抑制并浸润其他器官和组织。白血病按细胞的分化程度和自然病程分为急性和慢性两大类。

急性白血病(acute leukemia,AL)的细胞分化停滞于早期阶段,多为原始细胞和早期幼稚细胞,病情发展迅速,自然病程仅数月。表现为贫血、出血、感染和浸润等征象。常见的浸润部位有肝脾、淋巴结、骨骼关节、眼部、口腔、皮肤、胸腺、中枢神经系统、睾丸。分为急性髓系白血病(acute myelogenous leukemia,AML)和急性淋巴细胞白血病(acute lymphocytic leukemia,ALL)两大类。按照 FAB 分型,根据白血病细胞的分化程度及形态学特点,AML 分为 $M_0 \sim M_7$,8 种类型;ALL 分为 $L_1 \sim L_3$,3 种类型。其中,M_3 为急性早幼粒细胞白血病(acutepromyelocytic leukemia,APL),应用中西医结合方法治疗取得可喜疗效。

中医学无白血病病名,但对白血病临床症状早有记载。《圣济总录》曰:"热劳之证,心神烦躁,面赤头疼,眼涩唇焦,身体壮热,烦渴不止,口舌生疮,食饮无味,肢节酸疼,多卧少起,或时盗汗,日渐羸瘦者是也"。又云:"积气在腹中,久不差,牢固,推之不移者,癥也。"其症状描述与现代的 AL 非常相似。根据本病发病急、感染、发热、贫血、出血、肝脾肿大、淋巴结肿大等证候特点,中医归属于"虚劳""急劳""热劳""血证""温病""癥积""痰核"或"瘰疬"等范畴。

二、病因病机

AL 病因尚不完全清楚,目前普遍认为电离辐射、化学物品(包括某些药物,如治疗银屑病的药物乙双吗啉可能与部分 APL 的发生有关)、病毒感染、遗传因素等是白血病的可能病因。还有某些其他血液病可进展成白血病,如多发性骨髓瘤(multiple myeloma,MM)和骨髓增生异常综合征(myelodysplastic syndromes,MDS)。

中医认为白血病是因正气虚弱,邪毒侵袭,内外相互作用而发病。其中精气内虚为内因,瘟毒邪气乘虚为外因。其发生发展是上述两个因素斗争的复杂过程,正不胜邪,邪正斗争贯穿于全过程,正盛邪却则病退,邪盛正衰则病进。病理属性本虚标实,热毒为本,体虚为标,既有外感之温热毒邪,又包含胎儿在孕育期母体内热过盛或罹患热病,内着于胎,蕴蓄不散,深伏于胎儿精血骨髓之内,皆成为白血病发生内在基础。温热毒邪深伏骨髓,虽能消灼人体精血,但通过人体正气的调节,可维持相当长的时间不至发病。若瘟毒渐盛,超越了人体正气的调节能力,白血病便因之而作。白血病热郁骨髓由里外发,热毒迫血妄行则见斑疹与各种出血证,热毒蕴结骨髓常表现为骨痛、胸骨压痛、肝脾肿大,瘀血不去,新血不生,故可见贫血或血虚。气血两虚日久可致阴阳两虚,进而发展为阴阳两竭即全身衰竭。其病理变化为热结、耗血、动血停瘀并存,涉及髓、血、营、气、卫五个层次,病情错综复杂,非一般温病可比。

三、诊断与分期

(一)分型

1. AML 共分 8 型(FAB 分型)

(1) M_0:急性髓系白血病微分化型,骨髓原始细胞 >30%,无嗜天青颗粒及 Auer 小体,核仁明显,髓过氧化物酶(MPO)及苏丹黑 B 阳性细胞 <3%;电镜下 MPO 阳性;CD33 或 CD13 等髓系标志可呈阳性,淋巴系抗原常为阴性,血小板抗原阴性。

(2) M_1:急性粒细胞白血病未分化型,未分化原粒细胞占骨髓非红系有核细胞(NEC)的90% 以上,至少 3% 细胞为过氧化物酶染色阳性。

(3) M_2:急性粒细胞白血病部分分化型,原粒细胞占骨髓 NEC 的 30%~89%,单核细胞<20%,其他粒细胞 >10%。我国进一步分为 M_{2a} 和 M_{2b},后者特点为骨髓中原始及早幼粒细胞增多,但以异常的中性中幼粒细胞为主,此类细胞 >30%。

(4) M_3:急性早幼粒细胞白血病(APL),骨髓中以多颗粒的早幼粒细胞为主,此类细胞在NEC 中 >30%。

(5) M_4:急性粒 - 单核细胞白血病,骨髓中原始细胞占 NEC 的 30% 以上,各阶段粒细胞占 30%~80%,各阶段单核细胞 >20%,其中有一特殊类型为 M_4Eo,其特点为嗜酸性粒细胞在NEC 中 >5%。

(6) M_5:急性单核细胞白血病,骨髓 NEC 中原单核、幼单核及单核细胞≥80%。如果原单核细胞≥80% 为 M_{5a},<80% 为 M_{5b}。

(7) M_6:红白血病,骨髓中幼红细胞≥50%,NEC 中原始细胞≥30%。

(8) M_7:急性巨核细胞白血病,骨髓中原始巨核细胞≥30%。血小板抗原阳性,血小板过氧化物酶阳性。

2. ALL 共分 3 型

(1) L_1：原始和幼淋巴细胞以小细胞为主(直径 ≤12μm)，胞浆少，核型规则，核仁小而不清楚。

(2) L_2：原始和幼淋巴细胞以大细胞为主(直径 >12μm)，包浆较多，核型不规则，常见凹陷或折叠，核仁明显。

(3) L_3：原始和幼淋巴细胞以大细胞为主，大小较一致，胞浆多，细胞内有明显空泡，胞浆嗜碱性，染色深，核型规则，核仁清楚。

（二）诊断

AL 起病急缓不一。西医总结 AL 临床表现主要与正常造血受抑和白血病细胞浸润有关，多无特异性。

1. 正常骨髓造血功能受抑制表现

(1) 贫血：部分患者因病程短，可无贫血。半数患者就诊时已有重度贫血，尤其是继发于骨髓增生异常综合征者。

(2) 发热：半数患者以发热为早期表现。可低热，亦可高达 39~40℃以上，伴有畏寒、出汗等。虽然白血病本身可以发热，但高热往往提示有继发感染。感染可发生在各个部位，以口腔感染最常见；肺部感染、肛周感染亦常见，严重时可致败血症。最常见的致病菌为革兰阴性杆菌，革兰阳性球菌的发病率也有所上升，长期应用抗生素者，可出现真菌感染。因患者伴有免疫功能缺陷，可发生病毒感染。偶见卡氏肺孢子菌病。

(3) 出血：以出血为早期表现者近 40%。出血可发生在全身各部位，以皮肤瘀点、瘀斑、鼻出血、牙龈出血、月经过多为多见。眼底出血可致视力障碍。APL 易并发凝血异常而出现全身广泛性出血。颅内出血时会发生头痛、呕吐、瞳孔大小不对称，甚至昏迷而死亡。

2. 白血病细胞增殖浸润的表现

(1) 淋巴结和肝脾肿大：淋巴结肿大以 ALL 较多见。纵隔淋巴结肿大常见于 T 细胞 ALL。白血病患者可有轻至中度肝脾大，除 CML 急性变外，巨脾罕见。

(2) 骨骼和关节：常有胸骨下段局部压痛。可出现关节、骨骼疼痛，尤以儿童多见。发生骨髓坏死时，可引起骨骼剧痛。

(3) 眼部：粒细胞白血病形成的粒细胞肉瘤或绿色瘤常累及骨膜，以眼眶部位最常见，可引起眼球突出、复视或失明。

(4) 口腔和皮肤：多见于 M_4 和 M_5，由于白血病细胞浸润可使牙龈增生、肿胀；皮肤可出现蓝灰色斑丘疹，局部皮肤隆起、变硬，呈紫蓝色结节。

(5) 中枢神经系统白血病(central nervous system leukemia, CNSL)：可发生在疾病各个时期，但常发生在治疗后缓解期，这是由于化疗药物难以通过血脑屏障，隐藏在中枢神经系统的白血病细胞不能被有效杀灭，以 ALL 最常见，儿童尤甚。临床上轻者表现头痛、头晕，重者有呕吐、颈项强直，甚至抽搐、昏迷。

(6) 睾丸：睾丸出现无痛性肿大，多为一侧性，另一侧虽无肿大，但在活检时往往也发现有白血病细胞浸润。睾丸白血病多见于 ALL 化疗缓解后的幼儿和青年，是仅次于 CNSL 的白血病髓外复发的根源。

此外，白血病可浸润其他组织器官。肺、心、消化道、泌尿生殖系统等均可受累。

（三）实验室检查

根据临床表现、血象和骨髓象特点诊断急性白血病一般不难，但应尽可能完善初诊患者的 MICM 检查（形态学 M，免疫学 I，细胞遗传学 C，分子生物学 M），综合判断预后并制定相应的治疗方案。

1. 血象　AL 患者的白细胞可增高也可计数正常或减少，血片分类可见原始或幼稚细胞，可伴有不同程度的贫血及血小板少，有时需要与其他以全血细胞减少为表现的疾病相鉴别。

2. 骨髓象及细胞化学　骨髓细胞形态学是诊断 AL 的主要依据和必做检查，骨髓中原始细胞占全部骨髓有核细胞≥30%（FAB 分型标准）或≥20%（WHO 分型标准）即可诊断。细胞化学染色是协助形态对 AL 分类的重要依据，常见反应见表 2-1。

表 2-1　常见 AL 类型鉴别

	急淋白血病	急粒白血病	急性单核细胞白血病
过氧化物酶（POX）	（-）	分化差的原始细胞（-）~（+） 分化好的原始细胞（+）~（+++）	（-）~（+）
糖原反应（PAS）	（+）成块或颗粒状	弥漫性淡红色（-）或（+）	弥漫性淡红色或细颗粒状（-）~（+）
非特异性酯酶（NSE）	（-）	（-）~（+）NAF 抑制不敏感	能被 NaF 抑制（+）
碱性磷酸酶（AKP/NAP）	增加	减少或（-）	正常或增加

3. 免疫学　根据白血病细胞表面表达的系列相关抗原可确定其细胞来源或分化程度。例如造血干/祖细胞表达 CD34，APL 细胞通常表达 CD13、CD33 和 CD117，不表达 HLA-DR 和 CD34，还可表达 CD9。其他常用免疫分型标志见表 2-2。

表 2-2　白血病免疫学积分系统（EGIL，1998）

分值	B 系	T 系	髓系
2	CyCD79a	CD3	CyMPO
	CyCD22	TCRα/β	
	CyIgM	TCRγ/δ	
1	CD19	CD2	CD117
	CD20	CD5	CD13
	CD10	CD8	CD33
		CD10	CD65
0.5	TdT	TdT	CD14
	CD24	CD7	CD15
		CD1a	CD64

注：Cy：胞浆内；TCR：T 细胞受体。

4. 染色体和分子生物学 白血病常伴有特异的染色体和基因改变,例如典型的 M_3 有 t(15;17)(q22;q12),该易位形成 PML-RARα 融合基因,这是 M_3 发病及应用砷剂和全反式维 A 酸治疗有效的分子基础。AL 常见染色体及分子学异常见表 2-3。

表 2-3 AML 常见的染色体异常和受累基因

预后	染色体异常	融合基因	常见白血病
低危	t(8;21)(q22;q22)	AML1-ETO	M_2
	t(15;17)(q22;q21)	PML-RARα	M_3
	inv(16)(p13;q22)	CBFβ-MYH11	M_4Eo
	t(16;16)(p13;q22)	CBFβ-MYH11	M_4Eo
	del(16)		
中危	正常核型		
	t(9;11)(p22;q23)	MLLT3-MLLL	M_5
	del(9p)、del(11q)、del(20q)		
	−Y、+8、+11、+13、+21		
高危	复杂核型		
	inv(3)(q21;q26)/t(3;3)(q21;q26)	RPN1-EVI1	M_1 M_4 M_6
	t(6;9)(p23;q34)	DEK-NUP214	M_2 M_4
	t(6;11)(q27;q23)	MLL-AF6	M_4 M_5
	del(5q)、−5、del(7q)、−7		

5. 血液生化改变 血清乳酸脱氢酶可增高,AML 中 M_4 和 M_5 多见,但增高程度不如 ALL。血清尿酸浓度增高,特别在化疗期间,尿酸排泄量增加,甚至出现尿酸结晶。如发生 DIC 或纤溶亢进,则相应的凝血检测异常。出现 CNSL 时,脑脊液压力增高,白细胞数增加,蛋白质增多,糖定量减少,涂片中可找到白血病细胞。

四、中西医结合治疗

(一)中医辨证论治

1. 辨证原则 临床辨治白血病时,首先要辨清正邪、虚实、轻重、缓急,依据急则治其标,缓则治其本,以扶正祛邪,标本兼治为总则辨证施治。同时化疗期间应顾护胃气,预防消化道反应;化疗后注意补益肝肾,减少骨髓抑制;化疗间歇期注意益气养阴,扶正补虚。

2. 辨证论治

(1)气阴两虚

主症特点:乏力气短,面色苍白,头晕耳鸣,口咽干燥,腰酸膝软,自汗盗汗,反复低热,食少纳呆,皮肤时有紫癜。脉细数,舌淡少苔。

治法:益气养阴。

方药:三才封髓丹合六味地黄丸加减。

乏力较甚,加用人参大补元气;汗出多者,可加煅牡蛎、浮小麦收敛止汗;出血者,加用牡丹皮、槐花、土大黄清热凉血止血。

（2）热毒炽盛

主症特点：壮热口渴，汗出，面赤头痛，口舌生疮，皮肤紫癜，齿鼻衄血，血色鲜红，黑便。舌质红绛少津，苔黄，脉洪数。

治法：清热解毒，凉血止血。

方药：犀角地黄汤加减。

口渴甚，加用麦冬、石斛、生地养阴生津；热重者，加用黄连、连翘清热泻火；黑便，加用大黄炭、地榆、槐花清热凉血止血。

（3）气血两虚

主症特点：面色无华，乏力头晕，心慌气短，唇甲色淡，自汗，食少纳差，大便不实，肌肤瘀斑。舌质淡，苔薄白，脉细弱。

治法：补益脾肾，益气养血。

方药：人参养荣汤。

腰酸腿软，加用杜仲、续断、牛膝补益肝肾；心悸失眠，加用酸枣仁补血养心。

（4）瘀毒内蕴

主症特点：形体消瘦，面色暗滞，颈有瘰疬，胁下痞块，按之坚硬，时有胀痛，低热盗汗。舌质暗紫，或有瘀斑瘀点，苔薄白，脉细涩而数。

治法：活血化瘀解毒，软坚散结。

方药：桃红四物汤合鳖甲煎丸加减。

瘰疬痞块甚，加用莪术、三棱、浙贝母、黄药子等活血化瘀，软坚散结；盗汗者，加用地骨皮、银柴胡养阴退热；气虚加党参、黄芪益气；血瘀痞块较大可重用桃仁、红花、丹参、三棱。

3. 辅助治疗

（1）化疗时保护胃气：西医在化疗前常规应用止吐药，但通常为各种 5-HT 受体拮抗剂，从中枢神经系统层面止吐，有时效果也不理想，而且不少患者会有便秘的副作用，而化疗期间又要保持排便通畅，体现出一定的矛盾。可配合中医益气养阴，健脾和胃，润肠通便。

（2）化疗后骨髓抑制，注意全面扶正：西医化疗后出现长时间骨髓抑制是不论诱导缓解治疗还是巩固强化治疗都必须要面临的一个问题，从西医的理论角度出发，骨髓抑制是必要的，这样才能达到对恶性血液病细胞最大程度地杀灭。然而随着骨髓抑制时间的延长，患者发生严重感染及出血的风险就会增高。NCCN 2014 年《癌症相关感染的预防和治疗临床实践指南》定义的粒细胞缺乏是：中性粒细胞绝对值（ANC）$<0.5 \times 10^9$/L 或 ANC$<1.0 \times 10^9$/L，并预测在以后的 48 小时内降至 $\leq 0.5 \times 10^9$/L。患者发生骨髓抑制后，西医为了缩短骨髓抑制期而给以的粒细胞集落刺激因子（G-CSF）或粒 - 单核细胞集落刺激因子（GM-CSF）的作用有限，而且部分患者在用药后细胞恢复期会出现剧烈的骨痛。中医益气养血的方药对骨髓抑制期有所缩短。

（二）综合治疗

白血病确诊后，根据患者的 MICM 结果及临床特点，进行预后危险分层，按照患方意愿、经济能力，选择并设计方案治疗。考虑治疗需要及减少患者反复静脉穿刺的痛苦，建议留置深静脉导管。适合行造血干细胞移植者应抽血做 HLA 配型。

1. 一般治疗

（1）紧急处理高白细胞血症：当循环血液中白细胞数 $>200 \times 10^9/L$，患者可产生白细胞淤滞，表现为呼吸困难、低氧血症、呼吸窘迫、反应迟钝、言语不清、颅内出血等。高白细胞不仅会增加患者早期死亡率，也增加髓外白血病的发病率和复发率。因此当血中白细胞 $>100 \times 10^9/L$ 时，如有条件，可使用血细胞分离机，单采清除过高的白细胞（M_3 型不推荐），同时给以化疗和水化。按白血病分类诊断实施相应化疗方案，也可先用所谓化疗前短期预处理：ALL 用地塞米松；AML 用羟基脲，然后进行联合化疗。需预防白血病细胞溶解诱发的高尿酸血症、酸中毒、电解质紊乱、凝血异常等并发症。

（2）防治感染：白血病患者常伴有粒细胞减少，特别在化疗、放疗后粒缺将持续相当长时间。粒缺期间，患者宜住层流病房或消毒隔离病房。粒细胞集落刺激因子可缩短粒缺期，用于 ALL、老年、强化疗或伴感染的 AML。发热应做细菌培养和药敏试验，并迅速进行经验性抗生素治疗。

（3）成分输血支持：严重贫血可吸氧、输浓缩红细胞维持 Hb>80g/L，白细胞淤滞时，不宜马上输红细胞以免进一步增加血黏度。如果因血小板计数过低而引起出血，最好输注单采血小板悬液。

（4）防治高尿酸血症肾病：由于白血病细胞大量破坏，特别在化疗时更甚，血清和尿中尿酸浓度增高，积聚在肾小管，引起阻塞而发生高尿酸血症肾病。因此应鼓励患者多饮水。最好 24 小时持续静脉补液，并保持碱性尿。在化疗同时给予别嘌醇，以抑制尿酸合成。当患者出现少尿和无尿时，应按急性肾衰竭处理。

（5）维持营养：白血病系严重消耗性疾病，特别是放、化疗的副作用引起患者消化道黏膜炎及功能紊乱。应注意补充营养，维持水、电解质平衡，给患者高蛋白、高热量、易消化食物，必要时经静脉补充营养。

2. 抗白血病治疗 抗白血病治疗的第一阶段是诱导缓解治疗，化学治疗是此阶段白血病治疗的主要方法。目标是使患者迅速获得完全缓解（completere mission，CR），所谓 CR，即白血病的症状和体征消失，外周血中性粒细胞绝对值 $\geqslant 1.5 \times 10^9/L$，血小板 $\geqslant 100 \times 10^9/L$，白细胞分类中无白血病细胞；骨髓中原始粒（原单 + 幼单或原淋 + 幼淋）$\leqslant 5\%$，M_3 型原粒 + 早幼粒 $\leqslant 5\%$，无 Auer 小体，红细胞及巨核细胞系列正常，无髓外白血病。理想的 CR 为初诊时免疫学、细胞遗传学和分子生物学异常标志消失。

达到 CR 后进入抗白血病治疗的第二阶段，即缓解后治疗，主要方法为化疗和造血干细胞移植（hemopoietic stem cell transplantation，HSCT）。诱导缓解获 CR 后，骨髓中仍有微小残留病灶（MRD），同时中枢神经系统、眼眶、睾丸及卵巢等髓外组织器官中，由于常规化疗药物不易渗透，也仍可有白血病细胞浸润。为争取患者长期无病生存和痊愈，必须对 MRD 进行 CR 后治疗，以清除这些复发和难治的根源。

（1）ALL 治疗：随着支持治疗的加强、多药联合方案的应用、大剂量化疗和 HSCT 的推广，成人 ALL 的预后已有很大改善，CR 率可达到 80%~90%。ALL 治疗方案选择需要考虑年龄、ALL 亚型、治疗后的 MRD 和耐药性、是否有干细胞供体及靶向治疗的药物等。

1）诱导缓解治疗：长春新碱（VCR）和泼尼松（P）组成的 VP 方案是急淋诱导缓解的基本方案。VP 方案能使 50% 的成人 ALL 获 CR，CR 期 3~8 个月。在 VP 方案的基础上扩展出一些可提高缓解率的方案，如 DVP（VP+ 蒽环类药物）。DVLP（DVP+ 左旋门冬酰胺酶）是目前常用方案。在 DVLP 基础上加用其他药物,包括环磷酰胺(CTX)或阿糖胞苷(Ara-C),可提高 T-ALL 的 CR 率。伴有 t(9;22)的 ALL 可以合用伊马替尼进行靶向治疗。

2) 缓解后治疗:缓解后的治疗一般分强化巩固、维持治疗两个阶段。强化巩固治疗主要有化疗和 HSCT 两种方式,如未行 HSCT,ALL 巩固维持治疗一般需 3 年。强化治疗时化疗药物剂量宜大,不同种类要交替轮换使用以避免蓄积毒性,如高剂量氨甲蝶呤(HD MTX)、Ara-C、6- 巯基嘌呤(6-MP)和左旋门冬酰胺酶(L-ASP)。HD MTX 的主要副作用为黏膜炎、肝肾功能损害,故在治疗时需要充分水化、碱化和及时甲酰四氢叶酸钙解救。对于 ALL,即使经过强烈诱导和巩固治疗,仍需维持治疗。定期检测 MRD 并根据亚型决定巩固和维持治疗强度和时间。6-MP 和 MTX 联合是普遍采用的有效维持治疗方案。

复发指 CR 后在外周血重新出现白血病细胞或骨髓原始细胞 >5%(除外其他原因如巩固化疗后骨髓重建等)或髓外出现白血病细胞浸润,多在 CR 后两年内发生,以骨髓复发最常见。此时可选择原诱导化疗方案再诱导,或含 HD Ara-C 的联合方案或者新药进行再诱导治疗。但 ALL 一旦复发,不管采用何种化疗方案,总的二次缓解期通常短暂,长期生存率低。

髓外白血病中以 CNSL 最常见。对 CNSL 的预防要贯穿于 ALL 治疗的整个过程。CNSL 防治措施包括有颅脊椎照射、鞘内注射化疗药和 / 或高剂量的全身化疗(如 HD MTX、Ara-C)。现在多采用早期强化全身治疗和鞘注预防 CNSL 发生,以省略颅脊椎照射,将其作为 CNSL 发生时的挽救治疗。

HSCT 对治愈成人 ALL 至关重要。异基因 HSCT 可使 40%~65% 的患者长期存活。

(2) AML 治疗:近年来,由于强烈化疗、HSCT 及有力的支持治疗,60 岁以下 AML 患者的预后有很大改善,约 30%~50% 的患者可望长期生存。AML 的治疗也分为诱导缓解和缓解后治疗。

1) 非 APL 的 AML 诱导缓解治疗:采用蒽环类药物联合标准剂量 Ara-C(即 3+7 方案)化疗,最常用的是 IA 方案(I 为 IDA,即去甲氧柔红霉素)和 DA(D 为 DNR,即柔红霉素)方案。剂量增加的诱导化疗能提高一疗程 CR 率和缓解质量,但相关毒性亦随之增加。我国学者率先以高三尖杉酯碱(HHT)替代 IDA 或 DNR 组成 HA 方案诱导治疗 AML,CR 率为 60%~65%。2 个标准疗程仍未 CR 者提示患者原发耐药存在,需换方案或进行异基因HSCT。

2) APL 的诱导缓解治疗:多采用全反式维甲酸(ATRA)+ 蒽环类药物。ATRA 作用于 RARα 可诱导带有 t(15;17)(q22;q21)/PML-RARα 的 APL 细胞分化成熟。治疗过程中需警惕出现维甲酸综合征。维甲酸综合征多见于单用 ATRA 诱导过程中,发生率为 3%~30%。治疗包括暂时停服 ATRA,给予糖皮质激素治疗,吸氧,利尿,白细胞单采和化疗等。ATRA 的其他不良反应为头痛、颅内压增高、骨痛、肝功能损害、皮肤与口唇干燥、阴囊皮炎溃疡等。APL 合并凝血功能障碍和出血者可输注血小板、新鲜冰冻血浆和冷沉淀,如有 DIC,可酌情应用小剂量肝素。

亚砷酸治疗 APL 疗效明确,尤其是对 ATRA 复发耐药患者的疗效使其广泛被人们认识和应用,随着亚砷酸治疗 APL 分子机制的逐步揭示,其在 APL 治疗中的地位逐渐提升,已有医学中心将其作为 APL 的一线疗法。经改良后的缓慢静点疗法可以有效减少类维甲酸综合征的发生率。小剂量亚砷酸作用于 PML 能诱导 APL 细胞分化、大剂量则诱导其凋亡。ATRA+ 蒽环类的基础上加用亚砷酸能缩短达 CR 时间。不能耐受蒽环类药物者采用 ATO+ATRA 双诱导。成人用 0.1% 的亚砷酸注射液 10ml 稀释于 5% 葡萄糖或生理盐水 250~500ml 中静滴 3~4 小时,儿童剂量按体表面积 6mg/(m²·d),每日一次,4 周为一个疗程,每疗程可间隔 5~7 天,亦可连续应用,连用 2 个月未达 CR 者应停药。

3)缓解后治疗:诱导 CR 是 AML 长期生存的第一步,但此后若停止治疗,则复发几乎不可避免。复发后不行 HSCT 则生存者甚少。AML 缓解后治疗的特点为①AML 的 CNSL 发生率仅 2%,对初诊高白细胞、伴髓外病变、M4/M5、伴 t(8;21)或 inv(16)、CD7⁺ 和 CD56⁺ 患者应在 CR 后做脑脊液检查并鞘内预防性用药,而 APL 患者 CR 后至少预防性鞘内用药 3 次;②AML(非 APL)比 ALL 治疗时间明显缩短;③APL 在获得分子学缓解后采用化疗、ATRA 或砷剂交替维持治疗 2~3 年。

淋 巴 瘤

一、淋巴瘤概述

淋巴瘤(lymphoma)是起源于淋巴结和淋巴组织的免疫系统恶性肿瘤,其发生大多与免疫应答过程中淋巴细胞增殖分化产生的某种免疫细胞恶变有关,以无痛性进行性淋巴结肿大和局部肿块为特征,并可有相应器官压迫症状。淋巴组织遍布全身,且与单核巨噬细胞系统、血液系统关系密切,因此淋巴瘤可发生在身体的任何部位,其中淋巴结、扁桃体、脾和骨髓是最易受累的部位。淋巴瘤的临床表现具有多样性,共性的常见全身表现有发热、消瘦、盗汗等全身症状。病变如侵犯淋巴结以外的组织,则以相应的组织器官受损的症状为主,如淋巴瘤侵犯血液和骨髓时可形成淋巴瘤细胞白血病。按组织病理学改变,淋巴瘤可分成霍奇金淋巴瘤(Hodgkin lymphoma,HL)和非霍奇金淋巴瘤(non-Hodgkin lymphoma,NHL),组织病理学检查发现 RS 细胞是霍奇金淋巴瘤的特点。

中医无恶性淋巴瘤概念,但对淋巴结肿大的论述并不少见。如"瘰疬""筋瘰""失荣""石疽""恶核""阴疽"等。虽然临床症状各异,但其共同特点是皮色不变,无痛无痒。古籍中对淋巴瘤的描述亦与西医对该病临床表现的认识相符。如《外科正宗》卷十二:"其患多生于肩之上,初起微肿,皮色不变,日久渐大,坚硬如石,推之不移,按之不动,半年一载,方生隐痛,气血渐衰,形容消瘦,破烂紫斑,渗流血水,或肿如泛莲,秽气熏蒸,昼夜不歇,平生疙瘩,愈久愈大,越溃越坚,犯此俱为不治。"《医宗金鉴·外科心法要诀》:"此疽生于颈项两旁,形如桃李,皮色如常,坚硬如石,此症初小渐大,难消难溃,即溃难敛,颇顽之证也。"

二、病因病机

HL 的发病与病毒感染和遗传因素有关,相关病毒有:EB 病毒、人类免疫缺陷病毒(HIV)、人类疱疹病毒 -6(HHV-6),其中 EB 病毒与 HL 关系极为密切,还与 NHL 中的 Burkitt 淋巴瘤发病有关。除 EB 病毒外,与 NHL 发病有关的病原体还有:逆转录病毒(人类 T 细胞白血病/淋巴瘤病毒,HTLV)、HHV-8、幽门螺杆菌。此外,免疫功能低下、环境因素和职业暴露都与 NHL 的发生有关。中医多因正气内虚,外邪侵袭,情绪失调或饮食不节等内外相互作用而发病。

(一)正气内虚

先天不足或后天失养,导致元阳不足,寒湿内生,血脉痹阻,瘀血内生;阴液不足,虚而生热,精伤热煎,百脉难养,经脉血瘀而致本病。

（二）七情刺激

过喜伤心,心气不足则血脉痹阻;郁怒伤肝,肝气失达,气机郁结;忧思伤脾,脾失健运,饮停痰凝,郁结筋脉;惊恐伤肾,肾阳不足则水湿内停,肾阴亏虚则虚热内生,煎熬津液,经脉失濡而致本病。

（三）饮食不节

膏粱厚味、辛炙醇酒,或过食寒凉等伤及脾胃,运化失司,热毒内生,或寒湿内成蕴积筋脉、脏腑;误食或过食有毒之物致脾胃内损,气血逆乱,痰湿、毒物积存体内流窜脏腑而致本病。

（四）外感六淫

脏腑虚弱,无力抵抗,邪气乘虚而入或外邪亢盛直入脏腑,寒凝筋脉,血液瘀阻,或热灼津液,或邪湿久聚不散而致本病。

总之,淋巴瘤的病机转化,与患者体质、病因性质、邪气程度、治疗及调护措施是否得当等多种因素密切相关。

三、诊断与分期

进行性、无痛性淋巴结肿大者,应做淋巴结印片及病理切片或淋巴结穿刺物涂片检查。疑皮肤淋巴瘤时可做皮肤活检及印片。伴有血细胞数量异常、血清碱性磷酸酶增高或有骨骼病变时,可做骨髓活检和涂片寻找 R-S 细胞或 NHL 细胞,了解骨髓受累的情况。根据组织病理学检查结果,做出淋巴瘤的诊断和分类分型诊断。应尽量采用免疫学、细胞遗传学和分子生物学技术,按 WHO（2008）的淋巴组织肿瘤分型标准进行分型。如只能开展 HE 染色形态学检查时,HL 可按 Rye 标准分型再加免疫分型,如"弥漫性大细胞淋巴瘤,B 细胞性"。

（一）霍奇金淋巴瘤

1. 病理和分型 目前采用 2016 年世界卫生组织（WHO）的淋巴造血系统肿瘤分类,分为结节性淋巴细胞为主型 HL 和经典 HL 两大类,各占 5% 和 95%。组织病理学检查发现 RS 细胞是 HL 的特点。经典型 HL 进一步详细分为四种:

（1）结节硬化型:约 20%~40% 的 R-S 细胞通常表达 CD20,CD15 和 CD30。光镜下具有双折光胶原纤维束分隔,病变组织呈结节状和"腔隙型"R-S 细胞三大特点。

（2）富于淋巴细胞型:大量成熟淋巴细胞,R-S 细胞少见。

（3）混合细胞型:可见嗜酸性粒细胞、淋巴细胞、浆细胞、原纤维细胞等,在多种细胞成分中出现多个 R-S 细胞伴坏死。免疫组化瘤细胞 CD30、CD15、PAX-5 呈阳性,可有 IgH 或 TCR 基因重排。

（4）淋巴细胞消减型:淋巴细胞显著减少,大量 R-S 细胞,可有弥漫性纤维化及坏死灶。

2. 临床分期 明确淋巴瘤的诊断及病理分型后,还需根据病变分布范围进行临床分期。目前广泛应用的分期方法是在 Rye 会议（1965）的基础上,经 Ann Arbor 会议（1971）修订后确定的。此方案 NHL 也参照使用。

Ⅰ期:病变仅限于 1 个淋巴结区（Ⅰ）或单个结外器官局部受累（ⅠE）。

Ⅱ期:病变累及横膈同侧两个或更多的淋巴结区（Ⅱ）,或病变局限侵犯淋巴结以外器官及横膈同侧 1 个以上淋巴结区（ⅡE）。

Ⅲ期:横膈上下均有淋巴结病变(Ⅲ),可伴脾累及(ⅢS),结外器官局限受累(ⅢE),或脾与局限性结外器官受累(ⅢE+S)。

Ⅳ期:1个或多个结外器官受到广泛性或播散性侵犯,伴或不伴淋巴结肿大。肝或骨髓只要受到累及均属Ⅳ期。

累及的部位可采用下列记录符号:E,结外;X,直径 10cm 以上的巨块;M,骨髓;S,脾;H,肝;O,骨骼;D,皮肤;P,胸膜;L,肺。

各期按全身症状的有无分为 A、B 二组。无症状者为 A,有症状者为 B。全身症状包括三个方面:①发热 38℃以上,连续 3 天以上,且无感染原因;②6 个月内体重减轻 10% 以上;③盗汗,即入睡后出汗。

(二)非霍奇金淋巴瘤的病理和分型

NHL 大部分为 B 细胞性,病变的淋巴结切面外观呈鱼肉样,镜下正常淋巴结结构破坏,淋巴滤泡和淋巴窦可消失。增生或浸润的淋巴瘤细胞成分单一、排列紧密。NHL 易发生早期远处扩散,有的病例在临床确诊时已播散至全身。侵袭性 NHL 常原发累及结外淋巴组织,发展迅速,往往跳跃性播散,越过邻近淋巴结向远处淋巴结转移。B 细胞侵袭性淋巴瘤包括套细胞淋巴瘤、弥漫性大 B 细胞淋巴瘤和 Burkitt 淋巴瘤等。T 细胞侵袭性淋巴瘤包括血管免疫母细胞性 T 细胞淋巴瘤、间变性大细胞淋巴瘤和周围性 T 细胞淋巴瘤等。

NHL 的病理分型非常多,以下是 WHO(2016)分型方案中较常见的淋巴瘤亚型:弥漫性大 B 细胞淋巴瘤(diffuse large B cell lymphoma,DLBCL),边缘带淋巴瘤(marginal zone lymphoma,MZL),滤泡性淋巴瘤(follicular lymphoma,FL),套细胞淋巴瘤(mantle cell lymphoma,MCL),Burkitt 淋巴瘤/白血病,血管免疫母细胞性 T 细胞淋巴瘤,间变性大细胞淋巴瘤,周围性 T 细胞淋巴瘤,蕈样肉芽肿/赛塞里综合征(MF/SS)。

四、中西医结合治疗

部分患者对化疗药物耐药导致治疗失败,中医药在治疗中的应用将有益于减毒增效,延长生存期,提高生存质量,根据不同病程阶段采用中西医结合治疗;在以手术、放化疗为主的同时,中医施以扶正为主,辅以祛邪;若不适于手术及放化疗者,中医治以化痰散结,扶正补虚。

(一)中医辨证论治

1. 辨证要点　本病病机关键为痰湿,涉及肺、脾、肝、肾等脏腑。痰有成因不同,寒热虚实之分,病有久渐,其辨证要点为:

(1)辨成因:本病病因多种多样,证候复杂,有外邪引起,有内伤所致。外邪有寒邪、热毒、湿淫之不同,内伤为肺、脾、肝、肾之不足而造成的功能失调,因而在治疗上应本着治病求因的原则,方可奏效。

(2)辨寒热:中医认为"无痰不作核",而痰有寒痰、热痰之分,阴寒内盛,湿邪内聚,化为痰浊者为寒痰;气郁化热,阴虚火旺,血瘀日久化热,灼津为痰者为热痰。

(3)辨虚实:一般来讲,凡属年轻气盛,疾病初起,或肝气郁结,寒热邪盛者为实;年老体弱,疾病晚期,或脏气虚损,气血亏虚为虚,或虚实夹杂。

(4)辨轻重:一般而言,疾病初起痰核少且小,质地较软,皮色不变,推之可移,全身症状无或轻,为病轻;及至病程日久,痰核渐大且多,坚硬如石,推之不移,隐隐作痛或出现身体消瘦,面色萎黄,卧床不起为病重。若出现痰核破溃,流血水,气味臭秽,面色无华,夜寐不安,形体消瘦,终至气血衰竭而成败证。

2. 治疗原则　本病之治疗原则为清热润燥,温阳化痰,软坚散结,疏肝健脾,补益肝肾,益气补血等。而以化痰软坚散结为根本,贯穿于整个疾病的始终。

3. 辨证论治

(1) 寒痰凝滞

主症特点:颈项、耳下、腋下肿核,不痛不痒,皮色不变,坚硬如石,难消难溃,不伴发热,或形寒怕冷,神倦乏力,面色少华,小便清利。舌质略淡,舌苔白微腻,脉沉细。

治法:温阳化痰,软坚散结。

方药:阳和汤合消瘰丸加减。

兼气虚不足,加党参、黄芪;阴寒重,加附子;若肿块大而坚硬,可重用生牡蛎,酌加昆布、海藻、夏枯草;咳痰量多者,加瓜蒌、海蛤粉;兼肝气郁滞胁肋满闷者,加青皮、香附、陈皮;肝火上炎见目赤口苦者,可加菊花、夏枯草。久病肝肾亏虚,加女贞子、桑椹子、枸杞子、菟丝子。

(2) 毒瘀互结

主症特点:颈项或体表肿核硬实累累,推之不移,隐隐作痛,质硬,伴见形体消瘦,面色暗黑,皮肤枯黄,舌质暗红、苔多厚腻乏津,脉弦涩;或见两胁积(肝脾肿大),胸闷气促,发热恶寒,口干苦,大便干结,消瘦,乏力,舌绛、苔黄、舌下青筋,脉滑数;或见肿块增大,融合成块,皮肤转红,肤温升高,疼痛固定,全身可有发热,或肝脾肿大,舌质紫暗或有瘀斑,苔黄,脉弦数。

治法:化痰解毒,祛瘀散结。

方药:西黄丸或小金丹加减。

如热毒明显,可用解毒清热方(段凤舞方):蛇六谷、天葵子、黄药子、红木香、七叶一枝花;痰毒互结也可选用江南白花汤(刘嘉湘方):望江南、白花蛇舌草、夏枯草、海藻、牡蛎、野菊花、白茅根、紫丹参、全瓜蒌、昆布、山药、桃仁、南沙参、留行子、蜂房;痰瘀互结,可选用化痰祛瘀方(施今墨方):川贝母、炒牡丹皮、浙贝母、炒丹参、山慈菇、炮甲珠、海藻、昆布、川郁金、忍冬藤、小蓟、桃仁、杏仁、大力子、皂角刺、桔梗、酒玄参、夏枯草、三七末。

(3) 气滞痰凝

主症特点:胸闷不舒,两胁作胀,颈、腋及腹股沟等处肿核累累,可有皮下硬结,消瘦乏力,舌质淡红,舌苔白,或舌有瘀点,脉沉滑。

治法:舒肝解郁,化痰散结。

方药:海藻玉壶汤或半夏厚朴汤加减。

若气郁较甚者,可酌加香附、郁金助行气解郁之功;胁肋疼痛者,酌加川楝子、延胡索以疏肝理气止痛;咽痛者,酌加玄参、桔梗以解毒散结,宣肺利咽。

(4) 阴虚火旺

主症特点:颈项肿核,质地坚硬,或腹内结块和/或形体消瘦,头晕目眩,耳鸣,身烘热,五心烦热,心烦易怒,口咽干燥,两胁疼痛,腰膝酸软,遗精失眠,夜寐盗汗,舌红或绛、苔薄或少苔,脉细数。

治法:滋阴降火。

方药:知柏地黄丸加减。

午后低热者,加用青蒿、鳖甲、地骨皮等;出血明显者,可加仙鹤草、三七等;盗汗甚者,加煅牡蛎、浮小麦等;癥块明显者,加用鳖甲、生牡蛎等。

4. 中药外治法　中药贴敷疗法:将药物贴敷于身体某部,病在内者贴敷要穴或循经取穴,病在局限浅表者贴于局部,通过药物透皮吸收,穴位刺激发挥作用,达到改善症状,调节免疫,控制病灶,以及康复保健等目的。

(二)综合治疗

HL 是一种相对少见但治愈率较高的恶性肿瘤。西医治疗上主要采用化疗加放疗的综合治疗。对照研究表明联合化疗对 HL 的疗效不逊于放疗,甚至比放疗好;而且化疗不会影响儿童的发育,也避免了剖腹探查病理分期对患者的损害。故 HL 的 I B、II B 和 III~IV 期患者,即使纵隔有大肿块或属淋巴细胞消减型者,均应采用化疗。巨大肿块或化疗后残留的肿块,可加用局部放疗。主要化疗方案有 MOPP(氮芥 + 长春新碱 + 甲基苄肼 + 泼尼松)、ABVD(阿霉素 + 博来霉素 + 长春碱 + 甲氮咪胺)。

NHL 多中心发生的倾向使其临床分期的价值和扩大照射的治疗作用不如 HL,决定了其治疗策略应以化疗为主。

惰性淋巴瘤发展较慢,化、放疗有效,但不易缓解。该组 I 期和 II 期放疗或化疗后存活可达 10 年,部分患者有自发性肿瘤消退。III 期和 IV 期患者化疗后虽会多次复发,但中位生存时间也可达 10 年。故主张观察和等待的姑息治疗原则,尽可能推迟化疗,如病情有所发展,可单独给予苯丁酸氮芥或环磷酰胺口服单药治疗。

侵袭性淋巴瘤不论分期均应以化疗为主,对化疗残留肿块、局部巨大肿块或中枢神经系统累及者,可行局部放疗扩大照射(25Gy)作为化疗的补充。侵袭性 NHL 的标准治疗方案为 CHOP(环磷酰胺 + 阿霉素 + 长春新碱 + 泼尼松),在 CHOP 基础上加利妥昔单抗组成 R-CHOP 方案,此外还有 EPOCH、ESHAP 等方案。对于复发难治者可选择 ICE、DHAP、MINE、HyperCVAD/MTX-Ara-C 等方案挽救治疗。

自体干细胞移植治疗侵袭性淋巴瘤取得了令人鼓舞的结果,其中 40%~50% 以上获得肿瘤负荷缩小,18%~25% 的复发病例被治愈,比常规化疗增加长期生存率 30% 以上。自体外周血干细胞移植用于淋巴瘤治疗时,移植物受淋巴瘤细胞污染的机会小,造血功能恢复快,并适用于骨髓受累或经过盆腔照射的患者。血管免疫母细胞性 T 细胞淋巴瘤、套细胞淋巴瘤和 Burkitt 淋巴瘤,如不为化疗和放疗所缓解,则应行异基因造血干细胞移植。异基因移植可以诱导移植物抗淋巴瘤作用,有利于清除 MRD,治愈的机会有所增加。

五、临床研究进展

我国白血病的发病率与亚洲其他国家相近,约为(3~4)/10 万,低于欧美国家。在恶性肿瘤所致的死亡率中,白血病居第 6 位(男)和第 7 位(女);儿童及 35 岁以下成人中则居第 1 位。我国 AL 比 CL 多见,其中 AML 最多,其次为 ALL。成人 AL 中以 AML 多见,儿童以 ALL 多见。

我国淋巴瘤的总发病率为男性 1.39/10 万,女性 0.84/10 万,均低于欧美各国。

APL 易见于中青年人,平均发病年龄为 39 岁,流行病学研究证实国外 APL 发病率占同期白血病的 5%~23.8%,占 AML 的 6.2%~40.2%。国内报道发病率占同期 AL 的 3.3%~21.2%。

（一）亚砷酸治疗APL的研究进展

APL临床以严重的出凝血障碍为特征,早期死亡率高,既往的疗效很差,但自从采用诱导分化药物如全反式维甲酸（ATRA）、三氧化二砷（As_2O_3,即亚砷酸）等治疗初发或复发APL后,其早期死亡率下降,长期生存率显著提高。

亚砷酸是由中药砒霜中提取出来的,已证明对APL有明确的疗效。随着As_2O_3、ATRA以及其他类型砷剂的逐渐研发和深入研究,诱导方法在APL的治疗中已经占据绝对主导的地位,而且也是中西医结合治疗肿瘤的一个典范。

1. 亚砷酸在APL诱导治疗中的地位 2014年中国APL诊疗指南中按白细胞及血小板数将APL分为低危、中危和高危。不论患者处于哪个危险分层,诱导缓解的推荐方案中均包括了单用亚砷酸或联合应用的方案。20世纪90年代,我国科学家证实了亚砷酸单药治疗不仅对复发APL患者能获得高的缓解率(>85%),而且对初诊APL的缓解率达到90%以上,长期存活率达到了80%以上,5年生存率达90%以上。

2. 亚砷酸在ATRA治疗失败的APL中的作用 对于ATRA单用或联合化疗治疗失败的患者,推荐单用亚砷酸再诱导;而对于亚砷酸单用或联合应用治疗失败的患者,则只能考虑进行临床研究或进行异基因造血干细胞移植。

3. 亚砷酸在巩固治疗中的地位 对于缓解后巩固的治疗,高危组或者初治时加亚砷酸达到缓解的患者,则巩固治疗时均推荐包含亚砷酸的方案。2013年国外一项随机对照研究证实,对于非高危APL患者仅给以亚砷酸和ATRA作为一线治疗,疗效优于传统的ATRA+化疗。

4. APL治疗相关并发症的研究进展 ATRA治疗APL时易发生一项严重的并发症即维甲酸综合征,多见于单用ATRA诱导治疗过程中,临床表现为发热、体重增加、肌肉骨骼疼痛、呼吸窘迫、肺间质浸润、心包积液、胸腔积液、皮肤水肿、低血压、急性肾衰竭等,严重者可导致死亡。在部分应用亚砷酸治疗的APL初治患者中,常规静脉给药时,治疗早期也会出现类维甲酸综合征样的高白细胞血症及其他表现。

我国研究人员发现不同浓度的亚砷酸对细胞有不同的作用,研究者检测了患者体内亚砷酸的药代动力学,研究显示,常规给药后第4小时,血循环中砷浓度的峰值远远大于促凋亡浓度,该浓度可能增加正常细胞的损伤风险。达峰浓度后血药浓度快速下降,有效促凋亡浓度持续时间短,给了白血病细胞恢复和生存的机会。基于以上研究成果,首创出亚砷酸持续缓慢静脉输注疗法,保持循环血中药物浓度持续稳定在促凋亡的浓度水平,较常规静脉输注法延长了有效浓度的持续时间,使其持续处于有效促进APL细胞凋亡的水平,减少其诱导分化的作用。细胞分化率减少,减轻了高白细胞血症,降低了诱导治疗早期的致死性脑出血和白血病细胞中枢浸润以及DIC的发生率。

心脏毒性是亚砷酸的常见副作用之一,研究发现亚砷酸引起部分APL患者出现的心动过速和QT间期延长通常是可逆的,其发生率与用药剂量、全身状态有关。其机制与一过性血管内皮损伤,冠状血管供血障碍,心室肌细胞的动作电位时程延长,影响心肌细胞表面离子通道有关。

中枢神经系统白血病一直是所有类型白血病治疗的一个难题,APL也不例外,不少骨髓始终处于完全缓解状态的患者,因中枢神经系统髓外复发,降低了生存质量及生存率。静脉输注高渗溶液甘露醇时血脑屏障可以暂时性开放,周晋等研究人员由此推断甘露醇和亚砷酸联合使用能促进亚砷酸穿透血脑屏障,提高脑脊液内药物浓度,经过体外及动物实验验证后,把这一全新的治疗方案用于 APL 中枢复发的患者中,大大提高了中枢神经系统 APL 的 5 年生存率。

（二）血液系统恶性肿瘤多药耐药的研究进展

血液系统恶性肿瘤的西医诊断特点是分型较多,并且主要依靠实验室检查,特别是一些微观的化验检查来进行诊断和分型,这是与中医临床辨证论治有很大不同的地方,也与其他系统肿瘤需结合影像学来进行诊断和分期有所不同。除了具体的分型及亚型之外,西医还将某些类型的血液肿瘤分为低危、中危和高危组,比如儿童 ALL,根据不同的危险因素分层,西医在治疗的强度、用药的剂量和疗程上都体现出差异。中医则是以辨证论治为主,患者多经过西医辨病后再进行中医辨证治疗,但是一般对危险分层不进行区分。通常中医所说的"复发难治"可以理解为与西医的"高危"类似,中医对血液恶性肿瘤的临床研究也较侧重于针对复发难治患者的治疗。目前血液系统恶性肿瘤的中西医结合临床研究主要集中于针对逆转恶性血液病多药耐药的中医治疗。

耐药是引起血液系统恶性肿瘤化疗失败及复发的主要原因,可分为原药耐药和多药耐药(multidrug resistance,MDR)。MDR 是血液系统肿瘤化疗急需解决的难题,随着中医药对肿瘤化疗减毒增效及逆转多药耐药性研究的深入,寻找开发逆转肿瘤多药耐药性的高效、低毒中医药已成为重要课题。中药具有多组分,多途径、多靶点作用等特点,可以作用于肿瘤 MDR 的多种机制,近年来成为应对肿瘤 MDR 的重要来源。在临床上联合应用中药制剂抵抗肿瘤治疗过程中产生的 MDR,已经成为我国治疗肿瘤的一大优势,并且越来越多的研究成果也为中药在逆转肿瘤 MDR 中的作用提供了依据,中西药的有机结合使用,可互相取长补短,标本兼治,在临床实践中也得到广泛运用。目前,从中药中筛选克服肿瘤 MDR 的药物已经取得一些进展。

防己为逆转急性白血病多药耐药逆转剂,可增加化疗药物的敏感性,提高化疗药物缓解率。可单独使用,也可在辨证施治基础上配伍使用。汉防己甲素(TTD)能显著提高细胞内化疗药物浓度,达到耐药逆转的作用。有研究对多种化疗方案治疗无效的 22 例急性白血病和多发性骨髓瘤(MM)患者,采用自身对照的方法,正规治疗 2 个疗程以上无效后,采用原方案加用 TTD,TTD 用法为 80mg 口服,3 次/天,化疗前、后 3 天,逆转前后血红蛋白上升的程度和骨髓中肿瘤负荷下降的程度差异均有统计学意义($P<0.05$)。

浙贝母及其生物碱具有较好的 MDR 逆转活性。有研究人员选取 30 例 P170(细胞膜 P糖蛋白)增高的急性白血病患者。治疗组给与浙贝母散剂 15g,2 次/天,温开水调服,3 天后应用常规化疗,对照组应用常规化疗方案化疗。治疗组治疗后 P170 表达显著低于对照组,表明浙贝母散剂有明显降低 P170 表达的作用($P<0.01$)。

川芎亦为多药耐药逆转剂,可增加化疗药物的敏感性,提高临床疗效。可单独或配伍使用,也可静脉用川芎嗪注射液。川芎嗪属于酰胺类生物碱,化学结构为四甲基吡嗪(TMP),是一种新型钙通道阻滞剂,具有轻度抑制肿瘤细胞生长,在非细胞毒剂量下能有效地增加化疗药物对肿瘤细胞的杀伤活性,除能够降低 P-gp 表达外,还能从白血病干细胞水平逆转多药耐药。

有研究对 36 例 MRP 阳性的患者进行随机对照研究,治疗组常规化疗方案与对照组相同,并在化疗第 1~15 天每天应用川芎嗪 120mg 加入 0.9% 生理盐水或 5% 葡萄糖 250ml 中静脉点滴,每日一次。治疗前,两组病例 MRP 平均表达水平经 t 检验,$P>0.05$,无统计学意义。治疗后,对照组 MRP 表达水平经 t 检验与治疗前比较,$P>0.05$,无差异,而治疗组 MRP 表达水平经 t 检验较治疗前,$P<0.01$,有显著性差异,说明化疗本身对 MRP 表达无明显作用;川芎嗪与化疗药物配伍使用可降低 MRP 高表达;治疗后,治疗组与对照组 MRP 表达水平经检验,$P<0.01$,有显著性差异,说明治疗组治疗后 MRP 表达低于对照组,且有统计学意义,也即川芎嗪具有降低 MRP 表达的作用。

青蒿琥酯是青蒿素的一种衍生物,具有抗疟、抗血吸虫、抗心律失常、免疫调节等功能。近年来对青蒿素及其衍生物的研究发现,青蒿素及其衍生物不仅具有抗疟、抗菌等活性,还具有抗多种肿瘤细胞的作用,并且还具有毒性低、不存在交叉耐药、可以逆转肿瘤细胞的耐药性等优势。但针对青蒿琥酯逆转白血病及骨髓瘤细胞多药耐药的研究暂处于体外基础研究阶段,尚缺乏大规模临床研究数据。此外,具有逆转恶性血液病细胞多药耐药作用的中药单体还有榄香烯、苦参碱、盐酸千金藤碱、姜黄素、藤黄酸、黄芪苷等。

有随机对照观察了 93 例难治性白血病患者,分为化疗 + 益气养阴方、化疗 + 全蝎解毒汤及单纯化疗对照组,提示中西医结合治疗的疗效优于单纯化疗组,差异具有统计学意义,而且还检测了肿瘤坏死因子 α(TNF-α)的活性及血管内皮生长因子(VEGF)的活性,发现中西医结合治疗能明显降低二者在患者体内表达的水平,而两者对肿瘤的生长均有正性作用。

还有学者用益气养阴方(二至丸合四君子汤加减:女贞子,墨旱莲,人参,炙甘草,茯苓,白术,黄芪,当归)联合化疗治疗难治性急性白血病的随机对照研究发现,中西医结合疗效优于单用常规化疗,缓解率数据差异具有统计学意义,两组均有不同程度的肝肾功能异常,予护肝、保肾对症处理后好转,中西医结合治疗组不良反应发生率明显较对照组低,但无统计学意义。这可能与益气养阴方可诱导白血病细胞进入细胞周期,增加化疗敏感性有关。

整体来讲,中西医结合治疗恶性血液病的思路和方法并无定论,一般先是西医辨病,疾病辨别清楚就会对疾病的预后和演变有比较准确的把握,同时也就知道了在不同的阶段哪一种治疗手段会更合适,因此西医学的辨病是很必要的,可以减少不必要的误诊、误治。

六、问题与思考

中医药在治疗恶性血液病上起着不可忽视的作用,然而仍面临一些问题。

(一)对于由其他疾病转化或继发而来的难治性恶性血液肿瘤的治疗目标

一部分患者的急性白血病是由其他疾病转化而来,比如 MDS 是一组起源于造血干细胞,以血细胞病态造血、高风险向急性白血病转化为特征的难治性血细胞质、量异常的异质性疾病,FAB 分型包括 RA、RAS、RAEB、RAEB-t 和 CMML,RAEB-t 的治疗可基本等同于急性白血病。慢性粒细胞白血病(CML)特征是具有特殊的染色体和融合基因,即 Ph 染色体和 BCR/ABL 融合基因,分为慢性期、加速期和急变期,急变期即进展为急性白血病。由这两种血液病转化而来的急性白血病要比首诊即为急性白血病的治疗效果及预后差,有时甚至进行异基因造血干细胞移植也不能有效阻止原发病的进展。

有学者认为 MDS 的发病是以脾肾亏虚为本,瘀毒内蕴为标,正邪消长动态变化的发病过程。以 IPSS 积分系统对 MDS 患者进行危险度分层,低危、中危、高危的患者能很好地对应中医辨证中的脾肾亏虚、热毒壅盛、毒瘀互结三型,根据中医辨证对各组采取不同的论治策略,在临床取得了较好疗效。

CML加速期和急变期病机复杂,单纯的中医或单纯的西医治疗效果均不理想。张佳等认为伏邪是发病及恶化的基础,先天禀赋不足、后天劳损是病因,肾精亏损是病机关键,髓络毒瘀是最后结果。

针对这类难治性血液恶性肿瘤制定的治疗目标尚无统一意见,有人认为应尽最大可能达到细胞学的缓解,有人认为治疗价值不大,应以姑息治疗、对症支持为主。追求缓解必然要加强放化疗的力度,进而带来强度更大的放化疗不良反应以及骨髓抑制、重度感染等治疗相关并发症,治疗相关的死亡率也必然增加。而且往往这类患者保持缓解状态的时间很短暂,原发病很快复发,失去了达到缓解的意义。因此,如果一味追求骨髓甚至分子生物学的缓解是不合适的,建议应以延长患者生存期、改善生存质量为主要目标,既结合中医的辨证论治,提高机体整体状态和免疫功能,又坚持应用疗效明确的西医疗法,如CML的靶向治疗药酪氨酸激酶抑制剂等,同时不放弃对其他药物及疗法的探索。

（二）中医治疗在造血干细胞移植中能否起到减毒增效的作用

造血干细胞移植(HSCT)是治疗恶性血液病的重要手段,适用于各种类型的恶性血液病、骨髓衰竭性疾病、某些实体瘤、部分先天性及代谢性疾病,可达到治愈的效果,在一些疾病中已作为一线治疗方法。但是HSCT治疗的风险比普通疗法要高,在移植过程中不同的阶段都可能出现不同的并发症。中医学在其中能否起到减毒增效的作用、不同阶段是否有对应的辨证分型等都是值得深入探索的问题。

1. 移植前预处理期是应用大剂量放化疗以最大限度地抑制患者的造血和免疫功能,以便使供者造血干细胞能顺利植入。因此,移植的第一关便是大剂量放化疗带来的不良反应,这其中以消化道反应最多见,也最直接影响患者的主观感受。中医学认为,化疗药物多为"毒药",极易伤及人体正气,尤其易损伤脾胃运化功能。有学者认为此期治疗的原则是"急则治其标",顾护胃气,以调理脾胃为主,可选用香砂六君子汤合参苓白术散加减,以化湿和中、降逆止呕为法。而进行全身照射,也会导致脾胃升降失调,其治疗同上。

2. 预处理结束、输注造血干细胞完成后,有一个等待细胞植入的植入期。一般自输注之日起,中性粒细胞多在4周内回升至$0.5 \times 10^9/L$以上。血小板回升至$50 \times 10^9/L$以上的时间多于4周,在此之前需输成分血支持。骨髓空虚期的患者需住在净化隔离仓内,以保证周围环境尽量处于相对无菌的状态,减少感染的几率。随着空虚期的延长,感染几率逐渐增加,因此,医生会应用药物干预促进供者的细胞快速植入。中医中药在此阶段也体现出了一定的有效性。中医学理论的"肾精"与干细胞之间具有极高相似性,肾主骨生髓,肾精属阴,肾气属阳;故干细胞归巢的动力源自肾气的激发和调控。有研究表明通过具有温阳补肾作用的参附汤干预造血干细胞移植,并观察归巢骨髓GFP标记的荧光细胞数量,发现能够显著增加归巢率,并随着移植时间的推移而逐渐增多,提示温阳补肾法能一定程度上增加归巢率。还有研究表明,补肾中药能诱导干细胞向不同细胞分化,如补肾壮骨汤能促进干细胞向成骨细胞分化、左归丸能促进干细胞向肝细胞分化。还有更多的中药促进干细胞分化的方向等待我们去研究。

（三）展望

血液系统恶性肿瘤分类较多,诊断主要依靠实验室检查,特别是一些微观的化验检查来进行诊断和分型,甚至危险因素分层。虽然分类较多,但西医的治疗方法比较单一:免疫抑制剂、化疗和靶向治疗。虽然从基础理论角度考虑,HSCT可以适用于所有恶性血液病,但

MM、淋巴瘤患者的发病年龄比较大,一般都不处于移植的最佳时机,而且移植本身的风险也很高。中医中药对恶性血液病的治疗价值不应仅仅体现在对西医学疗效不理想的患者身上,为了让患者在治疗过程中有更好的体验、更好的生存质量、降低医疗成本,应考虑常规加入中药来解决一些西药难以解决的问题,而不是单纯的某一阶段用西药另一阶段用中药。当然,西药种类繁多,中药成分复杂,药物间的相互作用也是需要进一步研究的地方。除了中药砷剂具有明确疗效并在临床广泛应用外,还有一些有抗癌效应的中药单体逐渐浮出水面,如冬凌草甲素,抗疟药青蒿素也慢慢被发现具有抗癌作用。

儿童恶性肿瘤的死亡率中白血病占第一位,儿童 ALL 的西医治疗已非常规范,治愈率也较高,但西医的化疗药物副作用大,对儿童日后的生长发育和生殖功能可能有影响。如能在治疗过程中加入中医中药使其起到减毒增效的作用,则能减少化疗药对儿童日后生长发育的影响,提高生存质量。

另外,能同时开展 HSCT 和中医中药治疗的中心较少,使得中药在干细胞移植中应用的经验有限,移植还有一些其他的并发症如出血性膀胱炎、肝静脉闭塞症、顽固的病毒感染等,目前这些并发症的中药治疗的报道并不多,但在逐步增加,都可以成为很有价值的研究方向。

第三章　肿瘤中西医结合临床研究思路和方法

临床研究思路主要体现于充分的立题依据,合理、创新的切入点,科学、可行的研究方案,以及专业、有效的结局评价,每个部分环环相扣,形成严谨而科学的逻辑链和证据链,是设计一项临床试验的重要环节。

第一节　一般研究原则

一、立题依据须充分

我们在设计一项临床试验时,首要环节是在依据充分的基础上形成立题,立题部分是确保临床试验科学性、可行性的关键前提和基础。循证医学强调一切医学实践活动都必须基于现有最好的证据,因此中西医结合临床试验在立题的过程中,要求我们依据首先要充分。

依据是提出问题、建立假说的支撑,一方面提出立题依据,另一方面提出解决问题途径的依据。在此过程中需要中西医专业理论指导,需要一定前期研究结果作为基础,和/或西医学最新研究进展等相关材料、数据等作为支撑。立题依据可包括:立题来源,国内外较高水平相关文献证据,最新学科动态及国家相关政策,前期研究基础,中、西医理论支持,或流行病学调查等。

二、基于实践的创新

医学是一门实践科学,中西医结合临床研究,申报者或研究者的立项目的应以临床实践为主,从临床中发现问题,最终还回归、服务于临床。临床研究不是按图索骥,要尽可能通过临床实践提出问题,通过查阅大量资料结合研究进展,提出假说,并进一步寻找解决问题的科学方案,而其中的创新性则是亮点甚至是突破点,然而创新性研究始终离不开实践,是为更好地解决临床实际问题所实施的研究。

现阶段中医肿瘤学领域,中西医结合的研究方式日趋显著,应在立题之前明确中、西医肿瘤不同系统各自的优势以及二者结合的优势分别在哪里,如何体现中西医结合的特色。

中医肿瘤临床试验的选题,宜立足于具有临床实际意义的关键科学问题,汇集创新力量,寻找合理切入点,可开展多学科综合研究和学科交叉研究,提高临床研究的源头创新能力。通过国家各类基金项目的申报,获得较高强度的支持,以图在解决关键科学问题方面能够取得较大突破和进展。

三、临床定位宜明确

肿瘤疾病病程复杂,病情变化快,治疗上具有综合性、阶段性及个体化等特点,中西医结合肿瘤领域药物作用机制各有侧重,在立题、制定临床试验方案时,无论以中药复方、单方、中药有效部位或有效成分作为试验药物,其临床定位必须明确。

例如试验药物是治疗用药还是辅助用药? 是单独使用还是联合用药? 是改善临床症状、控制疾病,或是减轻放化疗毒副反应? 在试验设计时临床定位、适应证、试验目的必须明确,主要评价指标不宜多,使得研究目标鲜明,且易于评价。目前很多临床试验存在研究内容重点不突出,目标不够明确,或适应证宽泛、模糊不清,或缺乏科学合理性,主要评价指标过多等问题,造成在结局评价时影响对试验干预措施效果的准确评估。

第二节　临床研究的一般思路

一、重点攻关方向的选择

肿瘤学是国内外重要的研究领域,是国家重点攻关方向,围绕国家重点基金项目指南,临床研究选题可针对已具备一定前期基础的研究方向或学科增长点开展系统、深入的创新性研究。

随着细胞生物学、遗传学、免疫学、社会心理学等学科的迅速发展、交叉和渗透,肿瘤表观遗传学、肿瘤免疫学、肿瘤系统生物学、肿瘤心理学等成为重要的研究方向。肿瘤学的重点攻关方向是以能够促进学科发展、推动肿瘤学领域或科学前沿取得重要突破的研究方向。依据近三年国家自然科学基金指南,肿瘤学最新重点攻关方向主要包括肿瘤治疗对肿瘤微环境的改造及其生物学意义,靶向肿瘤免疫调节细胞的治疗基础,肿瘤代谢异常及其在肿瘤发生发展中的作用,放射损伤的健康效应及其机制,肿瘤细胞异质性与治疗耐受等。该方向可为临床研究提供思路和基础方向的指导。

中医肿瘤研究应发挥自身优势,把握具有重要研究意义及相对连续性的项目方向:

首先,可于国家重点支持的项目群中依据自身前期研究基础,在具备一定优势和充分的研究条件的前提下进行选择和申报。

第二,若无前期研究基础,需要进行探索性研究,如初步观察药物疗效及剂量探索,为明确临床定位及适应证选择等提供前期依据。

第三,在既往项目获得一定成果的基础上,进一步挖掘,加强关键科学问题的深入研究和集成。

选择重点攻关方向,体现"有限目标、有限规模、重点突出"的原则,可建立多学科的交叉与渗透,有效利用国家及部门现有重要科学研究基地的条件,鼓励搭建平台进行实质性的国际合作与交流,充分开展创新性研究。

二、立足临床疑难问题

肿瘤学研究是医学科学研究中最为活跃的领域之一,为开展创新性的科学研究,促进可持续发展,研究者应充分了解国内外相关研究领域发展现状与动态,所要研究的项目应有重要的科学意义及研究价值,理论依据充分,学术思想新颖,做到研究目标明确、研究内容具体及研究方案可行的原则。

临床研究最终是为指导临床实践而服务,一般而言,选题依据应主要来源于临床,拟解决临床的具体疑难问题。

在肿瘤学领域,临床疑难与瓶颈问题存在于肿瘤发生、发展及转归各个方向,包括各类肿瘤的病因、发病机理、诊断、治疗和预防等,具体覆盖了肿瘤病因、肿瘤诊断、肿瘤预防、肿瘤复发与转移;治疗方面包括肿瘤化学药物治疗、肿瘤物理治疗、肿瘤生物治疗、肿瘤综合治疗、肿瘤康复(包括社会心理康复)等;肿瘤免疫、肿瘤遗传与表观遗传,以及各系统器官肿瘤,包括呼吸系统肿瘤、消化系统肿瘤、神经系统肿瘤、泌尿系统肿瘤、生殖系统肿瘤、乳腺肿瘤等方面。

立足具体的临床疑难问题,选择科学、合理的切入点,进行观察和试验总结,并以此为据,进一步扩展研究视野。挖掘中医药在肿瘤治疗中不同治法、不同治疗阶段等角度的优势点,探索中医药对于不同临床终点指标、替代指标的疗效作用等。

临床研究的选题和思路,以临床价值为重,在不具备一定试验基础和条件时,并非一定追求最前沿的研究内容,关键是科学、专业的研究视角,以及真正为了解决某些临床难点和困惑的问题而进行合理科研。

三、科学的研究方案设计

临床研究的主要环节,在立题依据充分合理的基础上,需要制定科学的临床研究方案,包括采用的临床试验方法和研究内容。科学的试验设计和完善的质量控制,是项目可评价性的重要前提。

西医学的发展,要求临床医学从由"经验型"向"科学型"发展,应从患者的群体中去探讨、去取得,而过去临床上诊断、治疗患者往往只凭个人的经验或前人的经验,带有很大的局限性。20世纪70年代,中西医结合研究开展得不够广泛,进展不大,所刊登的文献以民间单验方、个案报道为主,其真正意义上的科学性、真实性及实用性不是太强。因此,正确的治疗与决策,精确的预后判断,这就需要科学的临床研究方法。从临床研究的方法划分,可以分为两大类:试验性研究和观察性研究。常用的试验性研究是临床试验,如随机对照试验、前后对照试验、交叉对照试验、系统病例分析等;观察性研究有描述性研究、横断面研究、病例对照研究与队列研究等。其中病例对照研究与队列研究,设立对照组进行比较性研究,论证强度比前两个研究高,又称为分析性研究。从临床研究的时向可划分为:前瞻性研究(如随机对照试验、交叉对照试验、前瞻性队列研究等)、回顾性研究(回顾性系统病例分析、回顾性队列研究等)及描述性研究(横断面研究、个案报告等)。

(一)临床研究设计

总体要求中西医结合肿瘤临床研究既要符合中医药基本理论和临床实际,体现中医药特色和优势,又要符合西医学理论,采用先进科学的试验方法和手段。同时,中医对疾病及其治疗的认识有别于西医,尤其中医"辨证施治"的治疗原则和中药组方,其临床研究有不同于西医的特点。

科研设计要注意科学性、先进性、实用性。研究首先要实事求是,有科学的理论依据;研究目标明确,研究内容具体,设计有较强的逻辑性,层次清楚,技术路线清晰;研究方案科学、合理,较为先进,观察步骤符合实际,切实可行,做到严谨可靠;设计中可采用一些西医学指标,从实际出发精选可靠的观察指标,尽可能选择具有特异性,且有一定敏感性的指标;不要盲目追求新颖,时髦指标,只要公认、客观、成熟,能说明问题即可。中西医结合肿瘤临床研究的重点主要是以肿瘤疾病诊断和疗效观察为主;疾病诊断标准和疗效评定标准不是随意确定,而应选用公认标准。

(二)临床研究设计要素

1. 受试对象 受试对象是干预措施所作用的个体。受试对象在Ⅰ期临床试验阶段,通常用健康志愿者作为受试对象,研究人体对新药的反应和耐受性,探索安全有效的剂量,提出合理的给药方案和注意事项;而在其他各期临床试验阶段,常用适应证人群作为受试对象。选择什么样的患者,应有严格的规定。中西医结合肿瘤临床试验目的通常在于通过对特定肿瘤患者的干预效果分析,揭示中西医结合干预措施作用于该人群的干预效能。因此受试对象的选择是否能充分代表目标人群的特征,将是研究结果可靠性的重要决定因素之一。

2. 病证诊断标准 选择公认的、科学的疾病诊断标准作为纳入患者的判定标准之一,诊断标准的准确性是干预性试验结果可靠性的前提条件。需要强调的是,"证"是中医学术思想中特有的概念,是中医治疗的核心和灵魂,它是疾病某一阶段本质的反映,它以一组相关症状反映该阶段的主要病理状态。研究证候特点的前提为严格公认的"证"的标准,只有在严格的诊断标准下得出的研究结论才有科学性及临床应用的可行性。

3. 纳入标准 应从研究目的出发,使纳入的肿瘤患者符合临床定位,同时符合证候诊断标准。此外,要根据研究肿瘤病种,制订统一的病情及其程度标准。

4. 排除标准 肿瘤疾病本身存在复杂性和特殊性,研究中需将病情过于繁杂,诊断不明,辨证不清,难以鉴别,因此可能干扰有效性评价的病例应排除在研究范畴之外;或符合纳入标准,但有些因素会影响疗效判定客观性,也不便作为受试对象的病例。

5. 样本量 受试对象样本量的确定应依据统计学设计类型,选择相应的样本量估算方法,并采用具有临床依据的估算参数,计算符合统计学要求的样本量。

6. 处理方法规范化 处理因素是指研究者施加于受试对象的某种干预措施,应根据试验目的选定合理的处理因素。为使研究过程简便易行,结果可靠,不宜同时设定过多的干预因素。对处理因素和非处理因素的控制应严格遵循随机、对照和盲法的原则。处理因素应标准化,在整个试验过程中,处理因素的强度、频率、持续时间及施加方法等,均应保持在固定的干预方案中,否则会影响试验结果的评价。除了确定的处理因素以外,凡是影响试验结果的其他因素都称为非处理因素,如患者可能因性别、年龄、病变程度等因素的不同,而获得不同的治疗效果。非处理因素不均衡,则有可能干扰治疗效应的验证,因此设计时应充分考虑并控制这些非处理因素,只有这样才能消除它们的干扰作用,减小实验误差。

7. 观察指标 观察指标应重视合理性、科学性、客观性,并要结合中医理论。值得注意的是,观察指标应以临床定位及试验目的相符。

（三）临床研究设计的基本原则

临床试验方案的设计必须建立在科学性和可行性的基础之上，尽量避免人为因素的主观干扰和试验中某些已知未知因素的影响，从而确保研究结果的真实可靠，经得起临床实践的检验。因此临床设计中随机、盲法、对照和可重复的原则非常重要。

1. 随机原则　随机化是临床科研的重要方法和基本原则之一。随机原则是指受试样本是从总体中任意抽取的，不受研究者和受试者主观意愿和客观上无意识影响的分配原则，每一个研究对象或观察单位都有完全均等的机会被抽取或分配到某一组。随机化的目的是排除选择性偏倚，使被抽取的研究对象能最好地代表其所来源的总体人群，或使各比较组间具有最大程度的可比性。临床研究使用随机原则主要用于试验对象分组、处理方法随机分配，随机化包括随机抽样与随机分配，常用的随机方法有：

（1）随机数字简捷法：依据受试者入院时间、出生日期、或住院编号等随机数字的奇偶而分组的方法。此为一种简便易行的半随机化分组方法，但必须排除分配样本时的人为倾向，才能保证其随机性。此外，此法难以与双盲法结合。

（2）随机数字表分配法：将受试对象按先后顺序编号，将受试对象顺序号与随机数字顺序号配对。以随机数字的奇、偶数分别代表试验组与对照组，将患者分入相应的组中。此法能保障完全随机，较常用。

（3）区组随机分配法：将样本总量分为若干区组，对各区组的病例又根据随机表进行编号分组。此法适用于大样本（>100）的研究。多个医院协作研究，可有各自的随机化区组。区组随机法的方法是将需要的研究对象总人数，分为一定人数的区组，临床研究时完成一个区组后再纳入下一个区组，直至完成全部观察病例。区组随机法能保证区组间的病例数相等，且随时保持两组间例数的平衡，如要临时停止试验，例数的差距最多是区组数的一半，不会因为两组例数相差太大而导致衡量性偏倚。区组数不宜过大，人数愈多，组合愈复杂，造成随机分配操作困难。区组随机法对大样本和小样本的分组研究都适用。

（4）分层随机分配法：分层随机法是根据研究对象的重要临床特征或影响研究结果的某些主要因素，如年龄、病情、有无合并症或不同危险因素等作为分层因素，采用先分层再在各层内用随机化的方法进行随机分配。此法适用于小样本的临床试验，可使分层因素在组间达到均衡，以保证组间基线的可比性，增加结果的可信度。

（5）分层区组随机分配法：将上述两法结合起来进行。最能保证均衡性，但较复杂。

（6）配对随机分配法：按照患者的相同性别和相近的年龄、病情等组对，然后将每对拆开，随机分配到试验组或对照组中。有直接配对、分层配对两种。此为解决临床试验组间均衡性的一种理想方法，但常常受到许多客观因素的限制。

2. 对照原则　对照是科学试验研究中的一个重要原则，它是指在临床试验中，确定相互比较的组别，如实验组与对照组，即借助于与一个参照处理方法的对比，对所研究的某一环节进行比较观察，以消除非干预措施的影响，来增强试验结果的可信程度，有效地评价试验措施的真实效果。通过对照，可以获得较为可靠的数据，最大可能的减少试验误差。对照组除不接受试验组的疗法或干预措施外，其基线情况、其他方面的试验条件、观察指标和效应标准等均与试验组相同，才具有可比性。常见对照方法有以下几种：

（1）安慰剂对照：即对照组服用对人体既无害，又无药理活性的安慰剂，试验后作两组结果比较。此法可避免心理因素造成的对药物效果的影响。安慰剂口服剂型通常用淀粉、维生素或葡萄糖粉,注射剂常用生理盐水;将安慰剂制成与试验用药物在包装、外形、颜色、味道、气味上难以区别者,称为模拟剂。

(2) 阳性对照:目前国内或国际上已公认的最好的上市药物,或标准治疗方法的对照。然后将两组结果进行比较。

(3) 历史对照:历史对照是将新的干预措施的结果与过去的研究结果、本医院治疗的病例资料或国内外报道的文献资料作对照,得出结论。历史对照是非同期对照,因患者的选择和试验条件很难相同,两者的基线可能不一致,诊断和治疗的方法也随时间改变而改变,预后也随之发生变化,故历史性对照有局限性及偏倚,论证强度较低。

(4) 自身对照:即在同一受试者身上进行对比试验,将前后试验结果作比较分析。一般是在前一时期使用安慰剂或不作特殊处理,或作其他处理,后一时期给予试验观察因素处理。一般在前一阶段结束时应有一段时间间隔,称洗脱期,以避免前一种药物的后效应对第二阶段治疗效应的影响。

(5) 同期对照:将具有明确、统一的诊断和纳入标准的受试对象随机分为试验组和对照组,两组研究要同步进行,在同一时期、同一地点内分别接受不同的试验处理。这种对照偏倚性最小、最常用,试验条件基本一致,观察期限一致。前述的空白对照、安慰剂对照、标准对照都可以采用同期对照的方法。若采用随机同期对照,可以避免与时间变化有关的许多偏倚,可以消除、控制或平衡许多已知或未知的偏倚,保证了试验组与对照组除了治疗措施不同外,其他非处理因素的均衡性,从而使研究结果真实可靠。

(6) 交叉对照:将受试者随机分为两组,在同一时期内分别接受不同的试验处理。间隔一段时间后,交换处理方法又同期进行试验处理。两组 A 处理的结果为 A 效应,两组 B 处理的结果为 B 效应。

(7) 配对对照:为了消除某些混杂因素干扰组间的可比性,增强研究结果的真实性,可将试验组的对象按配对因素选择与对照组相配对,称配对对照。例如,以年龄、性别或病情程度为配对因素相互配对,于是两组间的研究结果就可以消除其配对因素的影响,增强可比性。

3. 盲法原则　为尽可能减少来自研究者和患者主观上的心理偏向,保证研究结果的可靠性所采用的实验观察方法。盲法在临床试验中可分为单盲和双盲。单盲是指实施一个实验方案,对于受试者所施加的处理因素(如所选用的药物),只有研究者知道,而受试者不知道。双盲法是指实施试验方案时,研究者和受试者双方都不知道对受试者所施加的处理因素,也就是患者和医生都不知道患者用的是对照药还是治疗药,而由第三者(与治疗无关的管理和监督人员)来执行。三盲法即受试者、研究者和资料分析或报告者都不知道对于受试者所施加的处理因素,它可避免资料分析者引起的偏倚,但执行过程中有一定困难,在临床试验中通常应用随机双盲对照试验。单盲法则能避免受试者所带来的偏倚;双盲法和三盲法则大大减少了来自研究者和受试者两方面主观因素所造成的偏倚。

若采用盲法,应确保整个临床试验过程中被盲对象或相关重要研究人员均处于盲态,但临床试验过程涉及的环节和人员过多,因此要保持良好的盲态并不容易,盲法法则的严格执行有时有一定困难,尤其是在中医临床试验中,中药特有的气味、口味和色泽等特点,使得制作一模一样的模拟剂非常困难。近年来,中药免煎颗粒的出现使得中药的双盲临床试验成为可能,研究者可以通过添加苦味剂、酸味剂、食用色素、食用香精或小剂量药物,制作与试验药物各方面均较为接近的模拟剂,以期提高临床试验中盲法实施质量和试验结果的准确性。

4. 可重复性原则　可重复性原则是科学研究中最重要的原则之一。试验的可重复性是指试验过程和结果均可重复。

四、研究结局的合理评价

临床研究的关键环节是结局的评价,而终点指标或替代指标的设定和科学的评价是项目研究的核心问题。

在肿瘤的中西医结合临床试验中,一般诊断和治疗多采用病证结合的方式,因而其疗效评价亦分为该病种的西医疗效评价体系以及符合中医理论的评价方法。如实体瘤,我们可以选择参照最新版实体瘤疗效评价标准(Response Evaluation Criteria in Solid Tumors,RECIST)以评价受试者实体瘤病灶改变,并依据试验目的进行受试者的生存质量评价,关键实验室指标评价,以及在中医理论指导下对患者的证候改善情况的评价等。

疗效评价指标不是堆砌和叠加,应依照现阶段的权威标准,根据临床定位有层次的制定主要评价指标和次要评价指标等。

(一)遵循循证医学指导

由于现阶段仍缺乏按多中心、双盲、随机对照原则设计的中西医结合肿瘤临床试验,尤其是注射剂型,更难以做到双盲及模拟,前瞻性随机对照研究较少,质控不足。疗效评价能否科学、全面地反映试验药物的有效性或安全性迫切需要循证医学的指导。

采用循证医学方法有利于提高临床研究的客观性,获得中医药疗法的疗效、安全性评价,能以更为科学、合理的证据取得国际认同。依据循证医学原则,在肿瘤研究中设计高水平的随机、双盲、对照试验,对高质量的临床试验进行收集、整理,在国际平台进行交流;采用系统评价的方法对以往发表的中西医结合肿瘤临床试验进行荟萃分析,全面掌握该领域研究动态,而不是闭门造车,可有效提高中西医结合临床研究水平。

然而针对中医辨证论治的个体化治疗,亟待循证医学探索出一条适合中医研究特色的更为合理的方法学之路。对于单个病例对照研究、队列研究等,如果能够规范化,其结果也能成为较高级别的证据。

(二)疗效评价指标的合理选择

肿瘤临床研究结局以疗效评价为主。根据临床定位的侧重,可以选择病灶控制率,替代终点指标等。对根治为目的的研究可以以实体瘤指标作为主要评价标准;对于姑息治疗,以改善症状、提高生存质量等为目的的研究,可选择以替代终点指标为主,如考虑以疾病进展时间(PFS/TTP)为主要评价指标,生存质量(QOL)为次要评价指标。

1. 实体瘤的客观疗效评价标准　目前实体瘤的疗效评价标准普遍沿用 1979 年 WHO 颁布的实体瘤近期疗效评价标准以及 1999 年在此基础上修订和补充形成的 RECIST 评价标准。

WHO 标准将病灶分为可测量、不可测量及骨转移三个方面进行评价。可测量病灶以治疗前后肿瘤的双径(最长径和垂直径)乘积进行比较,近期疗效要求维持 4 周以上。疗效分为完全缓解(complete response,CR)、部分缓解(partial response,PR)、稳定(stable disease,SD)或无变化(no change,NC)及进展(progressive disease,PD),CR+PR 为有效率。该标准简单客观易行,为各国普遍采用。由于 WHO 标准存在一定的局限性,如没有对需要测量及需要进行评价的病灶作统一的规定;未明确规定最小病灶的大小及所应测量病灶的数量;对已广泛应用的新的影像学检查诊断方法如 CT、MRI 未涉及等,因此对肿瘤大小测量和疗效评价产生了影响,造成各研究组之间疗效评价存在差异而难以比较。

RECIST 标准是由欧洲癌症研究与治疗协会(EORTC)、NCI 及加拿大国立癌症研究所(NCIC)针对 WHO 标准的缺陷进行修改和补充所制定的新实体瘤评价方法,发表于 2000 年 2 月,这就是 RECIST1.0 标准。该标准发布后,在应用过程中同样也产生了一些疑问和质疑,因此,在 2009 年由多学科专家组成的 RECIST 标准制定小组,在对多达 6 500 病例,18 000 个病灶分析的基础之上,对标准进行了修订,发布了 RECIST(1.1)。该标准定义了可测量病灶的最小直径和测量跟踪病灶的数量,引入了靶病灶的概念,以单径方法测量病灶,除沿用 CR、PR、SD 和 PD 评价标准以外,还增加了无进展生存期(progression-free survival,PFS)指标。

无论是 WHO 标准还是 RECIST 标准,两者均以瘤体体积大小的改变作为主要评价内容,但这并不完全适用于中医肿瘤疗效评价,也不能客观地反映中医治疗的价值和优势。近年来,中医及中西医结合肿瘤治疗疗效评价体系已从注重瘤体大小这一硬指标逐步转向更加注重生存质量,同时兼顾"带瘤生存"等现象。

2. 生存期评价 实体瘤大小评价标准常常用来反映肿瘤临床治疗的近期疗效,临床研究发现,有时瘤体的缩小并不能延长患者生存时间,将中位生存期等远期疗效纳入评价指标,有利于肿瘤的中远期疗效评价和预后的判定,弥补单纯以实体瘤疗效评价标准的局限性。目前常用的远期疗效评价指标有总体生存期、中位生存时间、无疾病进展生存时间等。

(1)总体生存期(overall survival,OS):指从随机化分组至患者死亡的时间间隔。这是Ⅲ期临床试验最重要的研究终点之一,也是受研究者主观偏倚影响最小的指标。

(2)中位生存期(median survival time,MST):又称为半数生存期,即当累积生存率为 50% 时所对应的生存时间,表示有且只有 50% 的个体可以生存至该时间。

(3)无疾病进展生存时间(progression-free survival,PFS):是指观察受试者进入试验到肿瘤发生进展或死亡的时间,受试者只要肿瘤恶化或死亡二者任一先发生,则达到研究的终点。

(4)疾病进展时间(time to progression,TTP):是指肿瘤恶化,不包括死亡,若受试者尚未发生肿瘤进展就已经先死亡,则此受试者再也观察不到肿瘤进展,所提供的资料是不完整的 TTP 时间资料。

(5)无病生存期(disease-free survival,DFS):是指 CR 后直至复发的时间。

(6)生存率:是指恶性肿瘤患者经过治疗之后,患者存活的百分比,反映了肿瘤人群在特定观察时间内的生存情况,通常作为某项治疗措施对恶性肿瘤治疗效果的重要指标,也是判断患者预后的重要指标。

1)1 年生存率:是指经治疗 1 年后仍存活的某一恶性肿瘤病例数 / 同一时期中治疗的某一恶性肿瘤的病例总数 × 100%。

2)3 年生存率:是指经治疗 3 年后仍存活的某一恶性肿瘤病例数 / 同一时期中治疗的某一恶性肿瘤的病例总数 ×100%。

3)5 年生存率:是指经治疗 5 年后仍存活的某一恶性肿瘤病例数 / 同一时期中治疗的

某一恶性肿瘤的病例总数 ×100%。这是目前认为最为重要的远期疗效评价指标。

3. 生存质量评价 对于中晚期肿瘤患者而言,局部瘤体消除的可能性较低,因此,提高患者的生存质量越来越受到重视。正如 Schipper 等提出"有效的治疗并不需要肿瘤的完全消退,机体的反应性对治疗最为重要"。1985 年美国食品药品监督管理局(FDA)在新药的评价中也指出:"评价既要有生存时间,又要有改善生命质量的资料"。近年来,越来越多的学者也认为应该在强调疗效的前提下提高肿瘤患者的生存质量,将生存质量的测评纳入肿瘤疗效的评价中,并重视其对疗效评价的意义和比重。

目前肿瘤患者生存质量主要采用标准化的生存质量量表进行测评,常用的通用量表有:欧洲癌症研究与治疗组织生存质量量表(European Organization for Research and Treatment of Cancer quality of life questionnaire,EORTC QLQ)和美国慢性病治疗功能性评价系统(FACIT)中的肿瘤治疗功能评价量表(functional assessment of cancer therapy quality of life questionnaire,FACT QLQ)两种。

(1) EORTC QLQ:该量表包括面向所有癌症患者的核心量表 QLQ-C30(quality of life questionnaire-Core30)以及在共性量表基础上增加不同的特异性条目,构成不同病种的特异性量表。核心量表 EORTC QLQ-C30 含 30 个条目,由 5 个功能子方面(躯体、角色、认知、情绪和社会功能)、3 个症状子方面(疲劳、疼痛、恶心呕吐)、一个总体健康状况子方面和一些单一条目构成。EORTC QLQ 特异性量表目前已经验证的有肺癌 QLQ-LC13、乳腺癌 QLQ-BR23、结直肠癌 QLQ-CR381 等。由于 EORTC QLQ 能够从多维角度对癌症患者的生存质量进行测评,能较好反映其生存质量内涵,因此被广泛应用于欧洲和加拿大等多个国家和地区的癌症患者。

(2) FACT QLQ:该量表包括面向所有癌症患者的核心量表 FACT-G(functional assessment of cancer therapy-general)和针对不同病种的特异性量表。其核心量表 FACT-G 是由 27 个条目构成:生理状况 7 条、社会家庭状况 7 条、情感状况 6 条和功能状况 7 条。其中,每一部分的最后一个条目都是患者对该部分的一个总的评价(作为总评价和加权计分用),在计算各部分的得分时均不包括这些条目。特异性量表目前已经开发的有:肺癌(FACT-L)、乳腺癌(FACT-B)、头颈部癌(FACT-H&N)等。

4. 存活肿瘤细胞 靶向治疗药物的抗癌作用多表现为肿瘤坏死和空洞形成,较少引起肿瘤体积的改变。欧洲肝病协会(EASL)于 2000 年首次将"存活肿瘤"组织体积的改变,作为肝癌局部治疗疗效评估的有效方法。由于中医药的治疗疗效也同样通过非缩小瘤体来体现,因而传统 WHO、RECIST 标准同样也不完全适用于中医药疗效评估。然而临床上尽管很多患者肿瘤体积并没有发生显著变化,但其生存质量可能已发生明显改善。所以存活肿瘤细胞可以成为评价中医药近期治疗效果新的客观指标。

5. 临床受益 1985 年 Cullinan 提出临床受益(CBR)的概念及其初步指标,并用于胰腺癌和胃癌的疗效探讨,后经不断改进,1997 年 Burris 等加以分类量化而趋于完善。目前 CBR 评价指标主要包括:体能活动状态评分、疼痛程度及止痛药物消耗量和体重改变 3 个方面。

(1) 评价指标

1) 体能活动状态:体能活动状态是从患者的体力来了解其一般健康状况和对治疗耐受能力的指标。国际常用的有 KPS 量表和 ECOG PS 评分表。

KPS 量表是 Karnofsky 体力状况(Karnofsky Performance Status,KPS)评分表的简称,为 CBR 主要指标。该量表由 Karnofsky 于 1948 年提出,它只能测量生存质量中的一个维度,即身体功能,因此该表不能被认为是生存质量量表。但由于该量表简洁明了,可操作性极强,是癌症领域中广泛应用的著名量表。

测评时分别由两位专家单独进行 Karnofsky 体力状况评分评定,每周 1 次,分为改善、恶化和稳定三级。若体力状况异常(体力状况评分 50~70 分)患者治疗后较基线改善≥20 分,并维持≥4 周定为改善。

ECOG 体能状态(performance status,PS)评分表简称 PS 评分表,它是美国东部肿瘤协作组(ECOG)于 1982 年制定的一个较简化的活动状态评分表。该表将患者的活动状态分为 0~5 共 6 级。一般认为活动状况 3、4 级的患者不适宜进行化疗。由于 ECOG PS 比 KPS 更有利于预后的判断,操作更简易,变异性更低等而广泛应用于临床。

2) 疼痛:包括疼痛程度和止痛药使用量,为 CBR 主要指标。视觉类比量表(Visual Analog Scale,VAS)用于疼痛的评估在我国临床使用较为广泛。

临床评定以 0 分为无痛或无任何疼痛感觉;1~3 分,轻度疼痛,不影响工作、生活;4~6 分为中度疼痛,影响工作,不影响生活;7~8 分为重度疼痛,疼痛剧烈,影响工作和生活。

疼痛治疗效果评价时,把治疗前稳定期疼痛定为基线,分为改善、恶化和稳定三级。若疼痛改善和麻醉药使用减少较基线改善≥50%,并维持≥4 周定为改善。

3) 体重:是 CBR 的次要指标。在排除水肿或体腔积液后,若患者体重较基线增加≥7%,并维持≥4 周定为改善。

(2) CBR 评价标准:疼痛、体力状况或体重指标中至少有 1 项改善,且维持≥4 周,而无指标恶化时才定为 CBR 整体改善(overall clinical benefit response,OCBR);两项主要指标均为"稳定",只有补评的体重指标为改善时才定为 CBR 整体改善。3 项指标中只要有 1 项为恶化定为 CBR 恶化。

CBR 起初主要应用于胰腺癌的疗效评价,目前已广泛应用于胰腺癌、非小细胞肺癌、胃癌等肿瘤的疗效评价。

6. 毒副反应评价 抗肿瘤药物毒副反应评价与疗效评价同等重要,体现药物的安全性问题。

1979 年世界卫生组织(WHO)发表了"WHO 不良反应评价标准",它涵盖 9 个器官系统,28 个项目,是世界上第一个标准化的药物急性毒性反应分级系统。在这之后的 30 多年中,国际上还制定了肿瘤放疗协作组(RTOG)及欧洲肿瘤治疗与研究会(EORTC)制定的急性及慢性毒性判定标准(RTOG/EORTC)、美国国立癌症研究所(NCI)制定的常规毒性判定标准(CTC 标准)等,这些评价标准各有特色及侧重点。

为建立国际通用的新的不良反应评价标准,1983 年美国国立癌症研究所(NCI)制定了"通用毒性判定标准 1.0(Common ToxicityCriteria System,CTC v1.0)",该标准对肿瘤化疗时涉及的 13 个器官共 18 种不良反应进行了评价,但仅限于化疗药物所致的急性不良反应。随着抗肿瘤药物的不断发展,CTC v1.0 已不适应现代肿瘤治疗过程中不良反应研究观察的需要。因此,在 1998 年 NCI-CTC 修订委员会对 CTC 标准进行修订和更新,制订了 CTC v2.0,将涉及的器官增至 22 种并包含 300 项不良反应条目,并从化疗、放疗和外科治疗这 3 个方面较为全面地对肿瘤治疗不良反应进行了评价,同时对不良反应的严重度和分级指标也进行了规范和统一。2003 年,美国 NCI 将 CTC v2.0 修订为"通用不良反应术语标准 3.0 版本(CTCAE v3.0)",共包含 1 059 项不良反应条目,并增加了不良反应的简称,对每一种不良反应的严重度从 1~5 级进行了特定的临床描述,新增了"死亡"这一级别,并有完整的迟发性不良反应评价标准,且在外科和儿科不良反应评价标准方面有了全面的发展。这是国际上第一个同时包含急性不良反应和迟发性不良反应的不良反应评级标准。

2010 年 6 月,美国 NCI 发布了 CTCAE v4.03 最新版本。CTCAE v4.03 采用 MedDRA 对不良反应进行更加详细的分类,并且对每一种不良反应都给出了定义,加强了可操作性和区分度,有助于对肿瘤治疗中的不良反应报道和监测进行标准化,从而促进临床工作人员更好地采取相应的干预措施以提高患者的生存质量,同时更加有效地推动不良反应研究的发展。

自 2003 年起,CTCAE v3.0 逐渐统一了国际肿瘤治疗不良反应评价标准。随着 CTCAE v5.0 中文版的引进,其在中国的应用将会日益广泛。

7. 中医证候评价 中医肿瘤临床研究现阶段以病证结合的诊断和治疗方式为主,仍需选择中医主要证候及主要症状作为评价指标之一。因而明确阶段性证候是中医药治疗及疗效评价的重要前提。

近年来中医证候疗效评价多以量表形式为主,统计各症状"愈显率"及减分值进行评价。尽管中医证候疗效一般作为次要疗效指标,但仍是中医治疗特点的重要体现。在拟定症状及其计分时,应符合科学性、合理性及一般公认性,充分体现中医疗效特点,而尽可能避免主观偏倚。

由于中医理论以整体观和辨证论治为核心,以控制肿瘤、提高患者的生存质量为现阶段主要目的,以改善机体整体抗病能力,缓解某些西医治法及药物所不易解决的临床症状等为主要优势,因而为保证疗效评价的全面性,一方面鼓励结合证候疗效评价的方式;另一方面,建议制定权威的、符合肿瘤疾病特点的证候评价标准,促进中医证候评价体系更加完善。

8. 中医药疗效评价研究进展 在肿瘤的综合治疗中,中医药的疗效评价一直是个难点。以往多采用 WHO 等实体瘤疗效评价标准,以便国内外公认、交流。但是这类标准缺乏对患者综合生活能力及生存质量的评定,并不能充分显示中医药治疗肿瘤的特色和优势。通过大量的临床实践,很多中医肿瘤学家认为在中医肿瘤疗效评价体系中,除了引入实体瘤疗效评价标准、生存质量、临床获益等指标外,还应将中医症状、证候的改善纳入其中,以便综合评价中医药治疗的效果,但其操作标准尚未统一。

王济民等首先设计了肿瘤综合疗效评价方法,将瘤体大小变化(50%)+主要症状(40%)+生存质量(10%)作为中医治疗总的疗效标准,如瘤体变化属于完全缓解者加 50 分,部分缓解加 25 分,无变化仍为原来 50 分,恶化减 50 分;生存质量提高者加 10 分,降低者减 10 分,不变者仍为 10 分;主要症状减轻者加 40 分,恶化者减 40 分,无变化者仍记 40 分。将三者分数相加得出最后总分,>150 分为显效,110~149 分为有效,100 分者为稳定,<100 分者为恶化。张培彤提出中医肿瘤疗效评价标准既应符合中医临床特点,又应符合西医学肿瘤疗效评价的要求,要纳入生命质量评价,尽量将中医辨证分型纳入肿瘤疗效评价体系,包括重要的实验室检查项目。杨宇飞等提出制定肿瘤综合疗效判定标准,包括以局部瘤体变化、肿瘤相关的主症变化、卡氏评分、体重为内容的近期综合疗效判定指标和以肿瘤患者中位生存期为内容的远期疗效评定标准。同时她们认为生存质量、肿瘤缓解率及生存时间三者在疗效评价中各自所占的比重或权重并不都是均等的,也不是一成不变的,它们与肿瘤的早晚分期

及治疗方法的不同密切相关。例如对早期肿瘤以西医治疗为主,辅以中医治疗,评价时肿瘤缓解率所占比重应当大些。对晚期肿瘤治疗应当转向以中医治疗为主,以西医为辅,观察疗效时应当以生存质量为主要指标。林洪生等主张以主症、肿瘤大小变化、Karnofsky(KPS)评分及体重、免疫指标为主,每项指标均予量化分级,按明显受益、受益和不受益进行疗效判定。林丽珠等在多年临床工作中发现,肿瘤的分期不同,治疗的侧重点也应有所区别。因此在《实体瘤的中医肿瘤疗效评定(草案)》中提出早中期总疗效评定标准 = 瘤体变化(40%)+临床症状(15%)+ 体力状况(15%)+ 生存期(30%);晚期总疗效评定标准 = 瘤体变化(30%)+临床症状(15%)+ 体力状况(15%)+ 生存期(40%)。周岱翰等对"中医肿瘤疗效评价系统"在中晚期非小细胞肺癌中的应用进行了评价。提出中医疗效评价以总疗效(100%)= 瘤体变化(30%)+ 临床症状(15%)+ 体力状况(15%)+ 生存期(40%)计量,75~100 分为显效,50~74 分有效,25~49 分为稳定,<25 分为无效。结论认为中医肿瘤疗效评价系统比单纯瘤体缓解率的评价更能反映出中医的疗效,具有进一步研究价值。田建辉等认为证候应归属于诊断范畴而非疗效评价范围,证候是不断演进和动态变化的,证候评分的变化仅仅对一种证候在治疗前后的变化进行评价,也体现不出证候动态变化的特点;一般临床研究的远期疗效观察指标多为 1 年、2 年甚至 5 年的生存期,而对证候评分变化的观察周期一般为 2 个月,证候的短期改善与患者真正的临床受益之间的关系仍需要证实。因此,认为证候评分不适合作为疗效评估的单独项目。对证候积分的评价实质是评价中医药干预的近期疗效,而生存质量评价指标已经包含了部分的中医证候(症状、体征)。对于中医药治疗肿瘤临床研究的终点指标的设立,建议早期肿瘤患者以治愈为目的,应该以"客观有效率"和"无病生存期"为主要指标,"生存质量"为次要指标;中晚期患者以姑息治疗为主者,则以"无病生存期"和"生存质量"为主要指标。药物的主要作用机制如果以细胞毒性为基础,则研究的终点指标应该以"客观缓解率"为主要指标,"生存质量"为相对次要指标;如果药物的作用机制以生物调节类为主,则应该以"无进展生存期""疾病进展时间"和"无病生存期"等反映肿瘤稳定的指标作为主要终点指标。此外,如果要观察的中医药干预措施的优势在于毒性反应小,则应该以毒性反应和"生存质量"作为主要的观察指标,其他项目作为次要指标。

综上,现有的研究表明中西医结合肿瘤疗效评价体系的建立目前仍处于探索过程。由于该疗效评价体系涉及多领域、多层次和多指标,因此,在今后的研究中应从中医肿瘤治疗的特色与优势出发,以高质量临床研究数据为基础,结合专家经验,在注重生存质量、生存时间等疗效评价指标的同时,有选择地将中医证候、瘤体大小、临床获益、肿瘤标志物及卫生经济学等指标纳入中西医肿瘤疗效体系中,并确定各个指标在评价体系中的权重,从而建立符合中医和中西医特色的疗效评价标准。

第三节　转化性临床研究举例

一、从砒霜到亚砷酸注射液

(一)立题依据

急性早幼粒细胞白血病(APL)是上个世纪 70 年代最为凶险的白血病之一,早期病死率高达 30%,初次治疗的完全缓解率不足 70%。哈尔滨医科大学附属第一医院(简称哈医大一院)中医科张亭栋教授与合作者对当地中医所使用的药方进行了细致的探索与研究,并尝试治疗白血病等疾病,临床有疗效,但毒性大,并对含有砒霜、轻粉和蟾酥三味药的药方进行了筛选,发现只用砒霜就有效,而轻粉带来肾脏毒性、蟾酥带来升高血压的副作用,后两者无治疗作用。反复的动物实验和临床研究形成了"癌灵一号注射液",并明确了适应症和治疗剂量。从1973年到1979年,中医科团队与合作者发表数篇学术论文,并明确"癌灵一号注射液"对 APL 效果较好,早期研究为三氧化二砷单药治疗 APL 的机制研究及临床应用奠定了基础。

(二)药物机制研究

上海瑞金医院与哈医大一院同行合作,进行 As_2O_3 诱导早幼粒细胞凋亡机理的研究。他们发现亚砷酸通过减少 PML-RARα 融合蛋白和 bcl-2 基因的表达而诱导 APL 细胞的凋亡。陈竺教授等研究者进一步揭示了 As_2O_3 治疗 APL 的分子机制,发现高浓度的亚砷酸主要起诱导凋亡的作用,低浓度的亚砷酸主要起诱导分化的作用,而在两者之间时则既有促凋亡也有促分化的作用,并且发现对全反式维甲酸耐药的 APL 细胞对 As_2O_3 还保持敏感性。我国研究者不单纯满足于临床有效性,他们对亚砷酸治疗机理的探讨深化了对疾病的认识,逐步明晰了 APL 的发病机制,并进一步明确了凋亡学说在恶性肿瘤发病机制中的重要地位,在APL 治疗中取得了突破性进展。

(三)新药申报,对临床有效性、安全性的观察及评价

有了临床有效性,明确了机理,找到了新的靶点,亚砷酸注射液研制成功并应用于临床。药物治疗 APL 过程中会出现严重的并发症——"分化综合征",严重者可导致死亡。在应用亚砷酸注射液治疗 APL 的初治患者中,常规静脉给药时治疗早期也会和其他药一样,出现类维甲酸综合征样的高白细胞血症及其他表现,并发生致命的颅内出血、弥散性血管内凝血(DIC)和白血病中枢神经系统浸润,导致患者早期死亡。哈医大一院团队的研究者进一步寻找亚砷酸促进 APL 细胞分化的其他机制,提出亚砷酸持续缓慢静脉输注疗法,保持循环血中药物浓度持续稳定在促凋亡的浓度水平,较常规静脉输注法延长了有效浓度的持续时间,使其持续处于有效促进 APL 细胞凋亡的水平,减少其诱导分化的作用。细胞分化率减少,减轻了高白细胞血症,并能减轻砷对正常组织的损害,降低了亚砷酸治疗早期的致死性脑出血和白血病细胞中枢浸润以及 DIC 的发生率。

目前,亚砷酸注射液已应用于肝癌、胆管癌、胰腺癌等恶性肿瘤的治疗中,获得较好疗效。

中医、中西医结合肿瘤临床研究遵循着"实践-理论-再实践-新理论"规律,不断的总结和创新会促使中西医结合肿瘤临床研究取得突破性的进展。

二、基于代谢组学对中药防治肿瘤作用及机制研究

目前,中医药治疗肿瘤遇到的瓶颈问题是中医证候的不确定性、模糊性以及中药有效成分的复杂性,影响了中药方剂对证治疗的稳定性和世界范围内的广泛应用,亟待利用现代生命科学技术建立中药整体治疗效应的生物学评价体系,阐明中药多成分协同作用的分子机制,以提高中药防治肿瘤的疗效和为肿瘤个体化治疗提供方法。

代谢组学(metabolomics)是研究生物体系受刺激或扰动后(如将某个特定的基因变异或环境变化后)其内源代谢物质种类、数量及其变化规律的科学。代谢组学的主要研究对象是

基因、蛋白调控的终端小分子代谢产物,包括氨基酸、磷脂、核酸、脂肪、硫醇、碳水化合物、有机酸、维生素等;研究样品主要有尿液、血浆或血清、唾液以及细胞和组织的提取液等。

代谢组学从机体生命活动的终端代谢产物的全貌分析入手,发现反映机体功能状态的生物标志物,利用这种方法研究证候的生物学本质符合中医的整体观特征。因此,利用代谢组学方法,通过科学的实验设计,在肿瘤特定证候临床正确诊断的基础上,分析机体尿液、血液及肿瘤组织中小分子代谢物,挖掘反映机体功能和肿瘤发展的代谢生物标志物,并以此建立中药方剂的疗效评价体系,表征中药方剂对肿瘤的防治作用,揭示中药有效成分对生物标志物的调控网络,从而阐明中药防治肿瘤作用的分子机制。

(一)基于代谢组学的肿瘤证候生物学本质研究

《恶性肿瘤中医诊疗指南》出台,根据肿瘤患者辨证分型表现出不同的中医证候,文献统计可达数十种,其中主要包括热毒蕴结、气滞血瘀、痰湿瘀阻、气阴两虚、阴虚燥热等,表明肿瘤及肿瘤治疗过程相关证候复杂多样。中医对证(病)的认识是对人体疾病状态的基本描述,存在不确定性和模糊性。如何使中医证(病)的诊断实现客观精确和可重现,是提高中医药临床疗效的关键及评价方剂效应的前提。

随着肿瘤个体化治疗模式的发展,代谢组学应用于肿瘤生物标志物的研究已成为该领域的研究热点。例如,有研究用 LC-MS 法对 28 例卵巢良性肿瘤患者、29 例卵巢上皮细胞癌(epithelial ovarian cancer)患者和 27 例正常女性的血清进行代谢组学分析,发现 6 种代谢产物可作为潜在的肿瘤标志物,进一步采用代谢物靶标分析发现代谢物 27-nor-5β-cholestane-3,7,12,24,25 pentol glucuronide(CPG)与卵巢良性组织相比含量明显增高,在早期卵巢上皮细胞癌和卵巢上皮细胞癌的三种组织学类型中均发现 CPG 表达的上调且不受患者其他相关指标如非卵巢疾病、服药、妇科炎症、绝经状态等的干扰,可与 CA12-5 相互补充,利于卵巢上皮细胞癌的早期诊断。在该研究中,通过血清代谢组学研究发现卵巢上皮细胞癌生物标志物,其中 CPG 为肿瘤特异生物标志物,可用于早期诊断,同时也为卵巢上皮细胞癌的分子靶向治疗药物开发提供了新的靶标;然而这里值得注意的是另外 5 个非肿瘤特异的生物标志物,可能就是宿主病理生理紊乱相关的生物标志物,它们在西方医学里是经常被忽略的作用靶标,而中医学则通过辨证施治,利用中药方剂进行整体治疗,就会成为药物调控的靶点,从而产生多成分、多环节、多靶点的治疗特点。

(二)基于代谢组学的中医方药防治肿瘤作用评价研究

中药是在中医药理论指导下应用的药物,其功效是在中医临床的长期实践中总结的治疗效应。中药功效并不是单一的,一种中药往往具有多重功效,而由多个中药按照一定的君臣佐使配伍原则组成的才是中医临床辨证施治的主要药物形式(个别情况如独参汤等单方除外)。方剂通过各中药之间的"七情和合"配伍关系互相辅助和制约,从而产生针对具体证(病)的整体治疗作用。因此从现代药物学的角度看,单味中药饮片只是原料,方剂才是药物。评价中药防治肿瘤的药效,必须以有效方剂为研究对象,在方剂对证治疗的前提下,评价中药配伍对方剂整体治疗效应的贡献及对毒副作用的抑制。

以西医学有限的病理或临床化学指标不足以评价方剂的整体治疗效应,方剂的治疗对象是中医的证候及中医的病,只有正确评价证(病),实现对证(病)的生物学本质的科学认识,才能客观评价方剂的效应,进而才能阐明方剂相关组成中药发挥的独特作用。因此,在方证相应原则指导下,以中药方剂为研究对象,利用代谢组学技术,分析中药方剂及其拆方在治疗或干预肿瘤患者代谢轮廓及生物标志物的变化,首先通过整体代谢轮廓的回调表征中药方剂的整体生物效应,然后,提取肿瘤特异生物标志物,通过其回调程度表征方剂靶向于肿瘤组织的调控作用,提取其他非肿瘤特异生物标志物,通过其回调程度表征方剂靶向于宿主生理功能的调控作用,最后,通过与拆方调控的生物标志物进行比较和效应归属,构建方剂相关中药调控肿瘤和宿主生物标志物的作用网络,并结合代谢通路和生物信息学的分析,阐明方剂相关中药防治肿瘤的作用机制。

以方剂为研究对象,利用代谢组学技术,评价方剂配伍环境下中药防治肿瘤的作用,以及构建方剂中相关中药对肿瘤证候生物标志物的调控网络,不仅有利于阐明中医药防治肿瘤整体思维模式的科学内涵,而且为肿瘤药物的个体化治疗和药物设计提供了思路。

因此,结合肿瘤的病理机制,将中医方证代谢组学方法应用于研究肿瘤证候本质和中药方剂作用机制,从而形成中药防治肿瘤作用的完整研究体系(见图3-1)。

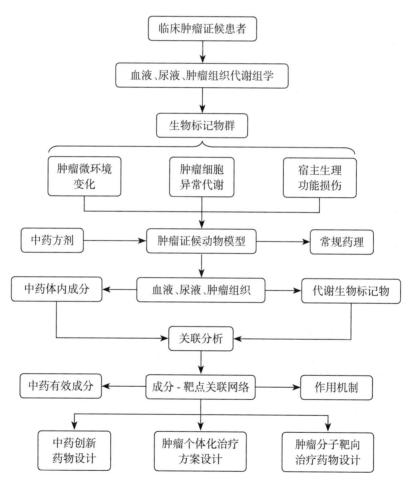

图 3-1　基于代谢组学的中药防治肿瘤作用的研究体系

附　　录

附录一　实体瘤的疗效评价标准（RECIST 1.1）摘要

一、病灶大小的规定

在基线期,肿瘤病灶/淋巴结被分为可测量与不可测量两类。对于可测量肿瘤病灶取最大径,最小值 CT≥10mm;单个淋巴结短径≥15mm,基线期和后续随访中,只测量并跟踪短径长度。

二、病灶测量方法

（一）病灶的测量

所有测量结果都应采用米制单位记录,临床评估时应该用测径器(卡尺)测量。所有基线评估必须尽可能在接近治疗开始时进行,且不能早于治疗开始前四周。

（二）评估方法

临床病灶:只有在体表且测量直径不小于 10mm 的临床病灶(如皮肤小结)才考虑为可测量病灶。皮肤表浅病灶建议使用彩色照片记录,照片附标尺以测量病灶的大小。

CT、MRI:CT 是目前评估疗效最好且具备可重复性的检查方法。病灶测量基于 CT 扫描层厚不超过 5mm 的假定,当 CT 层厚超过 5mm,可测量病灶(直径)最小应是层厚的两倍。在某些情况下也可使用 MRI(如全身扫描)。

诊镜、腹腔镜:可在获得活检组织时用于证实完全的病理学缓解,或在以完全缓解或手术切除后的复发为终点的试验中证实复发。

肿瘤标志物:肿瘤标志物不能单独用于评估客观肿瘤疗效。然而,如患者肿瘤标志物开始时就高于正常值上限,评价为完全缓解时,其标志物必须恢复正常。

三、肿瘤疗效评价标准

（一）靶病灶的疗效评价

完全缓解(CR):所有靶病灶消失,任何病理性淋巴结(无论是否为靶病灶)的短径必须缩小至 <10mm。

部分缓解(PR):以基线的直径总和为参照,所有靶病灶的直径总和至少缩小 30%。

疾病进展(PD):以研究中直径总和的最小值(如果基线时总和值最小,则包括基线值)为参照,靶病灶直径的总和增加至少20%。除此以外,总和绝对值也必须证实增加至少5mm(注:出现一个或多个新病灶也视为疾病进展)。

疾病稳定(SD):既未出现足够的缩小符合PR,也未出现参照直径总和的最小值有足够的增大而符合PD时。

(二)非靶病灶的评价

完全缓解(CR):所有非靶病灶消失且肿瘤标志物的水平正常。所有淋巴结在大小上必需是非病理性的(即短径<10mm)。

非完全缓解/非疾病进展(非CR/非PD):一个或多个非靶病灶持续存在,和/或肿瘤标志物维持在正常水平以上。

疾病进展(PD):现有的非靶病灶明确进展。(注:出现一个或多个新病灶也要评价为疾病进展)。

(三)新病灶

当患者的基线病灶表现为部分缓解或完全缓解,在后续随访中在基线扫描中未检出病灶的解剖学位置发现了病灶,可以认为是新的病灶并意味着疾病进展,进展时间是初次发现该病灶的扫描日期。

四、总体最佳疗效的评价

总体最佳疗效是指考虑了各种需要确认的要求后,从研究治疗开始到治疗结束记录的最佳疗效。在以肿瘤缓解为主要终点的非随机试验中,需要对PR或CR进行确认以确定哪个为"总体最佳疗效"。

五、疗效持续时间

(一)总体缓解的持续时间

总体缓解的持续时间是指从首次符合CR或PR(最先被记录的那个)评价标准的日期到客观记录到的疾病复发或进展的最早日期(疾病进展需参照试验中记录的最小测量值)。

(二)疾病稳定的持续时间

疾病稳定的持续时间是指从治疗开始(在随机试验中为随机日期)到参照试验过程中病灶直径总和的最小值判断符合疾病进展标准的时间(若基线值为最小值,则参照其计算PD)。

附录二 EORTC生命质量测定量表QLQ-C30(V3.0)中文版

我们很想了解关于您和您的健康的一些情况,请您亲自回答以下所有问题,这里的答案并无"对"与"不对"之分,只要求在最能反映您情况的那个数字上画圈。您所提供的资料我们将会严格保密。

请填上您的代号(编号):

出生日期: 年 月 日

今天日期: 年 月 日

在过去的一周内：	没有	有点	相当	非常
1. 您从事一些费力的活动有困难吗？（如提很重的购物袋或手提箱）	1	2	3	4
2. 长距离行走对您来说困难吗？	1	2	3	4
3. 户外短距离行走对您来说有困难吗？	1	2	3	4
4. 您白天需要待在床上或椅子上吗？	1	2	3	4
5. 您在吃饭、穿衣、洗澡或上厕所时需要他人帮助吗？	1	2	3	4
6. 您在工作和日常活动中是否受到限制？	1	2	3	4
7. 您在从事您的爱好或休闲活动时是否受到限制？	1	2	3	4
8. 您有气促吗？	1	2	3	4
9. 您有疼痛吗？	1	2	3	4
10. 您需要休息吗？	1	2	3	4
11. 您睡眠有困难吗？	1	2	3	4
12. 您觉得虚弱吗？	1	2	3	4
13. 您食欲不振（没有胃口）吗？	1	2	3	4
14. 您觉得恶心吗？	1	2	3	4
15. 您有呕吐吗？	1	2	3	4
16. 您有便秘吗？	1	2	3	4
17. 您有腹泻吗？	1	2	3	4
18. 您觉得累吗？	1	2	3	4
19. 疼痛影响您的日常活动吗？	1	2	3	4
20. 您集中精力做事有困难吗(如读报纸或看电视)？	1	2	3	4
21. 您觉得紧张吗？	1	2	3	4
22. 您觉得忧虑吗？	1	2	3	4
23. 您觉得脾气急躁吗？	1	2	3	4
24. 您觉得压抑(情绪低落)吗？	1	2	3	4
25. 您感到记忆困难吗？	1	2	3	4
26. 您的身体状况或治疗影响您的家庭生活吗？	1	2	3	4
27. 您的身体状况或治疗影响您的社交活动吗？	1	2	3	4
28. 您的身体状况或治疗使您陷入经济困难吗？	1	2	3	4

对下列问题，请在 1~7 之间选出一个最适合您的数字并画圈。

29. 您如何评价在过去一周内您总的健康情况？

　1　　　2　　　3　　　4　　　5　　　6　　　7
非常差　　　　　　　　　　　　非常好

30. 您如何评价在过去一周内您总的生命质量？

　1　　　2　　　3　　　4　　　5　　　6　　　7
非常差　　　　　　　　　　　　非常好

附录三　Karnofsky(卡氏,KPS,百分法)功能状态评分标准

体力状况	评分
正常,无症状和体征	100
能进行正常活动,有轻微症状和体征	90
勉强进行正常活动,有一些症状或体征	80
生活能自理,但不能维持正常生活和工作	70
生活能大部分自理,但偶尔需要别人帮助	60
常需要人照料	50
生活不能自理,需要特别照顾和帮助	40
生活严重不能自理	30
病重,需要住院和积极的支持治疗	20
危重,临近死亡	10
死亡	0

附录四　ECOG评分标准

活动水平	评分
活动能力完全正常,与起病前活动能力无任何差异。	0
能自由走动及从事轻体力活动,包括一般家务或办公室工作,但不能从事较重的体力活动。	1
能自由走动及生活自理,但已丧失工作能力,日间不少于一半时间可以起床活动。	2
生活仅能部分自理,日间一半以上时间卧床或坐轮椅。	3
卧床不起,生活不能自理。	4
死亡。	5

附录五　常见不良反应事件评价标准(CTCAE)5.0版摘要

不良事件	血液和淋巴系统疾病				
	分级				
	1	2	3	4	5
贫血	血红蛋白 < 正常值下限 –10.0g/dl；< 正常值下限 –6.2mmol/L；< 正常值下限 –100g/L	血红蛋白 <10.0~8.0g/dl；<6.2~4.9mmol/L；<100~80g/L	血红蛋白 <8.0g/dl；<4.9mmol/L；<80g/L；需要输血治疗	危及生命；需要紧急治疗	死亡
骨髓细胞过少	轻微细胞过少或与该年龄段的正常细胞总数相比减少≤25%	中度细胞过少或与该年龄段的正常细胞总数相比减少 >25% 且 <50%	重度细胞过少或与该年龄段的正常细胞总数相比减少 >50% 且 <75%	再生障碍持续 2 周以上	死亡
弥散性血管内凝血	—	实验室检查异常，无出血	实验室检查异常，伴有出血	危及生命；需要紧急治疗	死亡
发热性中性粒细胞减少	—	—	绝对中性粒细胞数 <1 000/mm^3 伴单次体温 >38.3℃(101℉) 或持续体温≥38℃(100.4℉) 超过 1 小时	危及生命；需要紧急治疗	死亡
溶血	仅有实验室检查异常(如直接抗球蛋白试验；DAT；Coombs'；裂红细胞；结合珠蛋白降低)	溶血的证据和血红蛋白降低≥2g	需要输血或医学介入治疗(如类固醇)	危及生命；需要紧急治疗	死亡
溶血性尿毒症综合征	红细胞破坏的证据(裂体细胞),不伴有临床症状	—	实验室检查异常，伴有临床症状(例如:肾功能不全；瘀斑)	危及生命；(例如:中枢神经系统出血或血栓形成 / 栓塞或肾衰竭)	死亡
白细胞增多	—	—	>100 000/mm^3	临床表现白细胞增多,需要紧急治疗	死亡
淋巴结痛	轻度疼痛	中度疼痛；影响工具性日常生活活动	重度疼痛；影响自理性日常生活活动	—	—

续表

胃肠道疾病					
不良事件	分级				
	1	2	3	4	5
腹胀	无症状;仅临床或诊断所见;无需治疗	有症状;借助于工具的日常生活活动受限	极度不适;自理性日常生活活动受限	—	—
腹痛	轻度疼痛	中度疼痛;借助于工具的日常生活活动受限	重度疼痛;自理性日常生活活动受限	—	—
肛门出血	轻度出血;无需治疗	中度症状,需要治疗	需要输血,需要介入性治疗;需要住院	危及生命;需要紧急治疗	死亡
肛门狭窄	无症状;仅临床或诊断所见;无需治疗	有症状;胃肠道功能改变	有症状,胃肠道功能明显改变;非紧急手术治疗;全胃肠外营养或住院治疗	危及生命;需要紧急手术治疗	死亡
肛门溃疡	无症状;仅临床或诊断所见;无需治疗	有症状;胃肠道功能改变	胃肠道功能明显改变;需要全胃肠外营养;需要接入性治疗	危及生命;需要紧急手术治疗	死亡
胃胀(主观腹部胀满不适感)	肠道功能或经口进食未改变	有症状,经口进食减少;肠道功能改变	—	—	—
唇炎	无症状;仅为临床或诊断所见;无需治疗	中度;借助于工具的日常生活活动受限	严重症状;自理性日常生活活动受限;需要治疗	—	—
结肠炎	无症状;仅为临床或诊断所见;无需治疗	腹痛;黏液便或血便	剧烈腹痛;腹膜刺激征阳性	危及生命;需要紧急治疗	死亡
结肠出血	轻度症状;无需治疗	中度症状;需要治疗	需要输血,需要介入性治疗;住院治疗	危及生命;需要紧急治疗	死亡
结肠梗阻	无症状;仅为临床或诊断所见;无需治疗	有症状;胃肠功能改变	住院治疗;需要介入性治疗	危及生命;需要紧急手术治疗	死亡
结肠穿孔	—	不需要介入治疗	需要介入性治疗	危及生命;需要紧急治疗	死亡
结肠溃疡	无症状;仅为临床或诊断所见;无需治疗	有症状;胃肠功能改变	胃肠道功能明显改变;需要全胃肠外营养;需要介入性治疗	危及生命;需要紧急手术治疗	死亡

续表

		胃肠道疾病			
不良事件	分级				
	1	2	3	4	5
便秘	偶然或间断性出现;偶尔需要使用粪便软化剂,轻缓泻药,饮食习惯调整或灌肠	持续症状,需要有规律的使用轻缓泻药或灌肠;借助于工具的日常生活活动受限	需手工疏通的顽固性便秘;自理性日常生活活动受限	危及生命;需要紧急治疗	死亡
腹泻	与基线相比,大便次数增加每天<4次;造瘘口排出物轻度增加	与基线相比,大便次数增加每天4~6次;造瘘口排出物中度增加;借助于工具的日常生活活动受限	与基线相比,大便次数增加每天≥7次;需要住院治疗;与基线相比,造瘘口排出物重度增加;自理性日常生活活动受限	危及生命;需要紧急治疗	死亡
口干	有症状(口干或唾液黏稠),无明显饮食习惯改变;非刺激唾液流量>0.2ml/min	中度症状;进食改变(例如大量饮水,其他润滑物,进食限于菜泥和/或软,湿润食物);非刺激唾液流量0.1~0.2ml/min	经口不能获得足够的营养,鼻饲或全胃肠外营养;非刺激唾液流量<0.1ml/min	—	—
消化不良	轻度症状;无需治疗	中度症状;需要治疗	严重症状;需要手术干预治疗	—	—
吞咽困难	有症状,能够正常进食	有症状,进食和吞咽习惯改变	进食和吞咽习惯重度改变;需要鼻饲,全胃肠外营养或住院治疗	危及生命;需要紧急治疗	死亡
食管瘘	无症状	有症状;不需要有创干预治疗	需要有创干预治疗	危及生命;需要紧急治疗	死亡
食管出血	轻度症状;无需治疗	中度症状;需要干预性治疗	需要输血治疗,需要有创干预治疗或住院	危及生命;需要紧急治疗	死亡
食管梗阻	无症状,仅为临床或诊断所见;无需治疗	有症状;胃肠道功能改变;影响工具性日常生活活动	需要住院治疗;需要有创干预治疗,影响自理性日常生活活动	危及生命;需要紧急治疗	死亡

续表

		胃肠道疾病			
不良事件	分级				
	1	2	3	4	5
食管痛	轻度疼痛	中度疼痛；影响工具性日常生活活动	重度疼痛；影响自理性日常生活活动	—	—
食管穿孔	—	不需要有创干预治疗	需要有创干预治疗	危及生命；需要紧急手术治疗	死亡
食管狭窄	无症状，仅为临床或诊断所见；无需治疗	有症状；胃肠道功能改变	胃肠道功能明显改变；鼻饲；住院治疗；需要择期手术治疗	危及生命；需要紧急手术治疗	死亡
食管静脉曲张出血	—	自限的；无需治疗	需要输血治疗，需要有创干预治疗或者需要住院治疗	危及生命；需要紧急治疗	死亡
食管炎	无症状，仅临床或诊断所见；无需治疗	有症状；进食/吞咽改变；需要经口补充营养	进食/吞咽重度改变；需要鼻饲，全胃肠外营养或住院治疗	危及生命；需要紧急手术治疗	死亡
大便失禁	偶尔需要使用垫子	每日需要使用垫子	严重症状；需要择期手术治疗	—	—
胃出血	轻度症状；无需治疗	中度症状；需要干预治疗	需要输血治疗，需要有创干预治疗或者需要住院治疗	危及生命；需要紧急治疗	死亡
胃穿孔	—	不需要有创干预治疗	需要有创干预治疗	危及生命；需要紧急手术治疗	死亡
下消化道出血	轻度症状；无需治疗	中度症状；需要干预治疗	需要输血，需要有创性干预治疗或者住院治疗	危及生命；需要紧急治疗	死亡
口腔黏膜炎	无症状或者轻症；不需要治疗	中度疼痛或者溃疡；不影响经口进食；需要调整饮食	重度疼痛；影响经口进食	危及生命；需要紧急治疗	死亡
恶心	食欲降低，不伴进食习惯改变	经口摄食减少不伴明显的体重下降，脱水或营养不良	经口摄入能量和水分不足；需要鼻饲，全肠外营养或者住院	—	—

续表

胃肠道疾病					
不良事件	分级				
	1	2	3	4	5
口腔痛	轻度疼痛	中度疼痛;影响工具性日常生活活动	重度疼痛;影响自理性日常生活活动	—	—
直肠炎	直肠不适,无需治疗	有症状(例如:直肠不适,带血或黏液便);需要内科治疗;影响工具性日常生活活动	严重;排便紧迫感或大便失禁;影响自理性日常生活活动	危及生命;需要紧急治疗	死亡
直肠梗阻	无症状;仅为临床或诊断所见;无需治疗	有症状;胃肠道功能改变;影响工具性日常生活活动	需要住院治疗;需要侵入性治疗;影响自理性日常生活活动	危及生命;需要紧急手术治疗	死亡
唾腺炎	唾液轻微增稠;轻微味觉改变(例如:金属味)	浓稠黏液性唾液;显著的味觉改变;饮食习惯改变以及分泌唾液引起的相关症状;影响工具性日常生活活动	急性唾腺坏死;唾液分泌引起严重症状(浓稠唾液/口腔分泌物或作呕);需要鼻饲或全肠外营养;影响自理性日常生活活动	危及生命;需要紧急治疗	死亡
胃痛	轻度疼痛	中度疼痛;影响工具性日常生活活动	重度疼痛;影响自理性日常生活活动	—	—
呕吐	24 小时内 1~2 次发作(间隔 5 分钟)	24 小时内 3~5 次发作(间隔 5 分钟)	24 小时内发作≥6 次(间隔 5 分钟)	危及生命;需要紧急治疗	死亡
上消化道出血	症状轻微;无需治疗	中度症状;需要进行干预	需要输血,需要侵入性治疗;导致住院	危及生命;需要紧急治疗	死亡

参 考 文 献

[1] Allsems M, Hontelez S, Looman MW, et al.DC-SCRIPT: nuclear receptor modulation and Prognostic significance in Primary breast cancer [J].J Natl Cancer Inst, 2010, 102 (1): 54-65.

[2] Brücher BL1, Lyman G, van Hillegersberg R, et al. Imagine a world without cancer [J]. BMC Cancer, 2014, 14: 186.

[3] Chen W, Zheng R, Zeng H, et al.Annual report on status of cancer in China 2011 [J]. Chin J Cancer Res, 2015, 27 (1): 2-12.

[4] Chen ZP, Wang DL. Progress of clinical application of targeted therapic medicine for tumor molecule [J]. J Reg Anat Oper Surg, 2012, 21 (2): 186-192.

[5] Feng YZ, Zhang SS, Tu J, et al. Novel function of scutellarin in inhibiting cell proliferation and inducing cell apoptosis of human Burkitt lymphoma namalwa cells [J]. Leuk Lymphoma, 2012, 53 (12): 2456-2464.

[6] Gunther Jansen, Robert Gatenby, C. Athena Aktipis. Opinion: Control vs. eradication: Applying infectious disease treatment strategies to cancer [J]. Proc Natl Acad Sci U S A, 2015, 112 (4): 937-938.

[7] Hu Y, Ma Y, Wang J, et al.Early enteral infusion of traditional Chinese medicine preparation can effectively promote the recovery of gastrointestinal function after esophageal cancer surgery [J].J Thorac Dis, 2011, 3 (4): 249-254.

[8] Iqbal N. Iqbal.Imatinib: a breakthrough of targetd therapy in cancer [J]. Chemother Res Pract, 2014: 1-9.

[9] Kaasa S. Integration of general oncology and palliative care [J]. Lancet Oncol, 2013, 14 (7): 571-572.

[10] Kim ME, Kim HK, Park HY, et al. Baicalin from Scutellaria baicalensis impairs Th1 polarization through inhibition of dendritic cell maturation [J].J Pharmacological Sciences, 2013, 121 (2): 148-156.

[11] Li Q, Bao JM, Li XL, et al. Inhibiting effect of Astragalus polysaccharides on the functions of CD4 (+) CD25 high Treg cells in the tumor microenvironment of human hepatocellular carcinoma [J]. Chin Med Journal, 2012, 125 (5): 786-793.

[12] Lianos, G.D. Potential of antibody-drug conjungates and novel therapeutics in breast cancer management [J]. Onco Tarfets Ther, 2014, 7: 491-500.

[13] Lin H, Liu J, Zhang Y.Developments in the cancer prevention and treatment using Traditional Chinese Medicine [J].Front Med, 2011, 5 (2): 127-133.

[14] Peng QX, Cai HB, Sun XG, et al. Alocasia cucullata exhibits strong antitumor effect in vivo by activating antitumor immunity [J]. Multidisciplinary Sciences, 2013, 8 (9): e75328.

[15] Su PF, Li CJ, Hsu CC, et al. Dioscorea phytocompounds enhance murine splenocyte proliferation ex vivo and

improve regeneration of bone marrow cells in vivo [J]. Evidence-Based Complementary and Alternative Medicine,2011,136(1):168-177.

[16] Van Cutsem E,Kohne C H,Lang I,et al. Cetuximab plus irinotecan,fluorouracil and leucovorin as first-line treatment for metastatic colorectal cancer:updated analysis of overall survival according to tumor KRAS and BRAF mutation status [J]. J Clin Oncol,2011,29(15):2011-2019.

[17] Widenmeyer M,Shebzukhov Y,Haen SP,et al.Analysis of tumorantigen-specific T cells and antibodies in cancer patients treated with radiofrequency ablation[J].Int J Cancer,2011,11(1):2653.

[18] Yang J,Wang Z,Song L,et al. Clinical research of Tashinone ⅡA combined with endocrine therapy in treating advanced-stage prostate cancer [J]. Cell biochemistry and biophysics,2014,69(3):503-507.

[19] Zhang SS,Yang H,Xie X,et al. Adjuvant chemotherapy versus surgery alone for esophageal squamous cell carcinoma:a meta-analysis of randomized controlled trials and nonrandomized studies [J].Dis Esophagus, 2014,27(6):574-584.

[20] Zhao X,Zhang Z,Li H,et al. Cytokine induced killer cell-based immunotherapies in patients with different stages of renal cell carcinoma [J]. Cancer Lett,2015,362(2):192-198.

[21] 蔡滨,许阳贤,蒋海涛,等.益气养阴中药联合 FOLFOX4 方案化疗对大肠癌术后患者免疫功能的影响 [J].肿瘤防治研究,2014,8:932-935.

[22] 陈子瑶,梁健,邓鑫.中西医结合预防原发性肝癌术后复发作用的系统评价[J].中国中西医结合杂志, 2014,24(6):671-675.

[23] 崔晓蕾.动脉置管灌注中药注射液治疗晚期原发性肝癌临床观察[J].陕西中医,2012,33(10):1314-1315.

[24] 傅剑华,杨弘.食管癌术前新辅助治疗原则及循证医学依据[J].中国癌症杂志,2011,21(7):518-521.

[25] 富琦,史琳,许炜茹,等.乳腺癌术后高危人群 3 年复发转移影响因素分析[J].中医杂志,2015,56(4):315-317.

[26] 胡镜清,任德权,刘平,等.中药新药临床研究四诊客观化专家共识[J].中国中药杂志,2014,39(2):327.

[27] 胡夕春,王碧芸,邵志敏.2011 年《St.Gallen 早期乳腺癌初始治疗国际专家共识》与中国抗癌协会乳腺癌专业委员会指南之比较[J].中华乳腺病杂志,2011,5(4):8-9.

[28] 黄晓军.中国急性早幼粒细胞白血病诊疗指南(2014 年版):绽放中国特色的指南模板[J].中华血液学杂志,2014,35(5):387.

[29] 贾英杰,李小江,李超,等.益气解毒祛瘀方联合内分泌治疗晚期前列腺癌临床疗效分析[J].中国中西医结合杂志,2013,33(4):448-451.

[30] 贾玉森,陈小均,张志杰.中医药治疗前列腺癌的临床研究概况[J].中医杂志,2012,53(24):2142-2146.

[31] 姜胜攀.中医药防治放疗毒副反应的思路和方法探讨[J].光明中医,2011,26(1):49.

[32] 姜怡,刘苓霜,李春杰,等.中医综合方案维持治疗晚期非小细胞肺癌对疾病进展时间和生活质量的影响[J].中国中西医结合杂志,2011,31(10):1311-1316.

[33] 金满春,李明,朱莉.肝复乐与肝动脉化疗栓塞术联用对原发性肝癌Ⅱ期患者生存期预测的影响[J].抗感染药学,2014,11(5):465-467.

［34］李辰慧,赵文硕,冯利,等.中医辨证维持治疗晚期结直肠癌的临床研究[J].北京中医药,2014,2: 93-96.

［35］李凤玉,尚培中,王炳胜,等.益气活血中药对三维适形放疗联合吉西他滨化疗治疗中晚期胰腺癌疗 效影响的研究[J].华南国防医学杂志,2013,27(10):719-726.

［36］李光善,任志雄,郑亚琳,等.升陷汤加减联合左甲状腺素钠片对甲状腺癌术后甲状腺功能减退的影 响[J].国际中医药杂志,2013,35(8):692-694.

［37］李猛,黄学武,周京旭,等.解毒得生煎联合化疗治疗晚期大肠癌的疗效分析[J].实用药物与临床, 2013,7:560-562.

［38］梁荣华,谭为,王昌俊.乳腺癌内分泌治疗不良反应的中医对策[J].中华中医药杂志,2014,2:527- 530.

［39］林丽珠,郑心婷.辨证与辨病结合治疗老年非小细胞肺癌的近期疗效观察[J].中药新药与临床药理, 2011,22(1):120-122.

［40］刘丹丹,郑丰渠,苗明三.大枣多糖对氢化可的松致小鼠免疫抑制模型免疫功能的影响[J].中医学报, 2011,26(7):809-810.

［41］刘杰,林洪生.中医治疗老年肺癌的思路与方法[J].中医杂志,2011,52(2):104-107.

［42］马春华,姜镕,李金铎,等.复方苦参注射液联合介入化疗治疗非小细胞肺癌伴癌痛患者的疗效观察 [J].中国新药杂志,2013,22(17):2071-2074.

［43］马金丽,陆明.华蟾素注射液联合吉西他滨与顺铂治疗非小细胞肺癌109例临床研究[J].中医杂志, 2011,52(24):2115-2118.

［44］潘岩,刘鲁明,陈震,等.中西医结合治疗190例老年胰腺癌的预后分析[J].临床肝胆病杂志,2014, 30(4):330-334.

［45］裴强伟,宋小莉,杨莹,等.骨髓间充质干细胞归巢与中医药的干预策略[J].辽宁中医杂志,2013,40 (4):628-629.

［46］戚益铭,吴霜霜,沈敏鹤,等.扶正中药联合化疗对Ⅲ-Ⅳ期结直肠癌患者生存期影响的Meta分析[J]. 中华中医药学刊,2014,12:2835-2838.

［47］齐卫,段晓峰.中西医结合治疗宫颈癌术后盆腔淋巴囊肿临床研究[J].中医学报,2014,29(8):1105- 1106.

［48］钱香,徐康.胃癌中医证型与预后相关因素关系的临床研究[J].吉林中医药,2012,32(11):1088- 1091.

［49］丘奕文,林丽珠,黄学武.多中心回顾性队列研究中医药对中晚期原发性肝癌生存期的影响[J].广州 中医药大学学报,2014,31(5):699-704.

［50］施俊,秦志丰,王晓伟,等.消痰散结中医治疗方案用于胃癌术后临床观察[J].中国中医药信息杂志, 2011,18(10):14-17.

［51］施俊,魏品康.胃癌从痰论治理论体系[J].中西医结合学报,2011,9(6):581-587.

［52］石芳毓,李金龙,张明霞,等.鸦胆子油乳联合内分泌治疗中晚期前列腺癌有效性和安全性的Meta分 析[J].中国药物评价,2014,31(5):289-294,299.

［53］史哲新,杨文华,高宏,等.中西医结合治疗难治性白血病临床观察[J].新中医,2011,43(1):95-96.

［54］苏鹏飞,李伟,段东奎,等.十全大补汤联合肠内营养支持在肺癌手术患者中的应用效果[J].南京中 医药大学学报,2015,31(1):17-20.

［55］孙鹏.大黄蛰虫丸配合化疗治疗胰腺癌血瘀证的临床研究［J］.现代诊断与治疗,2014,25(21):4872-4873.

［56］佟志刚,王丽新.知柏地黄汤加味治疗早期前列腺癌的临床疗效观察［J］.中国医药指南,2014,12(27):267.

［57］童刚领,李柱,农巧红,等.他莫昔芬治疗芳香化酶抑制剂耐药的激素受体阳性绝经后转移性乳腺癌患者的临床研究［J］.现代肿瘤医学,2015,7:966-968.

［58］涂亮,邱宝安.复方苦参注射液联合体部伽玛刀治疗晚期胰腺癌的临床观察［J］.实用癌症杂志,2012,27(3):298-299.

［59］汪丛丛,刘洪星,庄静,等.中医药联合同步放化疗治疗晚期非小细胞肺癌疗效及安全性的 Meta 分析［J］.中国全科医学,2015,18(12):1406-1414.

［60］王海燕,杨薇,谢雁鸣,等.胃恶性肿瘤患者常见合并疾病及中西药物使用特征的实效研究［J］.中国中药杂志,2014,39(18):3546-3550.

［61］王升晔,楼建林,杜向慧,等.复方苦参注射液联合放疗治疗局部晚期非小细胞肺癌［J］.中国新药杂志,2012,21(5):540-542.

［62］王硕,林洪生,周新文.复方苦参注射液配合肝动脉介入治疗原发性肝癌的随机多中心临床试验［J］.中国肿瘤临床与健康,2014,21(3):331-335.

［63］王晓凡,谭诗云,郭毅.参芪扶正注射液辅助治疗胃癌患者系统评价［J］.辽宁中医药大学学报,2014,16(3):133-138.

［64］王益,沈敏鹤,林胜友.中西医结合治疗与单纯西医治疗结直肠癌的疗效分析［J］.中华中医药学刊,2012,2:249-252.

［65］王中奇,徐振晔,邓海滨,等.中医药结合化疗防治非小细胞肺癌术后复发转移的临床研究［J］.上海中医药杂志,2011,45(5):36-39.

［66］武瑞仙.楼丽华教授治疗晚期乳腺癌临床经验［J］.浙江中西医结合杂志,2012,22(5):120-125.

［67］夏利花,范素鸿,徐小敏,等.中药调理在改善术后宫颈癌患者生活质量中的价值研究［J］.中华中医药学刊,2014,32(12):3004-3006.

［68］闫理想,史哲新,姜静,等.益气养阴方逆转难治性急性白血病多药耐药临床观察［J］.北京中医药大学学报,2015,38(1):68-72.

［69］闫世艳,何丽云,刘保延.如何保持中医盲法临床试验的盲态［J］.世界科学技术——中医药现代化,2014,16(12):2558-2559.

［70］闫世艳,何丽云,文天才,等.双盲临床试验中动态药物编盲方法［J］.中医杂志,2013,54(12):1004-1006.

［71］严卿莹,张恺,阮善明,等.中医药治疗中晚期食管癌疗效的 Meta 分析［J］.浙江中医药大学学报,2015,39(1):43-50.

［72］杨建鲁,侯瑞田,高维宇.放化疗过程中毒副反应的中医药治疗［J］.医学信息,2012(25):383-384.

［73］杨巾夏,章琼,顾佳佳,等.中医五行音乐干预对乳腺癌化疗患者抑郁状态的影响.中华现代护理杂志,2013,19(36):4461-4463.

［74］姚娟,姜玉华,王颂平.中药口服加灌肠治疗放射性直肠炎 392 例临床观察［J］.中国临床研究,2014,27(4):481-483.

［75］叶鸿,周陈华.宫颈癌术后同步放化疗辅以中药内服的临床观察及不良反应分析［J］.中华中医药学

刊,2013,31(12):2812-2813.

［76］游捷,单孟俊,赵慧,等.中西医结合治疗91例老年晚期非小细胞肺癌疗效观察［J］.中国中西医结合杂志,2012,32(6):774-778.

［77］于治凡,吕红权,宋磊.六味地黄汤合丹栀逍遥散加减改善乳腺癌三苯氧胺不良反应86例［J］.中国社区医师(医学专业),2011,6:139-140.

［78］余冬青,欧阳文伟.针灸防治宫颈癌根治术后尿潴留Meta分析［J］.新中医,2014,46(2):203-205.

［79］余玲,林丽珠.中西医结合治疗延长老年Ⅲ、Ⅳ期大肠癌生存期回顾性研究及预后分析［J］.辽宁中医药大学学报,2013,7:222-225.

［80］张宇,叶宝东,钱丽丽,等.造血干细胞移植联合中医辨证分型治疗骨髓增生异常综合征的临床观察［J］.中国中西医结合杂志,2015,35(1):53-56.

［81］张碧媛,王梅,赵园园,等.青地合剂食管癌放疗中的减毒增效作用［J］.青岛大学医学院学报,2012,01:64-66.

［82］张传雷,郑玉玲.丹栀逍遥散合二至丸治疗三苯氧胺不良反应的研究［J］.中医学报,2012,27(1):6-8.

［83］张佳,杨文华,杨向东,等.慢性粒细胞白血病加速期及急变期中医病机探讨［J］.现代中医药,2012,32(4):59-61.

［84］张丽,袁颖,黄智芬,等.健脾扶正汤对晚期结直肠癌患者生存质量的影响［J］.中医学报,2015,3:313-315.

［85］张硕,张莉,商洪才.参芪扶正注射液对恶性肿瘤增效减毒作用的系统评价［J］.中国执业药师,2012,9(12):17-24.

［86］张蔚苓,叶利群.中药扶正解毒法治疗宫颈HR-HPV感染的临床研究［J］.中华中医药学刊,2014,32(6):1348-1350.

［87］张小玲.逍遥散加味缓解乳腺癌内分泌治疗不良反应84例［J］.浙江中西医结合杂志,2011,21(11):754-756.

［88］张学云,奚伟强,夏洪斌,等.消痰散结方对胃癌术后5年复发转移率的影响［J］.健康必读杂志,2013(6):250,367.

［89］赵亚东,杨金坤,赵爱光,等.中药复方辨证治疗对胰腺癌R0切除术后无病生存期的影响［J］.上海中医药大学学报,2014,28(5):35-37.

［90］郑红梅,原俊,吴新红.三阴性乳腺癌的分子学分类和靶向治疗［J］.肿瘤防治研究,2015,42(2):209-212.

［91］郑秋惠,陈卫国,王法林,等.健脾益肾中药对晚期胃癌化疗患者的辅助疗效观察［J］.四川中医,2012,30(3):73-74.

［92］中华人民共和国卫生部.原发性肝癌诊疗规范(2011年版)［J］.临床肿瘤学杂志,2011,11(10):929-946.

［93］中华医学会血液学分会,中国医师协会血液科医师分会.中国急性早幼粒白血病诊疗指南(2014年版)［J］.中华血液学杂志,2014,35(5):475-477.

［94］钟薏,张彦博,束家和,等.扶正抗癌法对晚期转移性结直肠癌生存期及生存质量的改善作用［J］.上海中医药大学学报,2014,1:28-32.

［95］朱明章,吴万垠.中医专病专方联合化疗治疗Ⅲ~Ⅳ期非小细胞肺癌的Meta分析［J］.肿瘤,2013,

33(6):534-535.

[96] 朱晓燕,孟志强,徐立涛,等.清热化积法联合动脉灌注化疗/栓塞治疗中晚期胰腺癌的随机对照临床疗效分析[J].中国癌症杂志,2013,23(3):218-223.

[97] 邹银水.黄连党参汤配合来曲唑治疗Ⅱ期乳腺癌的临床观察[J].湖北中医杂志,2012,34(5):50-51.